ORTHOPÄDIE UND UNFALLCHIRURGIE

FÜR STUDIUM UND PRAXIS

inkl. Rheumatologie und Sportmedizin

Unter Berücksichtigung des Gegenstands-
kataloges und der mündlichen Examina
in den Ärztlichen Prüfungen

1. Auflage

2014/15

A. Elsen • M. Eppinger • M. Müller

Medizinische Verlags- und Informationsdienste • Breisach

Herausgeber:

Dr. med. Markus Müller
Neutorplatz 4
D-79206 Breisach a. Rh.
E-Mail: med.verlag-dr.mueller@t-online.de

1. Auflage, Jahrgang 2014/2015

ISSN: 2197-1560
ISBN: 978-3-929851-81-6

Bezug u. Vertrieb über:

Medizinische Verlags- und Informationsdienste
Neutorplatz 4
D-79206 Breisach/Rh.

und über den Buchhandel

Bestellungen im Direktversand vom Verlag sind in Deutschland zum Einzelpreis von **26,-- EUR** pro Expl. inkl. MwSt. und aller Porto- u. Versandkosten bei nebenstehender Adresse möglich. Die Lieferung erfolgt nach Zahlungseingang (Überweisung, bitte mit Ihrer Adresse, auf die Postbank Karlsruhe, IBAN: DE85660100750300472757, BIC: PBNKDEFF).

Mengenpreise: ab 5 Exemplaren 24,-- EUR pro Expl., ab 10 Expl. 22,-- EUR pro Expl., Antiquariat u. Mängelexemplare auf Anfrage (E-Mail: med.verlag-dr.mueller@t-online.de)

Auslandspreis unverbindlich: 28,-- EUR

Bibliografische Information der Deutschen Bibliothek

Die Deutsche Bibliothek verzeichnet diese Publikation in der Deutschen Nationalbibliografie; detaillierte bibliografische Daten sind im Internet über www.portal.dnb.de abrufbar.

Danksagung

Bedanken möchte ich mich bei allen meinen Freunden und Kollegen, die mir mit vielen Anregungen, Rat, Tat und Korrektur hilfreich zur Seite standen.

Ein besonderer Dank geht an die beiden Mitautoren

Herrn **Dr. Achim Elsen**, Großburgwedel (Facharzt für Chirurgie, Unfallchirurgie u. Orthopädie), für die gesamte Unfallchirurgie und

Herrn **Dr. Matthias Eppinger**, Walenstadt/Schweiz (Facharzt für Orthopädie u. Unfallchirurgie), für die gesamte Orthopädie

und den weiteren Mitarbeitern:

- Dr. N. Hanhart, Nürburg (Traumatologie Niere und ableitende Harnwege)
- Dr. K. Lauer, Gräfelfing (Fußerkrankungen)
- Prof. Dr. M. Maier, Starnberg (Orthopädie)
- P. Neugebauer, Bad Schwalbach (wissenschaftliche Mitarbeit)
- Dr. M. Sander, Horkheim (Sportmedizin)
- Dr. S.-B. Wirth, Heidelberg (Anatomie)

Weiterhin gilt unser gemeinsamer Dank den Professoren und Dozenten der Universität Mainz aus den Abteilungen Unfallchirurgie, Allgemeinchirurgie und Orthopädie sowie den Professoren und Dozenten an den Lehrkrankenhäusern der Universität Mainz in Ludwigshafen und Koblenz für die Anregungen, die wir aus ihren Vorlesungen und Unterrichten entnehmen konnten.

Vorwort

Berücksichtigt wurden alle wichtigen, **chirurgischen** und **orthopädischen Lehrbücher**, die aktuellen **unfallchirurgischen** und **orthopädischen Fachzeitschriften**, die AO-Klassifikation der Frakturen, der **Gegenstandskatalog** (ÄAppO 2002 IMPP-Gk 2) sowie die Leitlinien der AWMF (Arbeitsgemeinschaft der wissenschaftlichen medizinischen Fachgesellschaften). Die **klinischen Einteilungen** des Buches sind allgemein gebräuchliche (die Autoren sind dabei jeweils angegeben). An den verschiedenen Universitäten werden aber oft zusätzliche oder andere eigene Klassifizierungen benutzt, die der/die Leser/in selbst ergänzen möchte. Die internationale Klassifizierung der Krankheiten **ICD-10-GM** (German Modification, Version 2013) ist jeweils im Textteil und als alphabetische Hitliste in der Appendix zu finden. Ergänzt wurden die bekannten **Selbsthilfegruppen** mit aktueller Anschrift und, soweit vorhanden, mit Internet-/E-Mail-Adresse sowie eine Sammlung aller wichtigen **Internet-Adressen** rund um die Medizin.

Zur Entstehung dieses Buches:

Am Anfang stand die Idee, dem Trend der Zusammenlegung der beiden Fächer Unfallchirurgie und Orthopädie in immer mehr Kliniken folgend, **ein Buch** für beide Fächer zu schreiben. Es soll den Studierenden ermöglichen, sich den relevanten Stoff der beiden Fächer Unfallchirurgie und Orthopädie in realistischer Zeit anzueignen. Dabei will und kann dieses Buch keine zwei großen Lehrbücher ersetzen, jedoch soll die klar strukturierte Gliederung des Stoffes eine wertvolle Hilfe vor allem in der Zeit der Prüfungen geben. Der konsequente didaktische Aufbau soll die Leser und Lernenden dabei besonders unterstützen.

Ein weiteres Anliegen war es, auf allen Gebieten den heutigen **aktuellen Wissensstand** zusammenzutragen und zusammenzufassen. Es blieb dabei nicht aus, dass einzelne Kapitel weit über das normale Wissen hinaus spezielle Aspekte beinhalten. Das soll dem/r interessierten Leser/in die Möglichkeit zur Vertiefung geben. Nach eigener Erfahrung muss dies kein Nachteil sein, da der/die Student/in zur Zeit der Prüfungen sich die wichtigsten Punkte jeweils erarbeitet und später als junge/r Assistent/in für weitergehende Hinweise dankbar ist. So möchte dies nicht nur ein Buch für die Zeit der Prüfungen, sondern auch darüber hinaus sein.
Die häufigen Neuauflagen sollen der Aktualität und dem ständigen Fluss des medizinischen Wissens, gerade unter den Aspekten der rasanten Entwicklung der minimalinvasiven und arthroskopischen Zugänge sowie der evidenzbasierten Medizin Rechnung tragen.

Um künftig das Wissen sowohl aktuell zu halten als auch die Verbindung zum/r Lernenden nicht zu verlieren, hoffen wir nicht nur auf, sondern wünschen uns ausdrücklich Anregungen, Hinweise und Kritik aus dem Leserkreis, gerne auch per E-Mail (med.verlag-dr.mueller@t-online.de).

Der Herausgeber
Markus Müller

ABKÜRZUNGSVERZEICHNIS

A., Aa. = Arteria, Arteriae
a.p. = anterior-posterior
Abb. = Abbildung
AG = Atemgeräusch
Ak = Antikörper
allg. = allgemein
Amp. = Ampullen
AO = Arbeitsgemein. Osteosynthese
art. = arteriell
asc. = ascendens
ASS = Acetylsalicylsäure
Ät: = Ätiologie
aut. = autosomal
AV = arterio-venös
AVK = arterielle Verschlusskrankheit
AZ = Allgemeinzustand
bakt. = bakteriell
BB = Blutbild
Bev. = Bevölkerung
bez. = bezüglich
BGH = Bundesgerichtshof
Bsp. = Beispiel
BWK = Brustwirbelkörper
BWS = Brustwirbelsäule
Ca = Karzinom
ca. = circa
Cap. = Capitulum
CCT = craniales CT
Ch = 1 Charrière = 1/3 mm
Chrom. = Chromosom
chron. = chronisch
CRP = C-reaktives Protein
CT = Computertomographie
d. = der, die, das
d.F. = der Fälle
d.h. = das heißt
DC = dynamische Kompression
DD: = Differentialdiagnosen
Def: = Definition
desc. = descendens
Diag: = Diagnostik
DIC = Verbrauchskoagulopathie
Dig. = Digitus
DIP = distales Interphalangealgelenk
Disp. = Disposition
dist. = distal
DMS = Durchbltg. Motorik Sensibilität
dom. = dominant
DSA = Digitale Subtraktionsangiogr.
Duct. = Ductus
E. = Einheiten / Escherichia
EK = Erythrozytenkonzentrat
ELISA = Enzyme-linked imm. sorb. assay
EMG = Elektromyographie
ERCP = endoskopische retrograde Choledochopankreatikographie
Etlg: = Einteilung
evtl. = eventuell
ext. = externus
Extr. = Extremität
Fakt. = Faktor
Fix. = Fixateur
FK = Fremdkörper
fktl. = funktionell
Frakt. = Fraktur
genet. = genetisch
GI = Gastrointestinal
gr./Gr. = groß/Größe
Hb = Hämoglobin
HEP = Hemiendoprothese
HF = Herzfrequenz
histo. = histologisch
Histo: = Histologie
HWK = Halswirbelkörper
HWS = Halswirbelsäule
i.d.R. = in der Regel
I.E. = internat. Einheiten
i.m. = intramuskulär
i.S. = im Serum
i.v. = intravenös
ICR = Interkostalraum
Ind: = Indikation
inkl. = inklusive
insb. = insbesondere
int. = internus
IVP = intravenöse Pyelographie
J. = Jahre
JÜR = Jahres-Überlebens-Rate
Kap. = Kapitel
kg = Kilogramm
KG = Körpergewicht
KG. = Krankengymnastik
KHK = koronare Herzkrankheit
K-Ind: = Kontraindikationen
kl. = klein
Klin: = Klinik, Symptome
KM = Kontrastmittel
KOF = Körperoberfläche
Kompl = Komplikationen
kons. = konservativ
körpl. = körperlich
KS = Klopfschall
l = Liter
LA = Lokalanästhesie
lat. = lateral
li. = links
Lig. = Ligamentum
Lj. = Lebensjahr
Lk = Lymphknoten
LM = Lebensmonat
Lok: = Lokalisation
Lux. = Luxation
LWK = Lendenwirbelkörper
LWS = Lendenwirbelsäule
m = männlich
M., Mm. = Musculus, Musculi
max. = maximal
MCP = Metacarpophalangealgelenk
MdE = Minderung d. Erwerbsfähigkeit
ME = Metallentfernung
med. = medial
Met. = Metastasen
min. = minimal
Min. = Minute
mind. = mindestens
Mio. = Millionen
mögl. = möglich
Mon. = Monate
MRT = Magnetresonanztomographie
n. = nach
N., Nn. = Nervus, Nervi
Nach: = Nachsorge
neg. = negativ
NLG = Nervenleitgeschwindigkeit
Nll. = Nodi lymphatici
NNH = Nasennebenhöhlen
NSAR = nicht steroidale Antirheumatika
NW: = Nebenwirkungen
o.B. = ohne pathologischen Befund
OA = Oberarm
od. = oder
ÖGD = Ösophago-Gastro-Duodenoskopie
Op = Operation
OS = Oberschenkel
OSG = oberes Sprunggelenk
p.a. = posterior-anterior
Pat. = Patient
Path: = Pathogenese
PE = Probeentnahme
phys. = physiologisch
PIP = prox. Interphalangealgelenk
postop. = postoperativ
Prädisp. = Prädisposition
präop. = präoperativ
Präp. = Präparate
prim. = primär
Proc. = Processus
prof. = profundus
Prog: = Prognose
Proph: = Prophylaxe
prox. = proximal
QF = Querfinger
re. = rechts
rel. = relativ
-rez. = rezessiv
rez. = rezidivierend
RF: = Risikofaktoren
Rö = Röntgen
RR = Blutdruck
s. = siehe
s.c. = subkutan
s.o. = siehe oben
s.u. = siehe unten
seitl. = seitlich
Sek. = Sekunden
SHT = Schädel-Hirn-Trauma
sog. = sogenannt
Sono = Sonographie
Stad. = Stadium
Staph. = Staphylococcus
Std. = Stunde
Str. = Stratum
Supp. = Suppositorium
symp. = sympathisch
Sympt. = Symptome
Syn: = Synonyma
TBC = Tuberkulose
TEA = Thrombendarteriektomie
TEP = Total-Endoprothese
Tg. = Tage
tgl. = täglich
Ther: = Therapie
TNM = Tumor, Nodi, Metastase
Tr. = Truncus
Trac. = Tractus
Tub. = Tuberculum
u. = und
UA = Unterarm
US = Unterschenkel
USG = unteres Sprunggelenk
V. a. = Verdacht auf
v. a. = vor allem
v. = von
V., Vv. = Vena, Venae
ven. = venös
w = weiblich
w.o. = wie oben
Wdh. = Wiederholung
wg. = wegen
WHO = Weltgesundheitsorganisation
Wo. = Wochen
WS = Wirbelsäule
z.B. = zum Beispiel
Z.n. = Zustand nach
z.Zt. = zur Zeit
zus. = zusätzlich
ZVD = zentraler Venendruck
ZVK = zentraler Venenkatheter
zw. = zwischen

Sonstige Zeichen:

®, ™ = eingetragene Warenzeichen
°C = Grad Celsius
m = milli
µ = mikro
< = kleiner
> = größer
§ = Paragraph
⇨ = daraus folgt

Abkürzungen für Laborwerte, s. dort

INHALTSVERZEICHNIS

Anmerkung zum Thema Umweltschutz

- Dieses Buch ist auf **chlorfrei** gebleichtem und holzfreiem (= alterungsbeständigem) Papier gedruckt.
- Auf den Einsatz von **Kunststofffolien** zum Verkauf haben wir bewusst **verzichtet** (das akademische Wissen lässt sich durch die im Buchhandel üblichen „Frischhaltefolien“ für Bücher nicht konservieren, sondern bedarf der ständigen Überarbeitung und Aktualisierung).
- Der Versand erfolgt in **wiederverwertbaren Kartonagen**, hergestellt aus Recycling-Material, ohne Kunststoffeinsätze zur Polsterung und Verpackung.

ORTHOPÄDIE

ORTHOPÄDISCHE UNTERSUCHUNG

Die orthopädische Untersuchung setzt sich zusammen aus der **Anamnese** und der **körperlichen Untersuchung**. Sie entscheidet über die weitere **apparative Diagnostik**, insb. der Bildgebung (Röntgen, Sonographie, CT, MRT, Szintigraphie), Laboruntersuchungen und z.B. der Arthroskopie.

ANAMNESE

Anamnese:
- ⇒ **Beginn der Erkrankung / Trauma** und erste Symptome
- ⇒ Bisheriger **Verlauf der Erkrankung** bis zum jetzigen Zeitpunkt mit Symptomdauer, Intensität, Begleiterscheinungen, bisherige Behandlung
- ⇒ Frühere (eigene) Anamnese: **Vorerkrankungen** (z.B. Hüftdysplasie als Baby), frühere Verletzungen (z.B. Frakturen) und Voroperationen (Osteosynthesen, Umstellungsosteotomien, Arthroskopien)
- ⇒ Familienanamnese: Erkrankungen von Eltern, Großeltern, Geschwistern, bekannte **Erbkrankheiten** in der Familie
- ⇒ Allgemeine Risikofaktoren: Alkohol, Nikotin, Drogen, toxische Substanzen und sonstige Risikofaktoren wie Diabetes mellitus, Adipositas, Hyperlipidämie, Hyperurikämie (Gicht), arterielle Hypertonie od. Hypotonie, koronare Herzkrankheit, Herzrhythmusstörungen, arterielle Verschlusskrankheit, Varikosis, Hyper- od. Hypothyreose, Gerinnungsstörungen
- ⇒ Med: Regelmäßiger Gebrauch von Schmerzmitteln, Schlafmitteln, Antikoagulanzien usw.
- ⇒ Bekannte Allergien: Antibiotika, Kontrastmittel, Jod, Nahrungsmittel, Metalle, Staub (Milben), Pollen (saisonale Rhinitis), Asthma bronchiale?
- ⇒ Vegetativum: Miktion (Störung der Urinentleerung wie Harnretention, Inkontinenz) und Stuhlgang, Schwitzen, Appetit, Durst, Schlaf (Ein- od. Durchschlafstörungen), Libido- u. Potenzverlust (Erektions- und Ejakulationsstörungen)
- ⇒ **Sportliche Aktivität:** Sportart (Gefährdungspotential, besondere Belastungen), Belastungsniveau (kein Sport, Gelegenheitssport, regelmäßiger Freizeitsport, Leistungssport), frühere Verletzungen, chronische Beschwerden

Soziale Anamnese:
- Alter, Familienstand, Kinder
- **Beruf** (Gefährdungspotential, besondere **Belastungen**?) od. Rente/Frührente, Arbeitslosigkeit, Hobbys
- Selbstversorgung od. Fremdversorgung, Wohnung im Erdgeschoss oder viele Treppen

Fremdanamnese:
- Durch Bezugspersonen bei Kindern, z.B. Eltern od. Pflegepersonen
- Durch Beteiligte, z.B. bei Unfällen

KLINISCHE UNTERSUCHUNG

Etlg: Die körperliche Untersuchung umfasst:
- # **Inspektion** u. Palpation
- # Funktionsprüfungen: DMS = Durchblutung, **Motorik** (aktiv/passiv, **Bewegungsmaße**, Reflexe und Koordination) und Sensibilität (Oberflächen- u. Tiefensensibilität)
- # Spezielle **orthopädische Untersuchungen** der betroffenen Region
- # Beurteilung des Allgemeinzustandes

Diag: 1. Inspektion: **Lokalbefund** (Schwellung, Rötung, Hämatom),
- Fehlbildungen, Fehlstellungen von Gelenken, fixierte Deformierungen
- Körperhaltung u. Beinachsen (von hinten im Stehen betrachtet), **Gangbild**

2. Palpation: Lokalbefund (Schwellung, Überwärmung), Druckschmerzhaftigkeit, Druckpunkte, Krepitation (bei Frakturen)
3. **Motorik** (mit Reflexen) u. **Bewegungsmaße** (s.u.), ggf. Messung Extremitätenumfang
4. **Sensibilität** (s.u.): Oberflächen- u. Tiefensensibilität
5. Spezielle **orthopädische Untersuchungen** der betroffenen Region (s.u.)
6. Beurteilung von Allgemeinzustand (**AZ**: normal, vorgealtert, jugendlich wirkend) und **EZ** (Ernährungszustand: normal, reduziert, adipös), **Alter**, **Körpergewicht** u. **Größe**, bei Infekt Körpertemperatur, orientierende internistische Untersuchung (Blutdruck und Puls, Herz-, Lungen- u. Abdominalbefund, allgemeiner Gefäßstatus) und die Beurteilung des Vegetativums

Auf die klinische Untersuchung folgt die erforderliche apparative Diagnostik:

1. Bildgebung: **Röntgen** (immer mind. in 2 Ebenen = a.p. u. seitl., je nach Fragestellung weitere Ebenen und Spezialaufnahmen, z.B. Funktionsaufnahmen, im Stehen usw.)
   - **Sonographie** (Arthrosonographie, insb. für Hüfte u. Schulter, bei Gelenkerguss, Bursitis, Muskelpathologien, Rotatorenmanschettenpathologie, Achillessehnenruptur)
   - Schnittbildverfahren: **CT**, **MRT** (je nach Fragestellung nativ od. zusätzlich mit KM)
   - Knochenstoffwechsel: **Szintigraphie**, PET-CT, **Osteodensitometrie** (Knochendichte)
2. Labor: BB, Entzündungsparameter (BSG, CRP), „Knochenwerte" (alkalische Phosphatase, Kalzium, Vit. D) und weitere je nach Fragestellung
3. Spezialuntersuchungen: je nach Befund **Arthroskopie**, Biopsie/Probeexzision, Pedographie (Trittspur), EMG, NLG, evozierte Potentiale (durch den Neurologen), psychologische/psychiatrische Untersuchung

MOTORIK UND BEWEGUNGSMAßE

Allg:
⇒ Achten auf sichtbare **Haltungsbesonderheiten**, **Fehlstellungen**, motorische Paresen, muskuläre **Atrophien** (= Muskelschwund, bei Anhalt dafür: Palpation der Muskulatur und Messung der Umfänge im Seitenvergleich), normale Mitbewegungen, Schonung einer Körperseite, unwillkürliche Bewegungen (Tremor, Bewegungsunruhe, Faszikulationen), evtl. Anfertigung eines Muskelstatus der betroffenen Muskelregion (s.u.)
⇒ Funktionsprüfung: **Motorische Schnelltestung** der betroffenen Muskelgruppen und **Bewegungsmaße** (nach der Neutral-Null-Methode, s.u.)
⇒ Muskeltonus: normal, hyperton (Spastik od. Rigor), hypoton (schlaff, Lähmung)
⇒ Feinmotorik u. Bewegungskoordination
⇒ **Reflexstatus** der Muskeleigenreflexe und pathologische Reflexe (s.u.)

Diag: 1. **Grobe Kraft und motorische Schnelltestung:** Dem Patienten die Bewegungen vormachen und verbal beschreiben. Alle Tests **immer im Seitenvergleich** durchführen:

Obere Extremität:
- Arm im Schultergelenk in allen Ebenen bewegen lassen (Ante-, Retroversion, Abduktion + Elevation (= Abduktion über die Horizontale), Adduktion, Rotation)
- Mit gekreuzten Armen soll der Patient die gekreuzten Hände des Untersuchers beidseitig gleichzeitig drücken. Einseitige Schwäche ist erkennbar.
- **Armvorhalteversuch** = AHV. Der Patient steht (od. sitzt), beide Arme in Supinationsstellung nach vorne gestreckt, Augen geschlossen und mind. 30 Sek. lang diese Position halten ⇨ leichtes Absinken, Beugung im Ellenbogengelenk und Pronation eines Armes sind Zeichen für eine leichte zentrale Lähmung.

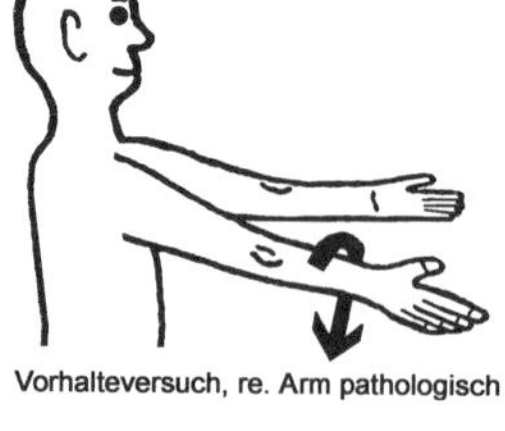
Vorhalteversuch, re. Arm pathologisch

Untere Extremität:

- **Fußspitzengang** zur Überprüfung der Plantar-Flexoren
- **Fersengang** zur Überprüfung der Dorsal-Extensoren
- **Einbeinstand** und -hüpfen, auf Stuhl steigen lassen oder Treppe hochgehen lassen zur Überprüfung der Oberschenkel- und Hüftmuskulatur
- **Beinhalteversuch** = BHV. Patient liegt auf dem Rücken. Beide Beine werden in Hüfte und Knie rechtwinklig gebeugt. Bei geschlossenen Augen soll Patient die Stellung mindestens 30 Sek. halten. Schwanken od. Absinken eines Unterschenkels = Zeichen für eine leichte zentrale Lähmung.

2. **Prüfung der Feinmotorik:** Bei neurologischer Fragestellung (z.B. Kleinhirnläsion, Rückenmarktrauma usw.), alle Tests **immer im Seitenvergleich** durchführen.
   - **Finger-Daumen-Abfolgebewegung:** Setzen Sie nacheinander Ihre Finger II-V auf die Daumenspitze und beginnen sie wieder von vorne, erst langsam, dann immer schneller, bis es schneller nicht mehr geht.
   - Bewegen Sie ihre herausgestreckte **Zunge schnell hin und her**, knöpfen Sie ihre Jacke auf und zu, ziehen Sie Ihre Uhr auf, heben Sie eine Nadel von der flachen Unterlage auf.
   - Klavierspiel: Halten sie ihre Hände nach vorne. Bewegen Sie Ihre Finger, als ob Sie Klavier spielen würden.
   - Zehenspiel: Bewegen Sie so schnell wie möglich Ihre Fußzehen.
   - Fußwalzer: Dum-da-da ist der Rhythmus, den Sie mit Ihrem Fuß tappen sollen. Setzen sie erst die Fußspitze auf (= dum) und dann tappen Sie 2x mit ihrer Fußferse auf (= da-da).
3. **Prüfung des Muskeltonus:** Bei neurologischer Fragestellung

   Test auf **passive Muskeldehnung:** Der Patient liegt auf dem Rücken und die zu untersuchende Muskulatur muss unbedingt **entspannt** sein. Der Untersucher dehnt den entspannten Muskel passiv, er muss dies mehrmals und verschieden schnell durchführen. (Aktiviert wird der tonische Dehnungs-Eigenreflex = durch die Dehnung werden die Muskelspindeln innerhalb der quergestreiften Muskelfasern gedehnt, die sensiblen Muskel spindel-Fasern aktivieren die α-Motoneuronen. Der dadurch entstehende Muskelwiderstand wird vom Untersucher als erhöht oder erniedrigt empfunden.)
   - Passive Bewegungen im Ellenbogengelenk und Kniegelenk
   - Hals- und Nackenmuskulatur durch Drehung des Kopfes, Hochheben und Fallenlassen des Kopfes auf das Bettkissen im Liegen

   Pendelteste:
   - Obere Extremität: Der Patient steht. Die Schultern des Patienten werden vom Untersucher hin und her bewegt. Die Pendelbewegungen der Arme werden im Seitenvergleich beurteilt. Ein Arm mit hypotoner Muskulatur wird länger und stärker schwingen.
   - Untere Extremität: Der Patient sitzt auf einer Liege, einem Tisch oder dem Bett, sodass seine Unterschenkel frei baumeln können. Der Untersucher stößt den Unterschenkel des Patienten an. Pendelt ein Unterschenkel häufiger als auf der gesunden Seite (>5-7 mal), so ist dies ein Hinweis auf einen erniedrigten Muskeltonus = Hypotonus. Pendelt der Unterschenkel weniger (<5-7 mal) ist der Muskeltonus eher erhöht = Hypertonus.

   Pathologischer Hypertonus der Muskulatur:
   - **Rigor** = **wächserner** Widerstand: Der Untersucher hat als Widerstandsempfinden das Gefühl ein weiches Bleirohr zu biegen, Wachs oder festen Teig zu kneten. Der erhöhte Muskelwiderstand ist schon in Ruhe vorhanden und unabhängig von der Stellung, in der sich die Gliedmaßen befinden. Bei passiver Bewegung der Extremitäten gibt der Widerstand häufig mit einem zahnradartigen Rucken nach (sog. **Zahnradphänomen**) Pathol: typisches Vorkommen bei PARKINSON-Syndrom.
   - **Spastik** = **federnder** Widerstand: Der Untersucher bemerkt am Anfang bei der passiven Bewegung einer Gliedmaße einen Anstieg des Muskelwiderstands, der dann plötzlich **taschenmesserartig** nachlässt. Pathol: Vorkommen bei zentraler Parese, z.B. bei infantiler Zerebralparese od. nach Apoplexie.
4. **Prüfung der Bewegungskoordination:** Bei neurologischer Fragestellung (z.B. Kleinhirnläsion, Gleichgewichtssystem, Rückenmarktrauma usw.), alle Tests **immer im Seitenvergleich** u. zuerst bei **offenen**, dann bei **geschlossenen Augen** durchführen.

- Zielbewegungen (zum Nachweis einer Dysmetrie):

  Finger-Nase-Versuch (FNV): Der Patient führt bei seitlich ausgestrecktem Arm die Spitze seines Zeigefingers in einem großen Bogen auf seine Nasenspitze. Jede Seite einzeln, zuerst mit offenen Augen, dann mit geschlossenen. Bei Störung misslingt die Zielbewegung. Pathologisch sind ein Intentionstremor und Danebentreffen (Hypermetrie).

  Knie-Hacken-Versuch (KHV): Der liegende Patient setzt bei geschlossenen Augen die Ferse des einen Beins auf die Kniescheibe des anderen Beins. Mit der Ferse fährt er entlang der Schienbeinkante nach unten. Unsicherheiten und Wackelbewegungen treten z.B. bei Kleinhirnschäden auf.

- Steh- und Tretversuche (zum Nachweis einer Ataxie):

  Stehen und Hüpfen auf einem Bein: Patient fällt zur geschädigten Seite bei vestibulärer oder Kleinhirn-Störung, aber auch bei Schwäche eines Beines durch motorische Lähmungen.

  ROMBERG-Stehversuch (mit und ohne Augenschluss): Patient steht aufrecht, die Füße dicht nebeneinander stehend, die Arme nach vorne ausgestreckt. Der Untersucher stellt sich hinter den Patienten und hält seine Arme seitlich um den Pat., um ein eventuelles Hinstürzen abzufangen. Zuerst lässt der Pat. seine Augen offen, dann schließt er sie. Pathologisch: grobe Schwankbewegungen = **Ataxie** od. **Fallneigung** zu einer Seite, auch im Sitzen prüfbar (= **Rumpfataxie**).

  UNTERBERGER-Tretversuch: Der Patient steht aufrecht mit geschlossenen Augen. Beide Füße sollen dicht nebeneinander stehen, ohne sich zu berühren. Einseitiger Lichteinfall oder Geräusche als mögliche Orientierungshilfen dürfen nicht stören. Der Patient soll **60x auf der Stelle treten**. Pathologisch ist ein reproduzierbares **Drehen >45°** zu einer Seite (s. Abb.). Bei vestibulärer oder Kleinhirnstörungen dreht er zur kranken Seite.

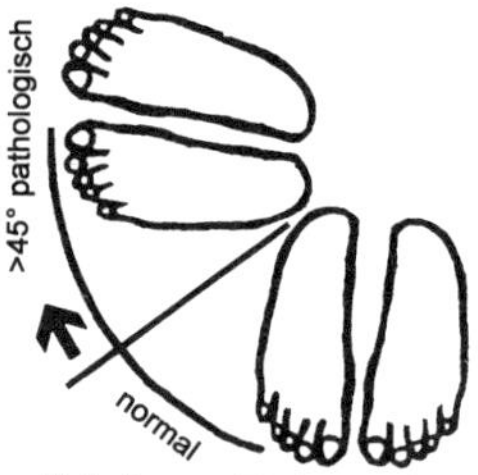

Unterberger-Tretversuch

- Gangbilder (zum Nachweis einer Ataxie):

  Freier Gang: Pat. soll ganz normal geradeaus gehen (grobe Abweichungen lassen sich oft schon beim Betreten des Sprechzimmers beobachten).

  Seiltänzer-Gang = **Strichgang**: Gehen auf einem imaginären Strich, dabei soll ein Fuß vor den anderen gesetzt werden.

  Blind-Gang: Gehen wie beim Seiltänzer-Gang nur mit **geschlossenen Augen** (es entfällt dadurch die optische Kontrolle am Horizont. Eine Störung der Hinterstrangbahnen = sensible Ataxie, die mit offenen Augen kompensiert wird, kann somit erkannt werden).

  Zehenspitzengang = **Fußspitzengang**: Gang auf den Zehenspitzen (neben der Prüfung auf Ataxie auch pathologisch bei motorischer Störung der Wadenmuskulatur)

  Hackengang: Gang auf den Fußfersen (neben der Prüfung auf Ataxie auch Hinweis auf eine motorische Störung der Unterschenkeldorsalextensoren u. Teil der Peroneusgruppe)

- Feinmotorik und Korrekturbewegungen (zum Nachweis einer Asynergie):

  Eudiadochokinese: Drehbewegung der hochgehaltenen Hand, als würde man eine Glühbirne einschrauben. Pathologisch sind die Bewegungen unrund (= Dysdiadochokinese) und verlangsamt oder stocken völlig.

- **Rebound-Phänomen** (Syn: Rückstoßphänomen, Rückprall-Test): Zug am flektierten Unterarm des Patienten ⇨ plötzliches Loslassen führt normalerweise zum Abstoppen des Armes vor dem Gesicht (reflektorische Innervation der Muskelantagonisten) und Zurückführen in die Ausgangsposition (Korrekturbewegung). Pathologisch: Bei zerebellarer Asynergie schlägt sich der Pat. in das eigene Gesicht = fehlender Rebound (damit dies nicht passiert, sollte der Untersucher zum Schutz des Patienten seine linke Hand zwischen Arm und Gesicht halten).

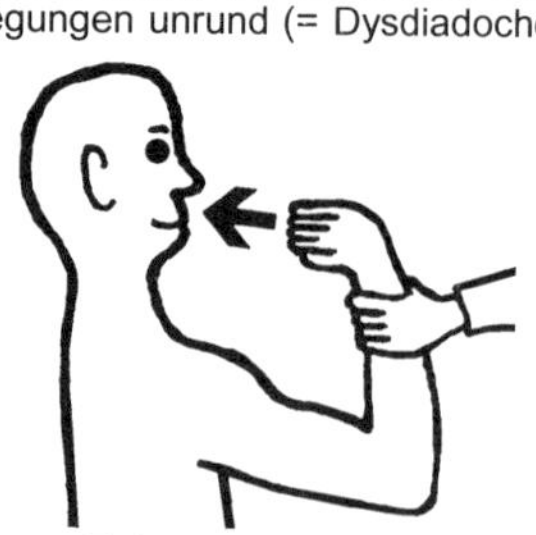
Rebound-Phänomen

Bewegungsmaße

Die klinische Bestimmung der Bewegungsmaße (Syn: **ROM** = range of motion) erfolgt nach der **NEUTRAL-NULL-METHODE**, engl. neutral position method. 0° entspricht dabei der normalen Ausgangslage im Gelenk und steht bei der Zahlenfolge in der Mitte.

Pathologische Veränderungen der Bewegungsmaße:

Ist z.B. wegen Kontrakturen ein physiologisches Bewegungsmaß nicht möglich, so steht 0° am Anfang, bzw. am Ende der Zahlenreihe. Beispiele: Streckhemmung im Ellenbogengelenk nach einer Fraktur bei 20° ⇨ 0-20-150°, unbewegliche Kontraktur im Ellenbogengelenk bei 40° ⇨ 0-40-40°

Die Bewegungsumfänge können aktiv (= Bewegung durch den Pat.) und passiv (= durch den Untersucher geführt) getestet werden.

Bei *Kindern* (Angaben in Klammern) sind erhebliche Abweichungen (**vermehrte Beweglichkeit**) ohne Krankheitswert mögl. Ein von der Norm stark abweichender Befund immer auch mit der **Gegenseite vergleichen** (Zeigt die Gegenseite gleiche Werte, ist dies eher Hinweis für eine noch normale Abweichung. Liegt nur ein einseitiger Befund vor, ist es eher eine Pathologie.).

⇨ Wichtig: Bewegungsmaße immer im **Seitenvergleich** bestimmen, Verlaufskontrolle!

HWS	Inklination/Reklination: 40-0-40° (Inklination (= Flexion): Kinn erreicht das Sternum (KSA: 0cm), Reklination (= Extension): Gesicht erreicht in etwa die Horizontale) Rotation (links-rechts): 60-0-60° (80-0-80°) Seitwärtsneigung (Lateralflexion): 45-0-45°
BWS + LWS (im Sitzen)	Ante-/Retroflexion: 90-0-30° Rotation (links-rechts): 40-0-40° Seitwärtsneigung: 40-0-40°
Schultergelenk	Abduktion mit fixiertem Schulterblatt: 70° (90°) Ab-(= Elevation)/Adduktion: 190-0-45° Ante-/Retroversion: 170-0-40° Innen-/Außenrotation: 70-0-70°
Ellenbogengelenk	Extension/Flexion: 5-0-150° (10 bis 20(= Überstreckung)-0-150°) Unterarm Pro-/Supination: 90-0-90° (>90-0->90°)
Handgelenk	Dorsalextension/Palmarflexion: 60-0-60° (90-0-90°) Radial-/Ulnarabduktion: 25-0-40°
Daumengelenke	Im Sattelgelenk Ab-/Adduktion: 40-0-30° Ext./Flexion im Grundgelenk: 0-0-50° Ext./Flexion d. Interphal.Gelenks: 20-0-80° (30-0-90°)
Fingergelenke	im MCP,PIP,DIP Ext./Flex. jeweils: 0-0-90° (im MCP Hyperextension bis 45°) MCP Ab-/Adduktion je: 30-0-0°
Hüftgelenk	Hyperextension/Flexion in Rücken- oder Seitenlage: 20-0-130° (30-0-150°, bei maximaler Beugung erreicht der Oberschenkel das Abdomen) Ab-/Adduktion: 40-0-30° (60-0-30°, Abduktion bei Neugeborenen bis 90°) Innen-/Außenrotation: 50-0-40° (60-0-90° bei Kleinkindern)
Kniegelenk	Hyperextension(Überstreckbarkeit)/Flexion: 5-0-140° (10-0-150°) bei maximaler Flexion erreicht die Ferse das Gesäß Innen-/Außenrotation: 10-0-40° (bei 90° gebeugtem Knie)
Sprunggelenk (OSG + USG)	Dorsalextension/Plantarflexion: 25-0-50° (30-0-70°) Pronation/Supination: 20-0-35° (40-0-40°)
Großzehengelenke	Metatarso-phal.Gelenk Extension/Flexion: 45-0-70° Ab-/Adduktion: 0-0-15° Interphalangealgelenk: 0-0-90° (10-0-90°)
Zehengelenke	Extension/Flexion gesamt: 20-0-80°

Muskelstatus

Bei besonderer Fragestellung (isolierte Läsion eines Nerven, muskuläre Atrophie eines speziellen Muskels oder Muskelgruppe, Plexusläsion, radikuläre Läsion) können verschiedene Tests durchgeführt werden, die bei einer „normalen" orthopädischen Untersuchung **keine Routine** sind. Die **selektive Prüfung von Bewegungen und Muskeln** erfolgt **immer im Seitenvergleich**. Die Sehnen der Muskeln sollten jeweils während der Kontraktion getastet werden.

Parese = Minderung der Kraft, Paralyse od. Plegie = völliger Ausfall des betroffenen Muskels.

Beweglichkeit immer **passiv und aktiv** prüfen: Aktiv ⇨ Kraftgrade

Bewertungsskala für die aktive Kraftprüfung (Kraftgrade):
5 = normale Kraft
4 = Bewegung gegen leichten Widerstand möglich
3 = Anheben gegen die Schwerkraft möglich
2 = schwache Muskelbewegung nur unter Aufhebung der Schwerkraft
1 = sichtbare Muskelkontraktionen aber kein Bewegungseffekt
0 = keine Muskel-Kontraktion sichtbar, keine Muskelaktivität
Plus (+) und Minus (-) Graduierung dient ggf. der noch feineren Abstufung bei Kraftgrad 5-3

Obere Extremitätenmuskulatur:

- **Oberarmabduktion/-elevation:** Patient steht oder sitzt und hält die Arme in „Strammstehhaltung" herabgestreckt seitlich am Körper. Die Arme sollen dann seitlich angehoben werden, während der Untersucher Widerstand dagegen leistet. Die ersten 20-30° der Abduktion erfolgen v.a. durch den **M.supraspinatus (C4 - C6, N.suprascapularis)**. Abduktion >30° erfolgt v.a. durch den **M.deltoideus (C5 - C6, N.axillaris)**.
- **Oberarmadduktion:** Patient steht oder sitzt und hält die Arme in „Segelflieger-Position" seitlich weggestreckt. Gegen den Widerstand des Untersuchers soll er die Arme nach unten führen. Getestet werden v.a. **M.pectoralis major (C5 - C7, Nn.pectorales** medialis und lateralis) und **M.latissimus dorsi (C6 - C8, N.thoracodorsalis)**.
- **Oberarmaußenrotation:** Patient hält den Oberarm in einer „Skistock-Position" seitlich am Körper und hat den Ellenbogen rechtwinklig gebeugt. Danach führt er die Hände nach außen, gegen den Widerstand des Untersuchers. Getestet wird v.a. der **M.infraspinatus (C4 - C6, N.suprascapularis)**.
- **Oberarminnenrotation:** Patient hält den Oberarm in einer „Skistock-Position" seitlich am Körper und hat den Ellenbogen rechtwinklig gebeugt. Danach führt er die Hände nach innen, gegen den Widerstand des Untersuchers. Getestet werden v.a. **M.subscapularis (C5 - C7, N.subscapularis)** und **M.teres major (C6 - C8, N.thoracodorsalis)**.
- **Ellenbogenflexion:** Patient bringt beide Arme parallel in eine „Rennradlenker-Halteposition. Erreicht wird dadurch eine rechtwinklige Ausgangs-Beugestellung. Beugt der Patient aus dieser Stellung bei supiniertem Unterarm gegen den Widerstand des Untersuchers, wird v.a. der **M.biceps brachii** getestet **(C5 - C6, N.musculocutaneus)**. Beugt der Patient aus mittlerer Unterarmstellung (pronierter Arm) gegen den Widerstand des Untersuchers, wird v.a. der **M.brachioradialis** getestet **(C5 - C6, N.radialis)**.
- **Ellenbogenextension:** Patient bringt beide Arme parallel in eine „Rennradlenker-Halteposition. Erreicht wird dadurch eine rechtwinklige Ausgangs-Beugestellung. Der Patient streckt die Arme gegen den Widerstand des Untersuchers. Getestet wird der **M.triceps brachii (C7 - C8, N.radialis)**.
- **Handgelenksflexion:** Patient hält beide Hände gestreckt vor den Körper mit den Handrücken Richtung Raumdecke. Der Untersucher leistet Widerstand an der Handfläche des Patienten. Der Patient beugt dann seine Handflächen nach unten. Der Untersucher tastet gleichzeitig die Beugesehnen am Unterarm. Getestet werden v.a. **M.flexor carpi radialis (C7 - C8, N.medianus)** u. **M.flexor carpi ulnaris (C8 - Th1, N.ulnaris)** von der oberflächlichen Beugergruppe.
- **Handgelenksextension:** Patient hält beide Hände gestreckt vor den Körper mit dem Handrücken Richtung Raumdecke. Der Untersucher drückt den Handrücken des Patienten Richtung Boden, während der Patient dagegendrückt. Der Untersucher tastet gleichzeitig die Sehnen der Streckmuskulatur am Unterarm. Getestet werden v.a. der **M.extensor carpi ulnaris (C7 - C8, N.radialis)** von der oberflächlichen Streckergruppe und die **Mm.extensor carpi radialis** longus und brevis **(C7 - C8, N.radialis)** von der radialen Streckergruppe.
- **Fingerflexion:** Patient legt seinen Arm auf eine Unterlage mit der Handfläche Richtung Raumdecke. Der **M.flexor digitorum superficialis (C7 - Th1, N.medianus)** endet am Finger**mittel**glied. Um ihn zu untersuchen, drückt der Untersucher das proximale Fingerglied mit seiner linken Hand auf die Unterlage. Mit der rechten Hand leistet er Widerstand am mittleren Fingerglied während der Patient die Finger Richtung Raumdecke beugt. **Der M.flexor digitorum profundus (C7 - C8, N.medianus)** endet am Finger**end**glied. Um ihn zu untersuchen, drückt der Untersucher das mittlere Fingerglied mit seiner linken Hand auf die Unterlage. Mit der rechten Hand leistet er Widerstand am Fingerendglied, während der Patient die Finger Richtung Raumdecke beugt.
- **Fingerextension:** Patient legt seine Handflächen auf eine Unterlage. Der Untersucher drückt das Handgelenk des Patienten mit seiner linken Hand auf die Unterlage. Mit der rechten Hand leistet er Widerstand an der Dorsalseite der Patientenfinger. Jetzt soll der Patient seine Finger strecken, d.h. von der Unterlage abheben. Getestet werden v.a. der **M.extensor digitorum communis (C7 - C8, N.radialis)** von der oberflächlichen Streckergruppe.

- **Fingerabduktion** = Fingerspreizung: Patient spreizt die Finger maximal, der Untersucher drückt Zeigefinger und kleinen Finger des Patienten zusammen. Getestet werden v.a. **Mm.interossei dorsales (C8 - Th1, N.ulnaris)** und **M.abductor digiti minimi (C8 - Th1, N.ulnaris)**.
- **Fingeradduktion:** Patient spreizt die Finger maximal als Ausgangsstellung. Der Untersucher setzt sein Daumenendglied gegen sein Zeigefingerendglied. Seine Finger legt er so nacheinander in die Fingerzwischenräume der Patientenhand. Der Patient übt Druck auf die beiden Finger des Untersuchers aus. Getestet werden **Mm.interossei palmares (C8 - Th1, N.ulnaris)** und **M.adductor pollicis (C8 - Th1, N.ulnaris)**.
- **Daumenabduktion:** Der Patient soll seinen Daumen im rechten Winkel von der übrigen Hand wegführen, der Untersucher setzt Widerstand dagegen. Getestet wird der **M.abductor pollicis brevis (C8 - Th1, N.medianus)**.
- **Daumenadduktion:** Patient streckt seinen Daumen und führt ihn im rechten Winkel zur übrigen Hand, gegen den Widerstand des Untersucherfingers. Getestet wird der **M.adductor pollicis brevis (C8 - Th1, N.ulnaris)**.
- **Daumenopposition:** Patient führt Daumenspitze im Bogen zum proximalen Glied seines kleinen Fingers, gegen den Widerstand des Untersucherfingers. Getestet wird der **M.opponens pollicis (C8 - Th1, N.medianus)**.

Bauchmuskulatur:

- Patient pressen oder husten lassen. Untersucher tastet beiderseits die Bauchmuskeln auf Schwäche.
- **Beevor-Zeichen:** Patient liegt auf dem Rücken. Ohne die Arme zu benutzen, soll er seinen Oberkörper aufrichten. Bei Schwäche einer Seite, verzieht sich die Bauchdecke zur anderen (gesunden) Seite. Getestet werden die **Bauchmuskeln (Nn.intercostales und Plexus lumbalis L1 - L3)**.

Untere Extremitätenmuskulatur:

- **Hüftflexion:** Patient liegt in Rückenlage mit gestreckten Beinen. Er beugt in der Hüfte durch Anheben der Beine. Untersucher leistet Widerstand dagegen. Getestet wird v.a. der **M.iliopsoas (L1 - L3, N.femoralis)**.
- **Hüftextension:** 1. Möglichkeit: Patient liegt in Rückenlage mit gestreckten Beinen. Er überstreckt in der Hüfte durch Einstemmen des Beins in die Unterlage. Untersucher gibt Widerstand dagegen.
  2. Möglichkeit: Patient liegt in Bauchlage mit gestreckten Beinen und hebt jeweils eines Richtung Raumdecke. Der Untersucher drückt dagegen. Getestet wird v.a. der **M.gluteus maximus (L5 - S2, N.gluteus inferior)**.
- **Hüftabduktion:** 1. Möglichkeit: Patient liegt in Rückenlage mit gestreckten Beinen. Er spreizt das Bein zur Seite nach außen ab, während der Untersucher Widerstand in Kniegelenkhöhe gibt. Beide Beine können gleichzeitig getestet werden.
  2. Möglichkeit: Patient liegt in Seitenlage mit gestreckten Beinen. Er hebt das obere Bein Richtung Raumdecke an, während der Untersucher in Kniegelenkhöhe dagegen drückt. Getestet werden v.a. **M.gluteus medius + minimus** und **M.tensor fasciae latae (L4 - S1, N.gluteus superior)**.
- **Hüftadduktion:** Patient liegt in Rückenlage mit gestreckten und abgespreizten Beinen. Er führt gleichzeitig beide Beine zusammen, während der Untersucher beiderseits von innen Widerstand in Kniegelenkhöhe gibt. Getestet wird die Adduktorengruppe **(L2 - L4, N.obturatorius)**.
- **Knieflexion:** 1. Möglichkeit: Patient liegt in Rückenlage mit in Hüfte und Knie gebeugten Beinen. Er zieht die Ferse Richtung Gesäß. Der Untersucher gibt Widerstand dagegen.
  2. Möglichkeit: Patient liegt in Bauchlage mit im Kniegelenk leicht vorgebeugtem Bein. Er soll die Beugung verstärken während der Untersucher dagegen hält. Getestet wird die **ischiokrurale Muskulatur** (M.biceps femoris, M.semitendinosus und M.semimembranosus, **L5 - S2, N.ischiadicus**).
- **Knieextension:** Patient liegt in Rückenlage. Sein Bein ist in Hüfte und Knie gebeugt. Er streckt das Bein im Kniegelenk gegen den Widerstand des Untersuchers. Getestet wird der **M.quadriceps femoris (L2 - L4, N.femoralis)**.
- **Fußplantarflexion:** Patient liegt in Rückenlage. Er bewegt die Fußspitze Richtung Boden, während der Untersucher an der Fußsohle dagegen hält. Getestet wird v.a. der **M.triceps surae (= zweiköpfiger M.gastrocnemius + M.soleus zur Achillessehne, L5 - S2, N.tibialis)**.
- **Fußdorsalextension:** Patient liegt in Rückenlage. Er bewegt die Fußspitze Richtung Körper, während der Untersucher am Fußrücken dagegen hält. Getestet wird v.a. der **M.tibialis anterior (L4 - L5, N.peroneus profundus)**.
- **Fußsupination** (= Inversion): Patient liegt in Rückenlage. Er rotiert den medialen Fußrand nach innen, der Untersucher gibt Widerstand dagegen. Getestet wird v.a. der **M.tibialis posterior (L4 - L5, N.tibialis)**.
- **Fußpronation** (= Eversion): Patient liegt in Rückenlage. Er rotiert den lateralen Fußrand nach außen, der Untersucher gibt Widerstand dagegen. Getestet wird v.a. die **Peroneusgruppe** (Mm.peroneus longus und brevis, **L5 - S1, N.peroneus superficialis**).
- **Fußzehenplantarflexion:** Patient bewegt seine Fußzehen nach unten, der Untersucher gibt Widerstand dagegen. Getestet werden v.a. **Mm.flexor digitorum** longus und brevis (Fußzehen II-V), **M.flexor hallucis longus** (Großzehe) und die kleinen **Muskeln der Fußsohle (L5 - S2, N.tibialis)**.
- **Fußzehendorsalextension:** Patient bewegt seine Fußzehen II-V Richtung Körper, der Untersucher gibt Widerstand dagegen. Getestet werden v.a. die **Mm.extensores digitorum** longus u. brevis **(L5 - S1, N.peroneus profundus)**.
- **Großzehendorsalextension:** Patient bewegt seine Großzehe Richtung Körper, der Untersucher gibt Widerstand dagegen. Getestet werden der **M.extensor hallucis** longus u. brevis (Kennmuskel **L5, N.peroneus profundus)**.

REFLEXE

Allg: ⇒ Man unterscheidet **physiologische** und **pathologische** Reflexe (engl. reflex od. jerk).

⇒ Die physiologischen Reflexe werden eingeteilt in **Eigenreflexe** und **Fremdreflexe**.

⇒ Reflexe sind der Willkür nicht unterliegende Antworten der Muskulatur auf äußere Stimuli. Eigenreflexe ermüden nicht, die Untersuchung erfolgt **in Mittelstellung** der Muskulatur. Reflexe können **abgeschwächt** oder **gesteigert** sein. Wichtig (⇨ pathologisch) ist bei allen Reflexuntersuchungen das Auftreten einer **Seitendifferenz**.

⇒ **„Gesteigerte" Reflexe** = besonders starke Reflexantwort od. **Verbreiterte Reflex-Zone** (VRZ) = Auslösbarkeit eines Reflexes auch weiter distal oder lateral des normalen Reflexauslösepunktes ist nur pathologisch, wenn die übrigen Reflexe normal oder abgeschwächt sind.

⇒ **Klonus** = Ausgelöster gesteigerter Muskeleigenreflex, der sich anschließend selbst unterhält, wodurch es zu klonischen Kontraktionen der betroffenen Muskulatur kommt. Ein **unerschöpflicher** Klonus ist pathologisch und findet sich z.B. bei Pyramidenbahnläsionen in Verbindung mit Hyperreflexie und Spastik sowie pathologischen Reflexen.

Prüfung der Reflexe

1. Patienten-Ausgangsposition:
Ideal ist die **Rückenlage** des Patienten. Seine Hände liegen entspannt auf dem Unterbauch, beide Beine sind gestreckt. Die Reflexauslösung muss immer im **Seitenvergleich** erfolgen, da die Reflexstärke von Patient zu Patient sehr verschieden sein kann. Der Gesunde zeigt im Seitenvergleich bei korrekter Lagerung keine Unterschiede. Die Reflexauslösung sollte jeweils **mehrmals** und mit unterschiedlicher Reflexhammerstärke wiederholt werden. Der **Reflexerfolg** muss **beobachtet** und **ertastet** (Anspannung der Muskulatur/Sehnen) werden.

2. Bahnung des Reflexerfolgs:
Bei zu schwachem Reflexerfolg kann die Reflexantwort mit Hilfe des Patienten gebahnt, d.h. **verstärkt** werden. Sie können dem Patienten folgende Anweisungen geben: „Wenn ich jetzt sage, **beißen Sie die Zähne kräftig zusammen"** oder „kneifen Sie Ihre Pobacken zusammen" oder „haken Sie ihre Hände ineinander und ziehen Sie diese kräftig auseinander" = **JENDRASSIK-Handgriff** (s. Abb.).

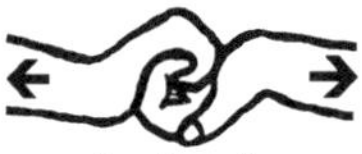

Jendrassik

3. Dokumentation der Reflexstärke:

- 0 = fehlend / **+ = normal** / ++ = lebhaft / +++ = sehr lebhaft gesteigert
- VRZ = verbreiterte Reflex-Auslösezone
- Kloni = pathologisch als unerschöpflicher Klonus

EIGENREFLEXE

Reflex ausgelöst durch Muskeldehnung (⇨ Reizung der Muskelspindeln = Propriozeption) mit anschließender **monosynaptischer Umschaltung** im Rückenmark und Aktivierung desselben gereizten Muskels = Rezeptor und Erfolgsmuskel sind **identisch**.
Im Folgenden alle wichtigen Eigenreflexe:

Masseterreflex (N.trigeminus, V3): Schlag auf den aufgelegten Finger des Untersuchers auf die locker herunterhängende Mandibula des Pat. Reflexantwort spürbar als M.masseter-Aktivität mit Kieferschluss. Bei einem Gesunden zeigt seine Reflexstärke im Normalfall das **Auslöse-Niveau aller Eigenreflexe** an („Eichreflex").

Obere Extremität

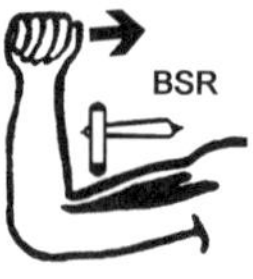

BSR ***Bizepssehnenreflex*** (C5-6, N.musculocutaneus): Patientenunterarm befindet sich angewinkelt in einer Stellung zwischen Pronation und Supination. Auf die distale Sehne des M.biceps brachii legt der Untersucher seinen Finger und beklopft diesen mit dem Reflexhammer (dadurch lässt sich auch ein schwacher Reflexerfolg tasten).

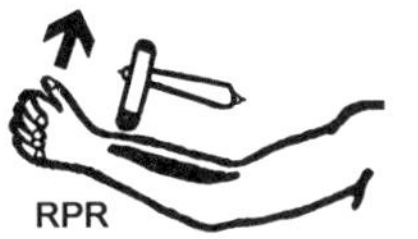

RPR ***Radiusperiostreflex*** (= Brachioradialis-Reflex, C5-6, N.radialis): Patientenunterarm ist angewinkelt und befindet sich in Supinations-Stellung. Untersucher schlägt mit dem Reflexhammer auf das distale 1/3 des Radius des Patientenarms (Ansatzstelle der Sehne des M.brachioradialis am Proc.styloideus radii). Reflexerfolg des M.biceps und des M.brachioradialis führt zur Flexion (Beugung) im Ellenbogengelenk und Pronation.

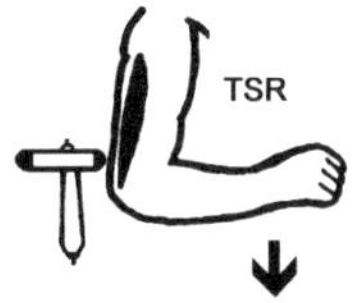

TSR ***Trizepssehnenreflex*** (C6-7, N.radialis): Der Ellenbogen des Patienten ist angewinkelt. Schlag auf die distale Sehne des M.triceps brachii direkt oberhalb des Olecranon führt zur Streckung des Patientenarmes.

Pronatorenreflex (C6-7, N.medianus): Schlag von innen auf den Proc. styloideus radii führt zur kurzen Pronationsbewegung.

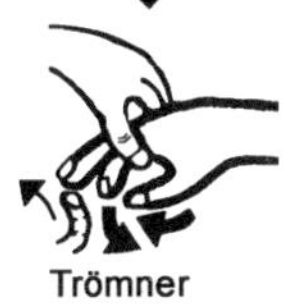

Trömner-Reflex (= Fingerbeugereflex, C7-8, N.medianus und N.ulnaris): Der Pat. hält seinen Arm vor sich und lässt die Hand locker nach unten hängen, der Untersucher umfasst mit seiner linken Hand den Handrücken des Pat. und schlägt mit den Fingern II-V seiner rechten Hand schnell von unten gegen die Fingerkuppen der Patientenhand. Die Folge ist eine anschließend Beugebewegung der Patientenfinger II-V, bei lebhaftem Reflexniveau des Patienten auch des Daumens.

Knipsreflex (auch HOFFMANN-Reflex genannt = Fingerbeugereflex, C7-8, N.medianus und N.ulnaris): Pat. hält seine Hand wie beim TRÖMNER-Reflex, Knipsen am Dig. III ⇨ Reflexantwort wie bei TRÖMNER-Reflex.

Untere Extremität

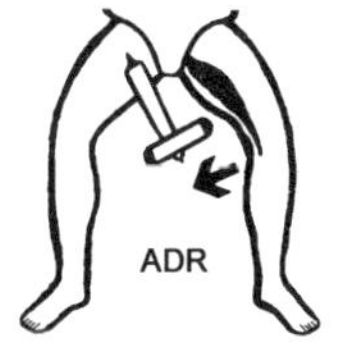

ADR ***Adduktorenreflex*** (L2-4, N.obturatorius): Die Patientenbeine sind leicht abduziert. Der Untersucher legt die Finger seiner linken Hand kurz oberhalb des Kniegelenkes auf die Innenseite des Patientenbeins (hier endet die Sehne des M.adductor magnus am Epicondylus medialis femoris). Mit dem Reflexhammer schlägt der Untersucher auf seinen Finger ⇨ Reflexantwort der Adduktoren des Oberschenkels führt zur Adduktionsbewegung im Hüftgelenk. Bei sehr starkem Reflexniveau kann die Muskelzuckung auf die Gegenseite überspringen.

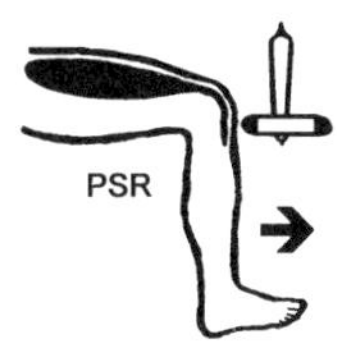

PSR ***Patellarsehnenreflex*** (= Quadriceps-femoris-Sehnenreflex, L3-4, N.femoralis): Schlag auf die Patellasehne direkt unterhalb der Patella ⇨ Reflexantwort führt zur Kniestreckung.

Patellarklonus: Der Untersucher umfasst von oben die Patella des Patienten mit seinem Daumen und Zeigefinger. Mit einem Ruck schiebt er die Patella nach distal und hält sie fest. Die Patella bewegt sich daraufhin ruckartig abwechselnd fuß- und hüftwärts (unerschöpflich = pathologisch).

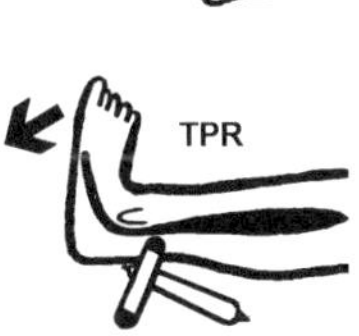

TPR ***Tibialis-posterior-Reflex*** (L5, N.tibialis): Der Reflex ist nicht immer auslösbar (nur bei Auslösbarkeit ist einseitiges Fehlen oder einseitige Verstärkung pathologisch). Der Untersucher schlägt mit dem Reflexhammer auf die Sehne des M.tibialis posterior oberhalb des Malleolus med. ⇨ im Idealfall zeigt sich eine leichte Adduktions- und Supinationszuckung des Fußes (ggf. auch nur sichtbare/tastbare Zuckung ohne Bewegungseffekt).

ASR ***Achillessehnenreflex*** (= Triceps-surae-Reflex, S1-2, N.tibialis): Der Patient kniet so auf dem Bett oder einem Stuhl, sodass seine Füße frei hängen. Mit der linken Hand drückt der Untersucher den Patientenfuß leicht in eine Dorsalflexion (dies verstärkt den Reflexerfolg im Sinne einer Bahnung), mit dem Reflexhammer in der rechten Hand löst er den Reflex durch Schlag kurz oberhalb der Ferse auf die Sehne des M.triceps surae aus. Auch schwache Reflexe sind so noch gut auslösbar und mit der linken Hand zu spüren ⇨ Reflexerfolg ist eine Plantarflexion. Alternativ kann auch bei auf dem Rücken liegenden Pat. der Unterschenkel gekreuzt über den anderen Unterschenkel gelegt werden und dann der Reflex gleich wie oben ausgelöst werden.

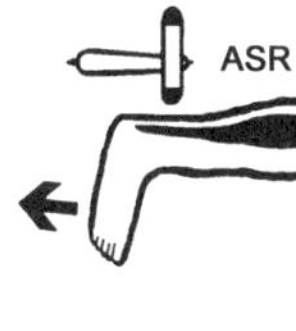

Fußklonus: Der Untersucher fasst mit seiner li. Hand unter ein Patientenbein in Höhe der Kniekehle und winkelt das Bein leicht an, mit seiner rechten Hand drückt er den Patientenfuß ruckartig und kraftvoll in Dorsalflexion und hält ihn fest. Bei Klonus der Wadenmuskulatur kommt es zu ständigem abwechselndem Auf- und Abbewegen des Patientenfußes (unerschöpflich = pathologisch).

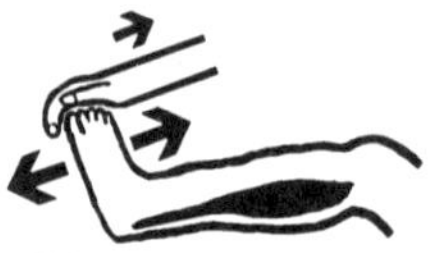

Fußklonus

ROSSOLIMO-Reflex (= Zehenbeugereflex, S1-2, N.tibialis): Der Reflex ist analog zum TRÖMNER-Reflex an der Hand. Beklopfen von plantar auf die Zehenbeeren ⇨ Plantarflexion der Zehen.

MENDEL-BECHTEREW-Reflex (S1-2): Zehenbeugereflex bei Beklopfen des Fußgewölbes (Reflexantwort wie bei ROSSOLIMO-Reflex).

FREMDREFLEXE

Reflex ausgelöst durch einen äußeren Reiz (taktiler Rezeptor ist meist die Haut = Exterozeption) mit **polysynaptischer Verschaltung** und anschließender komplexer Reaktion ⇨ Rezeptor u. Effektororgan sind **nicht identisch**.

Kornealreflex (N.trigeminus afferent, N.facialis efferent): Reizung der Kornea mit einem Wattestäbchen führt zum Lidschluss.

Würgreflex (= Gaumenreflex, engl. retching reflex, N.glossopharyngeus und N.vagus): Berührung der Rachenhinterwand mit einem Mundspatel führt zur Kontraktion der Pharynxmuskulatur und des Gaumensegels ⇨ der Pat. würgt.

BHR ***Bauchhautreflex*** (Th8-Th12): Bestreichen der Bauchhaut von der Seite zur Bauchmitte hin führt zur Kontraktion der Bauchmuskulatur der bestrichenen Seite. Die Striche sollten mehrmals symmetrisch rechts und links erfolgen und in 3 Etagen, oberhalb des Nabels (Th7-Th9), in Höhe des Nabels (Th10-Th11) und unterhalb des Nabels bis zum Leistenband (Th11-Th12). Pathologische einseitige Abschwächung bei Pyramidenbahnschädigung, beidseitiger Ausfall z.B. bei Multipler Sklerose. Schlaffe Bauchdecken (z.B. nach Bauchoperationen oder starkes Bauchfett) können zu einer fehlenden Auslösbarkeit der Reflexe führen und eine Pyramidenbahnläsion vortäuschen.

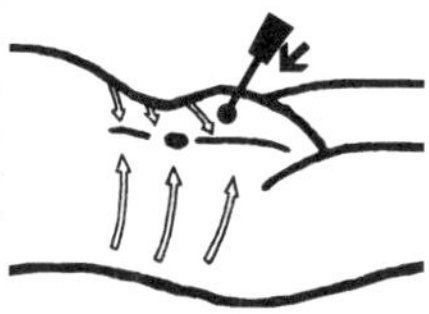

Bauchhautreflex

Kremasterreflex (L1-2, N.genitofemoralis): Bestreichen der proximalen Innenseite des Oberschenkels führt zur ipsilateralen Kontraktion des M.cremaster ⇨ sichtbare einseitige Hebung des Hodens.

Bulbocavernosusreflex (S3-4, Syn: Bulbospongiosusreflex): Reizung der Penishaut (N.dorsalis penis) führt zur Kontraktion des M.bulbocavernosus (N.pudendus).

Analreflex (S3-S5, N.pudendus): Bestreichen der perianalen Region mit dem Ende eines Holzwattestäbchens führt zur Kontraktion der Sphinktermuskulatur, diese kann bei gleichzeitiger, rektaler digitaler Tastung auch gefühlt werden. Pathologisch ist eine Seitendifferenz.

Plantarreflex (= Fußsohlen-Reflex, L5-S2, N.tibialis): Mit einem Holzstäbchen wird seitlich an der Ferse beginnend langsam entlang des seitlichen Fußrandes bis kurz unterhalb der kleinen Zehe und dann in einem Bogen unterhalb der Zehen bis zur Großzehe gefahren. Diese Prozedur sollte mehrmals hintereinander ausgeführt werden. ⇨ Reflexantwort ist eine Plantarflexion aller Zehen. Liegt keine Reflexantwort vor, spricht man von einer „stummen Sohle" (nur pathologisch bei Seitendifferenz oder wenn Pyramidenbahnzeichen vorliegen, s.u.).

Ziliospinaler Reflex: Zur Untersuchung beim Koma. Bei peripherem Schmerzreiz erfolgt eine Mydriasis beider Augen.

PATHOLOGISCHE REFLEXE

- Alle pathologischen Reflexe sind **Fremdreflexe.**
- Pathologische Reflexe werden auch **Pyramidenbahnzeichen** genannt und treten bei Schädigung der Pyramidenbahn (Trac.corticospinalis) oder Läsion des 1. motorischen Neurons im motorischen Großhirnkortex auf. Sie sind bedingt durch **spinale Automatismen** im Rückenmark bei fehlender (inhibitorischer) Innervation durch die Pyramidenbahn (⇨ spastische Paresen, Hyperreflexie, Kloni).

- Die verschiedenen pathologischen Reflexe (Pyramidenbahnzeichen) am Fuß werden oft auch als Reflexe der **BABINSKI-Gruppe** zusammengefasst.
- Pyramidenbahnzeichen sind physiologischerweise bei Neugeborenen noch zu finden. Ebenso die **frühkindlichen (primitiven) Reflexe** (engl. neonatal reflexes, s.u.), wie Palmomentalreflex, Greif-, Such- und Saugreflex, MORO-Umklammerungsreflex, Schreitphänomen, okulozephaler Reflex usw. Die frühkindlichen Reflexe finden sich verlängert (dann pathologisch) bei Säuglingen mit zerebralen Bewegungsstörungen (z.B. infantile Zerebralparese). Im Erwachsenenalter finden sich diese wieder bei Vorliegen einer schweren **diffusen Hirnschädigung**.

Untere Extremität

BABINSKI-Zeichen: Bestreichen des lateralen Fußsohlenrandes führt zur tonischen Spreizung (Auffächern und Plantarflexion) der Zehen Dig. II-V und **tonischen Dorsalflexion der Großzehe**.

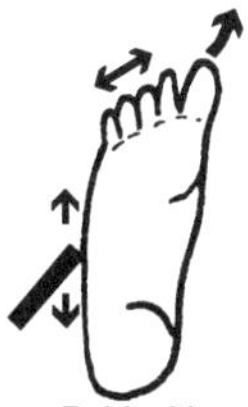
Babinski

CHADDOCK-Zeichen: Bestreichen (*MENDEL-BECHTEREW-Zeichen* durch Beklopfen) des lateralen Fußrückens ⇨ gleiche Antwort wie BABINSKI

GORDON-Zeichen I: Kneten der Wade ⇨ gleiche Antwort wie BABINSKI

OPPENHEIM-Zeichen: Kräftiges Bestreichen der Tibiavorderkante des Pat. von proximal nach distal mit den Knöcheln der Faust des Untersuchers ⇨ gleiche Antwort wie BABINSKI

STRÜMPELL-Zeichen od. CLAUß-Zeichen: Aktive Kniebeugung des Pat. gegen den Zug des Untersuchers führt zu Dorsalflexion der Großzehe wie bei BABINSKI (= pathologische Mitbewegung) und Supination des Fußes.

MARIE-FOIX-Zeichen (= Gonda-Zeichen): Beugesynergie des Beines im Knie- und Hüftgelenk bei passiver Zehenbeugung

MONAKOW-Zeichen: Bestreichen des lateralen Fußrandes ⇨ Hebung des lateralen Fußrandes

Obere Extremität

MAYER-Fingergrundgelenkreflex (Pyramidenbahnzeichen an der Hand): Maximale passive Flexion der Dig. IV + V bis an die Handinnenfläche ⇨ tonische Adduktion des Daumens. Pathologisch und entscheidend ist nicht die grundsätzliche Auslösbarkeit des Reflexes (auch bei Gesunden zu finden), sondern eine Seitendifferenz.

WARTENBERG-Daumenzeichen: Tonische Daumenbeugung und -adduktion bei Zug an den übrigen Fingerendgliedern (Fingerhakeln an Dig. II-V)

LÉRI-Vorderarmzeichen: Beugesynergie des Armes im Ellenbogengelenk bei passiver Finger- und Handbeugung

PRIMITIVE (FRÜHKINDLICHE) REFLEXE

PMR *Palmomentalreflex:* Auslösung oraler Automatismen der mimischen Gesichtsmuskulatur durch kräftiges Bestreichen der Patientenhandinnenfläche mit dem Untersucherdaumen von proximal nach distal.

Greifreflex: Hineinlegen eines Gegenstandes/Fingers in die Handinnenfläche führt zum Zugreifen der Hand, bei Säuglingen bis zum 6. Monat normal (bis zum 11. Monat auch an der Fußsohle auslösbar).

Okulozephaler Reflex (= Puppenaugenphänomen): Zurückbleiben der Augenbulbi bei passiver Drehung des Kopfes, bei Neugeborenen bis zum 10. Lebenstag normal.

Orbicularis-oculi-Reflex (= Glabella-, Nasopalpebralreflex): Beklopfen der Glabella führt zum Augenschluss.

Orbicularis-oris-Reflex (= Schnauzreflex, Fressreflex): Periorales Beklopfen führt zum Mundspitzen.

Saugreflex: Bestreichen der Lippen führt zum Spitzen des Mundes (Mundphänomen) und zum Ansaugen, bei Säuglingen bis zum 3. Monat normal.

Suchreflex (rooting reflex): Bestreichend der Wange führt zur ipsilateralen Kopfdrehung, bei Säuglingen bis zum 3. Monat normal.

SENSIBILITÄT

Allg: ⇒ Grundsätzlich werden zwei Wahrnehmungsformen unterschieden, die beide getrennt beurteilt werden. Diese sind die **Oberflächensensibilität** (Schmerz und Temperatur sowie Tastsinn, d.h. Druck- und Berührungsempfinden) und die **Tiefensensibilität** (Lagesinn und Vibrationsempfindung).

⇒ Bei Sensibilitätsstörungen muss untersucht werden, ob das betroffene Areal:
- einem oder mehreren **Dermatomen** entspricht (s. Abb.),
- einem oder mehreren **peripheren Nerven** oder Nervenästen zugeordnet werden kann (z.B. Engpasssyndrom, Schnittverletzung eines Nerven),
- **ein-** (z.B. bei Apoplexie) oder **beidseitig** vorhanden ist und ob die Ausfälle **symmetrisch** (z.B. Polyneuropathie) oder **diffus** verteilt sind (z.B. Multiple Sklerose).

Diag: Anamnese: Nach spontanen **Schmerzen** (Schmerzintensität, Trigger, Verlauf), **Ausfall-Störungen** (Taubheit) od. **Reiz-Störungen** (Kribbeln, Ameisenlaufen) fragen.

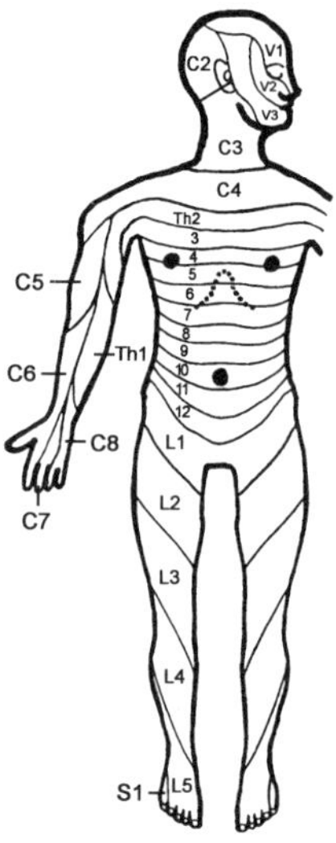

Testung der Oberflächensensibilität

- Schmerzsinn (Nadelstichprobe): Der Untersucher setzt mit einer **Nadel** (z.B. sterile Einmalnadel od. Nadel des Reflexhammers) einzelne **Stiche** hintereinander auf die Haut des Patienten oder kneift an mehreren Stellen in die Haut. Nicht jeder Nadelstich muss zu einer Schmerzempfindung führen, da die Stichstelle neben der Stelle eines Schmerzpunktes liegen kann und die Schmerzpunkte in sehr unterschiedlicher Dichte über die Haut verteilt sind. Hornhaut und sonstige Hautveränderungen müssen bei der Beurteilung ebenfalls berücksichtigt werden. Wichtig ist wieder der **Seitenvergleich**. Zur möglichst genauen Abgrenzung des schmerzveränderten Hautareals sollte vom unveränderten zum veränderten Areal sowie umgekehrt vom veränderten zum unveränderten Areal geprüft werden. Dazu kann auch ein sog. Nadelrad verwendet werden.
- Temperatursinn (heiß und kalt): Der Untersucher benutzt das kühle Metall seines Reflexhammers, um kalt zu überprüfen. Selten werden zwei Reagenzgläser eingesetzt, eines mit **warmem** und das andere mit **kaltem** Wasser oder auch elektrische Temperatur-Geräte. Warmpunkte liegen an einigen Hautarealen weit auseinander, deshalb sollten große Flächen bei der Wärmeüberprüfung mit dem warmen Reagenzglas berührt werden.
- Tastsinn (Druck und Berührung): Im Normalfall wird bereits das Bewegen eines Hauthaares vom Patienten empfunden. Mit einem Wattebausch, den Fingerkuppen, einem Pinsel (meist im Reflexhammer enthalten) oder mit der Rückseite der herausnehmbaren Nadel am Reflexhammer (so kann im Wechsel dann auch sehr gut spitz (= Schmerz) und stumpf (= Berührung) überprüft werden) **tupft** der Untersucher auf die zu prüfenden Hautflächen. Streichbewegungen sollten nicht ausgeführt werden, da sonst eventuell Schmerzrezeptoren gereizt werden können, die ein intaktes Druck- und Berührungsempfinden vortäuschen würden. Ein verändertes Areal sollte vom unveränderten zum veränderten sowie umgekehrt vom veränderten zum unveränderten Areal geprüft werden, um seine Größe möglichst genau abgrenzen zu können.
- Räumliches Auflösungsvermögen: Obwohl es zu der Wahrnehmung von Druck und Berührung gehört, sollte das räumliche Auflösungsvermögen unabhängig davon getestet werden, da das räumliche Auflösungsvermögen isoliert ausgefallen sein kann. Dies findet sich v.a. bei Läsionen im Sensibilitätsareal der Großhirnrinde. Erst dort wird die spezielle Leistung „räumliche Auflösung" erbracht. Ein isolierter Ausfall des räumlichen Auflösungsvermögens spricht für eine zentrale und gegen eine periphere Läsion. Getestet wird zumindest die Zweipunkteunterscheidung und das Zahlenerkennen:

  Zweipunkt-Diskrimination: Der Untersucher setzt wiederholt zwei Nadeln gleichzeitig mit unterschiedlichen Abständen auf die Haut des Patienten. Fingerkuppen, Hand- und Fußflächen sowie Hand- und Fußrücken sollten auf jeden Fall untersucht werden. Der Abstand, bei dem der Patient die beiden Nadeln gerade noch als 2 unterschiedliche Punkte wahrnimmt, wird in mm angegeben. Normwerte: Fingerkuppen <5 mm, Hand- und Fußflächen <20 mm, Hand- und Fußrücken <30 mm.

Zahlenerkennen (Graphästhesie, Dermolexie): Der Patient schließt die Augen. Der Untersucher schreibt mit einem Streichholz verschiedene Zahlen auf die Haut des Patienten, z.B. auf die Fingerkuppen. Beide Körperseiten werden symmetrisch im Vergleich untersucht. Am Stamm können nur sehr groß geschriebene Zahlen erkannt werden, an der Hand kleinere.

Stereognosie (Tasterkennen): Der Patient schließt die Augen. Der Untersucher lässt Gegenstände (z.B. Schlüssel, Münzen, Sicherheitsnadeln, Büroklammern, Knöpfe) durch Ertasten benennen. Beide Hände werden unabhängig voneinander untersucht.

Testung der Tiefensensibilität

- Lagesinn (Bewegungsempfindung = **Gelenk-Lagesinn**): Der Untersucher fasst mit seinem Daumen und Zeigefinger die Großzehe des Patienten seitlich an. Er erklärt dem Patienten: „Bewege ich die Zehe aufwärts, sagen Sie „hoch", bewege ich sie abwärts, sagen Sie „runter". Die benachbarten Zehen dürfen dabei nicht berührt werden, da die Berührung richtungsweisend sein könnte. Die Testung erfolgt bei geschlossenen Augen des Patienten. Da der Patient zu 50 % richtig raten kann, muss der Untersucher mehrmals testen und die Bewegungsrichtung unregelmäßig variieren (z.B. zweimal hintereinander nur eine kleine Bewegung nach oben). Die gleiche Untersuchung kann auch am Zeigefinger durchgeführt werden.
  Lage-Nachahmung: Der Untersucher bringt einen Arm od. ein Bein des Patienten in eine bestimmte Lage. Der Patient soll die Lage mit dem Arm od. Bein seiner Gegenseite bei geschlossenen Augen nachahmen. Beide Seiten werden überprüft.
- Vibrationsempfindung (= Pallästhesie): Der Untersucher bringt eine neurologische **Stimmgabel** zum Schwingen. Der Patient hält während der Testung die Augen geschlossen. Getestet wird an Hautpartien, die über Knochenvorsprüngen liegen ⇨ Großzehe, am **Malleolus** des Sprunggelenkes sowie an Fingerknochen und Proc.styloideus der Hand. Der Patient soll dann angeben, wenn er das Schwirren nicht mehr spürt (Skala von 1/8-8/8teln, pathologisch ist ein Wert von <6/8teln). Bei Minderung oder Fehlen des Vibrationsempfindens distal (= am Malleolus, s. Abb.) wird zusätzlich auch weiter proximal geprüft, d.h. am Knie- (Fibulaköpfchen) und Ellenbogengelenk (Epikondylen) sowie am Beckenkamm und an der Klavikula.

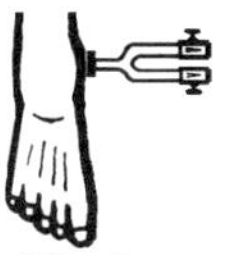

Vibrationsempfinden

Pathol: – Störungen der Schmerzwahrnehmung

Hyperalgesie: Gesteigerte Schmerzempfindung
Hypalgesie: Verminderte Schmerzempfindung
Analgesie: Keine Schmerzempfindung
Allodynie: Schmerzempfindung durch einen Reiz, der im Normalfall keinen Schmerz auslöst, z.B. bei SUDECK-Dystrophie nach Unterarmfraktur
Hyperpathie: Sehr unangenehmer Schmerz, der den Reiz überdauert und evtl. durch Berührung oder Temperatur auslösbar ist; z.B. nach Läsionen des Thalamus (alle sensiblen Bahnen ziehen durch diesen Teil des Zwischenhirns mit Ausnahme der Riechbahn), nach Läsionen der Hinterstrangbahnen und bei Polyneuropathien.
Verzögerter Schmerz: Schmerzempfinden zeigt sich erst nach >2-4 Sek., z.B. bei Thalamusläsionen oder bei Polyneuropathien.
Kausalgie: Stark brennender, dumpfer Schmerz, der an- und abschwillt und durch Berührung ausgelöst werden kann, z.B. nach Teilläsion peripherer Nerven, die viele vegetative Nervenfasern enthalten.
Neuralgie: Plötzlicher quälender Schmerz, der als stark bohrend, stechend, brennend oder reißend empfunden wird und für Sekunden oder Minuten anhält. Er kann sich oft am Tag wiederholen, z.B. Trigeminusneuralgie (V. HN).
Schmerzgedächtnis: Begriff für unzureichend behandelte, chronische Schmerzen, die im ZNS die Empfindlichkeit erhöhen und in der Folge zur Hyperalgesie führen

– Störungen des Temperatursinns

Thermhypästhesie: Abgeschwächte Temperaturempfindung
Thermanästhesie: Keine Temperaturempfindung
Kälte-Hyperpathie: Überempfindlichkeit auf Kälte, v.a. bei Thalamusschädigungen

– Störungen des Tastsinns (Druck- und Berührungswahrnehmung)

Hyperästhesie: Gesteigertes Druck- und Berührungsempfinden
Hypästhesie: Abgeschwächtes Druck- und Berührungsempfinden
Anästhesie: Kein Druck- und Berührungsempfinden

Parästhesien: Spontane Missempfindungen (Ameisenlaufen, Brennen, Elektrisieren, Kribbeln, Prickeln), Vorkommen s. Dysästhesie
Dysästhesien: Eine Wahrnehmung wird als eine andere empfunden (z.B. Berührung als Schmerz, Kälte als Wärme), Vorkommen v.a. nach Schädigung zentraler Sensibilitätszentren od. -bahnen, bei Polyneuropathien, bei Durchblutungsstörungen, bei Migräne u. bei epileptischen Entladungen im sensiblen Areal der Großhirnrinde.
Astereognosie: Das Erkennen von Gegenständen ist bei intakter Wahrnehmung für Druck und Berührung gestört. Erkennt der Pat. einen Gegenstand mit geschlossenen Augen in einer Hand nicht, so liegt die Läsion wahrscheinlich zentral = im Sensibilitätsareal der gegenüberliegenden Großhirnrinde, da die Sensibilitätsbahn kreuzt.

- Störungen der Vibrationsempfindung
  Ist das Vibrationsempfinden distal abgeschwächt und proximal normal erhalten, ist eine Läsion der peripheren Nerven wahrscheinlicher (z.B. Polyneuropathie). Ist das Vibrationsempfinden proximal ebenso stark herabgesetzt wie distal, ist die Störung wahrscheinlicher zentral, d.h. vom Rückenmark an aufwärts zu suchen.
  Pallhypästhesie = abgeschwächtes Vibrationsempfinden
  Pallanästhesie = fehlendes Vibrationsempfinden
- **Dissoziierte Sensibilitätsstörung**: Störung von Schmerz- und Temperatursinn bei erhaltenem Druck- und Berührungsempfinden. Dies entsteht durch unterschiedliche Kreuzung und Verlauf der Bahnen im Rückenmark.

ALLGEMEINSTATUS UND VEGETATIVUM

Diag:
- AZ (**Allgemeinzustand**: normal, vorgealtert, jugendlich wirkend) und EZ (**Ernährungszustand**: normal, reduziert, adipös), **Alter**, **Körpergewicht** und **Größe**, bei Infekt **Körpertemperatur**
- Äußerliche Zeichen: Zyanose, Ödeme, Dyspnoe
- Herz und Lunge: Perkussion und Auskultation von **Herz** und **Lungen**
- **Blutdruck** (RR) und **Puls** (Herzfrequenz)
- Abdomen: **Leber** u. **Milz** tastbar, Konsistenz und vergrößert?, Darmgeräusche, rektal-digitale Untersuchung
- Gefäßstatus (s. Abb.): Beidseitige **Auskultation** sowie **Tasten** der **A.carotis**, Tasten der A.subclavia u. temporalis, Tasten der Arm-/**Handpulse**: A.radialis (und A.ulnaris), A.brachialis, A.axillaris
  Auskultation der Aorta abdominalis
  Tasten der Bein- und **Fußpulse** (A.femoralis, A.poplitea, A.tibialis post. u. A.dorsalis pedis)
  ⇨ wichtig bei allen Traumen/Frakturen: Pulsstatus vor und hinter der Verletzung tasten u. **dokumentieren**!
  Lagerungsprobe nach RATSCHOW: Pat. liegt auf dem Rücken, er hält beide Beine senkrecht in die Höhe, bei Gefäßstörungen (AVK der Beine) führt dies zur Abblassung und Schmerzen. Bei der anschließenden Tieflagerung kommt es erst eine Minute später zur Rötung u. Venenfüllung (normal nach 5-10 Sek.).

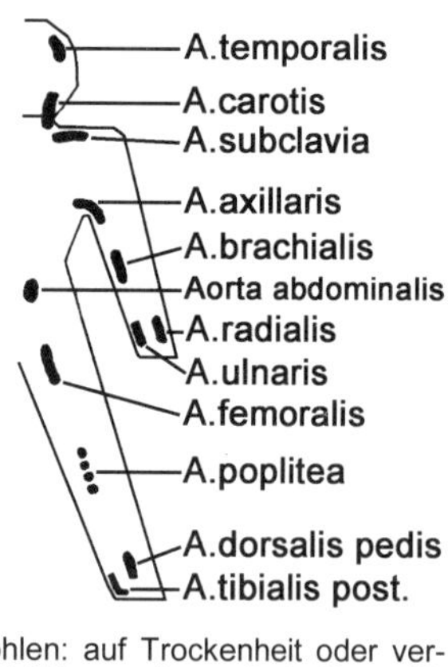

- Vegetative Funktion: Betrachten der Hände und Fußsohlen: auf Trockenheit oder verstärkte Verhornung sowie trophische Störungen der Haut (dünne, pigmentierte Haut, Ulzerationen) achten. Bei besonderer Fragestellung:
  Testung der Piloreaktion: Der Untersucher kneift mehrmals hintereinander die Patientenhaut im Bereich des oberen M.trapezius-Randes an der Schulter. Dieser Stimulus löst einen zentralen Hauthaar-Reflex aus, d.h. an Rumpf, Armen und Beinen zeigen behaarte Stellen das Auftreten von sog. „Gänsehaut". Die Reaktion bleibt bei einer Läsion eines peripheren Nerven mit Schädigung seiner sympathischen Fasern aus.
  Testung der Vasomotorik: Der Untersucher kratzt mit einem Holzstäbchen auf der Patientenhaut. Entsteht nach etwa 1-2 Minuten an der Kratzstelle eine Hautrötung, so ist

die Gefäßweitenregelung normal. Verdächtig auf Störungen der Gefäßweitenregelung sind Fehlernährungen der Haut ⇨ die Haut kann verdünnt sein, bläulich verfärbt oder eventuell auch besonders viele Falten zeigen.

Schweißsekretionstest (Ninhydrintest nach MOBERG): Der Test wird eingesetzt an Füßen, Händen und an der Stirn. Aufdrücken der Hautpartie auf ein Blatt Papier, dieses wird dann in einer 1%igen essigsauren Ninhydrin-Lösung getränkt und dann heiß getrocknet. Es zeigt sich eine violette Verfärbung bei Bezirken mit Schweißsekretion.

MINOR-Schwitzversuch (Nachweis des thermoregulatorischen Schwitzens): Provokation der Schweißsekretion durch Trinken von 1 Liter Flüssigkeit und Gabe von 1,0 g ASS = Acetylsalicylsäure (Aspirin®). Nachweis der Schweißsekretion mit Jod + Stärke, die auf die Haut aufgetragen werden. Bei normaler Schweißsekretion verfärben sich die Hautpartien im Provokationstest dunkel. Test wird eingesetzt am Stamm. Pathologisch bei Störung der zentralen sympathischen Bahnen.

Etlg: Beurteilung einer Behinderung mit dem **BARTHEL-Index** (1965). Es werden 10 Items bestimmt, insgesamt kann ein Punktwert von 0 bis 100 erreicht werden ⇨ für den Pat. wird meist ein Punktwert für den aktuellen Stand (z.B. bei Aufnahme) und im Verlauf einer Therapie (z.B. bei Entlassung aus dem Krankenhaus) ermittelt.

1. **Nahrungsaufnahme**: selbständig = 10 Pkt., mit Hilfe = 5 Pkt., nicht/parenteral = 0 Pkt.
2. **Körperpflege**: selbständig = 5 Pkt., sonst 0 Pkt.
3. **Baden/Duschen**: selbständig = 5 Pkt., sonst 0 Pkt.
4. **Anziehen**: selbständig = 10 Pkt., mit Hilfe möglich = 5 Pkt., nicht = 0 Pkt.
5. **Stuhlkontrolle**: vollständig = 10 Pkt., mit Hilfe = 5 Pkt., keine = 0 Pkt.
6. **Harnkontrolle**: vollständig = 10 Pkt., mit Hilfe = 5 Pkt., keine = 0 Pkt.
7. **Toilettenbenutzung**: selbständig = 10 Pkt., mit Hilfe möglich = 5 Pkt., nicht = 0 Pkt.
8. **Transfer Bett - Stuhl**: selbständig = 15 Pkt., mit Hilfe möglich = 10 Pkt., nicht = 0 Pkt.
9. **Treppensteigen**: selbständig = 10 Pkt., mit Hilfe möglich = 5 Pkt., nicht = 0 Pkt.
10. **Gehen in der Ebene**: selbständig = 15 Pkt., mit Hilfe möglich = 10 Pkt., selbständig mit dem Rollstuhl = 5 Pkt., nicht/im Rollstuhl nur mit Hilfe = 0 Pkt.

SPEZIELLE ORTHOPÄDISCHE UNTERSUCHUNGEN

Für alle speziellen orthopädischen Untersuchungen gilt, dass diese zur Beurteilung der Pathologie **immer im Seitenvergleich** durchzuführen sind! Es gibt erhebliche (individuell normale) Variationen der Bewegungsmaße und Funktionstests je nach Alter, Geschlecht und Disposition. Sind die Befunde beidseits gleich, ist dies eher ein Hinweis auf eine nicht krankhafte Abweichung. Besteht eine **Seitendifferenz**, ist dies eher Hinweis auf eine Pathologie. Bei schmerzhaften Befunden mit der Untersuchung orientierend auf der gesunden Seite beginnen.

Wirbelsäule

Inspektion: von hinten im Stehen betrachten: WS **lotrecht** od. Skoliose, Kopfstellung lotrecht od. Schiefhals (Torticollis), Schulterstand gleich, Scapulae symmetrisch, Arm-Taillen-Dreiecke u. Gesäßfalten seitengleich, MICHAELIS-Raute (L5, Steißbein, Spinae iliacae post. sup.) gleichförmig?, muskuläre Atrophien?

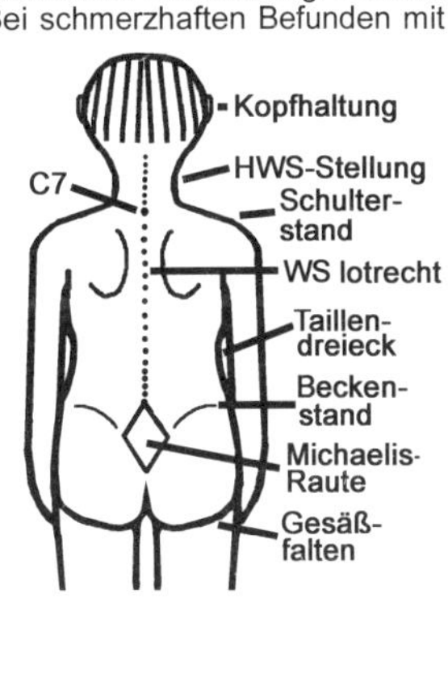

von der Seite: normale HWS-Lordose, BWS-Kyphose u. LWS-Lordose oder Hyperkyphose (vermehrte Rundung der gesamten Wirbelsäule), Hohlkreuz (lumbale Hyperlordose), hohl-runder Rücken (vermehrte Brustkyphose und vermehrte Lendenlordose), Flachrücken (verminderte Krümmung der LWS, BWS und HWS, selten), Stufenbildung zwischen zwei Dornfortsätzen (bei Spondylolisthesis)

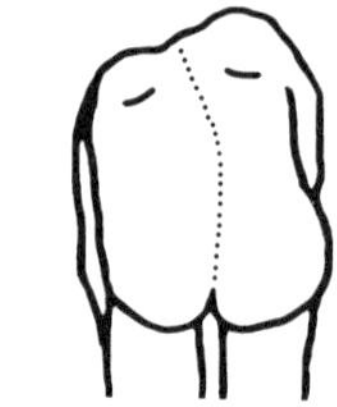

Vorbeugetest (ADAMS-Test): Skoliotische Wirbelsäulenfehlbildungen sind bei am vornüber geneigten Pat. gut zu erkennen ⇨ pathologisch: bei Skoliose führt das Vorbeugen zur Torsion, dadurch steht eine Schulter dann höher, sog. „Rippenbuckel" bei BWS-Skoliose (s. Abb.) od. Lendenwulst bei LWS-Skoliose.

Palpation: Klopfempfindlichkeit, Druck- od. Stauchungsschmerz, lokale Überwärmung, Myogelosen (Muskelhartspann) der paravertebralen Muskulatur

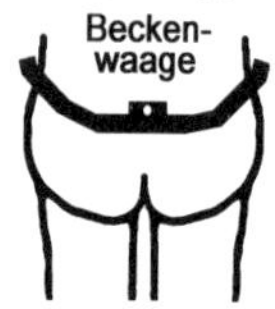

Beckenstellung: Beide Hände von hinten auf die Cristae iliacae legen und Beckenstand beurteilen (z.B. Beckenschiefstand durch Beinlängendifferenz), noch besser zu sehen mit einer Beckenwaage (s. Abb.).

Funktionsprüfung: aktive freie Beweglichkeit, ggf. auch geführt (passiv) untersuchen (HWS)

Bewegungsmaße beim Gesunden:

HWS	Inklination/Reklination: 40-0-40° (Inklination [= Flexion]: Kinn erreicht das Sternum (KSA: 0 cm), Reklination [= Extension]: Gesicht erreicht in etwa die Horizontale.) Rotation (links-rechts): 60-0-60° (Kind: bis 80-0-80°) Seitwärtsneigung (Lateralflexion): 45-0-45°
BWS + LWS (im Sitzen)	Ante-/Retroflexion: 90-0-30° Rotation (links-rechts): 40-0-40° Seitwärtsneigung: 40-0-40°

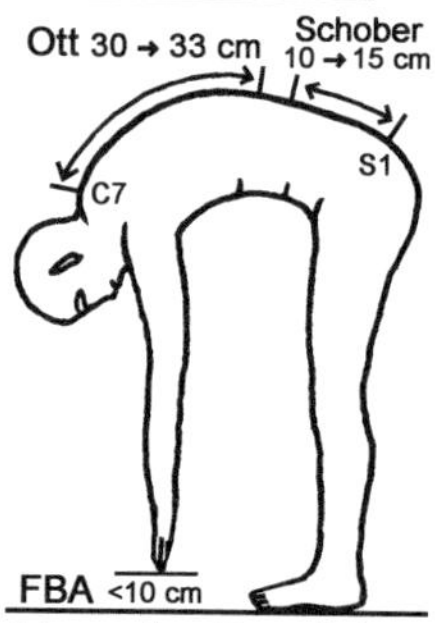

Finger-Boden-Abstand (**FBA**, s. Abb.): Versuch der Bodenberührung mit den Fingerspitzen bei gestreckten Knien und maximal gebeugter Hüfte ⇨ normal: <10 cm

SCHOBER-Zeichen (Beweglichkeit der **LWS**): Im Bereich von S1 und ein Punkt 10 cm kranial davon markieren ⇨ normal: bei maximaler Vorwärtsneigung (Anteflexion, s. Abb.) dann 15 cm Abstand

OTT-Zeichen (Beweglichkeit der **BWS**): Dornfortsatz C7 (Vertebra prominens) und ein Punkt 30 cm kaudal davon markieren ⇨ normal: bei maximaler Vorwärtsneigung (Anteflexion, s. Abb.) dann 33 cm Abstand

Hyperextensionstest n. MENNELL: Pat. liegt in Bauchlage, mit einer Hand wird das Sakrum fixiert, mit der anderen das Bein überstreckt ⇨ Schmerzen bei Pathologie am Iliosakralgelenk.

Haltungstest n. MATTHIAS: Pat. hält Arme in aufrechter Stellung waagrecht vor den Rumpf, kann diese Position >30 Sek. gehalten werden, ist der Pat. „haltungsgesund". Wenn innerhalb von 30 Sek. die Schultern nach hinten fallen und der Rücken ins Hohlkreuz geht und das Becken vorkippt, liegt eine Haltungsschwäche vor (Test insb. für **Kinder**/Jugendliche).

Nervendehnungszeichen: Entstehen durch Irritation (indirekter Zug am Nerven) des Nerven oder der radikulären Nervenwurzeln (typisch bei Bandscheibenvorfall, Ischiasreizung, meningealem Syndrom)

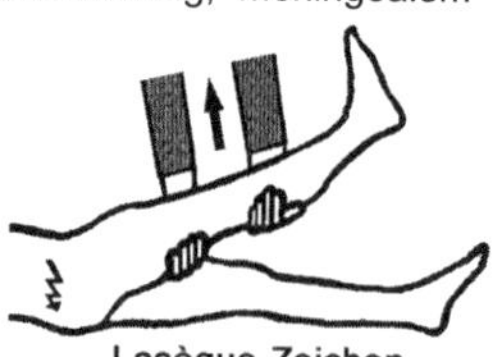

Lasègue-Zeichen

- **LASÈGUE-Zeichen** (Irritation der **lumbosakralen Wurzeln** L4-S1, N.ischiadicus): Der Patient liegt auf dem Rücken. Jeweils ein Bein wird in gestrecktem Zustand vom Untersucher im Hüftgelenk zunehmend gebeugt. Positiv = pathologisch sind Schmerzen im Bein oder Gesäßbereich bei einem Winkel von <70° zur Unterlage (s. Abb.).
- BRAGARD-GOWERS-Zeichen: Am Ende des Lasègue-Test dorsalflektiert der Untersucher den Patientenfuß zusätzlich, was den Schmerz noch verstärkt.
- **Umgekehrtes LASÈGUE-Zeichen** (Syn: Femoralisdehnungstest, Irritation der **lumbalen Wurzeln** L2-L4, N.femoralis): Der Patient liegt auf dem Bauch. Sein gestrecktes Bein wird vom Untersucher im Hüftgelenk passiv überstreckt. Dadurch wird der N.femoralis gedehnt, positiv = pathologisch ist Schmerzangabe sakral und im Hüftgelenkbereich. DD: Schmerzen werden aber auch bei Arthrose im Iliosakral- oder Hüftgelenk angegeben.

- SPURLING-Test: Der sitzende Patient legt seinen Kopf in den Nacken, neigt und rotiert ihn anschließend zu der Seite, die geprüft werden soll. Der Untersucher steht hinter ihm und legt eine Hand auf den Kopf des Patienten. Eine Verstärkung des Drucks mit der anderen Hand auf seiner ersten Hand führt dort zur Schmerzverstärkung, wo entweder die **zervikalen Spinalnervenwurzeln** eingeengt oder die Gelenkflächen der zervikalen Intervertebralgelenke geschädigt sind.

Dehnungsteste der Meningen: pathologisch = **Meningismus**, typisch für eine Meningitis od. Meningoenzephalitis, aber auch bei Subarachnoidalblutung, reaktiv bei Insolation („Sonnenstich")

- **BRUDZINSKI-Nackenzeichen** (merke: „B" wie Beugung): Der Patient liegt auf dem Rücken. Der Kopf des Patienten wird vom Untersucher in Richtung Brust gebeugt. Positiv = pathologisch ist der Test, wenn der Patient dabei schmerzbedingt in Hüft- und Kniegelenk beugen muss.
- LHERMITTE-Nackenbeugezeichen: Der Patient liegt auf dem Rücken. Der Untersucher beugt passiv den Kopf des Patienten in Richtung Brust. Pathologisch bei Missempfindungen = Pat. gibt spontane, kribbelnde, elektrisierende Parästhesien an Rumpf und/oder Extremitäten an.
- KERNIG-Zeichen: Der Patient liegt auf dem Rücken. Seine gestreckten Beine werden vom Untersucher im Hüftgelenk gebeugt. Positiv = pathologisch ist der Test, wenn der Patient schmerzbedingt im Kniegelenk beugen muss (vermindert die Spannung der Rückenmarkhäute).

Psoaszeichen: Der Patient liegt auf dem Rücken, aktives Anheben eines Beines durch den Pat. in der Hüfte gegen Widerstand. Pathologisch (Reizung der Psoasfaszie): Schmerzen bei LWS- od. ISG-Pathologie (DD: ebenfalls positives Psoaszeichen mit Schmerzen im rechten Unterbauch bei Appendizitis! od. retroperitonealem Abszess)

Schultergelenk

Inspektion: Schultergürtel bei hängenden Armen insg. von hinten u. vorne betrachten (seitengleicher Schulterstand od. Hochstand einer Seite?, Klavikulastand?, Schulterblätter?), Schwellung/ Rötung/Hämatome von Schultereckgelenk (AC-Gelenk = acromioclavicular) od. Sternoklavikulargelenk, muskuläre Atrophien, Wirbelsäule/Kopfhaltung lotrecht?

Palpation: lokale Überwärmung, Druckschmerzhaftigkeit unterhalb des Akromions bei Erkrankungen der Rotatorenmanschetten, AC-Gelenk druckschmerzhaft.

Funktionsprüfung: aktive freie Beweglichkeit und ggf. auch passiv (= geführt) untersuchen:

Bewegungsmaße beim Gesunden:

Abduktion bei fixiertem Schulterblatt:	90°
Ab-(= Elevation)/Adduktion (Arm vor dem Körper):	190-0-45°
Ante-/Retroversion:	170-0-40°
Innen-/Außenrotation:	70-0-70°

Prüfung funktionell wichtiger Kombinationsbewegungen:

Nackengriff (hinter dem Körper oben = Außenrotation und Abduktion)

Schürzengriff (hinter dem Körper unten = Innenrotation und Adduktion)

Instabilitätstests:

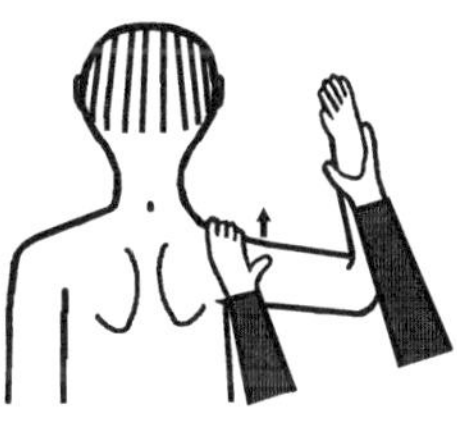

Sulkuszeichen: axialer Zug (= nach unten) am hängenden entspannten Arm ⇨ pathologisch: unterhalb des Akromions palpable Delle, Zeichen einer inferioren (Sub-)luxation des Schultergelenks.

Apprehensionstest: passiv gehaltene 90°-Abduktion in Schulter u. Ellenbogen und Außenrotation des Armes (Haltung wie beim Speerwerfen), der Daumen drückt auf den Humeruskopf von hinten (s. Abb.) ⇨ pathologisch: Subluxation nach ventral = Zeichen vorderer Instabilität.

Hinterer Schubladentest nach GERBER: palpable dorsale Schublade bei passiver Adduktion des Armes mit axialem Druck auf den Arm in Richtung dorsal.

Impingement-Tests: Einklemmungszeichen des subakromialen Raums

Painful arc (sog. schmerzhafter Bogen): bei aktiver Abduktion typischer Bewegungsschmerz zwischen 60° u. 130° bei subakromialer Kompression.

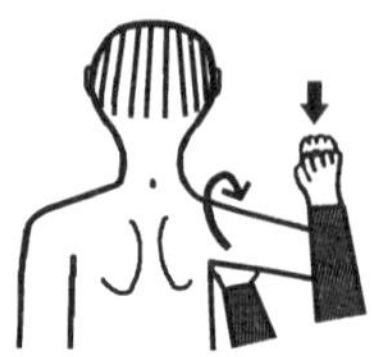

Impingementzeichen n. Neer: Fixierung der Scapula durch den Untersucher mit einer Hand, mit der anderen wird der innenrotierte und gestreckte Arm abduziert oder antevertiert ⇨ pathologisch: subakromialer Schmerz.

Impingementzeichen n. Hawkins: bei 90° abduziertem Arm u. gebeugtem Ellenbogen wird der Unterarm nach unten gedrückt (s. Abb., alternativ kann man den Pat. auch bitten, eine Bewegung mit dem Arm wie beim Kraulschwimmen zu machen) = Innenrotation des Oberarms im Schultergelenk ⇨ pathologisch: subakromialer Schmerz.

Horizontaladduktionstest (Cross-body-Test): Schmerzen im Akromioklavikulargelenk durch passives Führen des Armes zur Gegenschulter.

Oberer schmerzhafter Bogen (painful arc): Schmerz zw. 120° u. 180° bei Pathologie im Akromioklavikulargelenk.

<u>Prüfung einzelner Muskelgruppen am Schultergelenk:</u>

<u>Abduktion:</u>

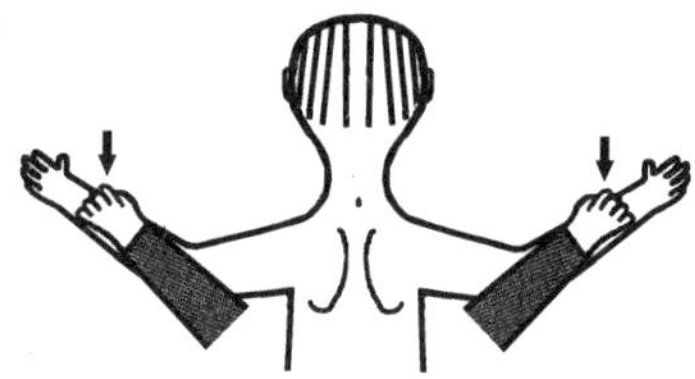

Drop-arm-sign: Der Arm wird gestreckt passiv in 90°-Abduktionsstellung gehalten, dann loslassen ⇨ bei Läsion der ganzen Rotatorenmanschette od. nur der Supraspinatussehne kann der Arm nicht horizontal gehalten werden.

Jobe-Test (90°-Supraspinatustest): Beide Arme werden aktiv um 90° abduziert und um 30° im Ellenbogengelenk nach vorne gerichtet gehalten, der Untersucher drückt bds. leicht nach unten (s. Abb.) ⇨ Schmerzen und der betroffene Arm kann nicht gehalten werden bei Läsion der Supraspinatussehne.

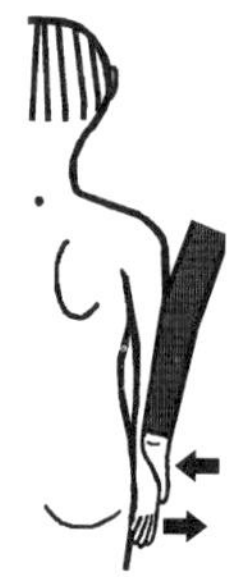

Null-Grad-Abduktionstest (Starter-Test): Prüft die „Startfunktion" des M.supraspinatus. Der Pat. soll den anliegenden Arm gegen Widerstand des Untersuchers abduzieren (s. Abb.) ⇨ Schmerzen und Minderung der Kraft des betroffenen Armes bei Läsion der Supraspinatussehne.

<u>Außenrotation:</u>

ARO-Lag-Zeichen: Pat. beugt Ellenbogen 90°, dann Außenrotation im Oberarm gegen Widerstand ⇨ pathologisch bei Schwäche der beiden Außenrotatoren (M.infraspinatus u. M.teres minor).

Hornblower-Zeichen: Pat. soll die Hand zum Mund führen ⇨ bei Schwäche der beiden Außenrotatoren (M.infraspinatus u. M.teres minor), weicht der Arm in Innenrotation aus und der Ellenbogen wird höher als die Hand gehoben.

<u>Innenrotation:</u>

Lift-off-Test n. Gerber: Arm ist zum Schürzengriff hinter dem Rücken innenrotiert, die Hand soll dann gegen Widerstand des Untersuchers vom Rücken abgehoben werden ⇨ pathologisch: nicht möglich bei Läsion der Subskapularissehne.

Belly-press-Test („Napoleon"-Test): Pat. soll mit beiden Armen gegen seinen Bauch drücken und damit die Ellenbogen nach vorne bewegen (= Innenrotation des OA) ⇨ pathologisch: bei Schwäche des M.subscapularis nicht mögl.

<u>Bizepssehnentests:</u>

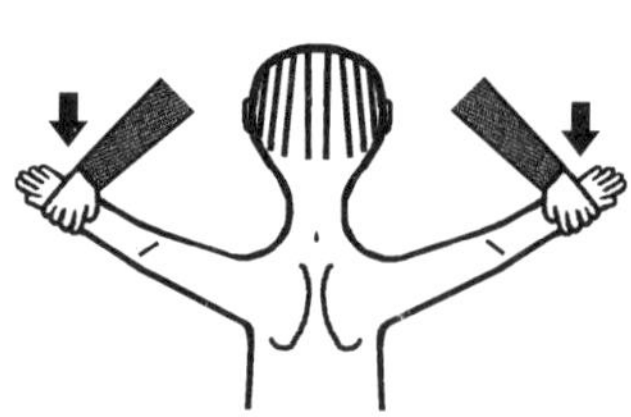

Palms-up-Test/Speed-Test: Der Arm wird 90° abduziert und 30° anteflektiert und die Hände in Supinationsstellung gehalten, der Untersucher drückt beidseits nach unten (s. Abb.) ⇨ pathologisch: der betroffene Arm kann nicht gehalten werden bei Läsion der langen Bizepssehne.

Yergason-Test: Pat. beugt bei hängendem Oberarm rechtwinklig im Ellenbogen, dann Supinationsbewegung des Unterarmes gegen Widerstand des Untersuchers ⇨ pathologisch: Schmerzen und Kraftminderung bei Läsion der langen Bizepssehne.

Ellenbogengelenk

Inspektion: Schwellung/Rötung/Hämatome, muskuläre Atrophien?
HUETER-Dreieck: Gleichschenkliges Dreieck zwischen Epicondylus humeri radialis et ulnaris und Olekranonspitze bei 90° gebeugtem Ellenbogen (bei Ellenbogenstreckung ist es eine Linie) ⇨ pathologisch: Bei Ellenbogenluxation ist Dreieck/Linie aufgehoben.

Palpation: Tasten des Epicondylus humeri radialis und ulnaris (druckschmerzhaft und überwärmt bei Tennis- bzw. Golferellenbogen), Olekranonspitze (Bursitis), Gelenkspalt am Radiusköpfchen, Bizeps- und Trizepssehne, M.brachioradialis, Nervus ulnaris im Sulcus ulnaris ("Musikantenknochen")

Funktionsprüfung: aktive freie Beweglichkeit und auch passiv (= geführt) untersuchen:

Bewegungsmaße beim Gesunden:

Extension/Flexion:	5-0-150° (Kind: 10 bis 20(= Überstreckung)-0-150°)
Unterarm Pro-/Supination:	90-0-90° (Kind: >90-0->90°)

Test der medialen Stabilität: Valgusstress in 20° Flexion und Supination
Test der lateralen Stabilität: Varusstress in 20° Flexion und Pronation
Ellenbogenpunktion (sehr selten): an dem lateralen Soft-Spot in der Mitte des Dreiecks zwischen Epicondylus humeri radialis, Radiusköpfchen und Olekranonspitze.

Handgelenk und Hand/Finger

Inspektion: Schwellung/Rötung/Hämatome, muskuläre Atrophien?, Fehlstellung, Rheumaknoten

Palpation: Tasten des Proc. styloideus radii und ulnae, distales Radioulnargelenk, ulnares Kollateralband, Os scaphoideum (Tabatière), Daumengrundgelenk, einzelne Fingergelenke
Ein Druckschmerz in der Tabatiere und ein Stauchungsschmerz der Dig. I/II weist auf eine Skaphoidpathologie hin.

Funktionsprüfung: aktive freie Beweglichkeit und ggf. auch passiv (= geführt) untersuchen:

Bewegungsmaße beim Gesunden:

Handgelenk	Dorsalextension/Palmarflexion: 60-0-60° (Kind: 90-0-90°) Radial-/Ulnarabduktion: 25-0-40°
Daumengelenke	Im Sattelgelenk Ab-/Adduktion: 40-0-30° Ext./Flexion im Grundgelenk: 0-0-50° Ext./Flexion d. Interphal.Gelenks: 20-0-80° (Kind: 30-0-90°)
Fingergelenke	im MCP,PIP,DIP Ext./Flex. jeweils: 0-0-90° (Kind: im MCP Hyperext. bis 45°) MCP Ab-/Adduktion je: 30-0-0°

FINKELSTEIN-Test: Patient schlägt Daumen in die Hohlhand ein und macht eine Faust. Der Untersucher fixiert mit einer Hand den Unterarm und biegt mit der anderen die Faust ulnarwärts ⇨ pathologisch: deutliche Schmerzhaftigkeit über dem erstem Strecksehnenfach (Test positiv, bei Tendovaginitis stenosans des Daumens).

Karpaltunneltests:

Karpal-Kompressionstest: Der Untersucher drückt mit beiden Daumen auf den Karpaltunnel ⇨ pathologisch: Nach 30 Sek. Kompression kommt es zu Schmerzen und Parästhesien im N.-medianus-Versorgungsgebiet bei Karpaltunnelsyndrom.
PHALEN-Test: starke Extension od. Flexion im Handgelenk für ca. 1 Min. ⇨ pathologisch: Parästhesien/Schmerzen in den Fingern des N.medianus-Versorgungsgebiets bei Karpaltunnelsyndrom.

HOFFMANN-TINEL-Zeichen: Beklopfen des Karpaltunnels an der radialen Seite der Sehne des M.palmaris longus ⇨ pathologisch: Dysästhesien/Schmerzen in den Fingern des N.medianus-Versorgungsgebiets bei Karpaltunnelsyndrom.

Hüftgelenk

Inspektion: Beckenstand von hinten (Cristae iliacae/Beckenwaage, s.o.), Beckenstand seitlich (normal: 12° Beckenkippung nach ventral), Beinlängendifferenz, Symmetrie der Glutealfalten, Wirbelsäule im Lot, muskuläre Atrophien, Rötung der Gelenkregion, Pat. gehen lassen und Gangbild beurteilen (Haltung, Hinken, Abweichungen, Ataxie?), Einbeinstand bds. prüfen

Palpation: lokale Überwärmung, Schwellung (Bursa trochanterica), Druckschmerzhaftigkeit in der Leistenregion od. über dem Iliosakralgelenk, von außen gut tastbar ist letztlich nur der Trochanter major, Trochanterklopfschmerz?

Funktionsprüfung: aktive freie Beweglichkeit und auch passiv (= geführt) untersuchen:

Bewegungsmaße beim Gesunden:

Hyperextension/Flexion in Rücken- oder Seitenlage: 20-0-130° (Kind: 30-0-150°, bei maximaler Beugung erreicht der Oberschenkel die Abdominalwand)
Ab-/Adduktion: 40-0-30° (Kinder 60-0-30°, Abduktion bei Neugeborenen bis 90°)
Innen-/Außenrotation: 50-0-40° (60-0-90° bei Kleinkindern), wird beim liegenden Pat. bei jeweils 90° gebeugtem Knie- u. Hüftgelenk untersucht

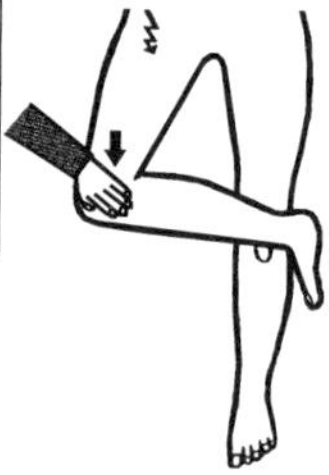

Viererzeichen: Pat. liegt auf dem Rücken, das im Knie gebeugte Bein liegt mit dem Außenknöchel auf dem kontralateralen Bein in Höhe der Patella (sieht aus wie eine "4", s. Abb.), der Untersucher übt Druck auf das abduzierte, außenrotierte Bein aus ⇨ pathologisch: bei Coxitis fugax, Hüftkopfnekrose od. Koxarthrose Schmerzen im Hüftgelenk und Abduktionshemmung.

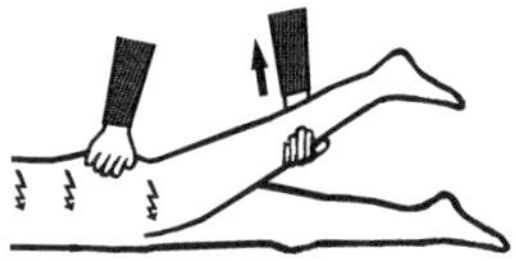

3-Stufen-Hyperextensionstest: Pat. liegt in Bauchlage, mit einer Hand wird das Ilium, Sakrum od. der lumbosakrale Übergang fixiert, mit der anderen Hand wird das Bein dann überstreckt (s. Abb.) ⇨ Schmerzen je nach Fixation bei Pathologie am Hüftgelenk, am Iliosakralgelenk od. am lumbosakralen Übergang.

THOMAS-Handgriff: Pat. liegt auf dem Rücken, ein Bein wird durch den Untersucher bei gebeugtem Kniegelenk maximal im Hüftgelenk flektiert ⇨ pathologisch: der Oberschenkel des anderen auf der Unterlage liegenden Beines hebt sich bei einer Beugekontraktur von der Unterlage ab (typisch bei Koxarthrose).

DREHMANN-Zeichen: Pat. liegt auf dem Rücken, das Bein wird vom Untersucher im Knie- und Hüftgelenk um 90° gebeugt ⇨ pathologisch: bei der Beugung weicht der Oberschenkel in Außenrotations- und Abduktionsstellung aus (= eingeschränkte Innenrotation, bei Koxarthrose od. Epiphyseolysis capitis femoris).

Vorlauf-Zeichen: Untersucher legt seine Daumen auf die Spinae iliacae post. sup. und der stehende Pat. beugt sich nach vorne ⇨ pathologisch: bei Blockierung im Iliosakralgelenk verschiebt sich der Daumen auf der betroffenen Seite höher.

TRENDELENBURG-Zeichen: Pat. hebt ein Bein im Stehen vom Boden ab, normal wird dabei das Becken horizontal gehalten ⇨ pathologisch: bei Lähmung der Mm.glutei (Abduktoren) oder angeborener Hüftgelenkluxation Absinken des Beckens zur gesunden Seite.

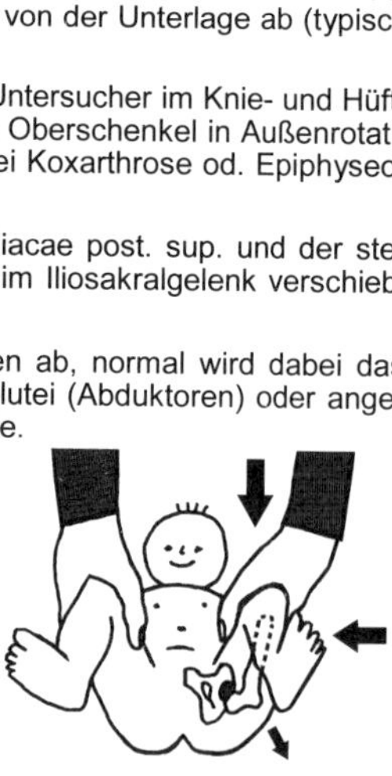

BARLOW-Test und **ORTOLANI-Zeichen**: beim liegenden Neugeborenen werden beide Hüft- u. Kniegelenke jeweils in 90° Flexion gehalten, bei leicht adduzierter Hüfte übt der Untersucher einen leichten Druck nach dorsal aus (s. ,Abb.) ⇨ pathologisch: Hüftgelenk luxiert, bei leicht abduziertem Zug und Druck nach ventral kommt es dann wieder zur Reposition und einem „Klicken" (Ortolani-Einrenkungsphänomen); wenn luxierbar und reponierbar, sind beide Zeichen positiv (= pathologisch, Zeichen für Hüftdysplasie).

Kniegelenk

Inspektion: Kniegelenk im Stehen (**Beinachse** ⇨ gerade, Genu varus = O od. valgus = X od. seitlich gesehen: Genu recurvatum = Knie überstreckt od. Beugekontraktur) und Liegen beurteilen, symmetrisch?, Muskelatrophien?, Entzündungszeichen?, Pat. gehen lassen und **Gangbild** beurteilen (Haltung, Hinken, Abweichungen, Ataxie?), Einbeinstand auf beiden Seiten durchführen lassen.

Palpation: lokale Überwärmung, Schwellung (Bursitis), Druckschmerzhaftigkeit über dem medialen od. lateralen Gelenkspalt, dorsale BAKER-Zyste tastbar?

Tasten der Patella im Liegen: verschieblich, mittig stehend (od. lateralisiert, Hoch-/Tiefstand), tanzende Patella bei Gelenkerguss (= Patella ist abgehoben und kann federnd niedergedrückt werden)

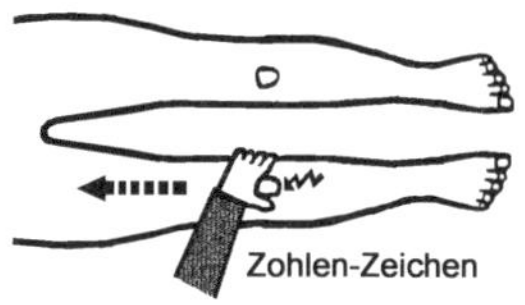

Zohlen-Zeichen

ZOHLEN-Zeichen: Pat. liegt auf dem Rücken mit gestreckten Beinen, der Untersucher fixiert die Patella nach kranial, dann aktive Anspannung des M.quadriceps (dadurch erfolgt indirekt Druck auf die retropatellare Gelenkfläche der Patella, s. Abb.) ⇨ pathologisch: retropatellarer Schmerz bei Chondropathia patellae.

Funktionsprüfung: aktive freie Beweglichkeit und auch passiv (= geführt) untersuchen:

Bewegungsmaße beim Gesunden:

Hyperextension(Überstreckbarkeit)/Flexion: 5-0-140° (Kind: 10-0-150°) Bei maximaler Flexion erreicht die Ferse das Gesäß. Innen-/Außenrotation: 10-0-40° (bei 90° gebeugtem Knie)

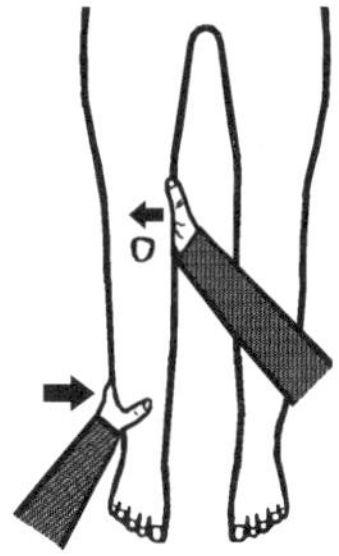

Tests der Seitenbänder:

Varusstresstest: Pat. liegt in Rückenlage, Bein gestreckt (0°, anschließend auch in 30° Beugung durchführen), der Untersucher hält das Bein in Höhe des Knies mit einer Hand und übt mit der anderen Hand am Unterschenkel Druck nach medial aus (= Adduktionsstress, s. Abb.) ⇨ pathologisch: Laxizität des lateralen Bandapparates (= vermehrte Aufklappbarkeit), Schmerz bei Läsion des med. Meniskus (BÖHLER-Zeichen).

Valgusstresstest: gleicher Ablauf wie Varusstresstest mit Druck nach lateral (= Abduktionsstress) ⇨ pathologisch: Laxizität des med. Bandapparates, Schmerz bei Läsion des lat. Meniskus (BÖHLER-Zeichen)

Kreuzbändertests:

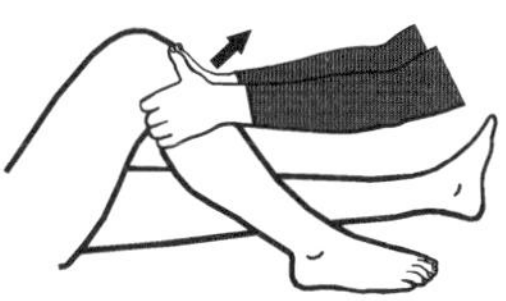

vordere Schublade

Schubladenphänomen: Pat. liegt in Rückenlage, Kniegelenk in 60°-90° Beugestellung, der Untersucher bewegt den Unterschenkel zum Oberschenkel vor- bzw. rückwärts (s. Abb.):

Vorderes Kreuzband (LCA): Prüfung durch vordere Schublade (Zug am US)

Hinteres Kreuzband (LCP): hintere Schublade (Druck auf den US)

Ausgeprägt zeigen sich die Schubladenphänomene jedoch erst bei Mitverletzung der Seitenbänder.

LACHMAN-Test: gleicher Ablauf, Kniegelenk jedoch in 20°-30° Beugestellung.

Angabe der Stabilität: normal: max. 1-2 mm Seitendifferenz des Schubladenphänomens

+ (einfach pos.): Seitendifferenz 3-5 mm, leichte Instabilität

++: Seitendifferenz 6-10 mm, mäßige Instabilität

+++: Seitendifferenz >10 mm, schwere Instabilität

Rotationsinstabilität: Schublade in Außen- oder Innenrotationsstellung (Formen: anterolat., anteromed., posterolat., posteromediale Instabilität).

Pivot-shift-Test: Pat. liegt in Rückenlage, Bein gestreckt ⇨ pathologisch: bei LCA-Insuffizienz luxiert die Tibia etwas nach ventral, dann bei Beugung bei ca. 30° ruckartige und schmerzhafte Rückverlagerung der Tibia nach dorsal.

Dorsaler Durchhang: Bei LCP-Insuffizienz hängt die Tibia etwas nach dorsal durch (zu sehen von der Seite bei angewinkeltem Knie).

Meniskustests:

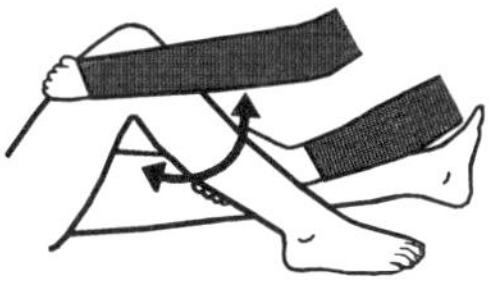

Steinmann I

STEINMANN-Zeichen I: Pat. liegt in Rückenlage, Rotation des US durch den Untersucher in unterschiedlich starker Beugestellung (0°-130°) führt zu Schmerzen im Gebiet des geschädigten Meniskus (s. Abb.):

Außenrotation ⇨ medialer Schmerz = Zeichen für Innenmeniskusschädigung

Innenrotation ⇨ lateraler Schmerz = Zeichen für Außenmeniskusschädigung

STEINMANN-Zeichen II: Pat. liegt in Rückenlage, passive Flexion des Kniegelenks durch den Untersucher ⇨ pathologisch: Wanderung des Schmerzes (entlang des rupturierten Meniskus) und der Druckempfindlichkeit im Kniegelenkspalt von ventral nach dorsal

MCMURRAY-Test: Pat. liegt in Rückenlage, Knie u. Hüfte max. gebeugt, dann langsame Streckung des Kniegelenkes + außenrotierten Unterschenkels durch den Untersucher ⇨ Schmerz über dem med. Gelenkspalt, ggf. auch Schnappen bei Innenmeniskusläsion tastbar (der gleiche Test auch mit innenrotiertem US ⇨ Außenmeniskusläsion)

PAYR-Zeichen: Pat. sitzt im Schneider-/Yoga-Sitz (= Varusstress für Kniegelenke), pathologisch: Schmerz im Kniegelenk am med. Gelenkspalt (⇨ Innenmeniskus, typisch für Hinterhornläsion)

APLEY-Zeichen: Pat. liegt in Bauchlage, Knie 90° angewinkelt, der Untersucher übt Druck axialwärts von der Fußsohle aus und rotiert den Unterschenkel ⇨ pathologisch: Schmerz bei Außenrotation bei Innenmeniskusläsion und Innenrotationsschmerz bei Außenmeniskusläsion

APLEY-GRINDING-Test: wie Apley-Test, statt Druck wird Zug ausgeübt ⇨ pathologisch: Schmerzen bei Verletzung des Kapsel-Band-Apparates

Sprunggelenk und Füße/Zehen

Inspektion: Sprunggelenk und Fuß von hinten und der Seite betrachten, **Sprunggelenkachse**, symmetrisch?, Muskelatrophien?, Entzündungszeichen, Schwellung, Hämatome

Pat. gehen lassen und **Gangbild** beurteilen (Haltung, Hinken, Abweichungen?), Einbeinstand auf beiden Seiten durchführen lassen.

Fuß: **Fußgewölbe** (Längs- und Quergewölbe) und Fußsohle (Hornhautschwielen bei durchgetretenem Quergewölbe, Malum perforans), Fußdeformitäten (Spreiz-, Knick-Senk-, Hohl-, Platt-, Klumpfuß) sowie Fehlstellungen/degenerative Veränderungen der Zehen (Hallux valgus, Hallux rigidus, Hammerzehen usw.)

Palpation: (immer im Seitenvergleich!) Abtasten von Außen- u. Innenknöchel (und Fibulaköpfchen), Achillessehne, Fußwurzel und Mittelfuß, Zehengrundgelenke

A.dorsalis pedis und A.tibialis posterior tasten.

Funktionsprüfung: aktive freie Beweglichkeit und auch passiv (= geführt) untersuchen:

Bewegungsmaße beim Gesunden:

Sprunggelenk	Dorsalextension/Plantarflexion (OSG): 25-0-50° (Kind: 30-0-70°) Pronation/Supination (USG): 20-0-35° (Kind: 40-0-40°)
Großzehengelenke	Metatarso-Phal.-Gelenk Extension/Flexion: 45-0-70° Ab-/Adduktion: 0-0-15° Interphalangealgelenk: 0-0-90° (Kind: 10-0-90°)
Zehengelenke	Extension/Flexion gesamt: 20-0-80° (auch Angabe in Bruchteilen im Vergleich zur gesunden Gegenseite möglich, z.B. 1/2, 1/3 usw.)

Stabilitätsprüfung:

Prüfung der **fibularen Bänder** (Außenbänder) durch Supinationsbewegung im Sprunggelenk (vermehrte Aufklappbarkeit?) und Tasten des Bandverlaufes bzw. der Ansatzpunkte der Bänder.

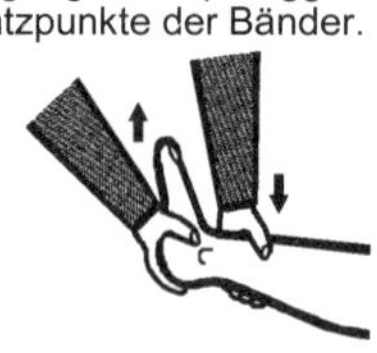

Schubladentest: Gegen die die Tibia fixierende Hand wird der Fuß nach ventral gezogen (s. Abb.) = vordere Schublade. Nach Umgreifen wird in einem zweiten Schritt der Fuß nach dorsal gedrückt = hintere.

COTTON-Test: Patient sitzt mit 90° gebeugtem Kniegelenk. Der Untersucher fixiert den Unterschenkel mit einer Hand, mit der anderen wird der Rückfuß außenrotiert. Schmerzen am anterolateralen OSG weisen auf eine Verletzung der Syndesmose hin.

THOMPSON-Test (Wadenkneiftest): Patient liegt in Bauchlage, die Füße hängen frei über den Rand der Untersuchungsliege. Der Untersucher komprimiert die Wadenmuskulatur, dadurch erfolgt indirekt eine Plantarflexion des Fußes ⇨ pathologisch: bei Achillessehnenruptur fehlt d. Plantarflexion.

GAENSSLEN-Zeichen: Kompressionsschmerz des Vorfußes bei metatarsophalangealer Arthritis

PAYR-Zeichen: Druckschmerz der Plantarmuskulatur bei Phlebothrombose, BISGAARD-Zeichen: Kulissendruckschmerz retromalleolär bei Phlebothrombose

KNOCHENENTWICKLUNGSSTÖRUNGEN

Syn: Ossifikationsstörungen, engl. ossification disorders

Anatomie: Die Knochenbildung (Osteogenese) erfolgt beim Fetus durch:

desmale Ossifikation = direkte Umwandlung des embryonalen Mesenchyms (Bindegewebe) in Knochen, typisch für die Schädelknochen u. Clavicula

perichondrale Ossifikation = Knochenbildung um die Knorpelbälkchen der künftigen Röhrenknochen

enchondrale Ossifikation = Längenwachstum vom Fetus **bis zur Adoleszenz** ausgehend vom epiphysären Knochenkern durch proliferierenden Knorpel, der dann zur Metaphyse hin verknöchert (sog. Wachstumsfuge), typisch für alle Röhrenknochen, Hand- und Fußskelett

Das maximale Knochenwachstum erfolgt von Geburt **bis zum 5. Lj.** u. in der **Pubertät**. Deformitäten können sich in den schnellen Wachstumsphasen verschlechtern, aber auch spontan korrigieren.

Ät:
- Endogene Faktoren: **angeborene Fehlbildungen** (Dysostosen, Dysmelien), **familiäre Disposition**, angeborene Skelettdysplasien (**genetische Störungen** der Knorpel-/Knochenentwicklung = Osteochondrodysplasien, z.B. Osteogenesis imperfecta, Achondroplasie, Osteopetrose), Störungen des **Hormonhaushaltes** (z.B. Kleinwüchsigkeit bei Hypophyseninsuffizienz, Akromegalie), **Durchblutungsstörungen** (aseptische Knochennekrose), neuromuskuläre Störungen, gestörter Vitaminmetabolismus (Rachitis), Niereninsuffizienz (renale Osteopathie, Ostitis fibrosa)
- Exogene Faktoren: **Trauma** der Wachstumsfuge, **Infektionen** (Infektionskrankheiten in der Schwangerschaft, Osteomyelitis), Röntgenstrahlen, radioaktive Strahlung, fehlbildungsfördernde Medikamente od. Chemikalien, Mangel- od. Fehlernährung der Mutter, ungünstige intrauterine Lage des Embryo/Fetus, negative Auswirkungen durch Körpergewicht (Adipositas, aber auch Fehl- od. Unterernährung), einseitige körperliche Aktivität

Path:
- ♦ Anlagestörungen können generalisierte Skelettanomalien sein od. einzelne Extremitäten betreffen (z.B. Reduktionsdefekte od. Polydaktylien, Verwachsungen oder ossäre Verbindungen).
- ♦ Wachstumsstörungen können generalisiert (Minder-, Hochwuchs) od. lokalisiert (Hypoplasie, Hyperplasie, Fehlwachstum einzelner Knochen) vorkommen.

Diag:
1. Anamnese u. klinische Untersuchung: äußerer Aspekt, Bewegungsmaße prüfen
2. Sonographie: Größere Fehlbildungen werden heute meist bereits bei der **pränatalen Sonographie** entdeckt (insb. bei der Ultraschallfeindiagnostik in der 20.-22. SSW).
3. Röntgen: betroffene Knochen, li. Hand mit dist. Radius a.p. zur **Skelettalterbestimmung**

DYSMELIEN

Syn: Reduktionsdefekte ICD-10: Q73.8, Polydaktylie ICD-10: Q69.9, Syndaktylie ICD-10: Q70.9

Ät:
- Meist angeborene, **spontane Fehlbildung**
- Infektionskrankheiten der Mutter, Röntgenstrahlen, radioaktive Strahlung, fehlbildungsfördernde Medikamente (z.B. Thalidomid-Embryopathie [Contergan®-Syndrom]) und Chemikalien, Mangel- und Fehlernährung der Mutter
- Ungünstige Lage des Embryo/Fetus im Uterus
- Genetisch (ROBERTS-Syndrom, aut.-rez. erblich, Chrom. 8)
- Familiäre Disposition

Path: ♦ Dysmelien sind **angeborene** lokale, ossäre Entwicklungsstörungen (Dysostosen) der Extremitäten. Besondere Empfindlichkeit in der **4.-7. Embryonalwoche**.

♦ Mögliche Fehlbildungen: Anlagestörungen (Reduktionsdefekte, Hypoplasie), Differenzierungsstörungen (Störung bei der Trennung von Geweben ⇨ Verwachsung = Syndaktylie oder ossäre Verbindung = Synostose), Duplikationen (Polydaktylie), Hypertrophien (Makrodaktylie einzelner Extremitätenanteile od. generalisiert als PROTEUS-Syndrom), generalisierte Skelettanomalien

Epid: ◊ Häufigkeit: 2-10/10.000 Geburten

Etlg: # Reduktionsdefekte (s. Abb.): Fehlen eines vollständigen Gliedes (transversaler Defekt, z.B. ganzer Arm, **Amelie**), Hände oder Füße sitzen direkt an der Schulter bzw. Hüfte (**Phokomelie**), nur Extremitätenstumpf vorhanden (**Peromelie**), mit Fingerkuppenresten (Symbrachydaktylie), verkürzte od. fehlende einzelne Knochen verursachen Fehlstellung der Gliedmaßen (**Ektromelie**), Fehlen von Fingern oder Zehen bzw. weiteren Teilen der Hände u. Füße.

Spalthand bzw. -fuß (Ektrodaktylie, longitudinaler Defekt) mit oder ohne Fehlen eines/mehrerer Finger

Polydaktylie (Überschussfehlbildung): vermehrte Anzahl von Fingern oder Zehen (z.B. zusätzlicher Zeh = 6 Zehen an einem od. beiden Füßen)

Syndaktylie (Verwachsungen): zusammengewachsene Finger oder Zehen, radioulnare Synostose

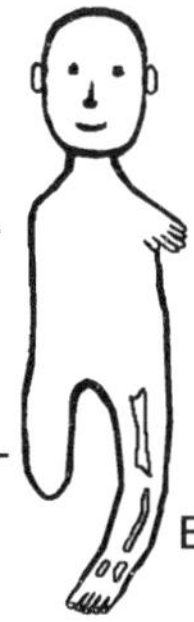

Klin: Es gibt unzählige Fehlbildungen u. Fehlbildungssyndrome, typische Beispiele sind:

⇒ Kompletter Verlust einer od. meist beider distalen Extremitäten ab einer bestimmten Höhe (Finger bis Oberarm), ggf. mit Erhalt der Hand direkt an der Schulter (Phokomelie, typisch beim Thalidomid-Syndrom) od. nur Erhalt von Fingerkuppenresten (Symbrachydaktylie)

⇒ Fehlen eines Röhrenknochens an der Extremität (Ektromelie): führt zur Achsenfehlstellung, Bewegungseinschränkung, z.B. ulnare/radiale Klumphand, Femurdefekt.

⇒ Zentraler Defekt: Verlust 2.-4. Finger ⇨ Spalthand (lobster-claw-hand)

⇒ Polydaktylie, Ulnar- und Radialduplikation

⇒ An den Fingern Syndaktylie (in 50 % d.F. Mittel- und Ringfinger verwachsen), am Unterarm radio-ulnare Synostose

⇒ Daumenhypoplasie (gering bis Aplasie), Deviation eines Fingers (Klinodaktylie)

⇒ Flexionskontraktur im PIP-Gelenk (Kamptodaktylie)

Diag: 1. Anamnese und klinische Untersuchung: Die Fehlbildungen werden meist direkt nach der Geburt bei der U1 od. U2 diagnostiziert oder wurden bereits in der **pränatalen Sonographie** entdeckt.

2. Röntgen: betroffene Region in 2 Ebenen (Vergleich mit speziellen Dysplasieatlanten)

3. weitere Diagnostik je nach V.a. auf weitere Fehlbildungen, z.B. Echokardiographie

Ther: • Allgemein: Auf eine Operation kann oftmals verzichtet werden, nötig jedoch bei Auftreten von Beschwerden (ungünstige Belastung, Verschleißerscheinungen, Stand-/Gangprobleme, schmerzhafte Druckstellen) oder auch aus ästhetischen Gründen.

- Bei Reduktionsdefekten Versorgung mit Prothesen (z.B. myoelektrische UA-Hand-Prothese mit Greiffunktion)
- Bei Verkürzungen am Bein: Einlagen, Schuherhöhung od. Unterschenkelorthese

• Operativ: Ind: ab 12. Lebensmonat

- Bei fixierten Synostosen: Trennung, ggf. Osteotomie und Derotation
- Bei fehlenden einzelnen Röhrenknochen ggf. Umstellungsosteotomien zur Korrektur (z.B. Fibula-pro-Tibia-Op)
- Bei Teildefekten Fusions-Op u. später Verlängerung mit Kallusdistraktion (Knochensegmenttransport n. ILIZAROV)
- Resektion überschüssiger Finger aus funktionellen od. ästhetischen Gründen

Kompl: * **Kombination** mit weiteren Fehlbildungen mögl. (z.B. Herzfehler) ⇨ Diagnostik
* Schnürringkomplexe: bindegewebige einengende Bänder, z.B. am Unterschenkel ⇨ Durchblutungsstörungen, Ther: operative Durchtrennung
* Fehlhaltungen durch einseitige statische Belastung, z.B. Skoliose

DD: – Dysostosen mit Schädel- und Gesichtsbeteiligung (z.B. Akrozephalosyndaktylie, APERT-Syndrom), Dysostosen mit hauptsächlich axialem Befall (z.B. KLIPPEL-FEIL-Syndrom, s.u.)
– Generalisierte Skelettanomalien (s.u.): Osteogenesis imperfecta, Achondroplasie, Arthrogryposis multiplex congenita
– Rhizomelia chondrodysplastica: aut.-rez. erbliche Störung der zellulären Peroxisomen, Klin: verkürzte Extremitäten, Gedeihstörung, psychomotorische Retardierung
– Kongenitale Tumoren: Hämangiome, benigne u. maligne Knochentumoren

OSTEOGENESIS IMPERFECTA

Syn: **Glasknochenkrankheit**, Fragilitas osseum hereditaria, engl. brittle bone disease, ICD-10: Q78.0

Ät: Spontanmutation od. aut.-dom. erblich (aut.-rez. Erbgang ist auch beschrieben) ⇨ Punktmutation in der Erbinformation (Chrom. 7 und 17) für **Kollagen Typ I**

Path: Angeborene Skelettdysplasie mit **generalisierter** Entwicklungsstörung des Knorpel-/Knochengewebes (Osteochondrodysplasie): **Kollagenbildungsstörung** (die Knochenmatrix besteht zu 90% aus Kollagen Typ I) und Osteoblasteninsuffizienz ⇨ **verminderte Knochendichte** mit deutlich erhöhter Knochenbrüchigkeit.

Epid: Häufigkeit: selten, 0,5/10.000 in Deutschland

Etlg: Einteilung nach Erbgang u. Schweregrad, modifiziert n. SILLENCE (1979):
Typ 1: aut.-dom. erblich, mildeste Form, Beginn 1.-10. Lj., geringe Knochenbrüchigkeit (ehemals Typ LOBSTEIN od. tarda genannt), nahezu normale Form der Röhrenknochen, bläuliche Skleren, Hörstörungen, Typ 1A: normale Zähne, Typ 1B: zusätzlich mit Zahnbildungsstörung (Dentinogenesis imperfecta, CAPDEPONT-Syndrom)
Typ 2: Spontanmutation od. aut.-rez. od. aut.-dom. erblich, schwerste meist schon früh letale Form (od. schon bei Geburt aufgrund unterentwickelter Lungenfunktion, Rippen u. Röhrenknochen sind ohne Kortikalis), hohe Frakturanfälligkeit (z.B. Schädelfraktur mit intrakraniellen Blutungen bei Geburt, bereits intrauterin multiple Frakturen) u. Deformierungen
Typ 3: Meist Spontanmutation od. aut.-dom./aut.-rez. erblich, schwere Verlaufsform (ehemals VROLIK-Syndrom), höchste Neigung zu Frakturen u. Deformierungen, anfangs blaue, später weiße Skleren, Kleinwuchs, evtl. Dentitionsstörungen, Hörstörungen, das Erwachsenenalter wird erreicht.
Typ 4: aut.-dom. erblich, leichte Verlaufsform, weiße Skleren, erhöhte Knochenbrüchigkeit aber nur geringe Deformitäten, Typ 4A: normale Zähne, Typ 4B: mit Zahnbildungsstörung

Klin: ⇒ Deutlich **erhöhte Knochenbrüchigkeit**, multiple (pathologische) Frakturen ⇨ **skelettale Deformierungen:** Verbiegungen u. Verkürzung der Röhrenknochen (Femur u. Tibia vara), Fischwirbeldeformitäten der Wirbelsäule, Skoliose und Kyphose der Wirbelsäule, kleeblattförmiges Becken, Protrusio acetabuli, Kautschuk-Kopf (weicher Schädel, weite Fontanellen u. Nähte, basiläre Impression), abgeflachter Hinterkopf, dreieckiges Gesicht mit prominenter Stirn, Knicksenkfüße
⇒ Insg. **Kleinwuchs**
⇒ Hypermobile Gelenke, Patellaluxation, schwache Muskulatur
⇒ **Blaue Skleren**, dünne Haut, Schwerhörigkeit (Otosklerose)
⇒ Herzklappenfehlbildungen und -insuffizienz, starkes Schwitzen, Neigung zu Leistenbrüchen, Kurzsichtigkeit

Diag: 1. Anamnese (Familienanamnese, vorhergehende Frakturen) u. klinische Untersuchung
2. Sonographie: pränatale Untersuchung (Skelettscoring, bereits intrauterine Frakturen, Deformitäten?)
3. Röntgen: **milchglasartige Kortikalis**, insg. dünner Knochen, ggf. auch CT/MRT, beim Zahnfilm: transparentes Dentin
4. Knochendichtemessung mittels DEXA oder auch nuklearmedizinische Untersuchung

Ther:
- **Keine kausale** Behandlung möglich.
- Konservativ: symptomatisch mit Physiotherapie und Bisphosphonaten (z.B. Pamidronat, Dosierung nach Alter u. KG), ggf. Orthesen, Knochenbrüche möglichst vermeiden
- Operativ: Ind: Frakturversorgung
  - PREVOT-Nagelung langer Röhrenknochen (gut zu implantieren, wächst jedoch nicht mit dem Knochen mit)
  - BAILEY-Nagelung (Teleskop-Marknagel, passt sich weiterem Wachstum an)
- Selbsthilfegruppen: Dt. Gesellschaft für Osteogenesis imperfecta Betroffene e.V., Pf. 111908, 20419 Hamburg, Tel.: 040 69087-200, Internet: www.oi-gesellschaft.de

Prog: Je später die Frakturneigung beginnt, umso günstigere Prog. Mit der Pubertät sistieren die Knochenbrüche meist od. treten seltener auf. Kinder, die mit 10 Mon. selbstständig Sitzen erlernen, kommen i.d.R. auch zum Gehen.

DD: – Spondyloepiphysäre Dysplasie: sehr seltene aut.-dom. erbliche Typ-II-Kollagenbildungsstörung mit Kleinwüchsigkeit, kurzem Hals, fassförmigem Thorax, Klumpfüßen

ACHONDROPLASIE

Syn: Chondrodysplasie, Chondrodystrophie, PARROT-Syndrom, Chondrodystrophia fetalis, ICD-10: Q77.4

Ät:
- Meist **Neumutation** (Wahrscheinlichkeit ist insb. mit dem Alter des Vaters korreliert) des Fibroblastenwachstumsfaktor-Rezeptor-Gens-3 (FGFR3-Mutation)
- Aut.-dom. erblich (ca. 20 % d.F., Chrom. 4)

Path: Angeborene Skelettdysplasie mit Störung der Knorpelproliferation der Wachstumsfugen (Osteochondrodysplasie) insb. der Röhrenknochen = **enchondrale Ossifikation** gestört.

Epid: Häufigkeit: 0,25/10.000 Geburten

Klin:
⇒ **Dysproportionierter Minderwuchs** (kurze plumpe Extremitäten = Mikromelie, bei relativ normalem Rumpf) ⇨ Kleinwuchs mit Endgröße im Erwachsenenalter von ca. 125-135 cm
⇒ Großer Schädel mit vorspringender Stirn (**Makrozephalie**, „Balkonstirn"), **Sattelnase** u. insg. kleinem Mittelgesicht, Prognathie des Unterkiefers
⇒ Achsenfehlstellung der Beine (Wachstum der Fibula > Tibia ⇨ Crura vara = "O"-Stellung), verstärkte lumbo-sakrale **Lordose**, kurzer Hals, Wirbelkanalstenose durch verkürzte Pedikel od. ein verkleinertes Foramen magnum mögl., verengtes Becken, plumpe Anatomie von Hand und Fuß
⇒ Intelligenz normal

Diag: 1. Anamnese (Familienanamnese?) u. klinische Untersuchung
2. Röntgen: dichte Kortikalis, Metaphysen verbreitert, Horizontalstellung der Hüftpfanne, Wirbelkörper engen den Spinalkanal ein.
3. Labor: DNA-Analyse zum Nachweis des Gendefekts

Ther:
- Keine kausale Behandlung möglich
- Konservativ: Eine Wachstumshormontherapie wird in Studien untersucht.

- <u>Operativ:</u> Ind: Tibia vara, kurze Extremitäten, Spinalkanalstenose
  - Bei Beinfehlstellungen: Tibiakopfosteotomie
  - Beinverlängerung durch Verlängerungsosteotomie (max. 8cm/Op) od. Kallusdistraktion (damit sind bis zu 20 cm Verlängerung mögl.)
  - Laminektomie bei Wirbelkanalstenose
- Selbsthilfegruppen: BKMF - Bundesverband kleinwüchsiger Menschen u. ihre Familien e.V., Leinestr. 2, 28199 Bremen, Tel.: 0421 336169-0, Fax: -18, Internet: www.bkmf.de

<u>Prog:</u> Normale Lebenserwartung

<u>Kompl:</u> * Spinalkanalstenose ⇨ neurologische Defizite
* Schmaler Thorax ⇨ Atmungsstörungen

<u>DD:</u> – Hypochondroplasie (Wachstumsstörung erst im 2.-3. Lj. sichtbar)
– Pseudoachondroplasie: gesamter (proportionierter = Extremitäten + Rumpf) Minderwuchs
– Diastrophische Dysplasie: disproportionierter Minderwuchs, Gelenkkontrakturen, ausgeprägte Kyphose, Klumpfüße

OSTEOPETROSE

<u>Syn:</u> **Marmorknochenkrankheit**, Hyperostosis diffusa generalisata congenita, ICD-10: Q78.2

<u>Ät:</u> – Aut.-rez. erbliche Formen: infantil maligne Osteopetrose - Chrom. 11, 16, Osteopetrose mit renal tubulärer Azidose - Chrom. 8
– Aut.-dom. erbliche Formen: Typ 1, Typ 2 = ALBERS-SCHÖNBERG-Krankheit (Chrom. 16)

<u>Path:</u> ♦ Angeborene Skelettdysplasie mit Unterfunktion der Osteo**klasten** (sind für den Knochenabbau zuständig) ⇨ **vermehrte Knochendichte**, aber Störung der Mikroarchitektur und dadurch Verminderung der mechanischen Stabilität trotz deutlicher Vermehrung der Knochenmasse, daher schwer heilende Frakturen mögl.
♦ Verdrängung des Knochenmarks durch die metaphysäre Ausdehnung (**Osteosklerose**)

<u>Epid:</u> ◊ Häufigkeit: sehr selten, maligne Form 0,05/10.000 Geburten

<u>Klin:</u> ⇒ Aut.-rez., schwere Form: Beginn bereits im Säuglingsalter, **Panzytopenie** durch Knochenmarkverdrängung, vermehrte Knochenbrüchigkeit, Minderwuchs durch verkürzte Röhrenknochen, Hirnnervenschädigung, Tetanie durch Hypokalzämie
⇒ Aut.-dom. Form: milderer Verlauf, meist erst in der Adoleszenz symptomatisch, Vergrößerung des Unterkiefers, Sandwich-Wirbel, Skoliose, Knochenschmerzen, spontane Frakturen, Hirnnervenschädigung möglich

<u>Diag:</u>
1. Anamnese (Familienanamnese?) u. klinische Untersuchung
2. Röntgen: **hohe Knochendichte** mit diaphysären transparenten Streifen ("Marmorknochen"), eingeengter od. fehlender Markraum, Sandwich-Wirbel
3. Labor: **Hypokalzämie**

<u>Ther:</u>
- Keine kausale Therapie mögl., symptomatisch ggf. Glukokortikoide
- Frühzeitige Stammzelltransplantation bei aut.-rez. Form (Differenzierung neuer Osteoklasten aus hämatopoetischen Stammzellen mögl.), Zentrum in Deutschland hierfür ist Ulm.

<u>Kompl:</u> * Infantile Form: **Hepatosplenomegalie** (durch die kompensatorische extramedulläre Blutbildung), verminderte Immunabwehr, Kompression von Hirnnerven durch Schädelbasisvergröberung (Fazialisparese, Erblindung, Schwerhörigkeit mögl.), Krampfanfälle

<u>Prog:</u> Bei frühkindlicher Manifestation (aut.-rez. Form) eingeschränkte Lebenserwartung, bei der späten Manifestationsform gut, Krankheitszeichen können völlig fehlen.

DD:
- CAFFEY-SILVERMAN-Syndrom (Hyperostosis corticalis infantilis): aut.-dom. erbliche (Chrom. 17), subperiostale Knochenverdickungen an Röhrenknochen, Mandibula u. Rippen mögl.
- CAMURATI-ENGELMANN-Syndrom: aut.-dom. erbliche (Chrom. 19) progrediente diaphysäre Osteosklerose u. Hyperostosen mit Muskelschwäche, Gangstörung, Hirnnervenschädigung
- Osteopoikilose (BUSCHKE-OLLENDORFF-Syndrom): aut.-dom. erbliche kleinfleckige Knochensklerosierungen und Dermatofibrome
- Melorheostose: Hyperostosen an langen Röhrenknochen, Gelenkschmerzen/-kontrakturen

DYSOSTOSIS CLEIDOCRANIALIS

Syn: Dysplasia cleidocranialis, osteodentale Dysplasie, kleidokraniale Dysplasie, SCHEUTHAUER-MARIE-SAINTON-Syndrom, ICD-10: Q74.0

Ät: **Aut.-dom. erblich** (Chrom. 6 u. 8), selten auch aut.-rez.

Path: Systemische Skeletterkrankung mit Störung der **desmalen Ossifikation**, daher insb. **Schädel** u. **Klavikula** betroffen.

Klin:
⇒ Partielle oder komplette Aplasie der Schlüsselbeine mit abnormer Beweglichkeit des Schultergürtels (Kinder können Schultern vor der Brust zusammenführen, "**Schulteropposition**"), kleine Schulterblätter
⇒ Verminderte Kalzifikation der Schädeldecke, **offene Fontanellen** u. **Schädelnähte**, großer Gehirnschädel, prominente Stirn, vergrößerter Augenabstand (Hypertelorismus), kleines Mittelgesicht, dentale Anomalien (überzählige Zähne), Entwicklungsstörungen an Kiefern, Extremitäten, Wirbelkörpern, Thorax (Trichterbrust) u. Becken mögl.

Diag:
1. Anamnese (Familienanamnese?) u. klinische sowie zahnärztliche Untersuchung
2. Sonographie: pränatal Hypoplasie/Aplasie der Klavikula erkennbar
3. Röntgen: Schädelübersicht (verzögerte Verknöcherung der Schädelnähte, Hyperdontie), Schultergürtel (Fehlen der Klavikula)

Ther: Symptomatisch, z.B. kieferorthopädische Korrektur

Prog: Sehr gut, normale Intelligenz

KRANIOSYNOSTOSEN

Syn: Stenozephalie, Kraniostenose, Schädeldysostose, Dyszephalie, ICD-10: Q75.0

Anatomie: Schädelnähte (s. Abb.): (Zwei) **Os frontale** getrennt durch Sutura frontalis, verknöchert bereits im 2. Lj. = ein Os frontale. Zwischen Os frontale u. **Os parietale** die Sutura coronalis. Zwei **Ossa parietalia** getrennt durch Sutura sagittalis. **Os occipitale** abgegrenzt durch die Sutura lambdoidea.

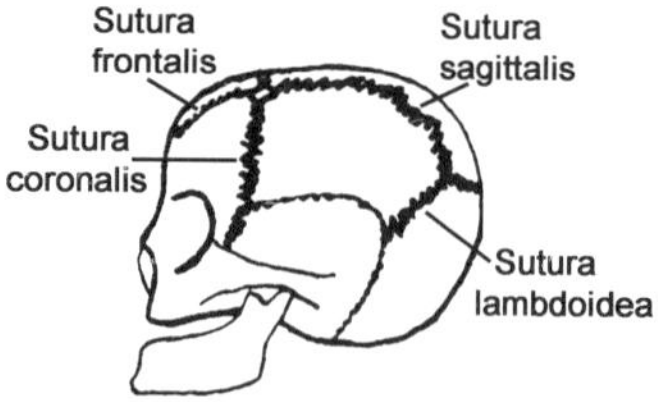

Fontanellen: große anteriore (Fonticulus ant., Stirnfontanelle, verknöchert im **10.-18. Lebensmonat**) und kleine posteriore (Fonticulus post., Hinterhauptsfontanelle, verknöchert bereits in den ersten 3 Monaten postpartal)

Ät: Unbekannt, in 20 % d.F. mit unterschiedlichen genetischen Syndromen assoziiert (s.u. DD)

<u>Path:</u> ♦ **Vorzeitige pathologische Verknöcherung** von Schädelnähten ⇨ **kompensatorisches Wachstum** noch offener Nähte ⇨ **Deformität** d. Schädels (**Dyskranie**)
♦ Physiologischer Schluss der Schädelnähte vom 2. (Sutura frontalis) bis zum 40. Lj. (zuletzt die Sutura lambdoidea)

<u>Epid:</u> ◊ Häufigkeit: 6/10.000 Lebendgeburten
◊ <u>Lok:</u> am häufigsten die **Sutura sagittalis** (1/2 d.F.) u. coronalis (1/4 d.F.) betroffen, meist schon bei Geburt vorhanden

<u>Etlg:</u> Bei **vorzeitiger Verknöcherung** können unterschieden werden:
Sutura sagittalis (Pfeilnaht) synostosiert ⇨ langer schmaler **Kahnschädel** (Langschädel, **Skaphozephalus**), häufigste Form
Sutura coronalis (Kranznaht) beidseitig synostosiert ⇨ kurzer **Breitschädel** (Brachyzephalus) od. beide Suturae lambdoideae ⇨ Breitschädel (Pachyzephalus)
Einseitig synostosierte Sutura coronalis ⇨ asymmetr. **Schiefschädel** (Plagiozephalus)
Sutura frontalis (Stirnnaht) synostosiert ⇨ **Kiel-/Dreiecksschädel** (Sphenozephalus, Trigonozephalus)
Sutura sagittalis, coronalis u. lambdoidea synostosiert ⇨ **Turmschädel**, Spitzschädel (Akrozephalus, Turrizephalus, Pyrgozephalus, Oxyzephalus, s. Abb.)
Synostosierung aller Nähte (Pansynostosis) ⇨ **Kleeblattschädel**, abnorm kleiner Schädel, erhöhter intrakranieller Druck, meist auch Gesichtsdeformitäten (s.u. DD)
Synostosierung der drei Schädelbasisknochen ⇨ Tribasilarsynostose, mangelnde Gehirnentwicklung

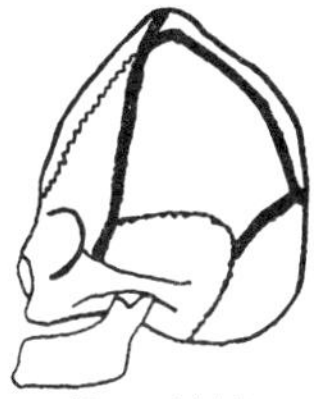
Turmschädel

<u>Diag:</u> 1. Anamnese und klinische Untersuchung: Schädelform als Hinweis auf die betroffene Naht, Knochenleiste über der verknöcherten Naht tastbar
2. Röntgen: Schädelübersicht

<u>Ther:</u> • Diag. u. Ther. sollten in einem spezialisierten kinderneurochirurgischen Zentrum erfolgen.
• <u>Operativ:</u> **Wiedereröffnung** der vorzeitig verknöcherten Schädelnähte im 4.-7. Lebensmonat, heute meist als volumenvermehrender Eingriff durch zusätzliche Osteotomie, sog. **fronto-orbitales Advancement**. Dazu wird eine große Knochenschuppe entnommen und mehrfach geteilt, die Knochenteile werden dann replatziert und mit resorbierbaren Platten u. Schrauben fixiert. Die entstehenden Lücken dazwischen verschließen sich von alleine durch Reossifikation von der Dura mater aus.

<u>Prog:</u> Bei rechtzeitiger operativer Therapie gut.

<u>Kompl:</u> * **Hirndruckentwicklung**, Liquorzirkulationsstörung, Verminderung der zerebralen Durchblutung, Schädigung des N.opticus, epileptische Anfälle
* **Teilleistungsschwächen** bis zur geistigen Retardierung mögl.

<u>DD:</u> – Dysostosis craniofacialis (CROUZON-Syndrom, aut.-dom. erblich, Chrom. 10 od. Spontanmutation): Kleeblatt-/Turmschädel durch Synostosierung von Sutura sagittalis u. coronalis sowie zusätzlich Gesichtsdeformitäten: veränderte Mandibula, Oberkieferdysplasie, Exophthalmus, verbreiterter Augenabstand, Nasenverkrümmung, im Röntgen Wolken- od. Wabenschädel, Kompl: erhöhter Hirndruck, Hydrozephalus, Optikusatrophie, Epilepsie
– Kraniosynostosen + Polydaktylien od. Syndaktylien = zusätzliche Verwachsungen von Fingern od. Zehen (APERT-Syndrom, CHOTZEN-, NOACK-, PFEIFFER- und CARPENTER-Syndrom = erbliche Akrozephalopolysyndaktylie-Syndrome)
– Dolichozephalus (hoher schmaler Langschädel, hoher Gaumen) bei kongenitaler Myopathie
– Dysostosis cleidocranialis (s.o.) = lange offene Schädelnähte ⇨ großer Gehirnschädel
– **Makrozephalie** (idiopathisch, familiär, subdurale Hygrome, Marmorknochenkrankheit, Neurofibromatose) und **Megalenzephalie** (frühkindlicher Hirnschaden mit Gehirnvergrößerung bei Thesaurismosen [sind Stoffwechselerkrankungen mit Ablagerungen], z.B. Mukopolysaccharidosen, ZELLWEGER-Syndrom = aut.-rez. erbliches zerebro-hepato-renales Syndrom)

KLIPPEL-FEIL-SYNDROM

<u>Syn:</u> Kongenitale Halswirbelsynostose, Kurzhalssyndrom, FEIL-Krankheit, ICD-10: Q76.1

<u>Ät:</u>
- Unklar, kann familiär auftreten
- Kombination mit Entwicklungsstörungen des ZNS mögl., z.B. Syringomyelie

<u>Path:</u> Dysostose mit vorwiegend axialem Befall (Störung der Segmentierung der zervikalen Somiten während der Embryonalentwicklung in der 3. bis 8. SSW) ⇨ angeborene **Wirbelkörperverschmelzungen** in der Hals- u. oberen Brustwirbelsäule

<u>Epid:</u> Häufigkeit: 0,2/10.000 Geburten, w > m

<u>Klin:</u>
⇒ Abnorm **kurzer Hals** (tiefer Haaransatz im Nacken), **Bewegungseinschränkung** der Halswirbelsäule, zervikale (knöcherne) Skoliose mit Schiefhals (Torticollis) möglich
⇒ Migräneartige Kopfschmerzen, radikuläre Parästhesien/Schmerzen, Sensibilitätsausfälle der oberen Extremitäten, Schwindel/Synkopen

<u>Diag:</u>
1. Anamnese (Familienanamnese?) u. klinische Untersuchung: Beweglichkeit der HWS (normal: Inklination: Kinn erreicht das Sternum (KSA: 0 cm), Reklination: Gesicht erreicht in etwa die Horizontale, Rotation (links-rechts): 80-0-80°, Seitwärtsneigung: 45-0-45°)
2. <u>Bildgebung:</u> Röntgen-HWS in 2 Ebenen: **Blockwirbel**, CT: Kompression von Nervenwurzeln oder Rückenmark
3. Sonographie: Untersuchung v. Herz u. Harnorganen (Ausschluss v. Begleitfehlbildungen)

<u>Ther:</u>
- Bei keinen/geringen Symptomen keine Behandlung erforderlich, Kontrollen während des Wachstums (Entwicklung einer Skoliose)
- <u>Konservativ:</u> Bei Skoliose Wachstumslenkung durch Orthesen, analgetische Behandlung der Nacken-/Kopfschmerzen
- <u>Operativ:</u> Ind: bei ausgeprägter Bewegungseinschränkung u. neurologischen Ausfällen
  - Palliative Maßnahme: doppelseitige, partielle Resektion der obersten Rippen zur Verbesserung der Halsbeweglichkeit
  - Bei Myelonkompression: Laminektomie im Bereich des Blockwirbels, Erweiterung des Foramen occipitale magnum durch Teilresektion der Squama occipitalis

<u>Prog:</u> gut, ggf. Komplikationen durch nicht erkannte Begleitfehlbildungen

<u>Kompl:</u>
* Weitere **knöcherne Fehlbildungen** (in 60 % d.F.): **Skoliose**, Torticollis, Kyphose, Atlasassimilation od. basiläre Impression, einseitiger Schulterblatthochstand (sog. SPRENGEL-Deformität), Rippenanomalien, Syndaktylien
* Zusätzlich dysrhaphische Störung mögl. = fehlender Wirbelkörper-Bogenschluss (1/3 d.F.) ⇨ Spina bifida cervicalis
* **Organische Fehlbildungen** (30 % d.F.): Schwerhörigkeit/Taubheit, Zahnanlagestörungen, Gaumenspalte, angeborene Herzfehler, Fehlbildungen der Nieren und des Harntraktes
* Hypermobilität der angrenzenden WS-Segmente kann zu Instabilität, Spondylolyse und Spondylarthrose führen (keine Kontaktsportarten, wie Boxen usw. betreiben), höheres Frakturrisiko .
* Neurologisch: Reizung von Nervenwurzeln, Kompression des Rückenmarks, inkomplette Querschnittlähmung, Hirnstammsymptomatik, Hydrozephalus

<u>DD:</u>
- Muskulärer Schiefhals (Caput obstipum), s.u.
- Torticollis spasmodicus / spasticus (zervikale Dystonie, spastischer Schiefhals)
- Skoliose

ARTHROGRYPOSIS MULTIPLEX CONGENITA

Syn: Angeborene Arthromyodysplasie, GUÉRIN-STERN-Syndrom, ICD-10: Q74.3

Ät:
- **Aut.-dom.** erblich (Chrom. 9, 11, Arthrogryposis distalis Typ 1-3)
- Pränatale Infektionen, Drogen- od. Medikamentenabusus (empfindliche Phase: 8.-11. Schwangerschaftswoche)
- Fetale Myasthenia gravis (entsteht, wenn eine Schwangere mit Myasthenia auch Ak gegen fetale ACh-Rezeptoren hat, meist intrauteriner Fruchttod), bei Überleben Arthrogryposis multiplex congenita mit kraniofazialen Fehlbildungen, Muskelhypotonie u. resp. Insuffizienz
- Maligne kongenitale Muskeldystrophie (aut.-rez. erblich)
- Spinale Muskelatrophie mit Arthrogryposis multiplex congenita (X-chrom. erblich)
- Eingeschränkter intrauteriner Bewegungsraum (z.B. fehlendes Fruchtwasser)

Path:
- ♦ Beschreibendes Fehlbildungssyndrom mit **angeborener Gelenksteife** mit od. durch Störung der **Skelettmuskulatur** (myogen od. neurogen) und der **Gelenkweichteile** (Sehnen, Bindegewebe, Gelenkkapseln), keine sensiblen Störungen
- ♦ Lok: betrifft einzelne Gelenke, bei ausgedehnter Form auch mehrere/alle Gelenke (Bild einer „hölzernen Puppe"), ggf. auch Kombination mit Organ- und Gehirnbeteiligung

Epid: Häufigkeit: 3/10.000 Geburten

Etlg:
- # Arthrogryposis distalis Typ 1: nur Extremitäten betroffen (insb. Hand- u. Fußgelenke, seltener auch Ellenbogen- u. Kniegelenke), keine weiteren Fehlbildungen, normale geistige Entwicklung
- # Typ 2: wie Typ 1 + Fehlbildungen verschiedener Organe (z.B. Urogenitaltrakt, Wirbelsäule, Gesicht, Flügelfelle), normale geistige Entwicklung
- # Typ 3 (z.B. GORDON-Syndrom): wie Typ 1 + ausgeprägte Fehlbildungen der Wirbelsäule und des ZNS mit z.T. schwersten Fehlbildungen, Gaumenspalte, Klumpfuß, Kleinwüchsigkeit, geistige Behinderung. Es sind fast 50 verschiedene Syndrome beschrieben.

Klin:
- ⇒ **Gelenkkontrakturen** schon bei Geburt, Unterentwicklung betroffener Muskeln und Sehnen, bei fixierter Extension verstrichene Gelenkkontur
- ⇒ Häufigste Fehlbildungen: Schultergelenk mit reduzierter Beweglichkeit, Ellenbogengelenk steif in Beuge- oder Streckstellung, Handgelenk mit ulnarer Deviation, Finger verbogen und/oder versteift, Daumen häufig in fixierter Oppositionsstellung
  Deformitäten u. Luxation des Hüftgelenks, Beugekontrakturen des Kniegelenkes
- ⇒ Oftmals **Klumpfüße** (stiff-stiff, s.u.) od. andere Deformitäten (Spitzfuß, Talus verticalis)
- ⇒ Wirbelsäule: Skoliose od. Kyphose möglich
- ⇒ Frakturen unter der Geburt möglich (durch die fixierte Extremitätenstellung)

Diag:
1. Anamnese (Familienanamnese) u. klinische Untersuchung: Bewegungsmaße, Muskelstatus, weitere Fehlbildungen?
2. Sonographie: pränatal bereits Fehlstellungen erkennbar, mangelnde Kindsbewegungen
3. Röntgen: betroffenes Gelenk in 2 Ebenen

Ther:
- Konservativ: frühzeitig Physio- u. Ergotherapie, passives Durchbewegen, Anregung der Muskelaktivität (n. VOJTA, BOBATH)
  - Vorübergehend redressierende Verbände od. Gipsversorgung
  - Orthopädische Hilfsmittel: stabilisierende Schienen und Schuhe
- Operativ: Ind: starke Behinderung (fixierte ungünstige **Kontrakturen**)
  - Korrektur der Fehlstellungen soweit mögl. und für eine günstige Funktion nötig (z.B. um Gehfähigkeit zu erreichen), Verbesserung der Gelenkfunktion
- Selbsthilfegruppen: Interessengemeinschaft Arthrogryposis (IGA) e.V., In der Lohe 14, 52399 Merzenich, Tel.: 02421 2024-24, Fax: -25, Internet: www.arthrogryposis.de

KNOCHENSTOFFWECHSELSTÖRUNGEN

Physiologie: Beteiligte Spurenelemente, Vitamine, Hormone und Enzyme sind:

Kalzium: ist zu 99 % im Skelett als **Hydroxylapatit** (= Calciumphosphathydroxid) lokalisiert, der Rest im Serum frei bzw. an Eiweiß gebunden (je zu ca. 50 %), beeinflusst Erregungsleitung von Nerven- u. Muskelgewebe, Blutgerinnung, Zellmembranstabilisierung, Sekretion von Neurotransmittern, Hormonen u. Enzymen.

Tagesbedarf: Erwachsene 1.000 mg/Tag (erhöht in Schwangerschaft u. Stillzeit +500 mg/Tag), Säuglinge 330 mg/Tag, Kinder 750 mg/Tag, Jugendliche 1.200 mg/Tag (aktuelle Empfehlung der DGE = Dt. Gesellschaft für Ernährung), Labor: 2,1-2,6 mmol/l (8,4-10,4 mg/dl)

Phosphat: im Skelett zu 85 % in anorganischer Form als Hydroxylapatit vorliegend, daneben notwendiger Bestandteil von Proteinen, Lipiden u. Nukleinsäuren.

Der Kalzium-Phosphat-Haushalt wird durch Vitamin D, Parathormon und Calcitonin reguliert.

Tagesbedarf an Phosphor: 700 mg/Tag, Labor: 0,84-1,45 mmol/l (2,6-4,5 mg/dl)

Magnesium: v.a. im Knochen (60 %) und Muskel (40 %) vorliegend, zu <1 % im Serum. Kofaktor vieler Enzyme, nötig für neuromuskuläre Erregung und diverse skelettale Strukturelemente.

Tagesbedarf: 300-350 mg/Tag, Labor: 0,75-1,1 mmol/l (1,7-2,7 mg/dl)

Vitamin D: Gruppe fettlöslicher Vitamine, Bildung in der Haut aus Ergosterol (Pro-Vit. D_2) od. 7-Dehydrocholesterol (Pro-Vit. D_3) mit Hilfe von UV-B-Licht oder Aufnahme mit der Nahrung (Vit. D_2 = Ergocalciferol u. D_3 = Colecalciferol). In der Leber u. Niere wird aus Vit. $D_{2/3}$ dann das biologisch aktive **Calcitriol**. Wirkung: Erhöht Serum-Kalziumspiegel durch Förderung der enteralen Resorption, vermehrte renale Rückresorption von Kalzium und Phosphat, Förderung der Knochenmineralisation durch Kalziumphosphatbildung.

Regulation: erhöhte Calcitriolbildung bei Hypokalzämie, Hypophosphatämie und Hyperparathyroidismus

Tagesbedarf: 5 µg/Tag, im Senium 10-15 µg/Tag, Labor: Colecalciferol in den Sommermonaten 50-300 nmol/l (Wintermonate: 25-125 nmol/l), Calcitriol 30-80 ng/l (75-180 pmol/l)

Intoxikation (Spiegel >150 ng/l) ⇨ Hyperkalzämie, Hyperphosphatämie, Nierensteine, Pankreatitis

Parathormon: Bildung in den Epithelkörperchen. Wirkung: erhöht den Serum-Kalziumspiegel durch verminderte renale Kalziumausscheidung, Förderung der ossären Freisetzung von Kalzium und Phosphat und Steigerung der renalen Phosphatausscheidung, Steigerung der Hydroxylierung von Vitamin D in der Leber.

Regulation: erhöhte Ausschüttung bei Hypokalzämie oder Hyperphosphatämie

Labor: 10-65 pg/ml

Calcitonin: Bildung in den parafollikulären C-Zellen der Schilddrüse. Wirkung: Gegenspieler des Parathormons, senkt den Blut-Ca^{++}-Spiegel (Hemmung d. Osteoklasten) und baut Ca^{++} in den Knochen ein.

Regulation: erhöhte Calcitoninausschüttung bei Hyperkalzämie

Labor: w: 2-10 pg/ml, m: 2-48 pg/ml, Pentagastrintest (<75 pg/ml nach Stimulation)

Alkalische Phosphatase: erhöht bei Knochenerkrankungen, insb. Rachitis, Knochenmetastasen (aber auch bei Leber- und Gallenwegeerkrankungen, insb. bei Verschlussikterus erhöht)

Labor: w: 35-105 U/l, m: 40-130 U/l (0,6-1,75 µkatal/l bzw. 0,65-2,2 µkatal/l)

Etlg: # Hypo- od. Hyperkalzämie
Osteomalazie, **Rachitis**, Phosphatdiabetes
Osteopenie, **Osteoporose**

Epid: ◊ Die wichtigste Knochenstoffwechselstörung ist die Osteoporose (s.u.), statistisch erkrankt **jede 3. postmenopausale Frau**, für Deutschland werden 6 Mio. Betroffene geschätzt, neben Bluthochdruck, Diabetes mellitus/metabolischem Syndrom und Rückenschmerzen relevante Volkskrankheit!

◊ Die Kosten für Ther. u. insb. Folgekosten (Frakturen) für die Osteoporose werden auf 5,4 Mrd. EUR/Jahr für Deutschland geschätzt.

HYPERKALZÄMIE

<u>Syn:</u> ICD-10: E83.59

<u>Ät:</u> – <u>Endokrinopathien:</u> **Hyperparathyroidismus** (HPT, s. Tab.), NNR-Insuffizienz, Hypo- u. Hyperthyreose

– <u>Tumorinduzierte</u> Hyperkalzämie durch osteolytische **Knochenmetastasen**
Paraneoplastisches Syndrom (Pseudohyperparathyroidismus): durch Parathormon-ähnliche Peptide (PTHrP), z.B. bei Malignomen der Lunge, Pankreas, Mamma

– Familiäre hypokalziurische Hyperkalzämie (Mutation des Calcium-Sensing-Rezeptors)

– **Immobilisation**

– Phosphatmangel

– Sarkoidose (⇨ Bildung v. Vit. D in den Granulomen)

– <u>Medikamentös induziert:</u> Überdosierung v. Vit. D od. Vit. A, Thiaziddiuretika

– *Kind:* idiopathische Hyperkalzämie beim Säugling, Adiponecrosis subcutanea neonatorum

<u>Primärer HPT:</u>	Erkrankung der Nebenschilddrüse: **Epithelkörperchenadenom** (meist solitär), MEN I, II a, hormonaktives Nebenschilddrüsenkarzinom ⇨ unabhängig vom Kalziumregelkreis
<u>Sekundärer HPT:</u>	Reaktion auf eine Hypokalzämie, Ursache: chronische Niereninsuffizienz (⇨ Vit. D wird nicht mehr entsprechend umgebildet) oder intestinale Malabsorption ⇨ Hyperplasie aller Epithelkörperchen
<u>Tertiärer HPT:</u>	Sekundäre Form wird autonom (autonome Hyperplasie), unabhängig vom Kalziumregelkreis

<u>Klin:</u> ⇒ Bei geringer Hyperkalzämie keine Symptome (Zufallsbefund im Labor)

⇒ <u>Hyperparathyroidismus:</u> Merksatz: **"Stein-, Bein- und Magenpein" = Nierensteine, Osteoporose** mit Kortikalisschwund, Akroosteolysen (Aufhellungen im Röntgen, Osteodystrophia fibrosa generalisata, „Brauner Tumor“ durch Zysten), Gelenk- und **Knochenschmerzen**, Spontanfrakturen (4faches Risiko), Ulzera am Magen und Duodenum

⇒ Polyurie, Polydipsie (osmotische Wirkung des Ca^{++})

⇒ Appetitlosigkeit, Übelkeit, Erbrechen, Obstipation, Gewichtsabnahme

⇒ Hypertonie, EKG-Veränderungen (Rhythmusstörungen)

⇒ Neurologisch/psychische Störungen ⇨ Adynamie, Myopathie, Muskelschwäche, Apathie, depressive Verstimmung, amnestische Störungen, Somnolenz, Halluzinationen

<u>Diag:</u> 1. Anamnese (Tumor, MEN bekannt?) u. klinische Untersuchung

2. <u>Labor:</u> Kalzium im Serum (Hyperkalzämie ab Gesamtkalzium >2,6 mmol/l (>10,4 mg/dl), ionisiertes Kalzium >1,4 mmol/l (>5,5 mg/dl)) u. Urin; Phosphat, Parathormon, Vit. D_3 i.S.

3. Bildgebung: bei Hyperparathyroidismus Sonographie/CT Schilddrüse, Hand-Röntgen ⇨ subperiostale Knochenresorptionen?, DXA-Knochendichtemessung ⇨ Osteopenie?, Sono-Abdomen ⇨ Nephrokalzinose, Nierensteine?

<u>Ther:</u> • <u>Akut:</u> **Forcierte Diurese** mit Furosemid und bis 5 l/Tag 0,9%ige NaCl-Lösung, dazu Bisphosphonate, bei Therapieresistenz: Calcitonin 4-6x/Tag 100 I.E., evtl. auch Zytostatikum Mithramycin, Cave beim Einsatz von Herzglykosiden und Thiaziddiuretika!

– Kalziumzufuhr stoppen (Milch, Milchprodukte, Mineralwasser)

– Bei renalem, sekundärem HPT kalziumhaltige Phosphatbinder (Kalziumkarbonat 2-6 g/Tag), Substitution von Vit. D (der Phosphatspiegel muss aber zuerst in den Normbereich gesenkt sein, da es sonst zum Ausfall von Ca-Phosphat in den Geweben kommt!)

– Bei Niereninsuffizienz kalziumfreie Dialyse mit verstärkter Phosphateliminierung

• <u>Operativ:</u> Ind: primärer/tertiärer HPT (Op in einem spezialisierten Zentrum)

– Bei solitärem Adenom: Entfernung des betroffenen Epithelkörperchens

– Bei Epithelkörperchenhyperplasie: Entfernung aller Epithelkörperchen und die Hälfte eines Epithelkörperchens wird dann subkutan in den Unterarm (od. Bauchdecke) verpflanzt, um einen Hypoparathyroidismus (⇨ Hypokalzämie) zu vermeiden. Die entfernten Epithelkörperchen werden **kryokonserviert**, um bei einer mögl. Unterfunktion retransplantiert werden zu können.

– Nebenschilddrüsenkarzinom: radikale Entfernung + ipsilaterale Lk-Entfernung

Kompl: * **Hyperkalzämische Krise**: Polyurie, Erbrechen, Exsikkose, psychotische Erscheinungen, Niereninsuffizienz, Herzrhythmusstörungen, Somnolenz bis hin zum Koma/Tod

* Organkalzinose: Ca^{++}-Ablagerungen in den Gelenken ⇨ **Chondrokalzinose** (Pseudogicht); in der Haut ⇨ Pruritus; in den Gefäßen ⇨ Durchblutungsstörungen; in den Nieren ⇨ Nephrokalzinose, **Nephrolithiasis**

* Pankreatitis

HYPOKALZÄMIE

Syn: ICD-10: E83.59

Ät: – **Vitamin-D-Mangel**

– **Hypoparathyroidismus** (primär od. iatrogen nach Epithelkörperchenentfernung od. Strumaresektion), DiGeorge-Syndrom (angeborene Entwicklungsstörung v. Thymus, Nebenschilddrüse u. Aortenbogen)

– Hyperphosphatämie

– Intestinales Malabsorptionssyndrom, Alkoholismus

– Akutes Nierenversagen, akute Pankreatitis, Peritonitis, Rhabdomyolyse, Sepsis

– Osteopetrose (Marmorknochenkrankheit, Unterfunktion der Osteoklasten)

– Med: NW bei **Schleifendiuretika** (Furosemid, Torasemid usw.), Antikonvulsiva, Zytostatika (Cisplatin)

Klin: ⇒ Tetanie: Parästhesien, Myoklonien, Laryngospasmus, Pfötchenstellung

⇒ Tremor, epileptiforme Krampfanfälle, psychische Störungen

⇒ Chronisch: Osteomalazie, Rachitis (s.u.)

Diag: 1. Anamnese u. klinische Untersuchung: Chvostek-Zeichen: beim Beklopfen des N. facialis ventral des Kiefergelenks Zucken des Mundwinkels; Trousseau-Zeichen: nach Anlegen einer Blutdruckmanschette mit arteriellem Mitteldruck entwickelt sich innerhalb einiger Minuten die Pfötchenstellung der Hand

2. Labor: im Serum Kalzium (Hypokalzämie ab Gesamtkalzium im Serum <2,1 mmol/l (<8,4 mg/dl), ionisiertes Kalzium <1,1 mmol/l (<4,4 mg/dl)), Phosphat u. Vit. D_3 bestimmen

3. EKG: Verlängerung des QT-Intervalls

Ther: • Kausale Therapie entsprechend der Ursache

– Bei chronischer Hypokalzämie: Kalzium und Vit. D per os

– Bei akuter Tetanie: Erwachsene 1 Amp. (= 10 ml) 10%ige Calciumglukonatlösung i.v. (sehr langsame Injektion unter Monitorkontrolle, Cave: Bradykardien, Herzrhythmusstörungen), bei Kindern 0,2-0,5 ml/kgKG

Kompl: * Gleichzeitig verminderter Magnesiumspiegel, verminderter Phophatspiegel

DD: **Hyperventilationstetanie:** Hypokalzämie durch Verminderung des ionisierten Kalziums bei respiratorischer Alkalose (z.B. durch angst-/stressbedingte Mehratmung), Ther: Beruhigung des Patienten, Tütenrückatmung

RACHITIS

<u>**Syn:**</u> Knochenerweichung, Osteomalazie im Kindes- u. Jugendalter, „Englische Krankheit", engl. rickets = Höcker, ICD-10: E55.0, E64.3, kongenital E83.30-31

<u>**Ät:**</u>
- <u>Vitamin-D-Mangel-Rachitis:</u> **verminderte Vit.-D-Zufuhr**, **fehlende Sonnenlichtexposition**
  Störung im Vit.-D-Stoffwechsel: Malabsorption, Leberzirrhose, Niereninsuffizienz, Antiepileptika-Medikation, Pseudo-Vit.-D-Mangelrachitis (Vit. D vorhanden, aber Endorganresistenz)
  kongenital (Vit.-D-abhängige/resistente Rachitis, genetisch bedingt, sehr selten): 1α-Hydroxylasedefekt, Vit.-D-Rezeptordefekt
- <u>Kalziummangel-Rachitis:</u> mangelnde Kalziumzufuhr, Eiweißmangelernährung, streng **vegetarische Ernährung** von Säuglingen/Kleinkindern
- <u>Phosphatmangel-Rachitis</u> (Vit.-D-unabhängige Rachitis): erhöhter renaler Phosphatverlust, (Nierenerkrankungen), **Phosphatdiabetes** (X-chrom. erblich, Mutation einer Endopeptidase ⇨ erhöhtes Phosphatonin ⇨ erhöhte renale Phosphatausscheidung)

<u>**Physiol:**</u> Provitamin-$D_{2/3}$ aus der Nahrung (in Fisch, Fleisch, Ei, Milchprodukten, Avocado) wird unter UV-B-Bestrahlung in der Haut zu Vit. D_3 (Colecalciferol) synthetisiert. In Leber u. Niere erfolgt dann die Überführung in d. biologisch aktive Form 1,25-$(OH)_2$-D_3 (Calcitriol).

<u>**Path:**</u>
- ♦ Desorganisation der Wachstumsfuge + gestörte Mineralisation ⇨ Knochenerweichung
- ♦ Bei **Hypokalzämie** (wegen verminderter Kalziumaufnahme od. Vit.-D-Mangels) Gegenregulation durch erhöhte **Parathormonausschüttung** aus der Nebenschilddrüse ⇨ Kalziummobilisation aus dem Knochen (zur Normalisierung des Serumkalziums), renale Ausscheidung v. Phosphat ⇨ **Hypophosphatämie**
- ♦ Bei Phosphatmangel-Rachitis führt die Hypophosphatämie zu vermindertem Kalzium-Phosphat-Produkt insgesamt und damit zur Osteomalazie.

<u>**Epid:**</u>
- ◊ Häufigkeit: in Europa heute äußerst selten (allenfalls subklinischer Vit.-D-Mangel)
  Angeborene Formen sind selten, insg. ca. 0,5/10.000
- ◊ Prädisp.alter: 2. Lebensmonat bis 2. Lj.

<u>**Klin:**</u>
- ⇒ Im 2.-3. Lebensmonat Beginn mit Unruhe, Schreckhaftigkeit, vermehrtes Schwitzen, juckender Hautausschlag (Miliaria), Muskelschwäche (schlaffe Bauchdecke, „Froschbauch"), Obstipation, Adynamie, beginnende Knochenerweichungen im Schädelbereich (Kraniotabes), Knochenschmerzen
- ⇒ Kalzium ↓ ⇨ gesteigerte Muskelerregbarkeit ⇨ **Tetanie**, neurologisch ⇨ Krampfanfälle
- ⇒ Im weiteren Verlauf typische Knochenverformungen: **Beinverkrümmung** (Varusfehlstellung von Hüft- u. Kniegelenken = O-Beine), Sitzkyphose, perlschnurartig aufgereihte Auftreibungen der Knorpel-Knochen-Grenzen an den Wachstumsfugen der Rippen (**rachitischer Rosenkranz**)
- ⇒ Abflachung des Hinterkopfes und Erweiterung der Schädelnähte (sog. Quadratschädel)
- ⇒ Verbreiterung der Hand- und Fußgelenke (MARFAN-Zeichen, Diaphysenauftreibungen)
- ⇒ Verzögerter Zahndurchbruch, Zahnschmelzdefekte
- ⇒ Muskelzug am Ansatz des Zwerchfells ⇨ Einziehung am Brustkorb (HARRISON-Furche)
- ⇒ Schwäche der Glutealmuskulatur ⇨ Watschelgang
- ⇒ Rachitisches Becken: plattes Becken = Conjugata verkleinert, Querdurchmesser normal/vergrößert
- ⇒ Disproportionierter Minderwuchs, psychomotorische Retardierung

<u>**Diag:**</u>
1. Anamnese (Ernährung) u. klinische Untersuchung
2. <u>Labor:</u> typische Konstellation Kalzium ↓, Phosphat ↓, alkalische Phosphatase ↑ u. Parathormon ↑, Konzentrationsbestimmung der einzelnen Vit.-D-Metabolite

3. Röntgen: becherartige **Auftreibungen der Metaphysen** langer Röhrenknochen, erhöhte Knochentransparenz (Kalkarmut, z.B. „Säbelscheidentibia"), **Knochenverbiegungen**: Skoliose, O-Beine, LOOSER-Umbauzonen (bandförmige Aufhellungen in den Diaphysen durch unterschiedlich starke Verkalkungen)

Ther:
- Bei manifester Osteomalazie: hochdosiert Vit.-D_3 (Colecalciferol 5.000 I.E./Tag, Vigantol®Oel) u. Kalzium (1 g/Tag) per os für 3 Wochen, danach Rezidivprophylaxe (500 I.E./Tag)
- Bei 1α-Hydroxylasedefekt direkt das Calcitriol (1,25-$(OH)_2$-D_3, Rocaltrol®) lebenslang oral
- Bei Phosphatdiabetes: Phosphat + Calcitriol per os

Prog: mit Substitution gut

Kompl:
* Vermehrtes Auftreten von Frakturen
* Hyperkalzämie bei Vit.-D-Überdosierung (>2.500 I.E. über einen längeren Zeitraum) od. Hyperparathyroidismus ⇨ Nierensteine, Osteoporose, Magenulzera

Proph:
- ♥ **Rachitisprophylaxe** mit Vit.-D_3-Gabe (Colecalciferol 500 I.E./Tag), heute kombiniert mit der Kariesprophylaxe mit Fluorid (0,25 mg/Tag) **ab der 2. Lebenswoche** bis zum Ende des 2. Lj. (Zymafluor®D500). Bei Frühgeborenen 1.000 I.E. Colecalciferol/Tag.
- ♥ Ausreichende Sonnenlichtexposition, ausgewogene Ernährung

DD:
- **Hypophosphatasie**: aut.-rez. erbliche (Chrom. 1) Aktivitätsminderung der alkalischen Knochenphosphatase ⇨ verminderter Phosphateinbau in den Knochen (Phosphat u. Kalzium im Blut erhöht ⇨ ektope Verkalkungen, Nephrokalzinose)
- **Tumorrachitis**: paraneoplastische Bildung von Phosphatonin, das die renale Phosphatrückresorption hemmt (meist durch benigne mesenchymale Tumoren)

OSTEOPOROSE

Syn: **Knochenschwund**, engl. osteoporosis, ICD-10: postmenopausale Osteoporose M81.0-, mit pathologischer Fraktur M80.0- (mit - wird von 1-9 die betroffene Region kodiert, z.B. Oberschenkelfraktur = M80.05, Radiusfraktur = M80.03, Wirbelkörperfraktur = M80.09)

Physiol: Die größte Knochenmasse (peak bone mass) liegt zwischen dem 20.-30. Lj. vor. Die trabekuläre Knochenmasse nimmt innerhalb von 20 J. nach der Menopause um 50 % ab (physiologischer Mineralsalzverlust bei Frauen postmenopausal 1-2 % /Jahr, allgemeiner Mineralsalzverlust nach dem 35. Lj. 0,3-0,5 % /Jahr = **Altersosteopenie**).

Ät:
- Osteoporose in der Postmenopause/Senium:
  Risikofaktoren: familiäre Disposition (Schenkelhalsfraktur eines Elternteils), Menopause <45. Lj. (Klimakterium praecox), **Östrogenmangel**, enterale Malabsorption, **Untergewicht** (BMI <18,5 kg/m²), Morbus CROHN, Colitis ulcerosa, Zöliakie, Anorexia nervosa, Unterernährung, chronische Niereninsuffizienz, Diabetes mellitus, **Bewegungsmangel** u. **Immobilisation**, Malignome (Plasmozytom, Lymphome), rheumatoide Arthritis, Alkohol- und **Nikotinabusus**
- Endokrin: CUSHING-Syndrom, Hyperparathyroidismus, Hyperthyreose, Hypogonadismus
- Schwangerschaftsassoziierte Osteoporose (insb. im 3. Trimenon u. beim Stillen mögl.)
- Sportleranorexie (Anorexia athletica)
- Med: **Glukokortikoide**, überdosierte Schilddrüsenhormone, Protonenpumpenhemmer, Antiepileptika, Aromatasehemmer, Antiandrogene, Immunsuppressiva, Zytostatika
- Iatrogen: Ovarektomie

Epid: ◊ Frauen sind wesentlich häufiger als Männer betroffen, **w** >> m [= 4 : 1], statistisch erkrankt **jede 3. postmenopausale Frau** an einer Osteoporose. Für Deutschland werden 6,3 Mio. Betroffene (davon 5,2 Mio. Frauen) geschätzt, Volkskrankheit!

◊ Der Anteil postmenopausaler Frauen an der Bevölkerung in Deutschland beträgt 10 % (= 8 Mio.) und steigt weiter. Statistisch wird jede zweite Frau mind. 85 J. alt.

◊ Mehr als die Hälfte der Osteoporose-Pat. erleidet mind. eine Fraktur. Das Risiko für eine Oberschenkelhalsfraktur verdoppelt sich alle 5-10 J. nach der Menopause (unter 90-Jährigen hat jede 5. Frau bereits eine Schenkelhalsfraktur erlitten).

Etlg: # Primäre Osteoporose (95 % d.F.): postmenopausaler/seniler Typ od. idiopathisch

Sekundäre Osteoporose: bei organischen Erkrankungen, durch Medikamente (insb. bei längerdauernder Glukokortikoideinnahme)

Klin: ⇒ Allgemeine Symptome im fortgeschrittenen Stadium sind schmerzbedingte Immobilität mit **Rückenschmerzen** u. Gliederschmerzen, Schonhaltung

⇒ Deformierung der Wirbelkörper (Keilwirbel od. Fischwirbel im Röntgenbild), zunehmende Kyphosierung der Wirbelsäule ⇨ **Rundrücken**, sog. „**Witwenbuckel**", Rumpfverkürzung ⇨ quere Hautfalten am Rücken (sog. Tannenbaumphänomen), insg. **Körpergrößenabnahme**

⇒ Typische osteoporotische **Frakturen** (diese Frakturen können bei ausgeprägter Osteoporose auch ohne adäquates Trauma auftreten = **pathologische Fraktur**), Lok:

- Sinterungsfrakturen der **Wirbelkörper**
- **Distale Radiusfraktur**
- Mediale **Oberschenkelhalsfraktur**, per- od. subtrochantäre **Femurfraktur**
- Subkapitale **Humerusfraktur**
- Sonstige: Beckenringfrakturen, Rippenfrakturen

⇒ Parodontaler Zahnverlust

Diag: 1. Anamnese (Frakturen, Stürze, Medikamente?) und klinische Untersuchung: Größe, Gewicht, Haltungsschäden, Bewegungsmaße, neurologische Ausfälle?

2. Labor: Blutbild, BSG, Kalzium, Phosphat, Vit. D_3 (Zielwert: >30 pg/ml bzw. >75 pmol/l), Kreatinin, TSH

3. Röntgen: Wirbelkörperdeformitäten (s. Abb.): Keilwirbel, Fischwirbel, Kyphose, allg. vermehrte Transparenz

4. Osteodensitometrie:

Eine Risikobewertung ist mittels DXA-**Knochendichtemessung** (dual X ray absorptiometry) am Schenkelhals und der LWS oder mit Ultraschalldensitometrie (Syn: Ultrasonometrie) am Kalkaneus (Vorteil: keine Strahlenbelastung) od. mit quantitativer CT-Messung (QCT) an der oberen LWS (sehr genau, spongiöser u. kortikaler Knochen getrennt beurteilbar, Nachteil: höhere Strahlenbelastung, teuer) möglich. Die Knochendichtemessung (DXA) wird in Deutschland nach Eintreten einer Fraktur von den Krankenkassen bezahlt, zur Vorsorge bisher noch nicht.

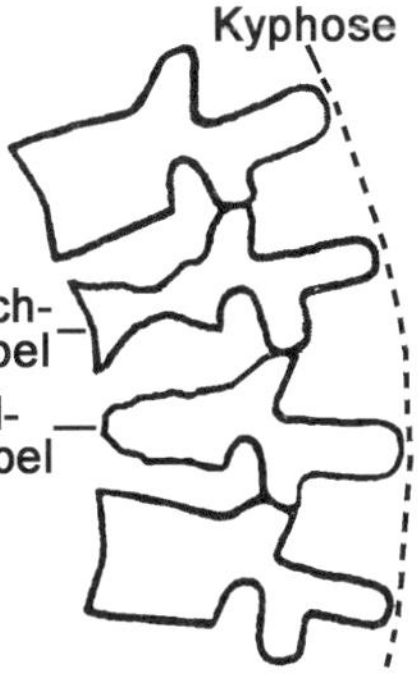

Stadien: beurteilt nach der Osteodensitometrie u. Röntgenbefund (nach **WHO**)

Grad 0:	Knochendichte -1,0 bis -2,5 SD/T-Score*, keine Frakturen (**Osteopenie**)
Grad I:	Knochendichte <-2,5 SD/T-Score*, keine Frakturen (klinische **Osteoporose**)
Grad II:	Knochendichte <-2,5 SD/T-Score*, bis zu 3 pathologische Wirbelkörperfrakturen (manifeste Osteoporose)
Grad III:	Knochendichte <-2,5 SD/T-Score*, >4 Wirbelkörper- u. periphere Frakturen

* SD/T-Score = Standardabweichung vom Mittelwert der Knochendichte junger Erwachsener

Ther: • Bei klinischer od. manifester Osteoporose:

– Basistherapie: **Kalzium-** u. **Vit.-D-Zufuhr** u. alle anderen, **prophylaktischen Maßnahmen** (s.u.)

- Zusätzlich **Bisphosphonate**, z.B. 1 Tbl./Tag morgens Alendronat, Fosamax® od. Risedronat, Actonel® (Wichtig: regelmäßige Einnahme), bei schlechter Compliance auch Ibandronat [Bonviva®] 3 mg i.v. alle 3 Mon. od. Zoledronat [Aclasta®] 5 mg i.v. alle 12 Mon.) für eine Dauer von **5 Jahren** geben (durch die Bindung im Knochengewebe wirken diese dann noch lange nach, NW: Kieferosteonekrose u. Niereninsuffizienz mögl.).
- Zugelassen zur Prophylaxe und Therapie der Osteoporose sind auch selektive Östrogenrezeptor-Modulatoren (SERM, hemmen Osteoklasten u. verbessern die Knochenstruktur: Raloxifen, Evista®, Optruma® od. Bazedoxifen, Conbriza®), auch mögl. Parathormon s.c. (Preotact®, 100 µg/Tag s.c., Nachteil: sehr teuer) od. Strontiumranelat (2 g/Tag, Protelos®) od. Denosumab (ist ein monoklonaler RANKL-Antikörper, der die Osteoklastenaktivität vermindert, 60 mg s.c. alle 6 Mon., Prolia®, XGEVA®)

- Frakturen: werden mittels Osteosynthese, an der WS Kypho-/Vertebroplastie (Aufrichtung und Knochenzementaugmentation), Endoprothesen usw. behandelt (s.u. jeweiliges Kap.).
- Selbsthilfegruppen: Bundesselbsthilfeverband Osteoporose e.V., Kirchfeldstr. 149, 40215 Düsseldorf, Tel.: 0211 301314-0, Fax: -10, Internet: www.osteoporose-deutschland.de
  Kuratorium Knochengesundheit e.V., Leipziger Str. 6, 74889 Sinsheim, Tel.: 07261 9217-0, Internet: www.osteoporose.org
  International Osteoporosis Foundation, Internet: www.iofbonehealth.org

Prog: Chronisch progredient, aber gute prophylaktische Beeinflussbarkeit (möglichst frühzeitig beginnen)

Proph:

♥ Osteoporoseprophylaxe: **regelmäßige körperliche Aktivität**, ausreichende **Kalzium-** (1.200 mg/Tag, z.B. 1 l Milch, kalziumreiches Mineralwasser od. Kalzium-Tbl.) u. **Vit.-D-Zufuhr** (1.000 I.E./Tag = 25 µg Colecalciferol, Vigantoletten® od. alle 2-4 Wo. 20.000 I.E., Dekristol®), Alkohol-, Koffein- u. **Nikotinkarenz**, **Vermeidung von Untergewicht** (Mangelernährung), ausreichende Sonnenlichtexposition (insb. in den Sommermonaten). Eine alleinige Kalzium- u. Vit.-D-Gabe vermindert das Frakturrisiko nicht.

♥ Bei alten sturzgefährdeten Pat. Tragen eines Protektors (in eine Baumwollunterhose integrierte gepolsterte Kunststoffschalen um die Hüftgelenke, Safehip®), Verbesserung von Balance u. Koordination (z.B. bei speziellen Osteoporose-Sportgruppen, Krankengymnastik, Sturzprophylaxe-Training).

♥ Die Einnahme von Östrogenen (möglichst direkt nach der Menopause beginnend) wirkt protektiv (relatives Risiko für Schenkelhalsfrakturen 0,66) und ist in vielen Studien belegt (besser noch eine Östrogen-Gestagen-Kombination mit Progesteron od. dem Gestagen Norethisteronacetat, das zusätzlich noch eine östrogenunabhängige additive, osteoprotektive Wirkung hat, z.B. im Kombinationspräparat Activelle® od. Kliogest®N). Die postmenopausale Hormontherapie wird aber wegen **potentieller NW** (erhöhtes kardiovaskuläres und Karzinomrisiko!) nur zur alleinigen Osteoporose-Prophylaxe **nicht mehr empfohlen** (sondern nur indiziert, wenn nennenswerte klimakterische Beschwerden vorliegen od. z.B. bei jüngeren Pat. mit Klimakterium praecox/Ovarektomie).

♥ **Regelmäßige körperliche Aktivität** senkt darüber hinaus die allgemeine Mortalität. Bereits 15 Min./Tag leichte bis mittlere Aktivität, z.B. rasches Gehen (MET = metabolisches Äquivalent von 2,5-4,5 kcal/kgKG/Stunde) wirkt präventiv bezüglich Diabetes mellitus, Herz-Kreislauf- u. Tumorerkrankungen. Eine weitere Steigerung (längere Trainingszeit, aber auch höheres Belastungsniveau, MET 6,5-8,5, z.B. Rennradtraining, Marathonlaufen usw.) bringt zusätzlichen positiven Effekt.

DD:

- Knochenmetastasen, Plasmozytom, lymphoproliferative Erkrankungen ⇨ bei Verdacht Knochenbiopsie durchführen
- Osteomalazie (Knochenerweichung, z.B. durch Rachitis mit Knochenverbiegungen)
- Schwangerschaft: Knochenmarködemsyndrom der Hüfte ⇨ Risiko für Schenkelhalsfraktur

WIRBELSÄULE UND RUMPFSKELETT

Anatomie

Wirbelsäule (Columna vertebralis)

Besteht aus **7 HWK** (Abkürzung: C), **12 BWK** (Th), **5 LWK** (L), **Os sacrum** (S, Syn: Kreuzbein, bestehend aus 5 fusionierten WK) und **Os coccygis** (Syn: Steißbein, Kuckucksbein, 3-5 Wirbelkörperrudimente, nach ventral gekrümmt).

C_1 = **Atlas** mit Lig.transversum atlantis um den Dens axis, C_2 = **Axis** mit dem ventral gelegenem Dens axis, C_7 = **Vertebra prominens** (gut tastbar)

Entwicklung: Die Wirbelsäule ist bei Geburt einbogig kyphotisch (C-Form). Ab dem Krabbelalter beginnende Halswirbelsäulenlordose durch das ständige Kopfheben.
Im 2. Lj. zusätzlich Lendenlordose durch den aufrechten Gang, damit hat dann die Wirbelsäule ihre physiologischen Krümmungen erreicht:
Form: von seitl. gesehen HWS Lordose, BWS Kyphose (bis 40° physiologisch), LWS Lordose, Os sacrum Kyphose (s. Abb.). Die Wirbelsäule ist ein federndes System mit den **Disci intervertebrales** (Bandscheiben) zur Kompensation von Stauchungen.

Beweglichkeit: am größten in der HWS in allen Ebenen, gering in der BWS (schräg gestellte Dornfortsätze und Ansatz der Rippen), in der LWS gut für Beugung und Streckung, sonst ebenfalls gering (insb. fast keine Rotation)

Bänder von ventral nach dorsal: Lig.longitudinale ant. (an den Wirbelkörpern ventral) und post. (an den Wirbelkörpern dorsal und an den Bandscheiben fest verbunden), Lig.flavum (am Wirbelbogen ventral), Lig.interspinale u. supraspinale (zw./über den Dornfortsätzen) und Ligg.intertransversaria (zw. den Querfortsätzen)

Rippen (Costae)

Insg. 12 Rippenpaare; die 7 oberen Rippen = **Costae verae** gehen mit den Rippenknorpeln (Cartilagines costales) direkt bis zum Sternum und sind dort gelenkig verbunden (Articulatio sternocostalis).
Die Rippen 8 bis 10 = **Costae spuriae** sind knorpelig an der nächst oberen Rippe befestigt und bilden den Rippenbogen (Arcus costalis).
Die Rippen 11 und 12 = **Costae fluctuantes** sind rudimentär und enden frei in der Bauchmuskulatur.
Costa: aus Caput (am Wirbelkörper ansetzend mit Articulatio capitis costae), Collum (reicht bis in die Höhe des Querfortsatzes mit Querfortsatzgelenk = Articulatio costotransversaria) und Corpus
An der Innenseite/Unterkante der Rippen verlaufen die Interkostalnerven und -gefäße.

Sternum (Brustbein)

Kranial am **Manubrium sterni** Ansatzstelle für die Clavicula u. Costa I, darunter am **Corpus** sterni für die Costae verae II-VII, das freie Ende bildet der **Processus xiphoideus**.

Erkrankungen

Etlg: # Haltungsfehler (Haltungsschwäche): durch **muskuläre Insuffizienz** ⇨ Rückenschmerzen

Haltungsschäden: Beruhen auf strukturellen Veränderungen des Skeletts.
- **Skoliose** (Seitkrümmung): Schiefhaltung der LWS od. BWS, **Schiefhals** (Torticollis)
- **Rundrücken** (pathologische **Kyphose**): vermehrte Rundung d. gesamten Wirbelsäule, insb. im thorakalen Abschnitt
- Hohlkreuz: lumbale Hyperlordose
- Hohl-runder Rücken: vermehrte Brustkyphose und vermehrte Lendenlordose
- Flachrücken (ist selten): verminderte Krümmung der LWS, BWS und HWS

Wirbeldefekte:
- Spaltbildung (Spondylolyse u. **Spondylolisthesis**)
- **Morbus Scheuermann**

Formveränderungen:
- Trichterbrust, Kielbrust (Hühnerbrust)
- Sternumspalte

Diag: 1. Anamnese: familiäre Fehlstellungen bekannt?

2. Klinische, orthopädische Untersuchung:
   - Äußerer Aspekt im Stehen, Beinlänge, Beckenschiefstand?
   - **Vorbeugetest** (ADAMS-Test): Skoliotische Wirbelsäulenfehlbildungen sind am besten am vornüber geneigten Pat. zu erkennen ⇨ Skoliose führt beim Vorbeugen zur Torsion.
   - **Armvorhalteversuch** (Haltungstest n. MATTHIAS): Pat. hält Arme in aufrechter Stellung waagrecht vor den Rumpf, kann diese Position >30 Sek. gehalten werden, ist der Pat. „haltungsgesund". Wenn innerhalb von 30 Sek. die Schultern nach hinten fallen und der Rücken ins Hohlkreuz geht und das Becken vorkippt, liegt eine Haltungsschwäche vor (Test insb. für Kinder/Jugendliche).
   - **Vorschiebeversuch**: Abgrenzung einer noch ausgleichbaren Wirbelsäulenfehlhaltung von Wirbelsäulenfehlform: Das Kind setzt sich auf die Fersen, die Hände werden flach auf den Boden gelegt und damit die Wirbelsäule durchgedrückt. Bleibt die Rundung bestehen = fixiert, ist dies ein Hinweis auf eine Fehlform.
3. Bildgebung: **Röntgen** der Wirbelsäule in 2 Ebenen, bei jeglicher neurologischer Fragestellung ist heute die Methode der Wahl ein **MRT**.

RÜCKENSCHMERZEN

Syn: Dorsalgie, engl. back pain, backache, ICD-10: M54.99

Path:
- „Einfacher" Rückenschmerz: **Myogelosen** (= muskuläre Verspannungen) od. **myofaszialbedingter Rückenschmerz** (= Reizung von Muskel u. Sehnen) sind die häufigste Ursachen für einen Rückenschmerz (80-90 % d.F.), begünstigt u.a. durch bewegungsarme Lebensweise (**muskulärer Insuffizienz**), Adipositas, Arbeiten in statischer Fehlhaltung, akute Auslösung durch ungewöhnliche Belastung (z.B. Verdrehen beim Sport, Verheben an einem schweren Gewicht, umgangssprachlich sog. „Hexenschuss" = Lumbago).
- **Chronisch degenerative, arthrotische Veränderungen** an den Grund- und Deckplatten der Wirbelkörper (Spondylose) oder Zwischenwirbelgelenken (Spondylarthrose) oder den Unkovertebralgelenken der HWS (Unkarthrose) oder zusätzlich noch an den Bandscheiben (Osteochondrose) ⇨ **Osteophyten** (Randwülste) ⇨ Einengung der Foramina intervertebralia oder des Wirbelkanales (= **Spinalkanalstenose**)
- **Osteoporose** des alten Menschen ⇨ Deformierung der Wirbelkörper (vermehrte BWS-Kyphose, Rundrücken, sog. „Witwenbuckel", Körpergrößenabnahme), Wirbelkörpersinterung, osteoporotische Wirbelkörperfrakturen
- **Facettensyndrom**: Schmerz ausgehend von den kleinen Wirbelgelenken, ohne neurologische Ausfälle (diagnost./therap. Schmerzausschaltung durch gezielte Infiltration mögl.)
- **Bandscheibenprotrusion** od. **Bandscheibenprolaps** (s.u., Kap. Bandscheibenschäden)
- Chronischer Rückenschmerz: häufig bei Disstress, Symptom **psychosozialer Belastungen**, Depression (ein organischer Befund lässt sich oft nicht erheben) ⇨ Problem: Ausbildung eines sog. Schmerzgedächtnisses (Schmerzwahrnehmung und Schmerzverstärkung dann auch ohne adäquaten Reiz mögl.)

Epid:
◊ Prävalenz: Rückenschmerzen sind bei 8 % der Männer u. 14 % d. Frauen an einem beliebigen Stichtag vorhanden (sog. Punktprävalenz). Lebenszeitprävalenz: 80 %

◊ 50 % der >50-jährigen haben bereits degenerative Veränderungen der HWS, mind. 1/3 der >30-jährigen haben einen (asymptomatischen) Bandscheibenvorfall.

◊ In Deutschland entfallen 15 % aller Krankschreibungen auf Rückenerkrankungen.

Etlg: # Schmerz im Bereich der HWS (Zervikalneuralgie, Zervikalsyndrom, Zervikalgie)

Schmerz im Bereich der BWS
Schmerz im Bereich der LWS (**Lumbago**, Kreuzschmerz, engl. low back pain) und ausstrahlend in Gesäß und Bein (**Lumboischialgie**, Ischialgie, engl. sciatica)
Chronischer Rückenschmerz: definiert als Schmerzen in der Hälfte der Tage im letzten ½ J., eine andere Definition ist eine Schmerzdauer **>3 Mon.**

Klin: ⇒ Der einfache Rückenschmerz ist oft langsam aufbauend und hat **keine** neurologischen Ausfälle!
⇒ Akuter, plötzlich einschießender, starker Schmerz (sog. „Hexenschuss"), schmerzbedingte Schonhaltung

Diag: 1. **Anamnese**: Beginn (Auslöser?) u. Dauer der Beschwerden, Vorerkrankungen (Trauma, Malignom, Rheuma), Glukokortikoideinnahme?, Größe und Gewicht (Adipositas?)
Klinische Untersuchung: Deformitäten, Druck-/Klopfschmerz, neurologische Ausfälle (Reflexe, Paresen, Sensibilitätsstörungen?), Beweglichkeitsprüfung, tastbare Muskelverhärtungen, Fieber, LASÈGUE-Zeichen, Flexion n. SCHOBER (LWS) u. OTT (BWS) ⇨ bei akuten Rückenschmerzen ohne besonderen Befund (keine neurologischen Ausfälle) und ohne besondere Hinweise in der Anamnese (z.B. Tumorerkrankung, Trauma) erfolgt keine weitere Diagnostik (Spontanheilung innerhalb von 4 Wo. abwarten u. kontrollieren)
2. Röntgen: Wirbelsäule in 2 Ebenen (knöcherner Befund), bei HWS in 4 Ebenen ⇨ Ausschluss von Frakturen, Fehlstellungen, arthrotischen Veränderungen, Tumoren
3. Ist eine weitere Bildgebung erforderlich (keine Beschwerdebesserung nach 6-12 Wo.), dann **MRT**.

Ther:
- Konservativ: Bei akuten Rückenschmerzen **keine** körperliche Schonung, **keine** Bettruhe (hat negativen Effekt und wird ausdrücklich nicht mehr empfohlen), **keine** Orthesen, möglichst auch **keine längere** Krankschreibung (Alltagsbelastung u. -bewegungen beibehalten)
  - Schmerztherapie mit **NSAR**, z.B. Ibuprofen, Diclofenac od. Paracetamol
  - Bei Myogelosen: Myotonolytika, z.B. Tizanidin (Sirdalud®), Methocarbamol (Ortoton®)
  - Neuraltherapie mit Xylocain- od. Lidocain-Injektionen (Xyloneural®), paravertebral intrakutan injiziert ("quaddeln") ⇨ lindern Schmerzen durch zeitweise Ausschaltung des Dermatoms.
  - Physikalische Ther: Wärmeapplikation, Fango, ABC-Pflaster, Massagen
  - Im Anschluss an die akute Phase **krankengymnastische** Übungsbehandlungen mit aktivem Rückentraining, Haltungsschulung ⇨ Stärkung der Rücken- und Bauchmuskulatur, Anleitung zu rückenschonendem Verhalten und weiteres/dauerhaftes Training in Eigenregie, Rückenschulung am Arbeitsplatz
  - Manipulationen od. Mobilisationen (sog. „Einrenkungen", Syn: Chirotherapie, Manualtherapie) sind in ihrer Wirkung umstritten. Cave: Risiko für schwerwiegende Wirbelsäulenverletzungen! (daher zuvor Röntgen des betroffenen Wirbelsäulenabschnitts). Immer innerhalb der physiologischen Gelenkgrenzen und in die freie Richtung arbeiten.
  - Bei Facettensyndrom: Injektion in bzw. an das betroffene kleine Wirbelgelenk (ggf. unter Durchleuchtung, um das Gelenk genau zu treffen) mit einem Lokalanästhetikum u. Kortikoid.
- Bei chronischem Rückenschmerz: neben KG u. physikalischer Therapie elektrische Nervenstimulation (TENS), progressive Muskelrelaxation nach JACOBSON und ggf. zusätzlich **Psychotherapie** (Verhaltenstherapie, Gruppentherapie) = sog. **multimodale** Ther., Rehabilitation bei Gefährdung der Arbeitsfähigkeit
- Operativ: Ind: Eindeutiger klinischer Befund, z.B. Osteophyt, großer Bandscheibenvorfall mit therapieresistenten Schmerzen, Spinalkanalstenose
  - Zu Op.-Verfahren s.u., Kap. Bandscheibenschäden
  - Zu Wirbelkörperfrakturen, -sinterungen usw. s.u., Kap. Wirbelsäulenfrakturen
- Weitere Informationen im Internet: www.schmerzliga.de, www.backpain-europe.org

Prog: Akute Beschwerden bessern sich meist **spontan** innerhalb weniger Wochen.
Besonderes Problem sind chronifizierte Rückenschmerzen (operative Verfahren bringen meist auch keinen Erfolg und sind ohne eindeutigen klinischen Befund auch nicht indiziert), eine längere Krankschreibung (>6 Wo.) hat prognostisch sehr ungünstige Folgen.

Kompl: * Chronifizierung: Medikamentenmissbrauch, zunehmende Immobilisierung, soziale Isolierung, sekundärer Krankheitsgewinn (Krankschreibung, **Rentenbegehren**!)

* Cave: Neurologische Ausfälle (Sensibilitätsstörungen, Paresen), Konus-Kauda-Syndrom (Stuhl- u. Harnentleerungsstörung), Fieber, Gewichtsverlust, Nachtschweiß (sog. B-Symptome), Schmerzprogression (u. fehlende Besserung in Ruhe) ⇨ dies sind **Alarmsymptome** (sog. **„red flags"**) als Hinweis für eine organische Ursache, s. DD

Proph: ♥ Rücken-/Bandscheiben-schonendes Heben und Tragen von schweren Lasten (aufrechte Haltung, nah am Körper, kein Vornüberbeugen beim Aufnehmen von Lasten sondern in die Knie gehen, s. Abb.)

♥ Sportlicher Ausgleich zur „sitzenden" Tätigkeit, ergonomischer Arbeitsplatz, allgemein **aktive** Lebensführung

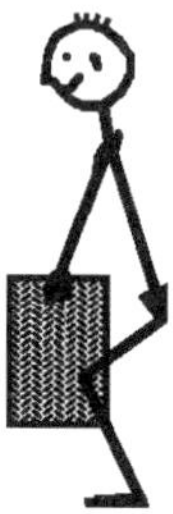

DD: Die **Schmerzstärke** des einfachen Rückenschmerzes korreliert nicht mit dem Vorliegen einer schwerwiegenden Ursache, wie z.B. einem Bandscheibenvorfall. Myofaszial-bedingter Rückenschmerz kann extrem schmerzhaft sein und Bandscheibenvorfälle sind häufig völlig ohne Beschwerden (z.B. Zufallsbefund im MRT). Alle DD sind letztlich Ausschlussdiagnosen:

- Trauma: HWS-Distorsion, **Wirbelfrakturen**, Polytrauma, Plexusläsion
- **Bandscheibenvorfall** od. Spinalkanalstenose, zervikale Myelopathie (s.u.)
- Spondylolyse, Spondylolisthesis (s.u.) ⇨ **Wirbelgleiten**
- **Skoliose**, Kyphose, Morbus SCHEUERMANN (s.u.)
- Entzündlich: endogene Osteomyelitis (Spondylitis), **Spondylodiszitis** (bei Drogenabusus, Immunsuppression od. HIV-Infektion vermehrt), Discitis intervertebralis, TBC, spinaler od. paravertebraler Abszess, Neuroborreliose, Herpes zoster, Myelitis (infektiös, parainfektiös)
- Rheumatisch: Sakroiliitis bei juveniler rheumatoider Oligoarthritis, **Morbus BECHTEREW**
- Malignome: Knochentumoren, Metastasen in den Wirbelkörpern, pathologische Wirbelfraktur, Pancoast-Tumor mit Schmerzausstrahlung, Pankreastumor mit Schmerzausstrahlung
  Spinale Tumoren (Meningeome, Gliome, Hämangioblastome, Lymphome), intraspinale Metastasen anderer Tumoren
- Juxta-Facett-Zysten: Synovialzysten der Intervertebralgelenke od. Lig.flavum-Zysten
- ISG-Irritation (Iliosakralgelenk, Syn: auch SIG = Sakroiliakalgelenk) ⇨ diagnost./therap. Schmerzausschaltung durch gezielte Infiltration mögl.
- Syringomyelie, Arachnopathie (Verwachsungen der Arachnoidea)
- Spina bifida occulta (häufig Zufallsbefund im Röntgen ohne entsprechende Klinik)
- Myokardinfarkt, Aortenaneurysma, Pankreatitis, Schwangerschaft ⇨ **Schmerzausstrahlung** in den Rücken mögl.
- Fibromyalgiesyndrom, CFS (chronic fatigue syndrome)
- Somatoforme Rückenschmerzen (psychische Ursache)

SKOLIOSE

Syn: ICD-10: M41.99, angeboren Q67.5

Ät:
- **Idiopathisch** (85% der Fälle), selten genetisch (aut.-dom. erblich)
- Statisch: **Beinlängendifferenz** mit **Beckenschiefstand**
- Neuropathisch: infantile Zerebralparese, FRIEDREICH-Ataxie, Myelomeningozele, Torsionsdystonie, neuromuskuläre Erkrankungen, entzündlich (z.B. Poliomyelitis ⇨ führt zu asymmetrischen Lähmungen), bei Neurofibromatose
- Angeborene Bindegewebsveränderungen: EHLERS-DANLOS-Syndrom (sog. „Schlangenmenschen"), MARFAN-Syndrom
- Myopathisch: muskuläre Dysbalancen bei frühem Wachstumsschub in der Pubertät
- Osteopathisch: Fehlbildung der Wirbelkörperanlage (z.B. Osteogenesis imperfecta), asymmetrisches knöchernes Wachstum (z.B. Morbus SCHEUERMANN, s.u.), Stoffwechselstörun-

gen (z.B. Rachitis), verminderte Knochendichte (Osteoporose) und **degenerativ** (dann meist tieflumbale Skoliose)

- **Posttraumatisch** (Wirbelkörperfraktur, Beckenfraktur), metastatisch (pathologische WK-Fraktur), entzündlich (Spondylitis)

Path: ♦ **Seitliche** Verbiegung der Wirbelsäule **>10°** COBB-Winkel (s.u.) mit Wirbelrotation im Krümmungsbereich (Torsion), die nicht mehr durch die Muskulatur begradigt werden kann ⇨ **fixierte strukturelle Wachstumsdeformität**

♦ Beinlängendifferenzen bis 1 cm führen i.d.R. nicht zu einer Skoliose.

Epid: ◊ Prävalenz: 0,5 %, **w**>>m (= 3-4:1, für schwere Skoliosen sogar 7:1)

◊ Prädisp.alter: Die meisten Skoliosen bilden bzw. verschlechtern sich in der **Pubertät**.

Etlg: # Nach dem Alter:

- **Infantile Skoliose** (Early-Onset-Skoliose): Entstehung bis zum 3. Lj., fast immer thorakal lokalisiert, ungünstige Prognose
- **Juvenile Skoliose**: Entstehung zwischen 4. bis 10. Lj.
- **Adoleszentenskoliose**: Entstehung 11.-17. Lj., meist thorakal, meist rechtskonvex

Morphologische Klassifikation nach KING (1983):

KING I: S-förmig-thorakolumbale Krümmung (Hauptkrümmung lumbal, Nebenkr. thorakal)
KING II: S-förmig-thorakolumbale Krümmung (thorakal > lumbal)
KING III: Thorakale Krümmung, minimale lumbale Nebenkrümmung
KING IV: Langstreckig thorakale Krümmung (C-förmig)
KING V: Doppelte thorakale Krümmung

Schweregrad bestimmt nach dem **Skoliosewinkel n. COBB** im Röntgenbild (Abb. s.u.)

Grad 1: <40° COBB-Skoliosewinkel = leichte Skoliose
Grad 2: 40-60° COBB-Skoliosewinkel = mittelschwere Skoliose
Grad 3: 60-80° COBB-Skoliosewinkel = schwere Skoliose
Grad 4: >80° COBB-Skoliosewinkel = sehr schwere Skoliose

Rotationswinkel nach NASH u. MOE (Rotation des Scheitelwirbelkörpers):

Grad 1: ca. 5° Rotation
Grad 2: ca. 15° Rotation
Grad 3: ca. 30° Rotation
Grad 4: ca. 40° Rotation

Klin: ⇒ Entwicklung eines Rippenbuckels und/oder Lendenwulstes

⇒ Meist keine od. nur geringe Schmerzsymptomatik (u. es besteht keine Korrelation zwischen der Schwere einer Skoliose und der Schmerzintensität)

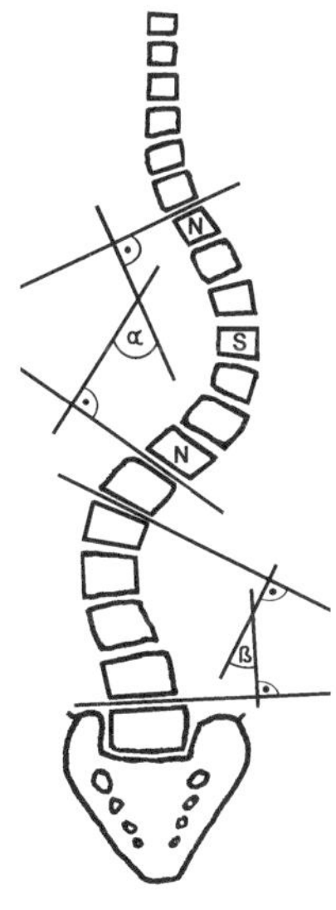

Diag: 1. Anamnese: Alter bei Erstdiagnose, Rückenschmerzen, Wachstumsgeschwindigkeit, Menarche/Menarchenalter, Wachstumsabschluss, familiäre Belastung?

Klinische, orthopädische Untersuchung: Inspektion, Schulterstand, Lot (C7/Vertebra prominens – Rima ani), Beckenschiefstand, Beinlängendifferenz, als Funktionsuntersuchung der **Vorbeugetest** (ADAMS-Test: bei Skoliose kommt es zur Wirbelsäulentorsion, diese führt zu sichtbarem Rippenbuckel od. Lendenwulst auf der Außenseite (Konvexität) der Krümmung), Seitenneigung (Rigidität?)

2. Röntgen: In der **frontalen Wirbelsäulenganzaufnahme** Ausmessung der Krümmung (**COBB-Winkel**, s. Abb.), dazu obere u. untere Endwirbel der Krümmung (N = neutral) u. Apexwirbel (S = Scheitelwirbel) bestimmen, Haupt- und Nebenkrümmungen u. Krümmungsmuster festlegen. In der seitlichen Aufnahme Rotationswinkel des Apexwirbels bestimmen.

Abb.-Bsp.: mittelschwere BWS-Skoliose mit 55° (α) u. LWS-Skoliose mit 30° (ß), Stadium: KING II, COBB 2

3. MRT: bei V.a. intraspinale Pathologie (Syringomyelie, Tethered-

spinal-cord-Syndrom, Spina bifida, Spinalwurzelirritation usw.)
4. Lungenfunktionstest: bei sehr schwerer Form eingeschränkt

Ther:
- Konservativ: COBB-Winkel 20°-40° u. mind. 1 Jahr verbleibendes Wachstum (Wachstumsreserve, ggf. Skelettalter bestimmen): Physiotherapie (nach SCHROTH od. VOJTA) u. **Korsett-Therapie** (z.B. CHÊNEAU-, BOSTON-, MILWAUKEE-Korsett, wichtig: optimale Passform, gute Compliance = Tragezeit **>22 Std./Tag**). Es gibt daneben unzählige „alternativ"-medizinische Ansätze ohne Wirksamkeitsnachweis.
- Operativ: Ind: ausgeschöpfte konservative Möglichkeiten, COBB-Winkel >40°
  ⇨ Ziel: weitmöglichste Aufrichtung der Verkrümmung und **Halten der Korrektur** bis zum Wachstumsabschluss (zumindest ein COBB-Winkel <40° sollte gehalten werden), postoperativ engmaschige klinische u. radiologische Kontrollen
  - Derotations-**Spondylodese** n. ZIELKE: von ventral/thorakal werden elastische Stäbe mit Schrauben in den Wirbelkörpern eingebracht (meist einseitiges Doppelstabssystem)
  - Dorsale Skolioseaufrichtung: beidseitiges Stabssystem wird über Pedikelschrauben gehalten (Distraktionsspondylodese nach COTREL-DUBOUSSET) od. segmentale Drahtanschlingungen nach LUQUE
  - Dorso-ventrale Fusion: bei schweren Fällen (>90° n. COBB) Kombination von ventralen und dorsalen Stabssystemen (= Fixateur interne)
- Selbsthilfegruppen: Bundesverband Skoliose-Selbsthilfe e.V., Sonnenhalde 5a, 74838 Limbach, Internet: www.bundesverband-skoliose.de u. bei www.skoliose-info-forum.de

Prog: Je früher das Auftreten, umso ungünstiger die Prognose (wegen der großen Wachstumsreserve), kritische Zeit für eine **Progression ist die Pubertät** mit dem Wachstumsschub.
Mit den operativen Verfahren ist in 50-60 % der Fälle eine gute Korrektur möglich.

Kompl:
* Sehr schwere Skoliose (>80°): **Lungenfunktionseinschränkung** mögl. (Vitalkapazität↓, als Anhalt je 10° Cobb-Skoliosewinkel gehen 10 % VK verloren) ⇨ kardiopulmonale Belastung, Cor pulmonale, insg. höhere Invalidität u. Mortalität
* Nicht korrigierte Skoliosen (od. Restskoliose >40°) können sich im Laufe des Lebens um 0,5-1°/Jahr (durch Wirbelkörperumbau, Bandscheibendegeneration) verschlechtern.
* Konservativ: Druckstellen u. Hautaffektionen bei Korsett-Therapie

Op:
* Übliche operative Risiken (Materialbruch, Infekt, Pseudarthrosen), bei COBB-Winkeln >60° steigendes Operationsrisiko u. abnehmende Korrekturerfolge
* Bei thorakalen Eingriffen: Pneumothorax, Pleuraerguss ⇨ am Ende der Op immer Thoraxdrainage anlegen
* Bei dorsaler Spondylodese u. nicht abgeschlossenem Wachstum BWS-Lordosierung mögl. (sog. Crankshaft-Phänomen durch Wachstum der ventralen Wirbelkörperepiphysen) ⇨ Proph. bei jungen Pat.: ventrale Epiphyseodese durch Verödung der Wachstumsfuge od. kombinierte dorso-ventrale Fusion
* Neurologische Schäden (insb. Querschnittlähmung): <100° COBB-Winkel ca. 0,6 %, >100° Cobb-Winkel bis 10 %

Proph:
♥ Frühzeitiges Erkennen bei den U-Kinderfrüherkennungsuntersuchungen
♥ Bei Vorliegen einer Skoliose keine Stauchungsbelastung in Längsachse (z.B. keine Sprungsportarten, kein Fallschirmspringen)

DD:
- Säuglingsskoliose: dauernde gleiche Rückenschräglage ⇨ C-förmige, großbogige Skoliose; Ther: Eltern über wechselnde Lage aufklären, ggf. Physiotherapie, heilt meist spontan aus
- Schulterblatthochstand (sog. SPRENGEL-Deformität): Scapula u. Wirbelsäule angeboren knöchern verbunden (Os omovertebrale)
  Ther: Resektion der Knochenverbindung und Verlagerung der Schulterblattheber (M.trapezius, M.levator scapulae, Mm.rhomboidei) einige cm nach kaudal im 5.-6. Lj. (WOODWARD-Op)

TORTICOLLIS

Syn: **Schiefhals**, Caput obstipum

Ät:
- Muskulär: einseitige **Verkürzung des M.sternocleidomastoideus** (ICD-10: Q68.0), insb. bei **Geburtsverletzung** (Hämatom im M.sternocleidomastoideus, insb. bei Geburt aus Beckenendlage, ICD-10: P15.2)
- Knöchern (= Skoliose der HWS): **Wirbelsäulenfehlbildungen**, wie z.B. Halbwirbel, Wirbelverschmelzungen, Atlasassimilation (ICD-10: M43.6), ggf. Kombinationsfehlbildung mit Klumpfüßen od. Hüftdysplasie, KLIPPEL-FEIL-Syndrom (s.o.), basiläre Impression, Frakturen, Knochentumoren (Osteoidosteom, Osteoblastom)
- Neurologisch: Torticollis spasmodicus (zervikale Dystonie, ICD-10: Q24.3), nach Schädel-Hirn-Trauma, Syringomyelie, vaskuläre Erkrankungen, intrakranielle Raumforderung, Enzephalitis, einseitige Taubheit
- Funktionell: Blockierung der kleinen Wirbelgelenke (z.B. Sportverletzung)
- Infektiös: GRISEL-Syndrom = lymphogen fortgeleitete Rachenentzündung mit seitlicher Dislokation des Atlas (nach Ausheilung der Infektion reversibel)
- Narbig: nach Verbrennungen od. Verbrühungen
- Okulär: Schiefhalten des Kopfes bei N.trochlearis-Lähmung zum Ausgleich v. Doppelbildern
- Med.-NW: Neuroleptika (tardive Dyskinesien)

Epid: Muskulärer Schiefhals ist die häufigste Form des Torticollis im Säuglingsalter, bereits nach 3 Monaten kommt es zu bleibenden strukturellen Muskelveränderungen ⇨ frühe Ther.

Etlg: Formen: **rotatorischer Torticollis** (Verdrehung + Seitkrümmung der HWS, führt im fortgeschrittenen Stadium zur Verziehung der Gesichtsachse, sog. Gesichtsskoliose)
Laterocollis (seitlich zur Schulter hin abkippend)
Anterocollis (gegen den Thorax gebeugt = Inklination)
Retrocollis (nach hinten überstreckt = Reklination)

Klin:
⇒ Verdrehung und Seitkrümmung der HWS: Kopf zur kranken Seite des Muskels geneigt und zur Gegenseite rotiert, z.T. „Kopfnickerhämatom" durch Muskeleinriss
⇒ M.sternocleidomastoideus strangartig verhärtet und hypertrophiert

Diag:
1. Anamnese (Geburtsmodus) u. klinische Untersuchung: Tastbefund, Bewegungsmaße (Inklination, Reklination, Rotation, Seitneigung)
2. Röntgen-HWS: Ausschluss einer knöchernen Wirbelsäulenfehlbildung

Ther:
- Konservativ: bei angeborenem muskulärem Schiefhals **Physiotherapie** (n. VOJTA), Baby auf der kontralateralen Seite der Deformität schlafen lassen
  Schiefhals durch knöcherne HWS-Skoliose: weiche Halsorthese
  Bei zervikaler Dystonie Injektion von Botulinumtoxin in Muskulatur/umliegendes Gewebe (z.B. Botox® od. Neurobloc®, Wirkung hält ca. 3-5 Monate an u. kann wiederholt werden)
- Operativ: Ind: bei erfolgloser konservativer Therapie bis zum Ende des 1. Lj.
  Distale Tenotomie des M. sternocleidomastoideus an der Clavicula, danach Kopfruhigstellung für 4-6 Wochen in Halsorthese (Cave: richtige Kopfstellung, bei Überkorrektur Schädigung des Plexus cervicalis mögl.)
- Selbsthilfegruppen: Bundesverband Torticollis e.V., Eckernkamp 39, 59077 Hamm, Tel.: 02389 536988, Internet: www.bvtorticollis.de

DD:
- Familiäres Myoklonus-Dystonie-Syndrom (aut.-dom. vererbt, Chrom. 7): Kombination von tonischen Muskelkontraktionen und Zuckungen
- Sekundäre Dystonien (Begleitsymptom anderer neurologischer Erkrankungen): Morbus WILSON, Gangliosidosen und andere Stoffwechsel-/Speicherkrankheiten
- Tic-Störungen
- Psychogener Schiefhals, psychogene Dystonie

KYPHOSE

Syn: **Rundrücken** (gr. kyphos = krumm), Hyperkyphose, ICD-10: M40.24

Ät:
- Zu frühe Belastung der Wirbelknochen in der Kindheit (z.B. zu frühes Sitzen), schwache aufrichtende Muskulatur
- Meist als Folge eines **Morbus SCHEUERMANN** auftretend (s.u.) = **juvenile Kyphose**
- Fehlbildungen: Blockwirbel, Halbwirbel, Spondylolisthesis, Osteogenesis imperfecta
- Osteopathisch: verminderte Knochendichte (= osteoporotische Degeneration, sog. "Witwenbuckel" im Senium), Stoffwechselstörungen (z.B. **Rachitis**)
- Angeborene Bindegewebserkrankungen: MARFAN-Syndrom, EHLERS-DANLOS-Syndrom
- Traumatisch (Wirbelkörperfraktur, „Bruchbuckel"), metastatisch (pathologische WK-Fraktur)
- Entzündlich (Spondylitis), tuberkulöse Spondylitis (POTT-Buckel)

Etlg:
Physiologische Brustkyphose: bis 40°
Arkuäre Kyphose: bogenförmig (langbogig), viele Wirbelsegmente betreffend, bei Kindern i.d.R. haltungsbedingt od. osteoporotisch beim alten Menschen
Anguläre Kyphose: winkelförmig (kurzbogig, sog. **Gibbus**), betrifft nur 1-2 Segmente, meist traumatisch, entzündlich oder tumorbedingt (Plasmozytom, Knochenmetastasen)

Klin:
⇒ Starke **Rundung der BWS**, ggf. ausgleichende fixierte Hyperlordose der LWS
⇒ Bewegungseinschränkung und Schmerzen

Diag:
1. Anamnese u. klinische Untersuchung
2. Röntgen: Wirbelsäule in 2 Ebenen (Ausschluss Blockwirbel, Frakturen, M. Scheuermann), Messung des Kyphosewinkels (n. COBB wie bei der Skoliose) in der **Seitaufnahme**

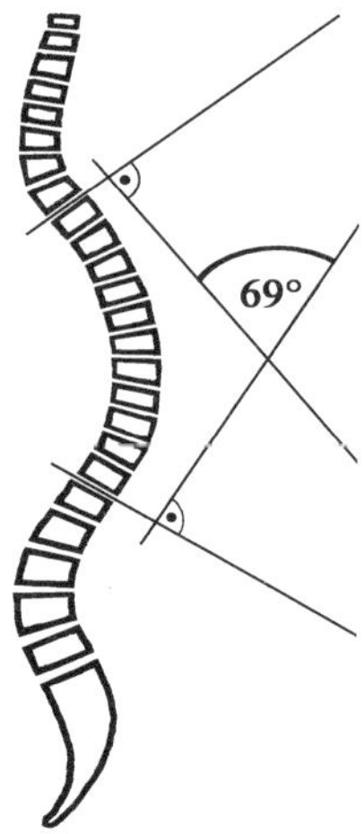

Abb.Bsp.: schwere arkuäre Kyphose, COBB-Winkel 69°

Ther: Behandlung ab Krümmungswinkel >40° indiziert
- Konservativ: nur während der Wachstumsphase sinnvoll, mit Physiotherapie, Orthesenversorgung zur Aufrichtung und Wachstumslenkung
- Operativ: Ind: konservative Therapie nicht ausreichend
  - Dorsale/ventrale Aufrichtungsverfahren
  - Intensive Nachbehandlung u. Kontrollen

Prog: Gut, leichte Bewegungseinschränkung bleibt aber meist bestehen.

MORBUS SCHEUERMANN

Syn: SCHEUERMANN-Krankheit, **Adoleszentenkyphose**, juvenile Osteochondrose, Osteochondrosis deformans juvenilis dorsi, Kyphosis juvenilis deformans, ICD-10: M42.09

Ät:
- Letztlich **unklar**, ggf. aut.-dom. erbliche Störung der enchondralen Ossifikation
- Missverhältnis zwischen Belastung und Belastbarkeit, schwache Rückenmuskulatur
- Endokrine Faktoren, Fehlernährung

Epid:
◊ Prädisp.alter: Beginn 8.-12. Lj., Progredienz zwischen 12. u. 16. Lj., **m**>>w (= 5:1)
◊ Häufigkeit: 1-8 % der Bevölkerung betroffen, häufigste Wirbelsäulenerkrankung bei Jugendlichen

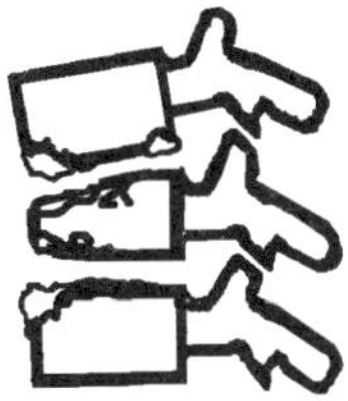

Path: ♦ **Wachstumsstörung** der knorpeligen Grund- und Deckplatten der Wirbelkörper (Osteochondrodysplasie) und der ventralen Vorderkante (s. Abb.) ⇨ Verknöcherungsstörung mit **Keilwirbelbildung**, entstehende Defekte (sog. **SCHMORL-Knötchen**) werden von Bandscheibenmaterial ausgefüllt ⇨ Verschmälerung des Bandscheibenraumes, zunehmende **Kyphosierung** (= Rundrücken bei Befall der BWS, beim selteneren Befall nur der LWS entsteht ein Flachrücken), eingeschränkte Beweglichkeit

♦ Lok: Etlg. n. VAN TULDER (1997), Typ I: klassische **thorakale** Form
Typ II: atypische lumbale Form (selten, hat schlechtere Prog.)

Klin: ⇒ Meist **hyperkyphotische** Deformität der BWS (adoleszenter Rundrücken) u. ggf. kompensatorische Hyperlordose der LWS, auch eine zusätzliche Skoliose ist mögl.

⇒ **Rückenschmerzen** im Frühstadium selten, im Verlauf dann zunehmend (florides Stadium) u. **belastungsabhängig** (Es besteht aber keine direkte Korrelation zwischen Schwere der Kyphose u. Ausmaß der Schmerzen.)

⇒ Muskuläre Dysbalancen mit **eingeschränkter Beweglichkeit**

Diag: 1. Anamnese u. klinische Untersuchung: Vermessung der Flexion n. SCHOBER (LWS) u. OTT (BWS ⇨ vermindert), Vorschiebeversuch, Lot (von C7 zur Rima ani), Rotationsfähigkeit der Wirbelsäule

2. Röntgen: Ganzwirbelsäulenaufnahme in 2 Ebenen ⇨ Verschmälerung der Zwischenwirbelräume, Unruhe in Grund- u. Deckplatten, **SCHMORL-Knötchen**, Ossifikationsstörungen der ventralen Wirbelkörperkante, **keilförmige** Deformierung d. Wirbelkörper (Keilung >5°), **Kyphose** >50° u. Skoliose (Winkel-Ausmessung nach COBB s.o.)

3. MRT: Beurteilung von Frühformen, gute Darstellbarkeit der SCHMORL-Knötchen

Ther: • Konservativ: Allgemein: aufrecht sitzen, günstige Sportarten: Schwimmen
- **Physiotherapie** (Kräftigung der Rücken- und Bauchmuskulatur)
- Korsett-Behandlung (ab Kyphose >50° indiziert, für mehrere Jahre bis zum Wachstumsabschluss zur ventralen Entlastung der Wirbelkörper)
- Med: Bei Schmerzen NSAR (z.B. Diclofenac 3 x 12,5-25 mg)

• Operativ: Ind: nach Wachstumsabschluss, Kyphose >75°, therapieresistente Schmerzen
- Dorsale Spondylodese mit Pedikelschrauben, hochthorakal ggf. mit Haken
- Bei ausgeprägtem Befund zusätzlich ventrale Lösung zur Aufhebung der Kyphose

Prog: Gut, nach Wachstumsabschluss keine weitere Progression. Bei Kyphosewinkel >75° kann es im Erwachsenenalter zu sekundärer Verschlechterung der Wirbelsäulenstatik kommen.

Kompl: * Thorakale Bandscheibenvorfälle mit neurologischen Ausfällen, Beeinträchtigungen der kardiopulmonalen Leistungsfähigkeit bei Kyphose >100° ⇨ Op. indiziert
* Osteochondrose (= Degenerationen) im Erwachsenenalter durch die Fehlstatik
* Konservativ: Druckstellen u. Hautaffektionen bei Korsett-Therapie

Op: * Zugangsbedingte, implantatassoziierte und korrekturbedingte Komplikationen

DD: – Haltungsschwäche, kongenitale Kyphose (Wirbelkörperfehlbildungen), Osteochondrodystrophien (z.B. Osteogenesis imperfecta), Rachitis, Morbus BECHTEREW (Erwachsene)
– Traumatisch: multiple Kompressionsfrakturen

SPONDYLOLYSE U. SPONDYLOLISTHESIS

Syn: Spondylolyse = **Spaltbildung** des Wirbelbogens, ICD-10: M43.09
Spondylolisthesis = Spaltbildung + **Wirbelgleiten**, ICD-10: M43.1

<u>Ät:</u>
- Genetische Faktoren (häufiger bei den dysplastischen Formen)
- Rezidivierende **Mikrotraumen** (Stress- od. Ermüdungsfraktur v.a. bei extensivem **Sport**, z.B. Kunstturner, Schmetterlingsschwimmen, Speerwerfer)
- Vermehrte lumbale Lordose (z.B. kompensatorisch beim Morbus Scheuermann)
- Neuromuskuläre Erkrankungen (infantile Zerebralparese, Spina bifida)
- Angeborene Bindegewebserkrankung (MARFAN-Syndrom)
- Traumatisch: beidseitige Fraktur der Wirbelgelenke/Wirbelbögen

<u>Path:</u>
- ♦ Gefügestörung od. **knöcherner Defekt** der Pars interarticularis (Spondylolyse) der Wirbelgelenke ⇨ bei beidseitigem Defekt kann der kraniale Wirbelkörper auf dem kaudal gelegenen nach ventral rutschen (Spondylolisthesis, s. Abb.)
- ♦ <u>Lok:</u> lumbosakraler Übergang, (80-90 % d.F. **L5 /S1**), gefolgt v. **L4/ L5**

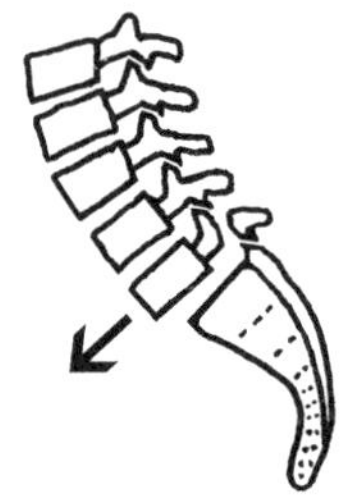

<u>Epid:</u>
- ◊ <u>Prävalenz:</u> Spondylolyse **sehr häufig**, **4-6 %** aller Kinder, **m** > w (2:1)
- ◊ Prädisp.alter: 7.-10. Lj.

<u>Etlg:</u>
- # Isthmisch: Defekt der Pars interarticularis (meist traumatisch), 80 % d.F.
- # Dysplastisch: Gefügestörung des lumbosakralen Übergangs (z.B. durch verlängerten Wirbelbogen LWK 5, Trapezform des LWK 5), 20 % d.F.

<u>Klin:</u>
- ⇒ Häufig **keine Beschwerden** (Zufallsbefund)
- ⇒ Hyperlordose der LWS, Sakrum steht steil
- ⇒ Tieflumbal ausstrahlende Schmerzen, ggf. Bewegungseinschränkung
- ⇒ Bei einseitigem Defekt auch Skoliose mögl.

<u>Diag:</u>
1. Anamnese (sportliche Belastung?) u. klinische Untersuchung: Hyperlordose der LWS?, Skoliose? Stufen-/Dellenbildung in der Dornfortsatzreihe? Sprungschanzenphänomen?, neurologische Defizite, Druck- u. Rüttelschmerz am betroffenen Segment
2. **<u>Röntgen:</u>** a.p., seitl. und 45°-Schrägaufnahmen machen: Spondylolyse in **Schrägaufnahme** ("Hündchenfigur") sichtbar, Spondylolisthesis in der **Seitaufnahme** zu erkennen (gedachte Linie an den Wirbelköperhinterkanten macht einen Sprung), der Schweregrad der Spondylolisthesis wird modifiziert n. MEYERDING (1932) eingeteilt:

Grad I:	Gleitstrecke 0-25% des Wirbelkörpers
Grad II:	Gleitstrecke bis zu 50% des Wirbelkörpers
Grad III:	Gleitstrecke bis zu 75% des Wirbelkörpers
Grad IV:	Gleitstrecke bis zu 100% des Wirbelkörpers
Grad V:	Spondyloptose = völliges Abrutschen

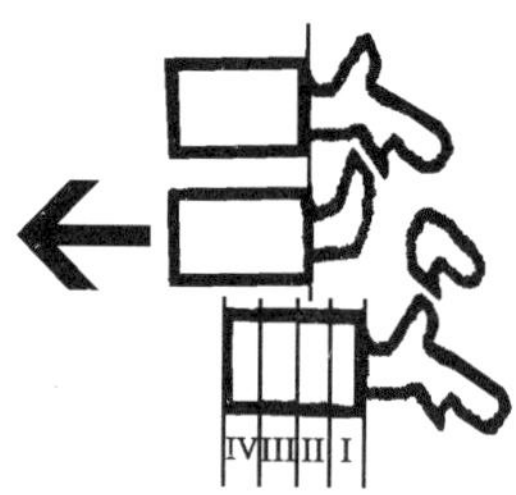

Abb.-Bsp.: Spondylolisthesis L4-L5, Gleitstrecke 40 %, Winkel 3°, MEYERDING Grad II

Im CT Defekt der Pars interarticularis darstellbar (inkomplettes Ringzeichen)

3. **MRT:** bei neurologischen Defiziten (Beurteilung von Spinalkanal u. Nervenkompression) od. jungen Sportlern (Frühzeichen ist ein Knochenödem der Pars interarticularis, noch bevor sich ein Spalt ausbildet)
4. Knochenszintigraphie: zeigt Mehranreicherung bei akuten Beschwerden

<u>Ther:</u>
- Bei Spondylolyse primär keine Behandlung erforderlich.
- <u>Konservativ:</u> prinzipiell Therapiebeginn konservativ (fast alle Pat. sind <18 J.)
  - Sportpause, Krankengymnastik zur Entlordosierung und Stabilisation der Rumpfmuskulatur (auch Bauchmuskulatur trainieren), Detonisierung der Muskulatur mit Wärmeanwendung, Massagen, Rückenschule
  - Med: NSAR (z.B. Ibuprofen 3 x 7-10 mg/kgKG, Nurofen® od. bei Jugendlichen Diclofenac 3 x 12,5-25 mg)

- Bei ausgeprägter akuter Symptomatik: Ruhigstellung mit einem Korsett für 6-12 Wo.
- Operativ: Ind: trotz kons. Ther persistierende Schmerzen, neurologisches Defizit
  - Verschiedene Methoden mögl.: Verschraubung des Defekts in der Pars interarticularis, Zuggurtungsosteosynthese, Hakenschraube n. MORSCHER
  - Ab MEYERDING Grad III: Reposition u. intersegmentale Fusion (= Spondylodese)
  - Bei Spondyloptose Reposition u. kombinierte ventrodorsale Operation (Fixateur interne)

Prog: Erhöhtes Risiko für weiteres Abgleiten im Kindesalter: bereits höhergradiger Abrutsch, Abrutschwinkel >10°, abgerundete Deckplatte des Sakrums/kaudalen Wirbels

Kompl: * Die Spondyloptose kann ein Geburtshindernis bei der Schwangerschaft sein.
* **Spinalkanalstenose** ⇨ neurologische Defizite

Op: * Bei Reposition Nervenverletzung mögl.

DD:
- **Spondylose** (Spondylosis deformans) = degenerative Erkrankung des Wirbelkörpers mit Osteosklerose, Verschmälerung des Zwischenwirbelraums, Osteophyten
- **Spondylarthrose** = degenerative Erkrankung der kleinen Wirbelgelenke
- **Spondylarthritis** = Entzündung der Wirbelsäule (oft rheumatisch od. reaktiv)

BANDSCHEIBENSCHÄDEN

Syn: Spinale radikuläre Syndrome, **Bandscheibenvorfall**, Bandscheibenprotrusion, Bandscheibenprolaps, Nucleus-pulposus-Prolaps (**NPP**), Diskusprolaps, Diskushernie, Hernia nuclei pulposi, engl. slipped disc, disc prolaps, *Bandscheibenschäden*
ICD-10: zervikal M50.2, thorakal + lumbal M51.2

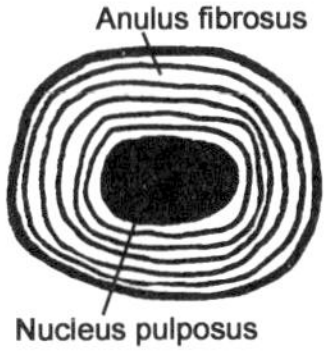

Anatomie: Die Bandscheiben (Disci intervertebrales) bestehen aus einem faserverstärkten bindegewebigen **Ring** (Anulus fibrosus) und einem zentralen **Gallertkern** (Nucleus pulposus) mit hoher Mukopolysaccharidkonzentration, die viel Wasser bindet (⇨ Elastizität).

Ät:
- **Degenerative Prozesse** (Degeneration der Bandscheiben, spondylotische Veränderungen)
  Erhöhtes Risiko durch Bewegungsmangel und ständiges Sitzen, Heben schwerer Lasten, plötzliche Drehbewegungen (Golfspieler)
- Traumatisch (z.B. HWS-Distorsion, Wirbelfrakturen)
- Knochenmetastasen, Rückenmarktumoren

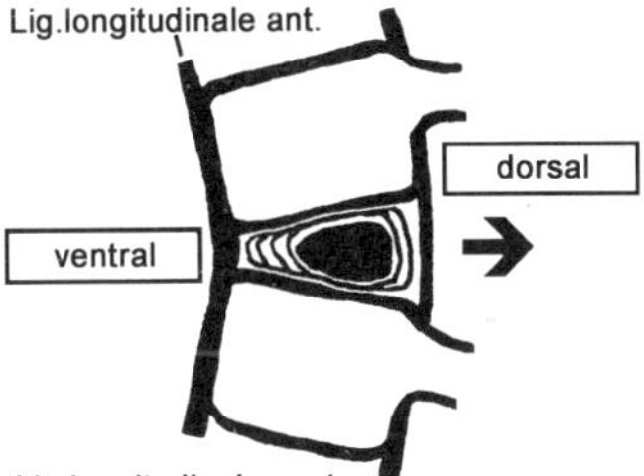

Path:
- **Protrusio** ⇨ Vorwölbung einer Bandscheibe nach dorsal, z.B. mechanisch durch Belastung u. Verbiegung der Wirbelsäule nach ventral (s. Abb.)
- **Diskusprolaps** ⇨ Vorfall einer Bandscheibe, bzw. des gallertigen Nucleus pulposus (dieser durchbricht dabei den Anulus fibrosus). Eine Perforation des Lig.long.post. ist mögl. = freier Sequester. Dadurch **Einengung** des **Foramen intervertebrale mit dem Spinalnerven** (lateraler Prolaps) oder Einengung u. Kompression des Spinalkanales (medialer Prolaps)
- Lok: NPP ⇨ 90 % **lumbal**, 10 % **zervikal**, 0,2 % thorakal
  - Lumbal: **L5**- häufigstes und **S1**- häufig, L4-Syndrom seltener ⇨ alles meist Bandscheibenpathologie
    L4-Syndrom ⇨ Bandscheibe zwischen LWK 3 und 4 betroffen (die Nervenwurzel selbst tritt zwischen LWK 4 u. 5 seitlich aus, wird aber im Verlauf ein Segment höher geschädigt)
    L5-Syndrom ⇨ Bandscheibe zwischen LWK 4 und 5 betroffen
    S1-Syndrom ⇨ Bandscheibe zwischen LWK 5 und Os sacrum (S1) betroffen

- Zervikal: **C6** und **C7** je ca. 35 %, C8-Syndrom 25 % ⇨ alle eher spondylotische Veränderungen als Bandscheibenvorfälle
  C6-Syndrom ⇨ Spondylose/Bandscheibe zwischen HWK 5 und 6 betroffen
  C7-Syndrom ⇨ Spondylose/Bandscheibe zwischen HWK 6 und 7 betroffen
  C8-Syndrom ⇨ Spondylose/Bandscheibe zwischen HWK 7 und BWK 1 betroffen
- Thorakal: Symptomatische Bandscheibenvorfälle der BWS sind selten (asymptomatische dagegen sehr häufig), Lok: BWK 8 bis 12, am häufigsten **Th11/12** betroffen.

Epid: ◊ Prädisp.alter: 30.-50. Lj., schon junge Erwachsene betroffen, mit dem Alter zunehmend (bei 30-Jährigen finden sich im CT/MRT bei **1/3 der Bevölkerung** Bandscheibenvorfälle, meist jedoch völlig ohne Beschwerden)
◊ Häufigster operativer Eingriff an der Wirbelsäule, mit zunehmender Tendenz in den letzten Jahren (ca. 70.000 lumbale Bandscheibenoperationen/J. in Deutschland)

Etlg: # Nach der Lokalisation der Schädigung (s. Abb.):
- Medialer Prolaps: Kompression des Rückenmarks ⇨ Myelopathie, Kaudasyndrom
- Mediolateraler Prolaps: Kompression des Rückenmarks und Spinalnerven
- Lateraler Prolaps: Kompression der Spinalnerven ⇨ Radikulopathie

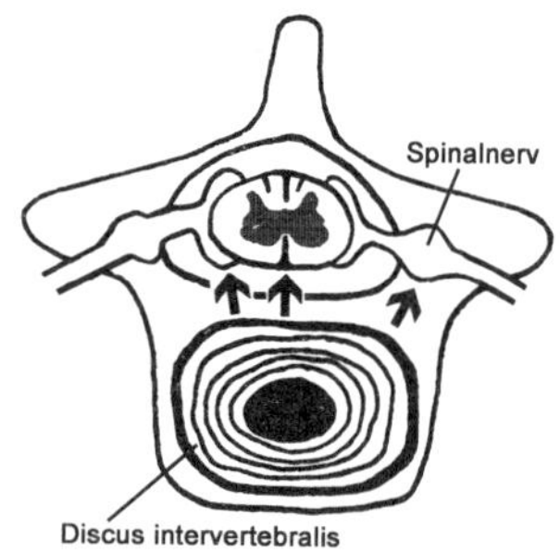

Nach der Art der Schädigung:
Soft disc = Nucleus-pulposus-Prolaps
Hard disc = Kompression von Spinalnerven od. Spinalkanalstenose durch knöchernen Prozess, z.B. Spondylarthrose mit Osteophyten der Wirbelplatten od. kleinen Wirbelgelenke

Klin: ⇒ Allgemein: **Rückenschmerzen** (LWS: Lumbalgie, Ischialgie, HWS: Nackenschmerzen), Parästhesien ("Ameisenlaufen"), sensible (im betreffenden Dermatom Hypästhesie u. Hypalgesie) und motorische **Ausfälle** (Paresen der Kennmuskeln, Abschwächung anderer Muskeln) mit Reflexabschwächung/-verlust
⇒ Provokation radikulärer Syndrome, z.B. durch Kopfverkippung, Husten mögl.
⇒ **Cave:** Alarmzeichen sind beginnende **Lähmungen**, plötzliches Verschwinden des Schmerzes mit zunehmender Hypästhesie (⇨ ***Wurzeltod***) oder **Blasen-** (Retention)/ **Mastdarmstörungen** (Sphinkterlähmung)!

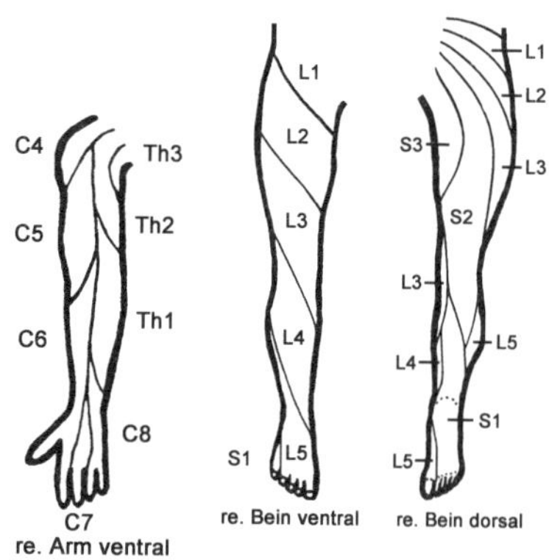

Diag: 1. Anamnese (Trauma, Rotationsbewegung, schweres Heben, Sprung aus großer Höhe, frühere Lumbago od. Ischialgien, chiropraktische Behandlung, Lähmungen, Störung der Blasen- und Mastdarmfunktion?)
2. Klinische Untersuchung: tastbare Myogelosen (Muskelverspannungen mit Circulus vitiosus: Verspannung führt zu Schmerz, der wiederum zu mehr Verspannungen führt.), Klopfschmerzhaftigkeit, schmerzhafte Bewegungseinschränkung u. Schiefhaltung (Skoliose) od. Steilhaltung (HWS) der Wirbelsäule

Kennmuskelschwäche, **Sensibilitätsstörung** im betroffenen Segment (s. Abb.) und **Muskeleigenreflexabschwächung** (s. Tabelle). Typische motorische Tests sind:

L4: Bein anheben, z.B. um auf einen Stuhl zu steigen, nicht mögl.

L5: Steppergang (Fallfuß) ⇨ Hackengang nicht mögl., M.gluteus-med.-Schwäche ⇨ beim Stehen auf dem Bein der betroffenen Seite kann das Becken nicht horizontal gehalten werden und sinkt zur gesunden Seite ab (TRENDELENBURG-Zeichen)

S1: Stehen auf den Zehenspitzen (Plantarflexion) auf der betroffenen Seite nicht möglich, Bügeleisengang (Abrollen und anheben des Fußes erschwert)

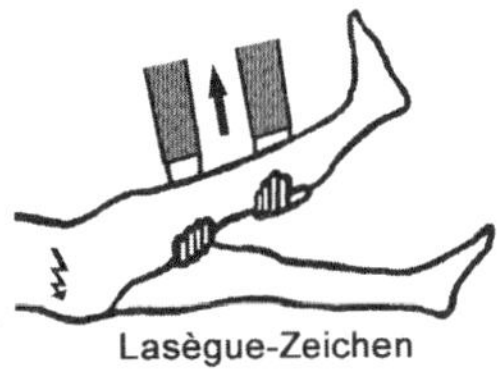

LASÈGUE-Zeichen (= Flexion im Hüftgelenk bei L5- u. S1-Syndrom) od. umgekehrtes LASÈGUE-Zeichen (= Hyperextension im Hüftgelenk bei L4-Syndrom) pos. (= schmerzhaft) SCHOBER- (LWS) od. OTT-Zeichen (BWS) vermindert.

3. Bildgebung: Betroffener Wirbelsäulenabschnitt **Röntgen nativ** in 2 Ebenen (a.p. u. seitlich), bzw. bei HWS in 4 Ebenen (zusätzlich 2 Aufnahmen, sog. Schrägaufnahmen von den re. u. li. Foramina intervertebralia ⇨ spondylotische Randzacken, Einengung der Foramina?)

   MRT: sehr gute Weichteil-/Myelonbeurteilung, CT (gut für knöcherne Beurteilung, z.B. bei V.a. Fraktur)

   Andere Verfahren, wie die Myelographie od. Myelo-CT (zur Beurteilung der Nervenwurzeln) od. Diskographie/CT (Darstellung einer Bandscheibe durch Injektion von Kontrastmittel in den Nucl.pulposus unter Durchleuchtung) werden kaum noch angewendet.

   Aber: Größe eines Bandscheibenvorfalles in der Bildgebung und Symptome müssen nicht korrelieren! (Große Vorfälle können völlig ohne Beschwerden sein und kleine können bereits erhebliche neurologische Ausfälle aufweisen.) Dies ist auch wichtig für die Op-Indikation ⇨ keine "Rö./CT/MRT-Bilder" operieren ⇨ entscheidend ist die Klinik.

4. Neurologische Untersuchung mit **EMG** und **NLG**: Bestimmung der Erregungsleitung der betroffenen Nervenwurzel; SEP: verzögerte Überleitung; Schweißsekretionstest: bei radikulären Syndromen normal, da sich die sympathische Innervation der Schweißsekretion außerhalb der Nervenwurzel dem peripheren Nerven anlegt (bei peripheren Nervenläsionen pathologisch = vermindert).

ZERVIKALE RADIKULÄRE SYNDROME

Wurzel	Sensibilitätsstörung	Kennmuskeln	Kennreflex
C6	Radialseite Ober- und Unterarm, Dig. I	M.biceps M.brachioradialis	Bizepssehnenreflex (BSR)
C7	Unterarm-Vorderseite Dig. II bis IV	M.triceps	Trizepssehnenreflex (TSR)
C8	Ulnarseite Unterarm Dig. IV u. V	Mm.interossei	(TSR), Trömner

LUMBOSAKRALE RADIKULÄRE SYNDROME

Wurzel	Sensibilitätsstörung	Kennmuskeln	Kennreflex
L4	Außenseite Oberschenkel Innenseite Unterschenkel	M.quadriceps M.tibialis ant.	Patellarsehnen-Reflex (PSR)
L5	Außenseite Unterschenkel Fußrücken, Großzehe	M.extensor hallucis long., M.ext.digitorum M.gluteus medius	Tibialis-posterior-Reflex (TSR)
S1	Unterschenkel laterodorsal laterale Fußkante, Fußsohle	M.triceps surae M.gluteus max.	Achillessehnen-Reflex (ASR)

Ther: • **Konservativ:**

- Med: **Analgetika**/NSAR (z.B. Paracetamol, Diclofenac od. Ibuprofen), Myotonolytika (Muskelrelaxation, z.B. Tizanidin, Sirdalud® od. Methocarbamol, Ortoton®)
- Lokal: Neuraltherapie mit Xylocain- od. Lidocain-Injektionen (Xyloneural®), die Injektionen werden intrakutan paravertebral gegeben ("quaddeln") ⇨ lindern Schmerzen durch zeitweise Ausschaltung des Dermatoms.

  Invasiver sind epidurale od. periradikuläre Injektionen (lumbale Spinalnervenanalgesie, sog. Wurzelblockade mit einem Lokalanästhetikum + Glukokortikoid)
- Physiotherapie: lokale **Wärme**applikation (ABC-Wärme-Pflaster, Fango, Einreibungen), Massage, elektrische Nervenstimulation (TENS),

  Entspannungsübungen (progressive Muskelrelaxation nach JACOBSON), Muskeldetonisierung zum Ausgleich von Dysbalancen

- Nach der akuten Phase intensive **Krankengymnastik** und Bewegungstherapie (**aktives Rückentraining**), Haltungsschule ⇨ Stärkung der Rücken- und Bauchmuskulatur, Vermeiden von Fehlhaltungen und -belastungen (z.B. beim Tragen von Lasten), Rückenschulung am Arbeitsplatz
- Bettruhe hat einen negativen Effekt u. wird <u>nicht</u> mehr empfohlen.
- HWS: Halskrawatte (SCHANZ-Verband) kann vorübergehend zur Entlastung der Wirbelsäule versucht werden.
- LWS: **Stufenbett** (= Würfel unter den Unterschenkeln, sodass diese rechtwinklig zu den Oberschenkeln liegen ⇨ Entlastet die Wirbelsäule) stundenweise am Tag

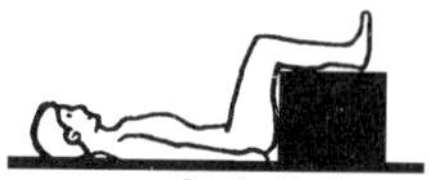

Stufenbett

- <u>Interventionell</u> (= Punktion der Bandscheibe unter Durchleuchtung/CT): früher Chemonukleolyse des Nucleus pulposus mit Chymopapain (NW: Anaphylaxie, daher in Deutschland vom Markt genommen) od. Injektion von Kollagenase, Ozon od. eine Laserlyse (vaporisiert die Bandscheibenanteile). Insg. aber höhere Rezidivrate, daher bei gegebener Op-Ind. nicht indiziert.

- **<u>Operativ:</u>** Ind: Nachgewiesener NPP mit eindeutigen **motorischen Ausfällen, Blasen- od. Mastdarmstörungen** ⇨ Notfall-Op. innerhalb von 24 Std.!
  Relative Op-Ind: therapieresistenter Schmerz >6 Wo. od. rez. Beschwerden
  - <u>LWS:</u> mikrochirurgische offene Op. (**Mikrodiskektomie**), dorsaler Zugang mit 3 cm langer Längsinzision der Haut, Verwendung eines Op-Mikroskopes mit Vergrößerung, Darstellung des Wirbelkanals (Entfernung des Lig.flavum) und Entfernung des prolabierten Bandscheibensequesters. Neuerdings auch als endoskopischer Eingriff (endoskopische perkutane Nukleotomie).
    Möglich ist auch die Implantation einer Bandscheibenprothese (BRYAN-Prothese aus Titan mit einem beweglichen Polyurethankern) an der Stelle der entfernten Bandscheibe (verhindert die postoperative Höhenminderung bei Bandscheibenentfernung und soll daher physiologischer sein, allerdings ventraler Zugang hierzu erforderlich und noch keine Erfahrungen im Langzeitverlauf), Ind: junge aktive Pat.
    Eine weitere Alternative ist ein links lateraler Zugang, Entfernen des Bandscheibengewebes und Einbringen eines Cages, der zusammen mit einer lateralen Verplattung der zwei Wirbelkörper zu einer Spondylodese (= knöcherne Durchbauung) führt.
  - <u>HWS:</u> Soft disc: Zugang v. ventral, Entfernung des Bandscheibensequesters, ggf. Verblockung mit kortikospongiösem Span
    Hard disc: Erweiterung der Foramina intervertebralia (Foraminotomie)
  - <u>Spinalkanalstenose:</u> Laminektomie (Entfernung eines Teils des Wirbelbogens mit Dornfortsatz, Ligamentum flavum und einem Teil der Facettengelenke). Zeigt sich intraoperativ dann eine Instabilität, muss noch eine Spondylodese der beiden Wirbelkörper durchgeführt werden. Im Versuchsstadium ist lumbal die minimalinvasive Implantation eines Spacers zwischen den Dornfortsätzen zweier Wirbel, der segmental entlordosierend wirkt und somit indirekt den Spinalkanal erweitert (der Langzeiterfolg ist aber eher fraglich).

<u>Prog:</u> Insg. gute Prog. (spontane Rückbildung einer Protrusio od. Resorption eines sequestrierten Prolaps innerhalb einiger Wochen). Ist eine Op erforderlich, dann ebenfalls gute Prognose (80 % d. Pat. werden beschwerdefrei), Rezidiv in 5-10 % d.F., die konservative Therapie führt häufiger zu Rezidiven.

<u>Kompl:</u>
* <u>Zervikale radikuläre Syndrome:</u> Parese der Zwerchfellmuskulatur (C4) mögl.
* <u>Konussyndrom</u> (Syn: Conus-medullaris-Syndrom, betrifft unteren Teil des Myelons): Lähmung der Mm.glutaei, Reithosenanästhesie, Blasen- und Mastdarmlähmung
* <u>Kaudasyndrom</u> (Syn: Cauda-equina-Syndrom, betrifft die Nervenfaserbündel gebildet von L2-S5): Schlaffe Parese und Sensibilitätsstörung der Beine (Kontrakturen, Dekubitus), Blasen- und Mastdarmlähmung (Harnweginfekte, Restharnbestimmung)
* **Wurzeltod** ⇨ Dem Pat. geht es plötzlich "besser", da die Schmerzen weg sind (allerdings treten auch gleichzeitig Sensibilitätsstörungen u. Paresen auf).

<u>Op:</u>
* Duraverletzung, Liquorfistel, Verletzung im Bereich des Myelons oder der Spinalnerven, Blutung, Diszitis, Organverletzungen beim ventralen Zugang
* Rezidiv (am operierten Segment) od. Pathologie im nächsten Segment

* **Postdiskotomiesyndrom** (engl. failed back surgery syndrome): meist diffuse und bilaterale radikuläre/pseudoradikuläre oder vertebragene Beschwerden (Ursachen: Arthrose der Wirbelgelenke, die durch die fehlende Bandscheibe und die damit verbundene Höhenminderung vermehrt belastet werden oder wegen Op. des falschen Segmentes oder wegen Reprolaps od. Prolaps in einem anderen Segment oder epiduralen Fibrosen / Vernarbungen), meist schlecht zu behandeln.

DD:
- Arthrotische Veränderungen an den Grund- und Deckplatten der Wirbelkörper (Spondylose, Osteochondrose) oder Zwischenwirbelgelenken (Spondylarthrose) oder den Unkovertebralgelenken der HWS (Unkarthrose) ⇨ **Osteophyten** (Randwülste) ⇨ Einengung der Foramina intervertebralia oder des Spinalkanals
- Zervikale radikuläre Syndrome:
  Plexusläsion (obere = ERB-DUCHENNE-Lähmung ist DD zu C5 u. C6, untere = KLUMPKE-DÉJERINE-Lähmung DD zu C7 u. C8)
  Periphere Nervenläsion (N.radialis ist DD zu C6, N.medianus - DD zu C7, N.ulnaris - DD zu C8)
  Zervikale Myelopathie = chronische Schädigung des Myelons im HWS-Bereich (s.u.)
  Syringomyelie (Höhlenbildung im Rückenmark)
- Lumbosakrale radikuläre Syndrome:
  Plexusläsion (Plexus lumbosacralis)
  Periphere Nervenläsion (N.femoralis ist DD zu L4, N.peroneus - DD zu L5, N.tibialis - DD zu S1)
  Spondylolisthesis (Wirbelgleiten, meist LWK 5)
  Syndrom des **engen Spinalkanals** (Spinalkanalstenose mit Kaudasyndrom) bei <10 mm im CT (normale Weite beim Erwachsenen ist lumbal 16-18 mm), Ther: Teillaminektomie zur Dekompression
- Thorakale radikuläre Syndrome: koronare Herzkrankheit, Myokardinfarkt, Pneumonie, Mediastinitis, abdominelle Erkrankungen (Pankreatitis, Gastritis, Ulcus, Gallensteine, Colitis)
- **Osteoporose**
- Spinale Tumoren, Metastasen
- Amyotrophische Lateralsklerose, funikuläre Myelose
- Blutungen/Hämatome/Angiome im Spinalkanal, Aortenaneurysma
- Herniation des Rückenmarks durch einen Duradefekt, dysrhaphische Defekte (z.B. Spina bifida occulta), Tethered-spinal-cord-Syndrom (tiefe Verwachsung des Conus medullaris)
- Entzündlich: Discitis intervertebralis, TBC, Abszesse, Neuroborreliose
- Facettensyndrom: Schmerz ausgehend von den kleinen Wirbelgelenken ohne neurologische Ausfälle ⇨ diagnost./therap. Schmerzausschaltung durch gezielte Infiltration mögl.
- Juxta-Facett-Zysten: Synovialzysten der Intervertebralgelenke od. Lig.flavum-Zysten
- ISG-Irritation (Iliosakralgelenk) ⇨ diagnost./therap. Schmerzausschaltung durch gezielte Infiltration mögl.
- Polymyalgia rheumatica, Fibromyalgie, psychogener Rückenschmerz

ZERVIKALE MYELOPATHIE

Syn: HWS-Myelopathie, ICD-10: G99.2*

Ät:
- **Chronisch degenerative Veränderungen** der Wirbelsäule (Randleistenbildung, Spondylosis hyperostotica, Osteophyten, Spondylarthrose an der HWS), medialer oder mediolateraler Bandscheibenprolaps
- Aggressiver Verlauf einer rheumatoiden Arthritis mit Beteiligung der HWS (atlantoaxiale Instabilität mit Myelonkompression)
- **HWS-Trauma**, Luxation der HWS
- Bindegewebestränge, Ausbuchtungen der Ligg.flava
- Kongenitale Enge des Spinalkanales

Path: ♦ Physiologisch: Spinalkanaldurchmesser in Höhe C1 20 mm, C4 17 mm, C7/8 15 mm
Einengung d. HWS-Spinalkanales **<13 mm** Durchmesser ⇨ **Rückenmarkkompression**
♦ Lok: am häufigsten C5-6

Epid: ◊ **M** > w
◊ Prädisp.alter: Häufigkeitsgipfel 50.-60. Lj.

Klin: ⇒ **Schmerzen** und **Hypästhesien** an Schulter, Armen od. Händen
⇒ BROWN-SÉQUARD-Syndrom: halbseitige Querschnittläsion
- Periphere (atrophe, schlaffe) Parese, insb. der Hände (durch Untergang der Vorderhornzellen auf Höhe der Läsion),
- Spastische Parese der Beine (Ausfall der Pyramidenbahnen unterhalb der Läsion),
- Dissoziierte Sensibilitätsstörung unterhalb der Höhe der Läsion (Schmerz- und Temperaturempfindung kontralateral gestört, ipsilateral Ausfall der Tiefensensibilität)

⇒ Bei beidseitigem Befall spastische Paraparese der Beine, ggf. bei hoher Lok. auch Tetraparese (beide Arme und Beine) und komplette Sensibilitätsstörung
⇒ Neurologische Ausfälle je nach Höhe der Lokalisation: C2-3 Okzipitalneuralgie, C4 Zwerchfell-Lähmung, C5 M.deltoideus-, M.biceps-brachii- u. M.brachioradialis-Parese, C6 M.biceps-brachii- u. M.brachioradialis-Parese, C7 M.triceps-Parese, C8 Paresen der kleinen Handmuskeln

Diag:
1. Anamnese (HWS-Trauma?) und klinische Untersuchung: Muskeleigenreflexe am Arm abgeschwächt/ausgefallen, an den Beinen gesteigert + pathologische Reflexe (= Pyramidenbahnzeichen), Prüfung der Sensibilität und Tiefensensibilität
LHERMITTE-Nackenbeugezeichen (= Verstärkung der Symptome bei Inklination des Kopfes)
2. Bildgebung: Röntgen-HWS in 4 Ebenen (a.p., seitlich und Foramina intervertebralia), **MRT:** Beurteilung der Myelonveränderungen
3. MEP (motorisch evozierte Potentiale): verzögerte Leitzeit
4. EMG: an Schulter/Arm je nach Lok. Zeichen der neurogenen Muskelatrophie

Ther:
- Konservativ: Immobilisation mit HWS-Krawatte, krankengymnastische Übungsbehandlung, Schmerzmedikation, Muskelrelaxanzien
- Operativ: Entfernung osteophytärer Raumforderungen, evtl. dorsale **Laminektomie** (= Resektion des Wirbelbogens zur Entlastung des Spinalkanales) und/od. ventrale Fusion im betroffenen Segment, ggf. auch Implantation einer Bandscheibenprothese (s.o.)

Prog: Nach Op. gute Prog., bestehende Ausfälle bilden sich aber meist nicht mehr zurück.

Kompl: * Symptomverstärkung durch zusätzliche **Ischämie** der spinalen Gefäße (druckbedingt)
* Cave: Manualtherapeutische Behandlungen (Chirotherapie) können bei bestehenden Veränderungen eine Verschlechterung der Symptome bis hin zum akuten **Querschnittsyndrom** auslösen! (Daher vor Manipulationen immer Rö. der HWS bzw. bei neurologischen Ausfällen MRT zum Ausschluss pathologischer Veränderungen durchführen und vor u. nach der Manipulation den neurologischen Status dokumentieren!)

Op: * N.recurrens-, Sympathikus-, Ösophagusverletzung beim ventralen Zugang

DD:
– Spinale Raumforderung: Rückenmarktumoren, Wirbelkörpertumoren (insb. Metastasen), Myelitis, Abszess, Angiom, Hämatom, vaskuläre Myelopathie, arteriovenöse Durafistel
– Radikuläre Ausfälle, Plexus-brachialis-Läsion, periphere Nervenläsionen
– Densfraktur
– Syringomyelie (angeborene od. traumatische Höhlenbildung im Rückenmark)
– Multiple Sklerose mit spinaler Manifestation, amyotrophische Lateralsklerose, funikuläre Myelose (Vit.-B_{12}-Mangel), FRIEDREICH-Ataxie
– Syndrom des **engen Spinalkanales** im Bereich der **LWS**
– Spastische Spinalparalyse (aut.-dom. od. aut.-rez. erblich od. spontan)
– Schmerzen durch Erkrankungen des Schultergelenkes

TRICHTERBRUST

Syn: Pectus excavatum, engl. funnel chest, ICD-10: Q67.6

Ät:
- Letztlich **unklar**, in 1/3 d.F. familiäres Auftreten (aut.-dom. erblich)
- Bei MARFAN-Syndrom, EHLERS-DANLOS-Syndrom, Dysostosis cleidocranialis, fetalem Alkoholsyndrom
- Iatrogen: nach Op einer angeborenen Zwerchfellhernie

Path:
- ♦ Angeborene fehlerhafte Entwicklung des Brustkorbes u. Rippenknorpels ⇨ trichterförmige Einsenkung des Brustbeins und der benachbarten Rippenanteile
- ♦ Lok: Maximum des Einsinkens meist **im unteren Drittel** des Sternums

Epid:
- ◊ Häufigkeit: ca. 25/10.000, **m** > w (= 3-5:1)
- ◊ Prädisp.alter: einige bereits bei Geburt vorhanden od. innerhalb der ersten Lebensjahre entstehend, meist Verstärkung beim Wachstum **während der Pubertät**

Klin:
- ⇒ Allgemein: **keine Schmerzen** und **keine Beeinträchtigung** der Leistungsfähigkeit
- ⇒ Meist Brustdeformität + Kyphose der BWS, nach vorne stehende Schultern, schlaffe Bauchdecke, leptosomer Habitus
- ⇒ Seltener: nur isolierte lokale Brustbeinfehlbildung bei sonst normalem Habitus
- ⇒ Bei extremer Trichterbrust: Einschränkungen v. Herz-/Lungenfunktion, Refluxösophagitis
- ⇒ Hoher **psychologischer Leidensdruck**

Diag:
1. Anamnese (Familienanamnese?) und klinische Untersuchung: typischer Lokalbefund (symmetrisch od. asymmetrisch = gesamter Thorax verzogen)
2. Röntgen: Wirbelsäule in 2 Ebenen zum Ausschluss anderer Krankheitsbilder, ggf. CT
3. Ggf. EKG u. Lungenfunktionstest bei extremer Trichterbrust

Ther:
- Primär ist **keine Ther.** erforderlich, meist gewünscht wegen psychischen Leidensdrucks.
- Konservativ: Physiotherapie zur Verbesserung der Körperhaltung, in Studien wird eine Saugglocke getestet (wird täglich für 1 Std. angelegt über mehrere Jahre)
- Kosmetisch: Ausgleich durch subkutane Silikonimplantate mögl.
- Operativ: Ind: psychische und körperliche Beeinträchtigung, kosmetische Gründe
  - Op. ab 10. Lj. mögl. bzw. gegen Ende des Wachstumsschubs, heute meist als **minimalinvasive Op.** n. NUSS (MIRPE). Dazu wird ein zuvor angepasster, großer **U-förmiger Bügel** unter thorakoskopischer Sicht in den Thorax unter dem Sternum hindurch eingeschoben, dann wird das Sternum durch eine 180°-Drehung des Bügels angehoben (s. Abb.). Der Bügel wird im Thorax fixiert und dann für mind. 3 Jahre belassen.

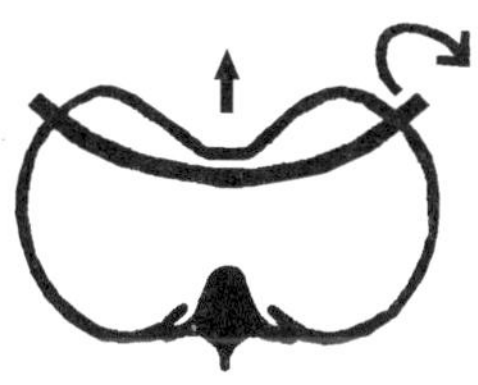

  - Das offene Verfahren (n. RAVITCH) ist eine sehr große Op mit offener Osteotomie des Sternums, Teilresektion der Rippenknorpel ⇨ indirekte Anhebung der Brustwand.
- Informationen im Internet bei www.trichterbrustinfo.de (private Internetseite)

Prog: Gut, nach Op in 5 % d.F. Rezidiv der Fehlbildung mögl.

DD:
- Skoliose ⇨ asymmetrische Rotation der Thoraxwand u. des Brustbeins
- POLAND-Syndrom: Aplasie v. M.pectoralis, Rippen, Sternumanteilen, Syndaktylien
- JEUNE-Syndrom: Chondrodysplasie ⇨ zu kleiner Thorax, Lungenhypoplasie
- Kielbrust (Syn: Pectus carinatum, Hühnerbrust ⇨ Vorwölbung des Sternums nach außen), Ther: konservativ mit frühzeitig beginnender, externer Kompression durch individuell hergestellte Braces
- Sternumspalte (Sternum bifidum) ⇨ operative Fusion im 1. Lj.

OBERE EXTREMITÄT

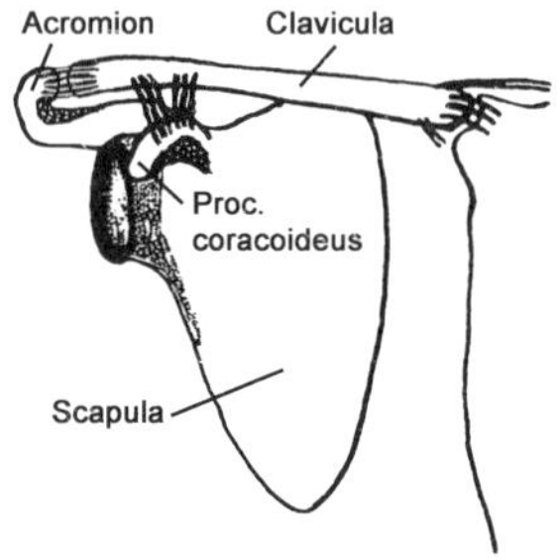

Anatomie

Schultergürtel

Knöcherne Bestandteile: Clavicula u. Scapula

Ligamentäre Bestandteile:
am **Sternoklavikulargelenk** das Lig.sternoclaviculare, Lig.costoclaviculare und das Lig.interclaviculare,
am **Akromioklavikulargelenk** (= ACG) das Lig.acromioclaviculare und das Lig.coracoclaviculare (bestehend aus Lig.trapezoideum u. Lig.conoideum)

Schultergelenk

Auf Grund des großen Oberarmkopfes u. der dazu relativ zu kleinen Pfanne (Cavitas glenoidalis scapulae, meist nur **Glenoid** genannt) mit einem Größenverhältnis von **3:1** kommt es in diesem Gelenk leicht zu **Luxationen**.
Die Fixierung des Oberarmkopfes erfolgt durch eine Muskelsehnenhaube (= **Rotatorenmanschette**: aus M.supraspinatus, M.infraspinatus, M.teres minor u. M.subscapularis) und den stabilisierenden Bandapparat (Labrum-Ligament-Komplex). Eine geringe Pfannenvergrößerung erfolgt durch das knorpelige Labrum glenoidale (**Limbus**). Es fehlt eine knöcherne Führung ⇨ es ist daher das beweglichste aber auch gleichzeitig anfälligste Gelenk des Körpers für Luxationen.

Besonderheiten der Bewegungsmaße des Schultergelenkes:

Norm bei der Ab-/Adduktion: 160 - 0 - 45°, bei gleichzeitiger Außenrotation: 190 - 0 - 45°. Die Abduktion erfolgt dabei bis 70° nur aus dem Schultergelenk, ab 70° wird die Abduktion durch Rotation des gesamten Schultergürtels bewirkt. Die Bewegung des Armes über die Horizontale hinaus (= ab 90°) wird Elevation genannt.

JUVENILE OSTEOCHONDROSEN OBERE EXTREMITÄT

Syn: **Aseptische Knochennekrose**, Osteochondronekrose an der oberen Extremität

Ät:
- Letztlich unklar, konstitutionelle Faktoren, lokale Durchblutungsstörung
- Traumatisierung (akute Kompression oder repetitive Mikrotraumen, z.B. Berufskrankheit bei Arbeiten mit dem Presslufthammer ⇨ Lunatumnekrose)
- Prädisp.: Glukokortikoide, Kollagenosen

Path:
- ♦ Lok: **umschriebene Osteonekrose**, insb. an den **Epiphysen** od. Apophysen der langen Röhrenknochen vorkommend
- ♦ HASS-Krankheit (ICD-10: M92.0): Osteochondrose am prox. Humerus (Caput)
- ♦ PANNER-Krankheit (ICD-10: M92.0): Osteochondrose am Capitulum humeri
- ♦ HEGEMANN-Syndrom (ICD-10: M92.1): Osteochondrose an der Trochlea humeri
- ♦ BURNS-Krankheit (ICD-10: M92.1): Osteochondrose der distalen Ulna-Epiphyse
- ♦ KIENBÖCK-Krankheit (ICD-10: M92.2): Osteochondrose des Os lunatum (Lunatummalazie)
- ♦ DIETRICH-Krankheit (ICD-10: M92.2): Osteochondrose der Ossa metacarpalia

Etlg:
- # Stadium I: Subchondral betonte Sklerose des Knochens
- # Stadium II: Fragmentation der gelenkflächennahen Binnenstrukturen
- # Stadium III: Ossäre Destruktion mit Osteolyse der Epiphyse
- # Stadium IV: Regeneration der Epiphyse

Epid: ◊ Altersgipfel: 5.-10. Lj.
◊ Osteochondrosen der oberen Extremität sind insg. **sehr selten** (meist untere Extr., s.u.).

Klin: ⇒ Meist nur **geringe Symptome**, evtl. Bewegungseinschränkung (v.a. Streckdefizit), lokaler Druckschmerz über dem betroffenen Knochen
⇒ Bei Gelenkbeteiligung (= Osteochondrosis dissecans): Schwellung mit Ergussbildung, rezidivierende **Einklemmungserscheinungen im Ellenbogengelenk** bei freiem Gelenkkörper (sog. „Gelenkmaus") mögl.

Diag: 1. Anamnese (Trauma?) u. klinische Untersuchung: Bewegungsmaße, DMS
2. Röntgen: subchondrale Verdichtung bis zur Fragmentation und Nekrose, Aufweitung des jeweiligen Gelenkspaltes, ggf. freier Gelenkkörper sichtbar, ggf. CT od. MRT

Ther:
- Konservativ: allgemein Belastungsreduktion
  - Ggf. mehrwöchige Orthesenbehandlung zur Entlastung
  - Physiotherapie: aktive Bewegungsübungen
- Operativ: Ind: größere Nekroseareale
  - Retrograde Anbohrung zur ossären Ausheilung bei intakter Knorpeloberfläche
  - Bei größerem Nekroseareal Spongiosatransplantation
  - Bei Beteiligung der Gelenkfläche autologe Knochen-Knorpel-Transplantate (OATS)
  - Bei freiem Gelenkkörper: arthroskopische Entfernung

Prog: Gut

DD:
- Epiphysenfugenverletzung
- Akute Knochenfraktur
- Knochentumor (benigne od. maligne)

IMPINGEMENT-SYNDROM

Syn: Subacromiales Impingement, engl. to impinge = gegenstoßen, painful arc syndrome, ICD-10: M75.4

Ät:
- **Rotatorenmanschettentendopathie** (Quellungszustände oder Verkalkung der Supraspinatussehne), ältere Rotatorenmanschettenruptur (durch die fehlende Stabilisierung zieht der M.deltoideus den Oberarm nach oben = muskuläre Dysbalance)
- **Bursitis** subacromialis (z.B. durch chronische Überlastung bei Sportlern - Wurfsportarten)
- Z.n. Akromionfraktur, Tuberculum-majus-Fraktur
- Akromioklavikulargelenkarthrose mit Osteophyten
- Normvarianten: Bogen- od. hakenförmiges Akromion, subakromialer Sporn, freies Os acromiale (ca. 5 % d. Bevölkerung)

Path:
- ♦ **Einengung** des **Recessus subacromialis** (ist der Raum je nach Armstellung zwischen Humeruskopf/Tuberculum majus/minus und Akromion [= subakromiales Impingement] und/oder Coracoid [= subcoracoidales Impingement])
- ♦ Muskuläre Dysbalance: Der Oberarmkopf wird durch den Muskelzug der Rotatorenmanschette in der Pfanne zentriert und nach kaudal gezogen. Der M.deltoideus zieht den Kopf dagegen kranialwärts. Bei Schwäche der Rotatorenmanschette (z.B. im höheren Alter) kommt es zum Höhertreten des Kopfes und somit zur Einengung des Recessus subacromialis.
- ♦ Os acromiale: fehlende Fusion der Knochenkerne des Akromions mit der Scapula ⇨ bewegliches Akromion, Verkippung nach kaudal mögl.

Klin: ⇒ Bewegungsschmerz bei **Abduktion** (typisch zw. **60° u. 130°**, der sog. schmerzhafte Bogen, engl. painful arc) od. Retroversion des Armes

⇒ Nachtschmerz (beim Liegen auf der betroffenen Schulter/Arm)
⇒ Überkopfarbeiten schmerzhaft od. unmöglich

Diag: 1. Anamnese und klinische Untersuchung: Impingementzeichen n. HAWKINS (bei 90° abduziertem Arm u. gebeugtem Ellenbogen wird der Unterarm nach unten gedrückt ⇨ Innenrotation des Oberarms im Schultergelenk, dies ist schmerzhaft bei Einengung im Subakromialraum)
2. Röntgen: Schulter a.p., axial u. outlet view (Supraspinatus-Tunnel-Aufnahme) ⇨ Ausschluss von Normvariaten des Akromions, Bestimmung des Akromion-Humerus-Abstands (pathologisch ist ein AHA <7 mm)

Ther:
- Konservativ: Konservativer Therapieversuch über 6-8 Wo. mit Physiotherapie u. Krankengymnastik (**Kräftigung** der Rotatorenmanschettenmuskulatur), Schonung bzw. Vermeidung schmerzauslösender Tätigkeiten, NSAR, Kryotherapie, Iontophorese
- **Subakromiale Injektion** von Lokalanästhetika (ist zugleich diagnostischer Test, sog. Infiltrationstest n. NEER) und **Kortikoiden** ⇨ wenn kein Erfolg, dann Op
- Verkalkungen können auch mittels hochenergetischer extrakorporaler Stoßwellentherapie (ESWT) aufgelöst werden.
- Operativ: Ind: Versagen der kons. Therapie
  - Op: **Arthroskopische** oder offene **subakromiale Dekompression** durch Abschleifen des Akromions von unten und Durchtrennung des Lig.coracoacromiale (= Akromioplastik n. NEER), postop. KG!

Prog: Mit arthroskopischer Op gute Ergebnisse.

Kompl: * Chronifizierung mit Verkalkungen
Op: * Fraktur des Akromions bei zu ausgedehnter Akromionausdünnung

DD: – Schultergelenkarthrose
– Rotatorenmanschettenruptur (s.o.), insb. ältere Ruptur mit Hochstand des Humeruskopfes

SCHULTERGELENKARTHROSE

Syn: Omarthrose, ICD-10: Knorpelschädigung M24.11, Arthrose M19.91

Ät:
- **Primär**/idiopathisch
- Sekundär: **chronische Luxation**/Instabilität
- Posttraumatisch (**Rotatorenmanschettenruptur**, Pseudarthrose)
- Osteonekrose des Humeruskopfes
- Rheumatoide Arthritis, infektiöse Arthritis
- Neurologische Erkrankung (neuropathische Arthropathie, Syn: Morbus CHARCOT): Syringomyelie, Armplexusläsion
- Knochentumor
- Iatrogen: (zu enge) **Kapselraffung**, nach Bestrahlung der Axilla (beim Mammakarzinom)

Path:
- ♦ Primäre Arthrose: Posteriore Subluxation, Knorpelverlust beginnt dorsal in der Gelenkpfanne (Glenoid) und zentral am Humeruskopf.
- ♦ Chronische Luxation: Knorpelverlust beginnt anterior in der Gelenkpfanne (Glenoid).
- ♦ Bei Rotatorenmanschettenruptur: Anteriore und superiore Subluxation ⇨ Knorpelverlust beginnt am kranialen Humeruskopf (durch Kontakt zum coracoacromialen Bogen).

Klin: ⇒ Bewegungseinschränkung und **Schmerzen** im Gelenk
⇒ Ggf. lokaler Druckschmerz od. Schwellung

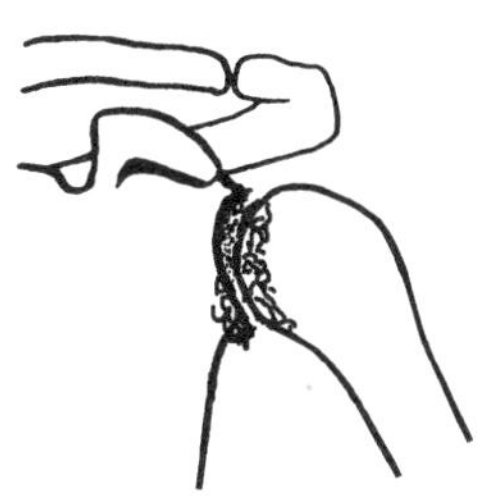

Diag: 1. Anamnese und klinische Untersuchung: schmerzhafte Bewegungseinschränkung

2. Röntgen: Schultergelenk in 2 Ebenen (a.p. u. axial), Zeichen sind (s. Abb.): **Gelenkspaltverschmälerung**, subchondrale Sklerosierung, Osteonekrose am Kopf, Kopfentrundung, **Osteophyten** an den Rändern, Geröllzysten, Subluxation nach posterior, freie Gelenkkörper

Ther:
- Konservativ: Meiden starker (schmerzhafter) Belastung
  Krankengymnastik zur Kräftigung der Muskulatur
  Med: Antiphlogistika zur Schmerztherapie (**NSAR**), intraartikuläre Injektionen (Hyaluronsäure, Glukokortikoide)
- Operativ: Ind: fortgeschrittene Arthrose
  - Im Frühstadium: Arthroskopisches Kapselrelease, Resektion von Osteophyten, Resektion der Bursa subacromialis
  - Arthroskopisches Débridement, z.B. Entfernung eines freien Gelenkkörpers, Synovektomie (z.B. bei rheumat. Arthritis)
  - Schultergelenkprothese:
    als HEP (nur Humeruskopf wird ersetzt, die Pfanne bleibt erhalten, bei den heutige Prothesen ist der Kopf am Schaft frei justierbar, Ind: Arthrose od. Osteonekrose nur des Kopfes) od. TEP mit Prothese für Kopf u. Scapulapfanne (heute meist als **inverse Schulterprothese** = auf die Pfanne wird eine Art Kopf verschraubt und die Humerusprothese hat eine passende Vertiefung = "Pfanne", z.B. DELTA Xtend™, s. Abb.)

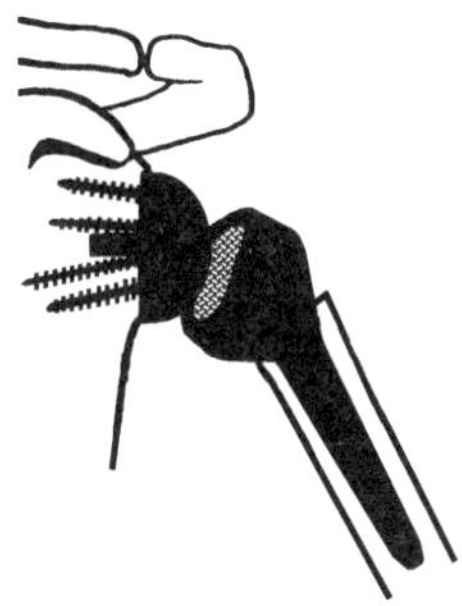

  - Schultergelenkarthrodese (ultima ratio): Versteifung des Gelenkes mit einer Schraubenosteosynthese u. Gips für 12 Wo. in 20° Abduktion, 30° Innenrotation u. 30° Flexion

Kompl:
- * Schultergelenkprothese: periprothetische Fraktur, eingeschränkte Schulterbeweglichkeit (M.subscapularis-Insuffizienz), Rotatorenmanschettenruptur ⇨ Instabilität/Luxation, Prothesenlockerung
- * Verletzung des N.axillaris

DD:
- Impingement-Syndrom (s.o.)
- Schultersteife (frozen shoulder): primär/idiopathisch vorkommend oder sekundär, z.B. nach zu langer Ruhigstellung, schmerzbedingt, bei Diabetes mellitus
  Ther: NSAR, Krankengymnastik, Bewegungsbad, intraartikuläre Kortikoidinjektion. Ist mit der kons. Ther. eine Lösung nicht mögl. dann arhtroskopisches Release (Entfernung von Vernarbungen).

ELLENBOGENGELENKARTHROSE

Syn: Cubitalarthrose, ICD-10: Knorpelschädigung M24.12, Arthrose M19.92

Ät:
- Sekundär: **posttraumatisch** (Frakturen mit Gelenkbeteiligung), Luxation
- **Überlastung** (auf der Arbeitshandseite, z.B. berufsbedingt bei Maurern od. Verputzern oder durch exzessiven Sport, z.B. Bodybuilding, Speerwerfen, Handball)
- Rheumatoide Arthritis, infektiöse Arthritis
- Primär/idiopathisch (selten)

Epid: Prädisp.alter: 40.-60. Lj., m > w

Klin:
⇒ Bewegungseinschränkung und **Schmerzen** im Gelenk (insb. bei endgradiger Streckung)
⇒ ggf. lokaler Druckschmerz od. Schwellung

Diag: 1. Anamnese und klinische Untersuchung: schmerzhafte Bewegungseinschränkung
2. Röntgen: Ellenbogengelenk in 2 Ebenen (a.p. u. axial), Zeichen sind: **Gelenkspaltverschmälerung**, subchondrale Sklerosierung, Osteonekrose am Kopf, **Osteophyten** an den Rändern, Geröllzysten, Subluxation, **freie Gelenkkörper**. Ggf. CT od. MRT.

Ther:
- Konservativ: Meiden starker (schmerzhafter) Belastung
  Krankengymnastik zur Erhaltung der Beweglichkeit
  Med: Antiphlogistika zur Schmerztherapie (**NSAR**), intraartikuläre Injektionen (Hyaluronsäure, Glukokortikoide)
- Operativ: Ind: fortgeschrittene Arthrose
  - Im Frühstadium: Arthroskopie mit Kapselrelease, Débridement, z.B. Entfernung eines freien Gelenkkörpers, Synovektomie (z.B. bei rheumatischer Arthritis), Resektion von Osteophyten
  - Evtl. auch Radiusköpfchenresektion
  - Ellenbogengelenkendoprothese: TEP mit meist zementierter, halbgeführter Prothese (Scharnier-Dreh-Gelenk, s. Abb.), verankert in Humerus und Ulna (unter Schonung des M.triceps implantiert)

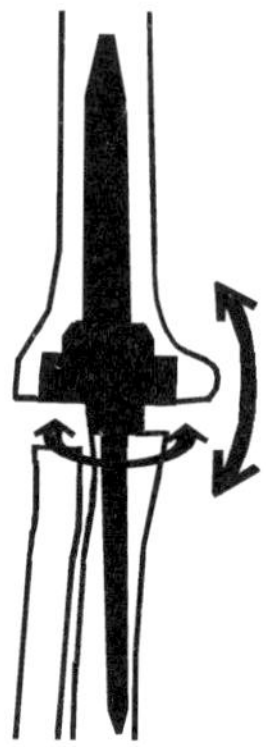

Kompl: * Weichteilverkalkungen, Ellenbogenkontraktur
Op: * Verletzung des N.axillaris
* Ellenbogengelenkprothese: Prothesenlockerung

DD: – Epikondylitis (z.B. Tennisellenbogen, Golferellenbogen, s. Kap. Sportmedizin)
– Ellenbogenfraktur (dist. Humerusfraktur, Radiusköpfchenfraktur)

KARPALTUNNELSYNDROM

Syn: **CTS** (engl. carpal-tunnel syndrome), Medianuskompressionssyndrom, Karpalkanalsyndrom, genuine Daumenballenatrophie, ICD-10: G56.0

Anatomie: Der Karpaltunnel (**Canalis carpi**) wird gebildet aus den Handwurzelknochen und dem darüber gespannten **Lig.carpi transversum** = Retinaculum flexorum (vom Os hamatum + Os pisiforme [= Eminentia carpi ulnaris] zum Os trapezium + Os scaphoideum [= Eminentia carpi radialis] ziehend) = osteofibröser Kanal. Er enthält alle Sehnen der langen Fingerbeuger (außer die des M.palmaris longus) und den **N.medianus**.

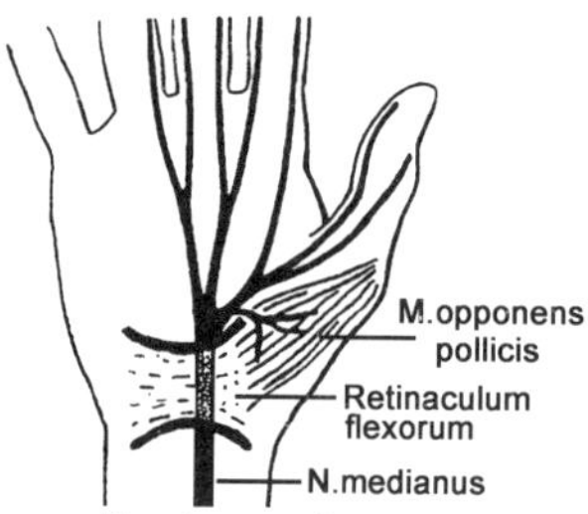

re. Hand von palmar

Ät:
- **Familiäre Disposition**
- Entzündlich: Tendosynovitis, Polyarthritis, Dermatomyositis, Sklerodermie
- Traumatisch: Hämatome, Schnitt-, Quetschverletzungen an der Beugeseite des Handgelenkes, Frakturen/Luxationen der Handwurzelknochen od. des distalen Radius, Hyperextensionstrauma im Handgelenk
- **Überbeanspruchung**: z.B. Bauarbeiter, Schneider, Tischler, Forstarbeiter, Fließbandarbeit (⇨ Anerkennung als Berufskrankheit mögl.), Gehen mit Armstützen
- Tumoren im Karpaltunnel, abnorme Muskel- od. Sehnenverläufe
- Arthrose der Handwurzelknochen, rheumatoide Arthritis
- Endokrin-metabolisch: **Schwangerschaft** (Ödemneigung), hormonelle Umstellung (Klimakterium), hormonale Kontrazeptiva, Urämie, Hyperurikämie, Diabetes mellitus, Adipositas, Myxödem (Hypothyreose), Akromegalie, Amyloidosen, Paraproteinämie bei Myelom, Mukopolysaccharidosen, Alkohol ⇨ ödematöse Quellung des Karpaltunnelbinnenraumes
- Iatrogen: arteriovenöse Fistel (Shunt) zur Hämodialyse (dilatierte Venen)

Path: ♦ **Kompression des N.medianus** im Karpaltunnel (Druckläsion, Engpasssyndrom), evtl. + Fibrose des Epineurium (umhüllendes Bindegewebe des Nerven ⇨ Einschnürung des N.medianus)

♦ <u>Funktion des N.medianus-Endastes:</u> motorisch an der Hand: M.abductor pollicis brevis, M.opponens pollicis ⇨ bei Läsion Daumenballenmuskelatrophie (Thenaratrophie)
sensibel: ventral Dig. I-III und radiale Seite des Dig. IV, dorsal Endglied Dig. II, III (s. Abb.)

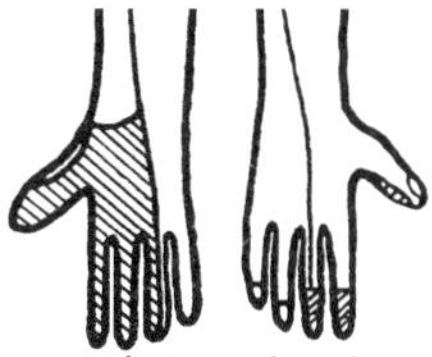

palmar dorsal

Epid: ◊ **Häufigstes Engpasssyndrom** der oberen Extremität

◊ **W** > m (2-3:1), Prädisp.alter: 40.-50. Lj. u. während d. Schwangerschaft (7-25 % der Schwangeren, insb. im 3. Trimenon)

◊ Lok: **re.** > li. und auch beidseitig mögl.

◊ Inzidenz: Ca. 200/100.000/Jahr, für Deutschland werden 1,5-7 Mio. Betroffene geschätzt.

Etlg: Klinische Einteilung nach GERL u. FUCHS (1980)

Stadium I:	Schmerzen u. Parästhesien
Stadium II:	Taubheitsgefühl
Stadium III:	Taubheitsgefühl + partielle Thenarmuskelatrophie
Stadium IV:	Komplette Plegie und Atrophie des M.abductor pollicis brevis

Klin: ⇒ **Schmerzen, Parästhesien** der Finger I-III, insb. **nachts** (mit Ausbreitung auf den Arm mögl., sog. *Brachialgia paraesthetica nocturna*), die Pat. versuchen häufig Linderung durch Ausschütteln der Hand zu erreichen.

⇒ **Hypästhesie** (Taubheitsgefühl) im sensiblen N.medianus-Versorgungsgebiet der Hand

⇒ Morgendliche Steifigkeit der Finger, evtl. Schwellung der Hand/Finger, trophische Störungen (z.B. Hypohidrosis)

⇒ **Thenarmuskelatrophie** im fortgeschrittenen Stadium (<u>keine</u> Schwurhand!, da das Karpaltunnelsyndrom eine distale Medianusläsion ist, die Schwurhand tritt nur bei prox. Schädigung auf)

Diag: 1. Anamnese (nächtliche Schmerzen, Vorerkrankungen, Trauma, Stoffwechselstörungen?) und klinische Untersuchung: **HOFFMANN-TINEL-Zeichen:** Beklopfen des Karpaltunnels führt zu Dysästhesien (elektrisierende Missempfindungen), Karpal-Kompressionstest od. PHALEN-Test (starke Extension od. Flexion im Handgelenk) löst Parästhesien aus.
Motorische Prüfung des N.medianus: **Flaschenzeichen** (M.abductor-pollicis-brevis-Parese ⇨ Flasche kann nicht richtig umfasst werden, s. Abb.), **Opponieren** des Daumens mögl.? (s. Abb.), Thenaratrophie?

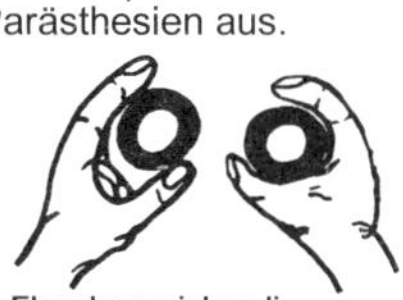

Flaschenzeichen li.

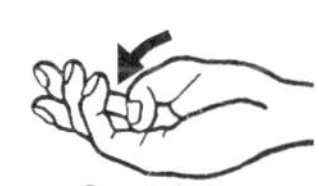

Opponieren des Daumens

2. Röntgen: Ausschluss knöcherner Verletzung des Handgelenks
3. Labor: Ausschluss internistischer Erkrankungen (s.o., Ät.)
4. <u>Neurologisches Konsil:</u> EMG, NLG (Verlängerung der sensiblen und motorischen Nervenleitgeschwindigkeit sowie Denervierungszeichen in der Thenarmuskulatur)
5. Sonographie und CT: Vermessung des Karpaltunnels mögl.
6. Schweißsekretionstest (Ninhydrintest): im Innervationsgebiet an der Hand vermindert

Ther: • <u>Konservativ:</u> Nächtliche Ruhigstellung mit einer dorsalen Unterarmschiene, Glukokortikoid-/Lokalanästhetikaeinspritzungen (Lok: radial der Palmarissehne, die oberflächlich liegt und gut sichtbar ist, da sie außerhalb des Retinaculum flexorum liegt, im Bereich der Handwurzel eingehen), Antiphlogistika (z.B. Diclofenac, Voltaren®)

• <u>Operativ:</u> Ind: möglichst frühzeitig (ab Stad. II), um bleibende Schäden (Muskelatrophien) zu verhindern

- Op in I.v.-Regionalanästhesie od. Lokalanästhesie und Blutsperre, Zugang über eine 2 cm lange Längsinzision distal der Handgelenksquerfalte
- **Spaltung** des Lig.carpi transversum ulnarseitig (wird heute auch als endoskopische Op durchgeführt, bringt jedoch keine eindeutigen Vorteile und ist teurer)

- Evtl. zusätzlich Neurolyse (Entfernung komprimierenden Gewebes zur Entlastung des N.medianus, z.B. bei Fibrose des Epineuriums)

Prog: Gut bei frühzeitiger Therapie

Kompl: * Muskelatrophie der Thenarmuskulatur
Op: * Verletzung des N.medianus (höhere Rate bei endoskopischer Op.) od. von Beugesehnen, SUDECK-Syndrom, Rezidiv

DD:
- Durchblutungsstörungen (AVK, Ergotismus, RAYNAUD-Phänomen)
- Vertebragene Schmerzen (**C7-Syndrom**)
- Läsion des N.medianus an anderer Stelle: Pronator-teres-Syndrom (proximale Ulna), N.interosseus-ant.-Syndrom, kongenitale Thenaratrophie
- GUYON-Logensyndrom (Läsion des ***N.ulnaris*** im Handgelenksbereich, s.u.)

SUPINATORSYNDROM

Syn: Radialiskompressionssyndrom, FROHSE-Syndrom, Interosseus-posterior-Syndrom, engl. supinator tunnel syndrome, ICD-10: G56.3

Ät:
- Mechanische Dauerbeanspruchung (Pro- + Supination, z.B. Tennisspielen) ⇨ Hypertrophie des M.supinator
- Fibröse Bänder, verengter sehniger Rand am Eingang zum Supinatorkanal (Hiatus superior canalis supinatorii, FROHSE-Arkade)
- Entzündliche Prozesse, rheumatoide Arthritis
- Traumatisch: Frakturen, Radiusköpfchenluxation, Hämatom
- Tumoren: Neurinom, Lipom, Fibrom

Path: **Druckschädigung** (Engpasssyndrom) des **Ramus profundus** des **N.radialis** beim Durchtritt durch den M.supinator am Unterarm

Klin:
⇒ Zunehmend progrediente Kraftminderung bis **Lähmung der Extensoren** am Unterarm (meist an den ulnaren Fingern beginnend) ⇨ partielle Fallhand, bzw. Fallfinger (keine komplette Fallhand, da der M.extensor carpi radialis longus noch innerviert ist)
⇒ Keine Sensibilitätsstörungen (rein motorische Parese des Ramus profundus)

Diag:
1. Anamnese (repetitive Bewegungen?) und klinische Untersuchung: Fallhand/Extensorenschwäche, Druckschmerz prox. über dem M.supinator
2. Neurologisches Konsil: EMG, NLG (Verlängerung der Nervenleitgeschwindigkeit)
3. Röntgen: Ausschluss eines knöchernen Prozesses im Bereich der Kubitalregion

Ther:
- Konservativ: Ruhigstellung (OA-Gipsschiene), NSAR
- Operativ: Ind: Versagen der konservativen Therapie
  - Darstellung des N.radialis beim Durchtritt durch den M.supinator, Spaltung der FROHSE-Arkade ⇨ **Dekompression** des R.prof.n.radialis, ggf. Neurolyse
  - Postoperativ: OA-Gips für 3 Tage

Prog: Gut

DD:
- **Radialislähmung** anderer Genese (s.o.): Plexus-brachialis-Läsion, Krückenlähmung, Humerusschaftfraktur, Parkbanklähmung ("paralysie des ivrognes"), Blei-Intoxikation
- **C6**-Syndrom
- Epikondylitis, Muskel- und/oder Sehnenverletzungen (insb. M.extensor pollicis long. = "Trommlerlähmung")

N.ULNARIS-ENGPASSSYNDROME

Syn: Ulnarislähmung, engl. paralysis of the ulnar nerve, ICD-10: G56.2

Anatomie: N.ulnaris (C8-Th1, Fasciculus medialis)

Motorisch: M.flexor carpi ulnaris, M.flexor prof. dig. IV u. V, Mm.interossei u. lumbricales (Streckung der Mittel- u. Endglieder der Finger), M.adductor pollicis, M.abductor u. M.opponens dig. V

Sensibel: Palmar: ulnare Hälfte Dig. IV und Dig. V, dorsal: Dig. IV u. V (s. Abb.)

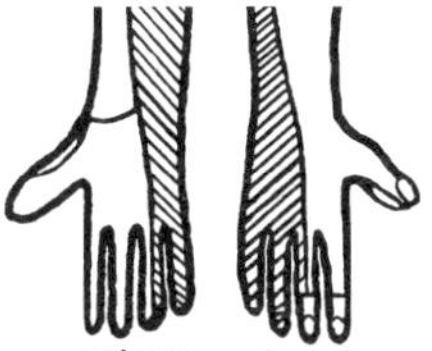

Ät:
- **Sulcus-ulnaris-Syndrom** (Syn: Ulnarisrinnensyndrom, Kubitaltunnelsyndrom): **Drucklähmung**, z.B. durch häufiges Aufstützen auf den Ellenbogen, Schlafen auf dem angewinkelten Ellenbogen, bettlägerige od. bewusstlose Pat., ellenbogengelenknahe Frakturen, distale Humerusfraktur, Ellenbogenluxation, Arthrose im Ellenbogengelenk, Cubitus valgus od. Anomalien des Sulcus ulnaris (⇨ Luxation d. N.ulnaris aus dem Sulcus ulnaris), Reizung bei Leistungssportlern (Speerwerfen, Handball, Baseball-Pitcher)
- **GUYON-Logensyndrom** (die Loge de GUYON liegt zwischen Os pisiforme und dem Hamulus ossis hamati): Kompression im Canalis n.ulnaris am Handgelenk bei Hyperextension, z.B. **Radfahrerlähmung**
- Schnitt- od. Stichverletzungen am ulnaren Teil des Handgelenkes od. im Nervenverlauf
- Kompression des Nerven durch Tumoren (Lipom, Ganglien, Knochen- od. Weichteiltumor)

Epid: Häufigste periphere Nervenläsion an der oberen Extremität

Klin:
⇒ **Krallenhand** (überstreckte Grundphalangen, leichte Beugung der Mittel- und Endphalangen, insb. an Dig. IV u. V mit Abduktionsstellung) und sichtbare Muskelatrophien an den Spatia interossea und dem Hypothenar (Dig. V)
⇒ Parästhesien Dig. IV ulnar u. V sowie an der Handkante, nächtliche Schmerzen im Handgelenk

Diag:
1. Anamnese: Ellenbogenbeschwerden, Handgelenksbelastung?
2. Neurologische Untersuchung: HOFFMANN-TINEL-Zeichen pos. über der jeweiligen Läsionsstelle (elektrisierende Missempfindungen beim Beklopfen). Fingerspreizen (bei aktiv od. passiv gestreckten Fingern) nicht mögl. FROMENT-Zeichen (= Festhalten eines Papierblattes zwischen Daumen und Zeigefinger erschwert)
   NLG: Verzögerte Nervenleitgeschwindigkeit
3. Röntgen: Ellenbogen u. Handgelenk in 2 Ebenen, Tangentialaufnahme des Sulcus ulnaris

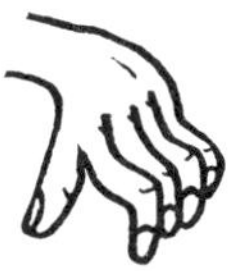
Krallenhand

Ther:
- Konservativ: Physiotherapie, Polsterung des Sulcus ulnaris zur Nacht, lokale Injektion von Glukokortikoiden
- Operativ: Neurolyse (Dekompression), bei Sulcus-ulnaris-Syndrom evtl. auch endoskopische Op. mit Abtragung des Epicondylus ulnaris und ggf. Verlagerung des Nerven aus dem Sulcus ulnaris nach ventral in die Ellenbeuge (hat aber höhere Kompl.-Rate als die alleinige Dekompression)

Prog: Druckläsionen haben eine gute Rückbildungstendenz.

DD:
- **C8-Syndrom** (zusätzlich M.triceps-brachii-Parese), Plexus-brachialis-Verletzung
- Anatomische Anomalien am Oberarm: Processus supracondyloideus (Knochensporn oberhalb des med. Epicondylus, STRUTHER-Ligament), der ebenfalls zu Nervenreizung führen kann.
- Schmerz bei Anstoßen des Nerven im Sulcus ulnaris am Ellenbogen (zwischen Epicondylus humeri ulnaris u. Olecranon), wird umgangssprachlich als "Musikantenknochen", Österreich: "narrisches Bein", Schweiz: "Surribei", engl.: "funny bone" bezeichnet.

TENDOVAGINITIS STENOSANS

Syn: QUERVAIN-Krankheit (am Daumen, ICD-10: M65.4), **schnellender Finger**, engl. trigger finger, ICD-10: M65.3

Ät:
- Chronisch-degenerativ
- Rheumatisch, Amyloidose, Mukopolysaccharidosen
- Entzündlich durch lokale Noxen (z.B. berufsbedingt: Tierpfleger)
- Angeborene Fehlbildung der Hand (sehr selten, 0,5/1.000 Geburten), auch bei PÄTAU-Syndrom (multiple Fehlbildungen, Trisomie 13)

Path:
- ♦ **Chronisch-entzündliche Veränderungen** im Bereich der Sehnenscheiden, Ringbänder (Lig.anulare) oder Retinacula ⇨ Vernarbungen mit Verengung des Sehnenhüllgewebes ⇨ Hemmung der Sehnengleitfähigkeit
  oder selten Verdickung der Sehnen selbst
- ♦ Schnellender Finger: Bei Beugung tritt die Sehne aus dem Gleitlager der Flexorensehnenscheide aus, bei der Zurückbewegung des Fingers (Extension) kann die Sehne nur noch erschwert in den Sehnengleitkanal zurückkehren oder bleibt an den Ringbändern hängen, es kommt zu einem Stocken der Bewegung, die bei forcierter Kraftanstrengung (oder passiv mit Hilfe der anderen Hand) zu einem Ruck (Schnellen des Fingers) bei der Streckung führt.
- ♦ Lok: Tendovaginitis stenosans: meist **Daumen**-Strecksehnen d. M.extensor pollicis brevis u. abductor pollicis longus und evtl. Begleithypertrophie des Retinaculum extensorum
  Schnellender Finger: Ringbänder/Beugesehnenscheiden, insb. auch am Daumen od. Mittel-/**Ringfinger** ⇨ meist im Bereich der Hohlhand tastbare Verdickung

Epid:
- ◊ **W** > m
- ◊ Prädisp.alter: im Durchschnitt 40.-50. Lj.

Klin:
- ⇒ Tendovaginitis stenosans: Schmerzen bei Extension/Abduktion des Daumens mit Ausstrahlung in Handgelenk u. Unterarm, Druckschmerzhaftigkeit im Sehnenverlauf und im Bereich des Retinaculum extensorum
- ⇒ Schnellender Finger: Klicken od. Schnapp-Phänomen des Daumens/Fingers bei Extension, sichtbare/**tastbare Verdickung** im Beugesehnenverlauf, druckschmerzhaftig

Diag: Anamnese und klinische Untersuchung: tastbare Verdickung, Blockierung bei Flex./Ext.
FINKELSTEIN-Test (Ulnarabduktion bei gebeugtem Daumen und Faustschluss der übrigen Finger ⇨ Schmerz über erstem Strecksehnenfach) pos. bei Tendovaginitis stenosans des Daumens

Ther:
- Konservativ: Kortikoideinspritzung von palmar in den Bereich der Sehnenscheide (nicht in die Sehne spritzen, max. zweimal in 4 Wo.), führt bei 2/3 d. Pat. zu Beschwerdefreiheit.
  Bei angeborenem schnellenden Finger abwarten, da häufig Spontanremission (sonst Op).
- Operativ: Durchführung der Op in intravenöser Regionalanästhesie u. Blutsperre
  - Tendovaginitis stenosans: Längsspaltung des Retinaculum extensorum und/oder der Strecksehnenscheide
  - Schnellender Finger: Spaltung des A1-Ringbandes/Beugesehnenscheide und/oder Abtragung der Sehnenverdickung

Prog: Op führt bei 80 % d. Pat. zur völligen Beschwerdefreiheit.

Kompl:
- ∗ Op: Verletzung von Gefäßen, Nerven und Sehnen, Sensibilitätsstörung im Versorgungsgebiet des N.radialis superficialis
- ∗ Postop.: nach Abtragung einer Sehnenverdickung Gefahr von spontanen Sehnenrupturen oder Luxation der Sehne aus dem eröffneten Sehnenfach

DD:
- Tendinitis, Tendovaginitis hypertrophicans (bei Radialislähmung an den Strecksehnen des UA), Tendovaginitis purulenta (Panaritium)

- Styloiditis radii (DD zur Entzündung/Hypertrophie im Bereich des Retinaculum extensorum)
- Ganglion, Sehnenscheidenhygrom, DUPUYTREN-Kontraktur
- Daumengrundgelenkarthrose (MCP I)

DUPUYTREN-KONTRAKTUR

Syn: Beugekontraktur der Finger durch Palmarfibromatose, ICD-10: M72.0

Ät: – **Ungeklärt**, konstitutionelle Bindegewebeveränderung (erbliche Disposition)
- Prädisp: Diabetes mellitus, Alkoholismus, Leberzirrhose, Myokardschäden, Epilepsie, Trauma mit Verletzung des N.ulnaris, Induratio penis plastica, rheumatische Erkrankungen

Path:
- **Fibromatose** der **Palmaraponeurose** (= DUPUYTREN-Kontraktur), des neurovaskulären Bündels und der Fettgewebsanhanggebilde ⇨ Verhärtung, Schrumpfung
  Die gleiche Entität gibt es an der Plantaraponeurose am Fuß (= LEDDERHOSE-Syndrom I)
- Lok: meist an der Hand (Palmaraponeurose), ulnarseitig (insb. **Dig. IV**, s. Abb.)
- In der Hälfte bis zu 2/3 d.F. beidseits

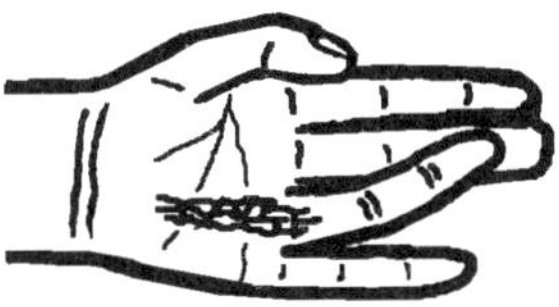

Epid:
- ◊ **M** >> w (5:1), Prädisp.alter: 50.-70. Lj., bei genetischer Disposition auch früher
- ◊ Prävalenz: 1-3 % d. Bevölkerung, praktisch nur weiße Bevölkerung betroffen

Klin:
- ⇒ Derb tastbare Knoten-/Stranggebilde in der Hohlhand, insg. wenig schmerzhaft
- ⇒ **Beugekontraktur** im Grund- und Mittelgelenk, Krallenfinger, Beugestellung der gesamten Mittelhand (Endzustand), Hyperextension des Fingerendgliedes (Überstreckung im DIP, sog. Boutonniere-Deformität, Knopflochdeformität)
- ⇒ Trophische Störungen, Ödeme an den Händen

Etlg: Bezüglich der Klinik nach ISELIN (1965)

Stadium 0:	Kleine Indurationen/Knoten ohne Funktionsbeeinträchtigung der Hand
Stadium I:	Knoten/Stränge mit beginnender Streckhemmung der Fingergrundgelenke (MCP)
Stadium II:	Kontraktur im Fingergrundgelenk bis 30°, beginnende Streckhemmung im Fingermittelgelenk (PIP)
Stadium III:	Kontraktur einzelner Fingergelenke, in einem Gelenk >30°
Stadium IV:	Extreme Beugekontraktur, Krallenstellung, Gefühls- und Durchblutungsstörungen

Diag: Anamnese und typischer klinischer Befund: Finger kann nicht / nicht mehr vollständig gestreckt werden, typische tastbare Knoten-/Stranggebilde in der Hohlhand

Ther:
- Konservativ: Im Stadium 0 u. I **manuelle Dehnungen** durch Krankengymnastik, Nachtschienen, Kortikoideinspritzungen ⇨ können den Prozess aber meist nicht stoppen.
  Im Frühstadium ist auch eine **lokale Radiatio** (10 x 2-4 Gy Elektronen- od. weiche Röntgenstrahlung) mit gutem Langzeiterfolg mögl.
  Neu zugelassen ist die Injektion einer **Kollagenase** (von Clostridium histolyticum, Xiapex®, in der EU erhältlich, nicht in Deutschland auf dem Markt) in den palpablen bindegewebigen Strang, der sich dadurch zersetzt und rupturiert (ggf. kontrollierte Extension durch den Arzt am nächsten Tag). Die ersten Ergebnisse (bis Stadium II) sind gut.
- Operativ: Ind: ab Stadium II (MCP-Beugekontraktur ab 30°)
  - Darstellung der Palmaraponeurose, Entfernung des **gesamten Fasziengewebes**, auch noch gesunder Anteile zur Rezidivprophylaxe (= Entfernung der gesamten Palmaraponeurose = Palmarektomie)

- Bei Befall d. Beugesehnen: Zusätzlich Sehnenverlängerung
- Ultima ratio: Amputation des Fingers (evtl. bei Stad. IV notwendig)

• Weitere Informationen u. Selbsthilfegruppen: Deutsche Dupuytren-Gesellschaft e.V., Westerbuchberg 60b, 83236 Übersee, Internet: www.dupuytren-online.de

Prog: Bei kompletter Palmarektomie gut, sonst Rezidivgefahr

Kompl: * Op: Hämatom, Wundrandnekrose, Sensibilitätsstörungen, Verletzung von Sehnen, Nerven und Gefäßen, SUDECK-Syndrom
* Postop.: Narbenkontrakturen
* Rezidiv!

DD: – Aggressive Fibromatose: infiltrierend wachsend (aber benigne), am ganzen Körper mögl. ⇨ kann zu Gelenkkontrakturen führen, intraabdomineller Befall mögl.,
Ther: ausgedehnte Resektion (trotzdem in 1/3 d.F. Rezidiv)
– SUDECK-Dystrophie der Hand nach Trauma oder Repositionsmanövern
– Narbenkontrakturen, Sehnenscheidenentzündung, Ganglionzyste, Fibrome

GANGLION

Syn: "Überbein", ICD-10: M67.4-

Path: ♦ Zystische Veränderungen in Sehnengleitlager oder Gelenkkapsel durch **mukoide/myxoide Degeneration** (schleimiger Umbau) des umgebenden Bindegewebes
♦ Bei vorangegangenem Trauma ist der Inhalt des Ganglions auch manchmal blutig.
♦ Lok: **Handrücken**, Streck- und Beugeseite der radialen Handwurzel, Fußrücken, Sprunggelenk, Kniekehle, lateraler Meniskus, selten auch intraossär (Femurkopf, Malleolus, Handwurzelknochen)

Epid: Vorwiegend bindegewebsschwache, junge Frauen

Klin: ⇒ **Prallelastischer**, gut abgrenzbarer, runder, glatter, nicht verschieblicher Tumor
⇒ Langsames Wachstum
⇒ Hervortreten meist nur bei bestimmten Gelenksstellungen / Bewegungsprovokation
⇒ Schmerzen, Bewegungseinschränkung ⇨ Ind. zur Op.

Diag: 1. Anamnese und klinische Untersuchung: typischer Inspektionsbefund (Provokation)
2. Sonographie: zystische Veränderung

Ther: • Konservativ: Zertrümmerungs-/Verödungsbehandlungen führen meist zu Rezidiven ⇨ Op
• Operativ: Ind: Nur gegeben bei Beschwerden, z.B. Schmerzen, Bewegungseinschränkung (Anmerkung: Das Auffinden kann manchmal schwierig sein, wenn das Ganglion nicht immer sichtbar ist.)
– Plexusanästhesie, Blutsperre
– **Vollständige** Exstirpation
– Postoperativ: Ruhigstellung mit Gipsschiene für 10 Tage

Kompl: Op: Bei nicht vollständiger Exstirpation ⇨ Rezidive häufig! (bis 25 %)

DD: – Tumoren im Bereich des Sehnengleitgewebes: Lipome, Atherome, Fibroblastom, Fibrosarkom, Hämangiom, Synovialom, Xanthom, Riesenzelltumoren, Granulome
– Sehnenscheidenhygrom: Sackartige Erweiterung der **Sehnenscheide** bei chron. Entzündung (Rheuma, TBC), Lok: Fingerbeuger, Sehne des M.fibularis (Peroneusgruppe)
Klin: verdickte Sehnenscheide mit tastbaren Fibringranula ("Reiskörner")
Ther: Exstirpation des Hygroms / der Sehnenscheide

PARATENONITIS CREPITANS

Syn: Peritenonitis crepitans, Paratendinitis, ICD-10: M70.- (oft fälschlich Sehnenscheidenentzündung genannt)

Ät:
- Krankheiten des rheumatischen Formenkreises
- Überlastung
- Stumpfe Traumen, Kontusionen

Path:
- ♦ Entzündliche (aseptisch) Veränderung des Sehnengleitgewebes von sehnenscheiden**losen** Sehnen ⇨ Reizerguss, Fibrinausscheidung und anschließende Organisation
- ♦ Lok: Streckseite der Hand, Achillessehne, Mm.peronaei- und Mm.tibiales-Sehnen

Klin:
⇒ Bewegungsschmerzen, Druckschmerzhaftigkeit
⇒ Tastbares Bewegungsknirschen ("Schneeballknirschen", "Seidenpapierknirschen")
⇒ Schwellung, Überwärmung

Ther:
- Konservativ: **Ruhigstellung** im Gipsverband, Schonung der betroffenen Extremität, nichtsteroidale Antiphlogistika
- Lokale Injektion von Lokalanästhetika und/oder Kortikoiden (Cave: Sehnennekrose)

Kompl: Wiederholte Kortikoideinspritzungen können zu Sehnenrupturen und verstärkter Kalkeinlagerung führen.

DD: Tendovaginitis crepitans: Entzündung d. Sehnengleitlagers bei Sehnen mit Sehnengleitlager

FINGERGELENKARTHROSE

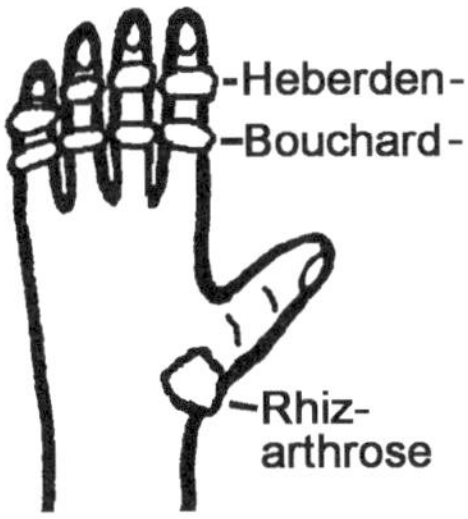

Syn: **Polyarthrose** der Fingergelenke, ICD-10: M15.9

Ät: Letztlich unbekannt, **genetische Disposition** (= **primäre** idiopathische Arthrose)

Etlg:
HEBERDEN-Arthrose an den **DIP**-Gelenken, ICD-10: M15.1
BOUCHARD-Arthrose an den **PIP**-Gelenken, ICD-10: M15.2
MCP-Gelenk-Arthrose (seltener)
Rhizarthrose am **Daumensattelgelenk** (Karpometakarpalgelenk I), ICD-10: M18.1

Epid:
◊ Prädisp.alter: >50. Lj. beginnend (**Postmenopause**)
◊ Häufigkeit: meist **Frauen** (insb. HEBERDEN-Arthrose: **w** >> m (10:1)), nach der Menopause 20-30 % der Frauen betroffen

Klin:
⇒ Lok: bei primärer Arthrose meist bilateraler, symmetrischer Befall
⇒ Schmerzhafte Bewegungseinschränkung, Morgensteifigkeit
⇒ Verdickung über dem jeweiligen Gelenk (s. Abb.), meist dorsalseitig mit typischem Verteilungsmuster, bei HEBERDEN-Arthrose mit typischen meist 2 **Knötchen** über dem DIP (bei BOUCHARD-Arthrose sind die Knötchen etwas seltener)
⇒ Ggf. Fehlstellung: Typisch ist eine radiale Deviation im DIP.

Diag:
1. Anamnese und klinische Untersuchung: typisches klinisches Verteilungsmuster (**Blickdiagnose!**), Bewegungsumfang, Fehlstellung, am Daumen Krepitationstest (Flex., Ext. u. Rotation des Daumens unter axialer Kompression verursacht Schmerzen)
2. Röntgen: Handgelenk in 2 Ebenen: Zeichen sind **Gelenkspaltverschmälerung** bis zur völligen Aufhebung, **Osteophyten**, Subluxation

Ther:
- Eine kausale Behandlung ist nicht möglich.
- Konservativ: NSAR bei Schmerzen, Kälte- od. Wärmeanwendungen, **intraartikuläre Glukokortikoidinjektion**, Krankengymnastik zur Erhaltung der Beweglichkeit, Bewegung im Wasserbad, Ergotherapie
  Bei Rhizarthrose auch intraartikuläre Glukokortikoidinjektion und temporäre Ruhigstellung mit Gips od. einer Orthese (RhizoLoc®Stabilorthese)
- Radiosynoviorthese: Injektion eines Radiopharmakons in das Gelenk, auch eine äußere Bestrahlung ist möglich.
- Operativ: Ind: therapieresistente Schmerzen, Funktionsverlust durch Fehlstellung
  - HEBERDEN-Arthrose (DIP): Arthrodese des Gelenkes (Verschraubung von distal od. K-Drähte von dorsal) in 10° Beugung, Resektion von Osteophyten
  - BOUCHARD-Arthrose (PIP): am Dig. II Arthrodese in 20° Beugung, Dig. III-V Arthrodese oder auch Implantation einer Minigelenkprothese (SWANSON-Prothese aus Silikon)
  - Rhizarthrose: Entfernung des Os trapezoideum und Fesselung des Os metacarpale I mit der Sehne des M.flex.carpi radialis oder Implantation einer Gelenkprothese

Prog: Gut, meist selbstlimitierender Verlauf und eher kosmetisches Problem, bei progredientem Verlauf kann mit der operativen Ther. ebenfalls gute Ergebnisse erzielt werden.

Kompl:
* Befall auch anderer Gelenke (Hüft-, Kniegelenk, WS) mögl. = primäre Polyarthrose
* Akute Reizung = aktivierte Arthrose mit Rötung, Überwärmung, Schmerz

Op: * Rhizarthrose: Verkürzung des Dig. I durch die Os-trapezoideum-Resektion, Instabilität

DD:
- Rheumatoide Arthritis (Zur Unterscheidung: Diese befällt bevorzugt die MCP-Gelenke mit Ulnardeviation der Finger.), Arthritis psoriatica (Typisch ist hier der Befall im Strahl.)
- Posttraumatische, postinfektiöse od. degenerative (= sekundäre) Arthrose, diese ist dann meist nur an dem einen betroffenen Gelenk vorhanden
- Gicht-Arthritis (Hyperurikämie), typisch am Großzehengrundgelenk

BECKEN UND HÜFTGELENK

Anatomie

Becken

Os ilium = Darmbein = kranialer Pfeiler
Os ischii = Sitzbein = dorsaler Pfeiler
Os pubis = Schambein = ventraler Pfeiler

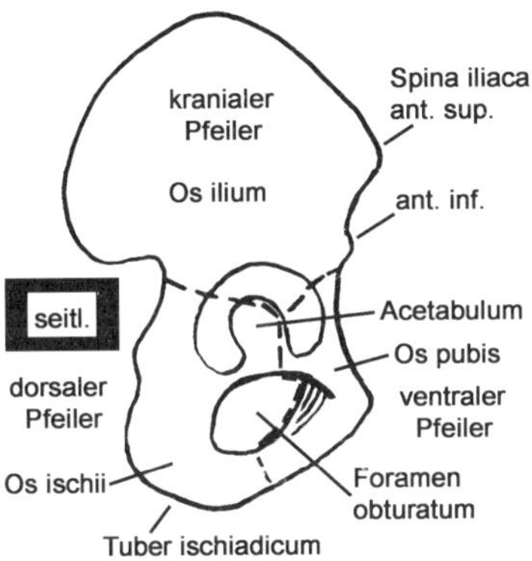

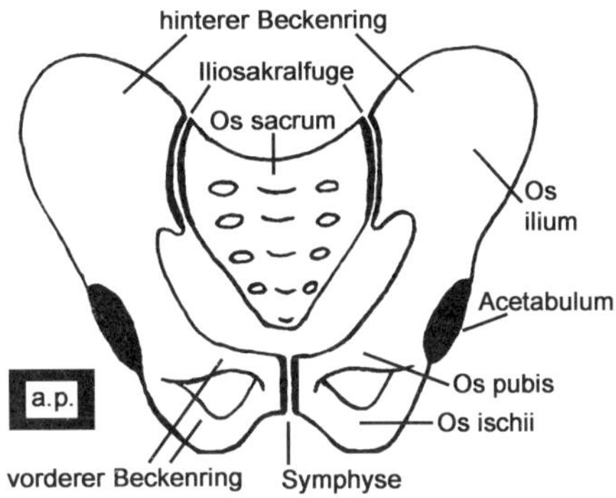

Symphyse: Discus interpubicus + Ligg.pubica
Iliosakralfuge: Lig.sacroiliacum ventrale et dorsale
Vorderer Beckenring: Os pubis + Os ischii
Hinterer Beckenring: Os ilium

Hüftgelenk und Femur

Bei Kleinkindern **Antetorsionswinkel** des Schenkelhalses (Winkel gegenüber der projizierten Querachse durch die Kondylen des Kniegelenkes) bis 30° nach vorne typisch (Neugeborene: bis 50°) ⇨ „einwärts schauende" Kniegelenke u. „innenrotierte" Füße, zugewandte Großzehen (sog. „kneeing in" u. „toeing in"). Rückgang der Antetorsion physiologischerweise um das 6. Lj. auf 20-25° u. bei Erwachsenen auf **15°**. Bei bleibender Antetorsion spricht man von einer sog. Coxa antetorta, diese kann zu sekundärer Hüftgelenkarthrose im Erwachsenenalter führen.

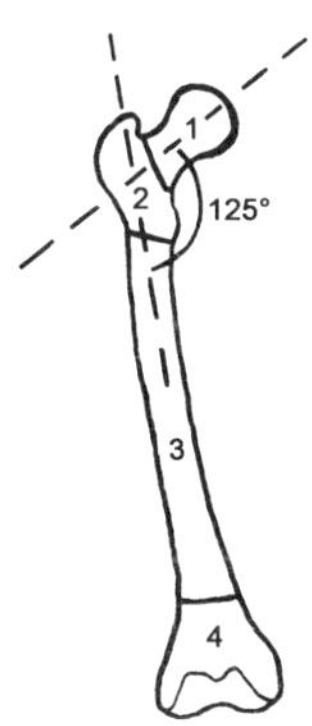

Der **Centrum-Collum-Diaphysen-Winkel** (CCD-, Kollumdiaphysenwinkel, s. Abb.) ist bei Neugeborenen u. Säuglingen noch steil bis 143° und verringert sich im Verlauf des Wachstums bis zum Erwachsenenalter auf 125-130°, im Senium Reduktion bis auf 115°.

Das **Femur** (Oberschenkel) setzt sich aus 4 Abschnitten zusammen (s. Abb.):

1. Hüftkopf und Schenkelhals
2. Trochantärer Abschnitt
3. Femurdiaphyse = Oberschenkelschaft
4. Supra- und diakondylärer Abschnitt

Erkrankungen

Etlg: # Hüftdysplasie: angeborene od. seltener erworbene **Entwicklungsstörung** der Hüftpfanne
Epiphyseolysis capitis femoris: **Epiphysenlösung** des Hüftkopfes
Hüftkopfnekrose: septische od. **aseptische Knochennekrose** des Hüftkopfes
Säuglingskoxitis (bakterielle **Infektion** des Hüftgelenkes durch hämatogene Streuung)
Coxitis fugax: reaktive **Arthritis** des Hüftgelenkes
Koxarthrose

HÜFTDYSPLASIE

Syn: Dysplasia coxae congenita, Hüftgelenkdysplasie, angeborene Hüftluxation, engl. congenital dysplasia of the hip, ICD-10: Q65.8

Ät:
- Meist unbekannt
- **Familiär** gehäuftes Auftreten, allgemeine Gelenkhypermobilität durch hormonelle od. konstitutionelle Faktoren, bei Arthrogryposis multiplex congenita, angeborene Bindegewebserkrankung (EHLERS-DANLOS-Syndrom)
- Risikofaktoren: Erstgeborene, Mädchen, Oligohydramnion, Geburt aus Beckenendlage, Zwillinge, Metatarsus varus, Klumpfuß, Schiefhals, Chromosomenaberrationen (z.B. Trisomie 21), infantile Zerebralparese, gehäuftes Vorkommen bei Eskimos u. Indianer

Path: ♦ **Angeborene** oder selten erworbene **Entwicklungsstörung der Hüftpfanne** (pathologisch ist ein zu **steiles** und zu **kurzes Acetabulum**, das den Hüftkopf ungenügend überdacht), oft zusätzlich Dysplasie des Schenkelhalses (Coxa valga et antetorta = X-Stellung und nach vorne rotiert). In der Folge der Dysplasie kann es zur Dislokation (Subluxation oder völlige Luxation) des Hüftkopfes aus der Pfanne kommen (s. Abb.).

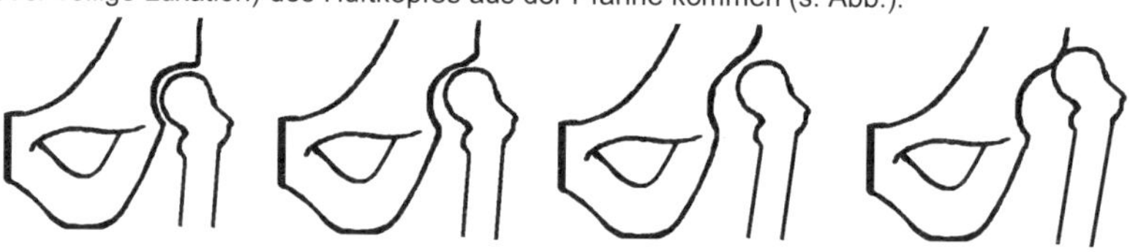

normal **Dysplasie** **Subluxation** **Luxation**

Epid: ◊ Häufigkeit: Hüftdysplasie sehr häufig, ca. 2-5 % aller Neugeborenen, **w** >> m (= 6:1)
◊ Komplette Hüftluxation bei Geburt 10/10.000, li. > re., in 40 % bds.

Klin: ⇒ 20-30% aller Neugeborenen haben noch unreife Hüftgelenke (Typ IIa) bei Geburt, diese reifen i.d.R. aber ohne Behandlung in den ersten 3 Lebensmonaten aus.
⇒ Beinlängendifferenz, Asymmetrie der Beinhaltung, Bewegungseinschränkung, Faltenasymmetrie (Oberschenkel / Glutealregion), Kontraktur, Dislokation

Diag: 1. Anamnese (familiäre Disposition, Geschwisterkinder betroffen?)
Klinische Untersuchung: beide Hüft- u. Kniegelenk des Neugeborenen jeweils in 90° Flexion halten, bei leicht adduzierter Hüfte wird ein Druck nach dorsal ausgeübt ⇨ Sub-/Luxation des Hüftkopfes über den hinteren Pfannenrand (**BARLOW-Test**, s. Abb.); dann Abduktion unter leichtem Zug (Druck) nach ventral ⇨ Reposition und „Klicken" (**ORTOLANI-Einrenkungsphänomen**), wenn luxierbar und reponierbar sind beide Zeichen positiv (= pathologisch).
Weitere klinische Zeichen: Abduktionshemmung (normal sind 80-90°), asymmetrische Beinhaltung u. Oberschenkelhautfalten (mehr Falten auf der luxierten Seite), GALEAZZI-Zeichen: Verkürzung des Femurs bei 90° gebeugtem Hüft- u. Kniegelenk

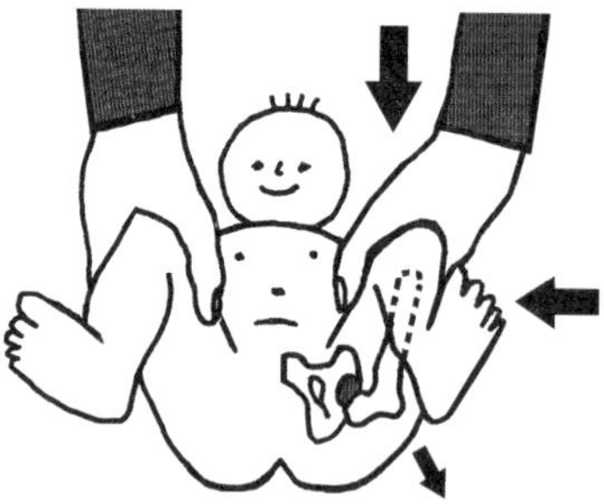

2. **Sonographie der Hüfte:** wird heute oft schon bei der U2 vorgenommen, verpflichtend in der **U3** (3-8. Lebenswoche), **Einteilung n. GRAF** (Typ I-IV, s.u.)
Vermessen wird der sog. **Pfannendachwinkel** [= **α-Winkel** zwischen Verlängerung des Os ilium und der Tangente am knöchernen Pfannendach, pathologisch ist ein Winkel **<50°**] und der Knorpeldachwinkel [= ß-Winkel zwischen Verlängerung des Os ilium und der Tangente am knorpeligen Labrum acetabulare]

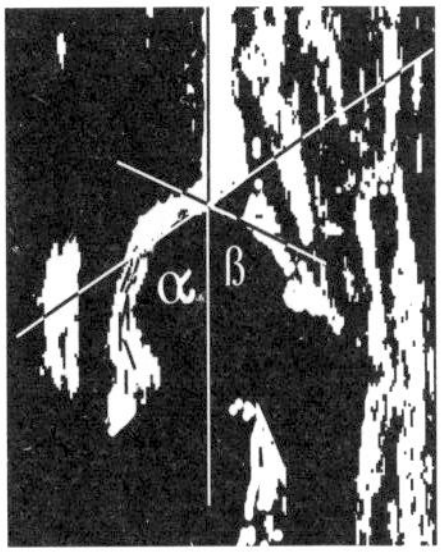

Abb.-Bsp.: Sono li. Hüfte, α-Winkel 61°, ß-Winkel 68°, Normalbefund, Typ Ib

3. Bildgebung: Im Röntgen sind ab dem 3. Lebensmonat verschiedene Hilfslinien, Parallelogramme und Winkel als Dysplasienachweis bestimmbar (Pfannendachwinkel nach HILGENREINER, MÉNARD-SHENTON-Linie, Parallelogramm n. KOPITZ, u.a.)
   Ggf. Arthrographie: damit auch die knorpeligen Grenzen des Hüftkopfes sichtbar
   MRT: selten erforderlich (dann in Narkose), ggf. zur Kontrolle der Reposition im Gips

Hüftsonographie-Einteilung, modifiziert n. GRAF (1986)

Typ u. Häufigkeit	Beschreibung	Bedeutung	Therapie
Typ I (70-80 %) Typ Ia / Typ Ib	normal entwickelte Hüfte, α-Winkel >60°, β-Winkel <55° / >55°	Normalbefund, ungestörtes Wachstum ist zu erwarten	keine
Typ IIa (20-30 %) Typ IIb	bis 3. Lebensmonat physiologische Verzögerung, α-Winkel 50-59°, β-Winkel >55° α-Winkel <60° nach 3.LM	Verknöcherungsverzögerung des Pfannendaches, normales Wachstum möglich, jedoch nicht sicher	sonographische Kontrollen in 6-wöchigem Intervall, breites Wickeln ist förderlich, ggf. Spreizhose
Typ IIg (1-1,5 %) (g = gefährdet)	**g**efährdete Hüfte, stabil od. instabil, α-Winkel 43-49°, β-Winkel 70-77°	erheblicher Ossifikationsrückstand, häufig instabile Hüftkopfzentrierung, großes Risiko für Verschlechterung od. Luxation	sofortige Behandlung in konsequenter Sitz-Hock-Stellung (100° Flex., 50° Abduktion), stabile Retention notwendig
Typ D (<1 %) (D = dezentriert)	Hüfte beginnt zu **d**ezentrieren, α-Winkel 43-49°, β-Winkel >77°	Hüftkopf in spontaner Stellung dezentriert	sofortige Reposition und stabile Spreizbehandlung
Typ III (ca. 0,5 %)	nach oben verlagerter knorpeliger Erker, α-Winkel <43°, β-Winkel >77°	Hüftkopf in spontaner Stellung nach kranial luxiert (IIIa), Schädigung des Pfannendaches mögl. (IIIb)	sofortige schonende Reposition kurz nach der Geburt, dann FETTWEIS-Gips
Typ IV (sehr selten)	vollständige Luxation, α-Winkel <43°, β-Winkel >77°	Hüftkopf in spontaner Stellung nach kaudal luxiert (knorpeliger Erker nach kaudal verdrängt)	stationäre Behandlung, oftmals operative Reposition notwendig, dann FETTWEIS-Gips

Ther:
- Konservativ: Ziel: Zentrierung des Hüftkopfes in der Pfanne ⇨ Pfanne reift dann nach.
  - **Ausreifungsbehandlung** in **Abduktionsstellung** ⇨ frühzeitige und angepasste Therapie führt meist zur Ausheilung (**breite Wickelung**, Hocken im Tragetuch od. ggf. Spreizhose) beim Typ IIa, Kontrolle nach 6 u. 12 Wo.
  - Ab Typ IIg stabile Retention (= Fixierung) mit **Spreizschienen**, z.B. TÜBINGER-Schiene (ist vorne u. hinten verschnürt, s. Abb. von vorne) od. Kondylenspreizschiene oder mit Bandagen (PAVLIK-Bandage, Hüftbeugeabduktionsbandage in 30-60° Abduktion u. 100° Flexion), bei Instabilität FETTWEIS-Gips, Mindesttherapiedauer 3 Monate (24 Std./Tag), i.d.R. Tragezeit bis zum 12. Lebensmonat
  - Ist bereits eine Dezentrierung (Subluxation, Typ D) od. Luxation (Typ III) eingetreten, muss zuvor **schonend!** (Cave: Hüftkopfnekrose) reponiert werden, dann FETTWEIS-Gips für ca. 6 Wo., dann Umstieg auf Schiene

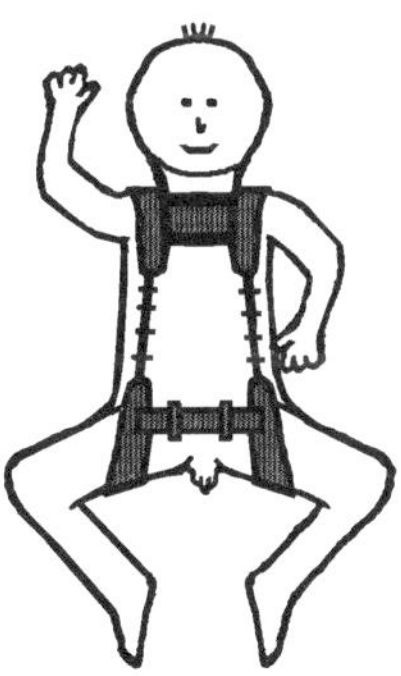

- Operativ: Ind: abhängig von Alter und Schwere der Dysplasie
  - Offene Reposition (im 1. Lj., wenn die geschlossene Reposition fehlgeschlagen ist, z.B. durch Impingement am Labrum) ⇨ tiefe Zentrierung des Kopfes in der Pfanne, post-op. FETTWEIS-Gips, dann Kondylenspreizschiene

- Azetabuloplastik/Osteotomie nach PEMBERTON: 2.-12. Lj., bei entrundeter und flacher Pfanne, Herunterbiegen des Pfannendaches mit Keileinbringung (Knochenspan)
- SALTER-Osteotomie: 3.-8. Lj., Os ilium wird durchtrennt und Acetabulum nach ventral/ lateral geschwenkt und mit K-Drähten fixiert ⇨ bessere Überdachung des Kopfes

  Dreifachosteotomie nach TÖNNIS: ab 8. Lj., bei Fehlstellung des Pfannendaches ⇨ Schwenkung nach Durchtrennung von Os ischii, Os pubis und ilium, Fixierung mit Schrauben/K-Drähten ⇨ bessere Überdachung des Kopfes

  Periazetabuläre Osteotomie nach GANZ: ab 15. Lj., Osteotomie durch Os ilium u. ischii und Osteosynthese ⇨ bessere Überdachung des Kopfes
- CHIARI-Osteotomie: nur in Ausnahmefällen (sog. „Salvage"-OP), Vergrößerung des Pfannenvolumens durch Azetabulumverschiebung nach medial

• Selbsthilfegruppen u. Infos im Internet: www.hueftdysplasie-tipps.de

Prog: Gut, in 80 % d.F. Ausheilung mit konservativer Ther. innerhalb der ersten 2 Monate postpartal mögl.

Kompl: * **Hüftkopfnekrose** (je größer die Abduktion u. Flexion bei der Ther., umso höher das Risiko): PAVLIK-Bandage >15 %, FETTWEIS-Gips 5 %, Tübinger-Schiene <5 %

* Schienen/Bandage/Gips: zu ausgeprägte Flexion der Hüfte kann inferiore Luxation od. N.femoralis-Parese hervorrufen (120° Flexion max. für 1-2 Wo. niemals überschreiten)
* Ohne Ther. sekundäre **Koxarthrose** bereits im jungen Erwachsenenalter mögl.

Op: * Verletzung des N. ischiadicus, Pseudarthrosen

* „Anti-CHIARI-Effekt": Verletzung der Wachstumsfuge des Pfannenkerns ⇨ Pfannenkern-Minderwuchs

Proph: ♥ Tragen des Kindes auf dem Rücken od. an der Seite od. vor dem Bauch usw. mit **abgespreizten Beinen** und Benutzen von Tragetüchern

♥ **Screening** für alle Kinder in der U3 (4.-6. Wo., je früher, umso besser)

♥ Nachkontrollen: Kinder mit Typ IIg-IV sollten mit Rö-Hüfte im 1. Lj., 5. Lj., 10 Lj. u. nach der Pubertät kontrolliert werden.

EPIPHYSEOLYSIS CAPITIS FEMORIS

Syn: Jugendliche Hüftkopflösung, Hüftkopfabrutsch, engl. adolescent coxa vara, ICD-10: M93.0

Ät: – Idiopathisch, familiäre Prädisposition, traumatische Überlastung (Sprungsportarten)

– Hormonstörung während der präpubertären Wachstumsphase mit Überwiegen von Somatropin (STH) gegenüber Sexualhormonen (Androgenmangel, z.B. FRÖHLICH-Syndrom = Dystrophia adiposogenitalis od. eunuchoider Hochwuchs, Hypogonadismus, Therapie mit Wachstumshormonen) ⇨ durch vermehrtes Wachstum kann es zu einer Lockerung der aktiven Epiphysenfuge kommen.

– Risikofaktoren: **Übergewicht**, eine aseptische Knochennekrose od. Morbus SCHEUERMANN, vielfach sind auch X-Beine assoziiert (Genu valgum), afroamerikanische Kinder.

Path: ♦ Epiphysenlösung des Hüftkopfes mit Dislokation des Schenkelhalses nach kranial, lateral und ventral (der Femurkopf ist durch d. Lig.capitis femoris in der Pfanne relativ gut fixiert)

♦ Lok: in 20 % d.F. bereits initial beidseitig, im Verlauf bei bis zu 50 % beidseitig

Epid: ◊ Inzidenz: 3/100.000/Jahr, **m** > w (= 2-3:1)

◊ Prädisp.alter: 10.-16. Lj. (präpubertäre Wachstumsphase u. Pubertät)

Etlg: # Verlauf: drohend (imminens/incipiens), **akute** Epiphyseolyse (acuta, Cave: orthopädischer Notfall!, 10-15 % d.F.), **chronisch**/schleichend (lenta, 75 % d.F.)

Schweregrad (Ausmaß des Abrutschens der Epiphyse, Abrutschwinkel)

Grad I: geringgradiges Abrutschen bis 30°
Grad II: mäßiggradiges Abrutschen von 30-60°
Grad III: hochgradiges Abrutschen >60°

Klin: ⇒ Akut: Kurze Anamnesedauer (wenige Tage), nach Belastung bei Sport/Trauma oder auch schon bei alltäglichen Belastungen, z.B. beim Herunterspringen einer Treppe, plötzlich **intensive Schmerzen**, zunehmendes **Hinken bis nicht gehfähig**, Scherensymptom (Oberschenkel steht in Außenrotation, so dass bei Kniebeugung als Entlastung die Unterschenkel gekreuzt werden), Innenrotation der Hüfte nicht mögl., **Beinverkürzung** (= hochgradiges bis völliges Abrutschen)

⇒ Chronisch: Schleichender Beginn mit leichten ziehenden, über Wochen bis Monate bestehenden Beschwerden in der Hüfte, den Oberschenkeln u. in die Knie ausstrahlend, Kind ist aber stets gehfähig, kann sich akut verschlechtern (acute on chronic slip).

Diag: 1. Anamnese u. klinische Untersuchung: schmerzhaft **eingeschränkte Innenrotation**, Adduktionskontraktur, positives DREHMANN-Zeichen (bei Hüftbeugung ⇨ Ausweichen der Hüfte in Außenrotations- und Abduktionsstellung)

2. Röntgen-Hüftgelenk a.p. **bds.**: KLEIN-Linie: Linie entlang dem Schenkelhals lateral geht nicht mehr durch den Hüftkopf, BLOOMBERG-Zeichen: Pseudo-Sklerosierung der Epiphysenfuge durch Abrutschen der Kalotte, breiter Spalt
+ Hüftgelenk in LAUENSTEIN-Technik (in Flexion und Abduktion): Darstellung des relativ nach dorsal u. kaudal dislozierten Hüftkopfes (Bestimmung des Abrutschwinkels, s. Abb.)
Abb.-Bsp.: li. Hüfte, Abrutschwinkel 45° (Grad II)

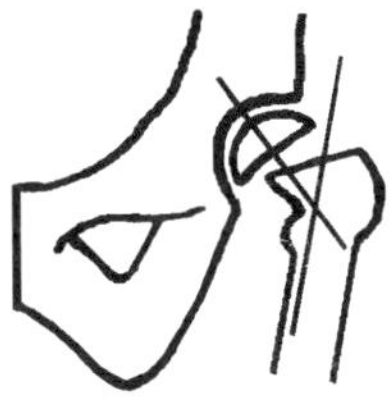

3. Ggf. CT/MRT zur Diagnosesicherung, Sonographie bei Erguss

Ther:
- Akut: sofortige **Entlastung** des Gelenkes und sofortige Diagnostik
- Operativ: Ind: jede Epiphysenlösung (ggf. auch gesunde Gegenseite sichern)
  - Akut: sofortige, schonende Reposition und perkutane KIRSCHNER-Draht-Spickung (s. Abb.) od. Hüftkopfverschraubung (heute minimalinvasiv mit kanülierten Gleitschrauben)
  - Chronisch: keine Reposition sondern direkt In-situ-Verschraubung (= Abrutsch wird fixiert). Falls nach 1-2 J. noch eine Abrutschung (>50°, Grad II) oder eingeschränkte Hüftbeugung und Außenrotationskontraktur besteht ⇨ Korrekturosteotomie (IMHÄUSER-Op = intertrochantäre Flexions-, Rotations- und Valgisierungsosteotomie)

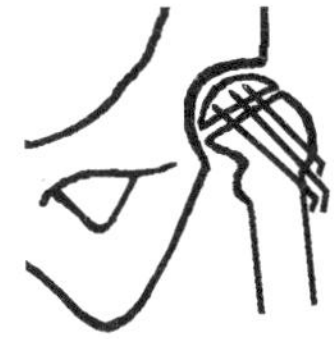

Prog: Gut, entscheidend ist die rechtzeitige Diagnosestellung und Therapie einer Dislokation. Es wird kontrovers diskutiert, ob die nichtbetroffene Gegenseite auch sofort verschraubt werden soll (1/4 der Kinder entwickeln im Verlauf auch einen Abrutsch der Gegenseite).

Kompl:
* Avaskuläre Hüftkopfnekrose, Chondrolyse des Gelenkknorpels
* Beinlängendifferenz (betroffene Seite ggf. 2-4 cm kürzer)
* Bei Verheilung in Fehlstellung Impingement-Syndrom (Anschlagen des Halses am Pfannenrand/Labrum) bei Flexion (Klin: schmerzhaftes Knacken in der Leistenregion)
* Entwicklung von **Sekundärkoxarthrosen** bereits im jungen Erwachsenenalter mögl.

Op:
* Materialbruch, Penetration der Schraube in das Hüftgelenk, Chondrolyse, Herauswandern der KIRSCHNER-Drähte beim weiteren Wachstum

DD:
- PERTHES-Krankheit (aseptische Hüftkopfnekrose, s.u.), sonstige Hüftkopfnekrose (s.u.)
- Hüftgelenkdysplasie und sekundäre Veränderungen (Arthrose)
- Dysplasie des Femurkopfes (MEYER-Dysplasie) mit verzögerter epiphysärer Ossifikation
- Multiple epiphysäre Dysplasie (aut.-dom. erblich): Hüftkopf, Knie, Hände u. Füße betroffen
- Spondyloepiphysäre Dysplasie: Wirbelkörper u. Hüfte betroffen, Kleinwuchs, Augenstörung
- Pseudoachondroplasie: Hüftkopfossifikationsstörung, Minderwuchs, Bänderschwäche
- Juvenile idiopathische Arthritis
- Knochentumoren (z.B. Chondroblastom, EWING-Sarkom, Metastasen)
- Koxarthrose (im Kindesalter noch extrem selten) ⇨ Gelenkspalt verkleinert!
- Hüftgelenkinstabilität bei Kindern mit Trisomie 21 (DOWN-Syndrom)
- Kniepathologien (bei Schmerzen in den Knien immer auch an die Hüfte denken!)

COXITIS FUGAX

Syn: **„Hüftschnupfen"**, Coxalgia fugax, Koxitis simplex/serosa, transiente Koxitis, transitorische Synovitis des Hüftgelenks, engl. observation hip, ICD-10: M12.85

Ät: **Reaktive Arthritis/Synovialitis** auf virale Infektionen, z.B. Atemweginfekt, Gastroenteritis

Epid: ◊ Prädisp.alter: **Kinder** 4.-10. Lj., **m** > w (= 4:1), meist im Frühjahr und Herbst auftretend
◊ Inzidenz: 80/100.000/Jahr, **häufigste Hüfterkrankung im Kindesalter**

Klin: ⇒ Plötzlich auftretendes, meist **hinkendes** Gangbild, starke **Hüft-** od. **Leistenschmerzen** und oft ausstrahlende Schmerzen in das Kniegelenk, sehr selten beidseitig (5 % d.F.)
⇒ Kein Fieber od. subfebrile Temp., insg. wenig eingeschränktes Allgemeinbefinden

Diag:
1. Anamnese (vorausgegangener Infekt?) u. klinische Untersuchung: Schonungshinken, Schonhaltung in Außenrotation u. leichter Abduktion, Beeinträchtigung der Innenrotation, positives Viererzeichen (normal: Kinder erreichen mit dem Knie des übergeschlagenen Beines fast die Unterlage, die Beine bilden eine liegende "4" ⇨ pathologisch (positiv): Schmerz im Hüftgelenk, das überschlagene Bein hat eine schmerzbedingte Abduktionshemmung)
2. Labor: BSG, CRP u. Leukozyten (meist normal, allenfalls gering erhöht)
3. Sonographie: **Gelenkerguss** und abgehobene Kapsel mögl.
4. Röntgen: zum Ausschluss von DD (PERTHES-Krankheit, Epiphyseolysis)
5. Punktion: bei V.a. bakterielle (eitrige) Coxitis Hüftpunktion ⇨ Erreger u. Resistenz

Ther:
- Konservativ/ambulant: körperliche Schonung für 3-5 Tage (Bettruhe, ältere Kinder: Entlastung mit Gehstützen)
  - Med: niedrig dosierte **NSAR** (z.B. 3 x 5 mg/kgKG Ibuprofen, Nurofen®), Verlaufskontrolle mit Laboruntersuchung
  - Bei ausgeprägtem Erguss Gelenkpunktion zur Entlastung u. Diagnostik

Prog: Sehr gut, spontane Heilung innerhalb von 1-2 Wo. und keine bleibenden Schäden

DD:
- Infektiöse **bakterielle Koxitis**/Säuglingskoxitis: Entzündung des Hüftgelenks, bakteriell-**septisches Geschehen** mit **hämatogener Aussaat** (typisch bei Säuglingen) od. auch iatrogen nach Punktion od. postoperativ mögl. Die bakterielle Koxitis ist ein **orthopädischer Notfall!**, meist mit hohem Fieber und eingeschränktem Allgemeinbefinden.
  Ther: sofortige Punktion (Diagnosesicherung) u. Spülung (arthroskopisch oder offen mit Débridement und Drainage), initial Breitspektrumantibiose i.v. (dann gezielt nach Antibiogramm), Ruhigstellung des Gelenkes
- PERTHES-Krankheit (s.u.), Epiphyseolysis capitis femoris (s.o.), epiphysäre Dysplasie
- Juvenile rheumatoide Arthritis (s.u., Kap. Rheumatologie), LYME-Arthritis (Borreliose)

HÜFTKOPFNEKROSE

Syn: Osteonekrose des Hüftkopfes, ICD-10: M87.95

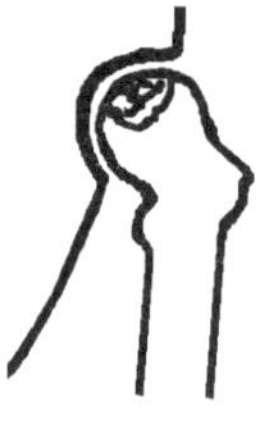

Ät:
- Septische Knochennekrose: direkte oder indirekte (hämatogene) **Infektion** (bakterielle **Koxitis**, Säuglingskoxitis)
- Aseptische Knochennekrose: **posttraumatisch**, Durchblutungsstörung, Gerinnungsdefekte, Sichelzellenanämie, Hyperurikämie oder Mikrotraumen (PERTHES-Krankheit des Kindes, s.u.), Leukämie
  toxisch: Alkohol, Glukokortikoide, retrovirale Med., Dialyse od. **idiopathisch**

Path: Trauma, Infektion, Dysregulation ⇨ Gefäßverschlüsse ⇨ **ischämische Nekrose**

<u>**Epid:**</u> ◊ Im Erwachsenenalter: Häufigkeitsgipfel 20.-50. Lj.
◊ Im Kindesalter: PERTHES-Krankheit, **m** > w (= 4:1), Prädisp.alter: 4.-8. Lj.

<u>**Klin:**</u> ⇒ **Belastungsschmerz**
⇒ Schmerzausstrahlung in die Leiste, Oberschenkel und auch Knie mögl.
⇒ Hinken bei körperlicher Aktivität, Bewegungseinschränkung (Innenrotation)

<u>**Diag:**</u> 1. Anamnese und klinische Untersuchung: eingeschränkte Beweglichkeit im Hüftgelenk
2. <u>Röntgen:</u> Hüfte in 2 Ebenen (a.p. u. seitl. n. LAUENSTEIN) ⇨ Röntgen-Zeichen sind Zystenbildung, Osteopenie, subchondrale Sklerose, Kopfentrundung und -abflachung durch subchondralen Knocheneinbruch (Sichelzeichen), Verbreiterung des Gelenkspaltes, Kopffragmentation und -arthrose, ggf. auch **MRT** bei unklarem Befund (ist sehr sensitiv auch schon im Frühstadium).
Winkel n. KERBOUL: Summe aus a.p. u. seitl. Winkel der Läsion (Bsp. s. Abb., 180°) ⇨ Prog. ungünstig ist ein Winkel >200°.

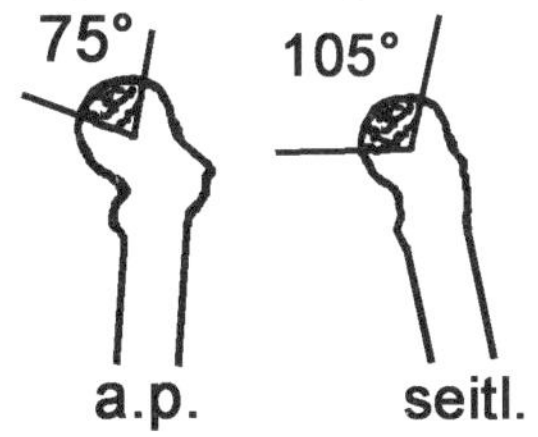

3. <u>Szintigraphie:</u> zu Beginn verminderte, später Mehranreicherung in der Nekrosezone

<u>**Ther:**</u>
- <u>Konservativ:</u> PERTHES-Krankheit: funktionelle physiotherapeutische Therapie (krankengymnastische Mobilisation), gelenkschonender Sport (Schwimmen, Fahrradfahren). Entlastungsorthesen (früher für Jahre verordnet, z.B. THOMAS-Schiene) werden nur noch selten eingesetzt, da die Entlastung des Hüftgelenks letztlich nur gering ist und zu muskulären Atrophien führt). In der Akutphase Schmerzmedikation mit Ibuprofen.
- <u>Operativ:</u>
  - Bei KERBOUL-Winkel bis 200° **Anbohrung** des Hüftkopfes von lat. unter Bildwandlerkontrolle (s. Abb.) ⇨ damit Druckentlastung am Kopf und Verbesserung der Durchblutung vom Schenkelhals aus
  - Bei Pat. >50. Lj. **Hemi-** (nur Kopf) od. **totalendoprothetischer Hüftgelenkersatz** (TEP = Kopf + Pfanne wird ersetzt)
  - Bei Kindern und Versagen der kons. Ther. (Hüftkopf >50 % befallen): intertrochantäre Varisations-Umstellungsosteotomie oder Beckenosteotomie (n. SALTER) ⇨ Verringerung des CCD-Winkels führt zur Zentrierung des Hüftkopfes in der Pfanne ⇨ Entlastung des Hüftkopfes, dies fördert die Revaskularisierung des Kopfes

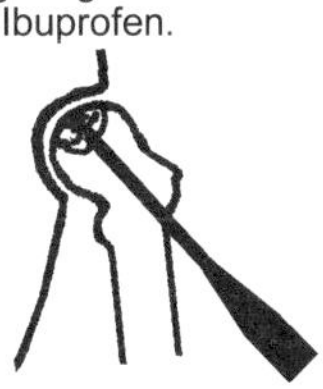

<u>**Prog:**</u> Konservative Therapie ⇨ 50 % d.F. präarthrotische Deformitäten!

<u>**Kompl:**</u> Im fortgeschrittenen Stadium Deformität der Gelenkfläche (Knocheneinbruch >2 mm) ⇨ in der Folge **Arthrose** im Hüftgelenk u. notwendiger Gelenkersatz

<u>**DD:**</u> – **Knochentumoren** (z.B. Chondroblastom, EWING-Sarkom, Metastasen)
– **Koxarthrose** (s.u.) ⇨ Gelenkspalt verkleinert!
– <u>Kinder:</u> **Coxitis fugax** (sog. „Hüftschnupfen“, s.o.)

KOXARTHROSE

<u>**Syn:**</u> Hüftgelenkarthrose, Arthrosis deformans coxae, engl. coxarthrosis, ICD-10: M16.9

<u>**Ät:**</u> Unterschieden werden primäre (ca. 25 % d.F.) und die sekundäre Koxarthrose (ca. 75 %).
– <u>**Primäre Form:**</u> die eigentliche Ursache ist nicht bekannt (familiäre Disposition, idiopathisch)
– <u>**Sekundären Koxarthrosen:**</u>
  - Kongenitale Fehlstellungen: angeborene **Hüftgelenkdysplasie** und -luxation, Coxa vara, Coxa valga, Coxa plana, asphärischer Kopf
  - **Posttraumatisch**: Zustand nach Hüftkopffraktur od. Schenkelhalsfraktur

- Durchblutungs- oder Stoffwechselstörungen des Hüftkopfes: **Hüftkopfnekrose** (insb. bei Diabetes mellitus, Alkoholabusus oder systemische Glukokortikoidtherapie), PERTHES-Krankheit, Epiphyseolysis capitis femoris, Hyperurikämie (Gicht)
- Arthrose durch **femoroacetabuläres Impingement-Syndrom**:
  „Pincer-Impingement": am Pfannenrand u. Labrum kommt es zum Anschlagen des Kopf-Halsübergangs, z.B. bei tiefer od. retrovertierter Pfanne ⇨ Verschleiß von Labrum u. Pfannenrand
  „CAM-Impingement": durch ossäre Vorsprünge am proximalen Schenkelhals
- Entzündlich/Infektiös: **Koxitis**, rheumatische Gelenkerkrankung (am Hüftgelenk selten)
- **Degenerativ**: z.B. bei Adipositas (Übergewicht hat im Gegensatz zur Gonarthrose geringere Bedeutung für die Entstehung einer Koxarthrose, wirkt sich aber ungünstig auf eine bestehenden Arthrose aus), chronischer Überlastung, hohes Alter

<u>**Epid:**</u> ◊ <u>Prädisp.alter:</u> degenerativ arthrotisch bei alten und sehr **alten Menschen** (**>70. Lj.**, „Malum coxae senile"), jüngere Erwachsene (30.-40. Lj.) sind bei vorbestehender Pathologie (z.B. Hüftdysplasie od. der primären Form) betroffen.
◊ Lebenszeitprävalenz: 20 % aller Menschen in Deutschland sind von einer Arthrose (irgendeines Gelenkes des Körpers) betroffen (Daten der DEGS1 v. 2013)
◊ In Deutschland werden jährlich ca. 200.000 Hüftgelenkprothesen implantiert.

<u>**Klin:**</u> ⇒ Bewegungsschmerz, Belastungsschmerz, **morgendlicher Anlaufschmerz**, (nächtlicher) Ruheschmerz bei ausgedehnter Arthrose (der Hüftschmerz artikuliert sich als Leistenschmerz!)
⇒ Gangbild: Schmerz-/Schonhinken, TRENDELENBURG-Hinken (s.u. Diag.)
⇒ Bewegungseinschränkung: Beginn meist mit Einschränkung der Innenrotation

<u>**Diag:**</u>
1. Anamnese und klinische Untersuchung: Kapseldruckschmerz, Trochanterklopfschmerz, Einschränkung der Abduktion u. Innenrotation, THOMAS-Handgriff, TRENDELENBURG-Zeichen (Absinken des kontralateralen Beckens beim Einbeinstand auf dem kranken Bein durch Insuffizienz der Mm.glutaei med. u. min.)
2. <u>Bildgebung:</u> Rö-**Beckenübersicht** (beidseitiger Befund?), betroffene Hüftseite a.p. und axial, selten CT od. MRT erforderlich
   Radiologische Zeichen der Arthrose sind (s. Abb. li. Hüftgelenk):
   - **Gelenkspaltverschmälerung**
   - Randausziehungen an den Gelenkflächenrändern (sog. **Osteophyten**, s. Abb.)
   - Zysten im Kopfbereich (sog. **Geröllzysten**)
   - **Entrundung** des Kopfes
   - **Subchondrale Sklerosierung** (auch Vergrößerung der Pfannendachsklerosierungszone (Sourcil), DD: bei Hüftkopfnekrose nicht vorkommend)
   - Fortgeschritten: Gelenkverformung, Fehlstellung (Subluxation), Protrusion (Hüftkopf verschiebt sich in das Acetabulum)

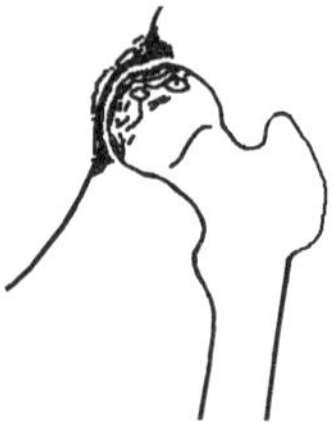

<u>**Ther:**</u> • <u>Konservativ:</u>
- Allgemein: Entlastung des Gelenkes, bei Adipositas ⇨ **Gewichtsabnahme**!
- Physikalische Therapie: Wärme-/Kälteanwendungen, Massagen, Ultraschall, Bewegungsbäder
- Krankengymnastik: Bewegungsübungen u. Gehschulung (Kräftigung der Abduktoren)
  Günstiger Sport: Schwimmen, Radfahren
- Orthopädische Hilfsmittel: Einlagen od. Schuherhöhung bei Fehlstatik, Gehstock (auf der gesunden Seite nehmen und immer zeitlich mit dem betroffenen Bein aufsetzen ⇨ günstige Verteilung der Last auf das betroffene Bein und den Stock)
- <u>Med:</u> Antiphlogistika zur Schmerztherapie (Paracetamol, Ibuprofen od. **NSAR** aus der Gruppe der COX-2-Inhibitoren, z.B. Etoricoxib, Arcoxia®), Antiphlogistika u./od. Glukokortikoide lokal als Salben, ggf. Glukokortikoide auch systemisch
  Infiltration: Kombination aus Glukokortikoid (Triamcinolon) u. Lokalanästhetikum intraartikulär (Cave: steriles Arbeiten!, Kompl: infektiöse Koxitis)
  Injektion von Hyaluronsäure intraartikulär (allenfalls im Frühstadium indiziert, die Wirk-

samkeit ist fraglich. Das gleiche gilt für orale Knorpelaufbaustoffe, z.B. Glucosaminsulfat, z.B. dona®Tbl. od. Chondroitinsulfat)

- Operativ: Ind: fortgeschrittene therapieresistente Koxarthrose mit entsprechenden Beschwerden (keine „Rö-Bilder“ operieren!)

Mittel der Wahl ist heute der **endoprothetische Ersatz** (auch gleichzeitig bds. mögl.). Vor jeder endoprothetischen Operation ist eine genaue präoperative Planung unter Einbezug des Röntgenbildes zwingend erforderlich!

Zugang heute über Mini-Inzision mögl. (Vorteil: insb. Schonung der Sehnenansätze), perioperative Antibiotikaprophylaxe (z.B. Cefazolin), hochsterile Op-Bedingungen (Reinraum-Op). Die „Roboter“-assistierten Systeme haben sich nicht durchgesetzt.

- **Totalendoprothese (TEP**, schematisches Planungsbild s. Abb.):

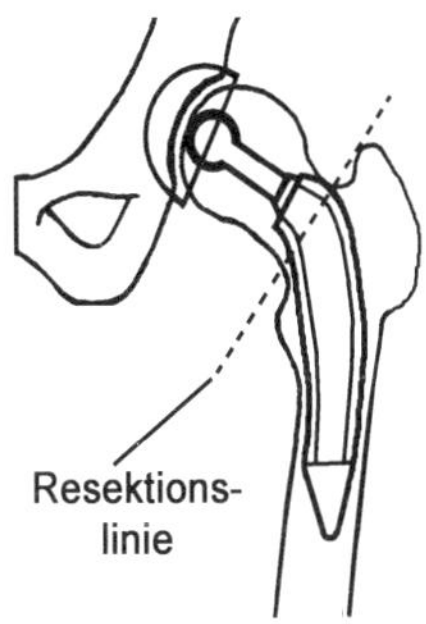

Zementierte Prothese = mittels Knochenzement (PMMA = polymeres Methylmethacrylat, Palacos®, Simplex®P) befestigter Schaft und Pfanne; Ind: alte Menschen; Vorteil: sofortige Belastbarkeit ⇨ frühe Mobilisierung möglich (Mobilisierung am Gehwagen sofort, später Gehen mit Unterarmgehstützen), Nachteil: Toxizität und Allergie gegen den Knochenzement (sehr selten), Zemententfernung bei Wechsel-Op bei Prothesenlockerung erforderlich.

Zementfreie Prothese: Schaft und Pfanne halten durch Verklemmung (sog. pressfit, Prothese ist 1 mm größer als die Bohrung) + schwammartige Metalloberfläche ("Spongiosametall" aus Titan, neuerdings auch beschichtet mit Hydroxylapatit), in die der Knochen einwächst.

Ind: jüngere Pat. <60.-70. Lj.

Vorteil: lange Haltbarkeit, gut zu entfernen bei Lockerung

Nachteil: Entlastung (20 kg) für 2-4 Wo., danach Teilbelastung (Gehen mit 2 Unterarmgehstützen) für weitere 2-8 Wo. erforderlich, damit der Knochen einwachsen kann (neue Behandlungskonzepte belasten heute aber auch schon sofort mit ebenfalls guten Ergebnissen).

Häufig auch Verwendung eines **Hybridsystems =** Kombination eines zementierten Schaftes und einer unzementierten Pfanne (Pressfit- od. Schraubpfanne).

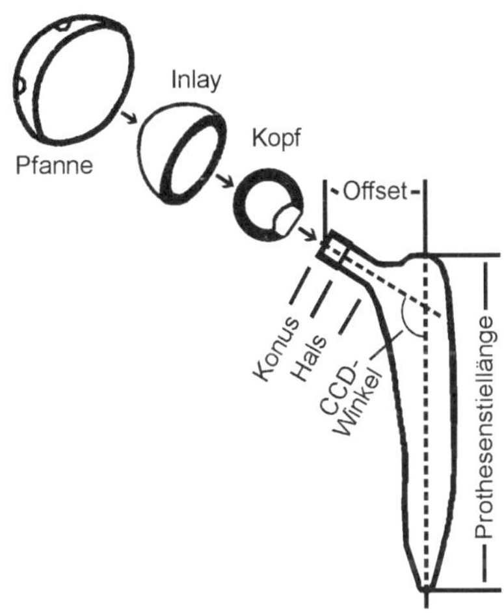

Die Prothesen gibt es in verschiedenen Größen (Prothesenstiellänge, Offset) u. Ausführungen. Die Gleitschicht der Pfanne (Inlay) u. der Hüftkopf können aus Metall, Polyäthylen, Keramik (Zirkoniumoxid + Aluminiumoxid) oder einer Kombination der Materialien bestehen (s. Abb.). Derzeit langlebigste Kombination: Keramik – hochvernetztes Polyäthylen.

Postop.: Indometacin (Amuno®) oder Ibuprofen (Imbun®) zur Prophylaxe periartikulärer Verkalkungen für 14 Tg.,

Thromboseprophylaxe mit Heparin (z.B. Nadroparin, Fraxiparin®) od. vollsynthetischer Xa-Hemmstoff Fondaparinux (1 x tgl. 2,5 mg s.c., Arixtra®) od. mit einem oralen Antithrombotikum (1 x 10 mg/Tag Rivaroxaban, Xarelto® od. 2 x 2,5 mg/Tag Apixaban, Eliquis®) für **5 Wo.**,

sofort mobilisierende **KG** mit Bewegungsübungen u. Muskelaufbautraining, dann **Rehabilitation** u. Gangschulung

- Bei unzureichender knöcherner Überbauung des Acetabulums muss evtl. zuerst eine Pfannendachschale zur besseren Abstützung eingebracht werden (wird verschraubt, das Inlay wird dann in die Schale zementiert).
- Bei Fehlstellungen (Hüftdysplasie, PERTHES-Krankheit) evtl. Femurkorrekturosteotomie (Umstellungsosteotomien, s. jeweiliges Kap.)

– Arthrodese (= knöcherne Versteifung des Hüftgelenkes, bis auf Ausnahmen wegen der guten endoprothetischen Versorgungsmöglichkeiten heute obsolet)

Prog: Die endoprothetische Versorgung hat heute eine **sehr gute** Langzeitprognose (die mittlere Standzeit einer Prothese liegt heute bei mind. 15-20 J.). Wechselrate nach 10 J. 5 %. Alltagsbelastung (Gehen, Treppensteigen, Autofahren, Arbeiten) nach ca. 6-8 Wo. mögl. Auf Dauer **kein!** Sport mit starker Belastung (Squash, Tennis, Handball, Joggen, Marathon, Inlineskating, Eislaufen, Geräteturnen, Ski usw.), da Gefahr der Prothesenlockerung.

Kompl:
* **Aktivierte Arthrose** = Arthrose mit Zeichen einer abakteriellen Entzündung = Reizzustand: Überwärmung, Druck- und Bewegungsschmerz, Erguss, Weichteilschwellung
* Muskuläre und kapsuläre Kontrakturen, Einsteifung des Gelenkes
* Varus- oder Valgus-Fehlstellungen
* Einbruch der Gelenkflächen

Op:
* **Hoher Blutverlust** bei der Op, wenn mögl. präop. Eigenblutspende durchführen
* Gefäß- /Nervenschädigung (N. gluteus sup., N.femoralis, N.ischiadicus)
* Emboliegefahr beim Einbringen des Knochenzements und Einschlagen des Prothesenschaftes in den Femurknochen ⇨ Proph: Verwendung von Markraumsperrern und distale Bohrung zur Markraumdruckentlastung
* Eingriff mit postoperativ **sehr hoher Thrombosegefahr** (besonderes Risiko bei Adipositas, Frauen) ⇨ Gefahr der Lungenembolie
* **Periprothetische Fraktur** des Femurs beim Einschlagen der Prothese od. später nach Jahren, insb. bei Osteoporose. Ther: bei fester Prothese Osteosynthese mit speziellen Platten (NCP-PP®, PERI-LOC®, Trofix®-Trochanterfixationsplatte) u. Zerklagen, bei lockerer Prothese Prothesenwechsel
* **Protheseninfektion**, Ther: bei Frühinfektion (bis 4 Wochen) Débridement, Gelenkspülung und Saug-Spül-Drainage für einige Tage sowie gezielte Antibiose nach Antibiogramm. Bei Spätinfektion ist ein Prothesenwechsel erforderlich (meist zweizeitig: Entfernung der Prothese, Einlage von Antibiotikaketten + systemische Antibiose, nach ca. 6 Wo. Reimplantation der neuen Prothese)
* Luxationsneigung des Hüftgelenkes (insb. nach dorsalem Op-Zugang od. Wechsel-Op)
* Beinlängendifferenz (daher gute Op-Planung u. -ausführung wichtig)
* Periartikuläre Verkalkungen (häufig, bei bis zu 50 % d. Pat., meist aber nicht funktionsbeeinträchtigend), ggf. operative Revision bei Beschwerden nach 6-12 Mon., dann Proph: niedrigdosierte Radiotherapie (5-10 Gy innerhalb v. 4 Tagen nach Op) + NSAR (Indometacin, Amuno® od. Ibuprofen, Ibuprofen® für 14 Tage)
* Schaftschmerz (insb. bei zementfreier Prothese)
* Aseptische **Prothesenlockerung** ⇨ Ther: Prothesenwechsel erforderlich (ggf. mit speziellen Revisionsimplantaten, z.B. ovaläre Pfanne mit Lasche, Langstielprothese mit distaler Verriegelung)
* Prothesen: Implantatbruch, Verschleiß/Abrieb zwischen Kopf- u. Pfannenmaterial ⇨ Fremdkörperreaktion. Im Jahr 2011 wurde daher auch ein **Endoprothesenregister** in Deutschland für Hüft- u. Kniegelenkprothesen eingerichtet (Internet: www.eprd.de), um langfristige Prothesenkomplikationen erkennen und Verläufe auswerten zu können. Man hofft damit insb. die Zahl der Revisionsoperationen verringern zu können.

Proph:
♥ Klinische Untersuchung und **Hüftsonographie** n. GRAF (bei der Kinder-Früherkennungsuntersuchung **U3** in der 4.-6. Lebenswoche) bei **allen Säuglingen** zum Ausschluss einer angeborenen Hüftgelenkdysplasie od. -luxation (⇨ liegt der α-Winkel [Winkel zwischen Verlängerung des Os ilium und dem knöchernen Pfannendach] <50° ist dies eine Indikation für eine Spreizbehandlung, s. Kap. Hüftdysplasie)
♥ Nach endoprothetischem Ersatz Röntgenkontrolle auf Prothesenlockerung n. 1, 2 u. dann alle 5 J. (Röntgen-Zeichen: Sinterung der Prothese, Saumbildung, Osteolysen)

DD:
– Hüftkopfnekrose (keine Pfannenbeteiligung)
– Femoroacetabuläres Impingement ⇨ Diag/Ther: Arthroskopie des Hüftgelenkes, je nach Befund arthroskopische Labrumfixierung, Labrumresektion, Pfannenrand-Trimming, Abtragen von ossären Exostosen
– Rheumatologische Erkrankungen
– Koxitis (DD insb. zur aktivierten Arthrose)

UNTERE EXTREMITÄT

Anatomie

Kniegelenk

Das Kniegelenk ist ein "Scharniergelenk" mit zusätzlicher Gleitachse und in Beugestellung auch ein Drehgelenk (Dreh-Scharnier-Gelenk = Trochoginglymus).

Menisken: Gleichen die Inkongruenz der Gelenkflächen aus; lat. Meniskus (kreisförmig), med. Meniskus (halbmondförmig) fixiert am medialen Seitenband

Bandapparat: **Kreuzbänder**: Lig.cruciatum anterius (LCA, v. hinten lateral oben nach vorne medial unten, stabilisiert den US nach vorne) und Lig.cruciatum posterius (LCP, v. mittig medial oben nach hinten lateral unten, stabilisiert den US nach hinten)

Seitenbänder: Lig.collaterale fibulare (lateral), Lig.collaterale tibiale (medial)

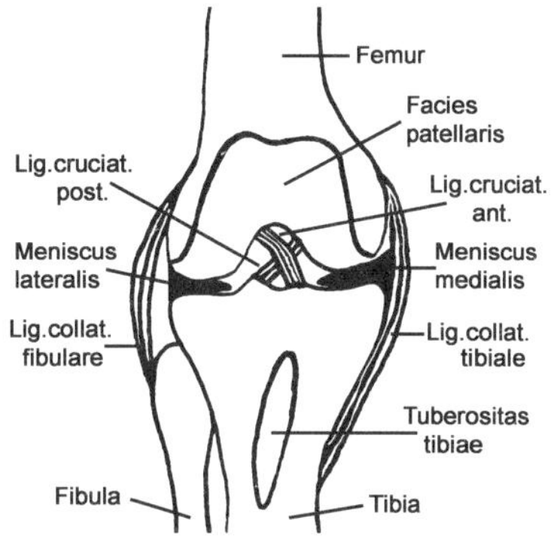

re. Knie von vorne, Patella entfernt

Muskuläre Stabilisierung:
Streckseitig: M.quadriceps femoris mit der Patella
Lateral: Tractus iliotibialis (des M.glutaeus max. u. tensor fasciae latae) + M.biceps femoris
Medial: M.semimembranosus + Pes anserinus (Mm.-sartorius-, -gracilis-, -semitendinosus-Sehnen)

Entwicklung: Säuglinge und junge Kleinkinder zeigen oftmals eine Flexionshaltung im Kniegelenk. Im 1. Lj. lassen sich die Kniegelenke meist noch nicht vollständig strecken, die volle Streckung bzw. auch geringe Überstreckbarkeit (Genu recurvatum, v.a. bei älteren Kleinkindern und jungen Schulkindern) stellt sich im Verlauf spontan ein. Bei Geburt u. im Säuglingsalter Genu varum (O-Beine), im Verlauf des Kleinkindesalters dann Genu valgum (X-Beine), spontaner Ausgleich im Verlauf bis zum Adoleszentenalter.

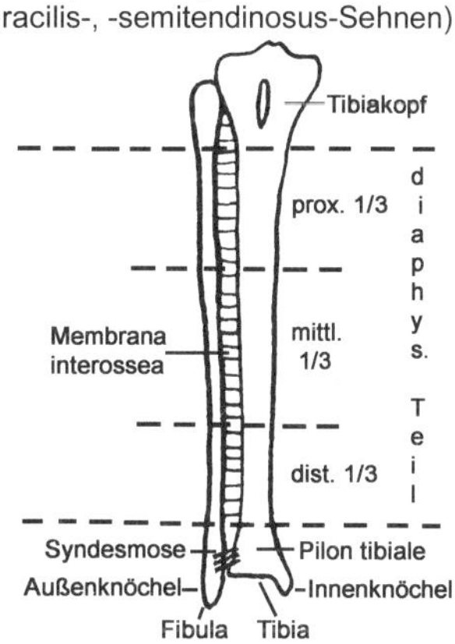

Unterschenkel

Tibia und Fibula sind durch die Membrana interossea verbunden. Ventro-medial ist die Tibia nur von Haut bedeckt ⇨ hier leicht offene Frakturen und Heilungsstörungen mögl. Die Muskelgruppen des US sind von straffen Faszien umgeben ⇨ Kompartmentsyndrom als Komplikation möglich.

Sprunggelenk

OSG (oberes Sprunggelenk, Articulatio talocruralis) wird gebildet vom Außenknöchel (Malleolus lat.) = distale Fibula, Innenknöchel (Malleolus med.) = dist. Tibia und dem Talus. Der Außenknöchel hat Leitfunktion für das OSG und muss die erheblichen Scherkräfte über den Bandapparat auffangen. Die Gewichtsübertragung erfolgt zu 80-90 % von der Tibia auf den Talus. Im OSG erfolgt überwiegend die Dorsalextension u. Plantarflexion.

Bandapparat: Vordere u. hintere Syndesmose (Lig. fibulotibiale) und die Membrana interossea verbinden die Tibia mit der Fibula.

- Lig.deltoideum verbindet Tibia mit Talus.
- Lig.fibulotalare ant. u. post. verbinden Fibula und Talus.
- Lig.fibulocalcaneare verbindet Fibula und Calcaneus.

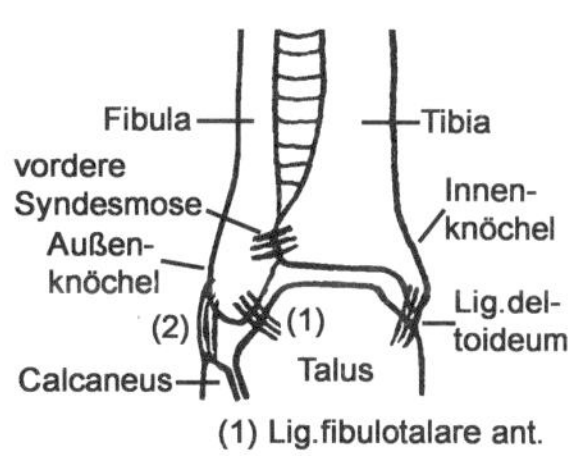

(1) Lig.fibulotalare ant.
(2) Lig. fibulocalcaneare

USG (unteres Sprunggelenk, Articulatio subtalaris = hintere Kammer u. Articulatio talocalcaneonavicularis = vordere Kammer) liegt zwischen Talus u. Kalkaneus und dem Os naviculare. Im USG erfolgt überwiegend die Pro- u. Supination.

Erkrankungen

Etlg: # Beinlängendifferenz und Beinachsenfehlstellungen
Kniegelenkserkrankungen: Luxation, Knorpelschäden, Gonarthrose, patellare Instabilität
Aseptische Knochennekrosen (Osteochondrosen)
Sprunggelenkerkrankungen: Arthrose, Tarsaltunnel-Syndrom

BEINLÄNGENDIFFERENZ

Syn: Meist Beinverkürzung, engl. different leg lengths, ICD-10: angeboren Q72.9, erworben M21.7-

Ät:
- **Angeborene** Hypoplasie eines langen Röhrenknochens, selten einseitige Hypertrophie eines Knochens (partieller Riesenwuchs)
- Osteochondrodysplasien (Achondroplasie, Osteogenesis imperfecta)
- **Posttraumatisch** (Frakturen, Wachstumsfugenverletzungen) ⇨ kann vermehrtes od. vermindertes Wachstum auslösen
- Epiphyseolysis capitis femoris, aseptische Knochennekrose (PERTHES-Krankheit)
- Osteomyelitis, Koxitis
- Einseitige Beinachsenfehlstellung, Genu recurvatum
- Hypoplasie einer Beckenhälfte
- Neoplastisch: Knochentumor, Hämangiom, WILMS-Tumor (kann Knochenwachstum induzieren), Neurofibromatose, fibröse Dysplasie
- **Idiopathisch** (keine direkte Ursache zu finden)
- Neurologische Erkrankungen: schlaffe Lähmungen, Spina bifida, Poliomyelitis
- Funktionelle Verkürzung: Hüftgelenkluxation, Muskelkontrakturen
- Iatrogen: Z.n. Implantation einer Hüft-TEP (nicht exakte Op-Planung und -Ausführung)

Epid: Mehr als die Hälfte der Bevölkerung hat eine Beinlängendifferenz (meist <1 cm).

Klin: ⇒ **Beckenschiefstand**, Verschiebung der Beinachsen (**Beinachsenfehlstellung**, s.u.)
⇒ **Skoliose** durch die Beinlängendifferenzen (<1 cm führen i.d.R. nicht zu einer Skoliose)

Diag:
1. Anamnese und klinische Untersuchung: Beckenschiefstand im Stehen?, Bestimmung der Differenz durch Unterlegen von Holzplatten unter das kürzere Bein bis d. Becken gerade steht (Kontrolle des Beckenstandes mit der Beckenwaage, diese legt man auf die Cristae iliacae von hinten auf, s. Abb.), motorische Defizite?, Bewegungsumfänge der Gelenke, Beinachsen gerade od. Genu varum / valgum (s.u.)?
   Gangbild: Schleifen des Fußes des längeren Beines, Zehengang auf der kürzeren Seite (Tip-Toeing) ⇨ggf. Laufbandanalyse durchführen
2. Röntgen: Ganzaufnahme der Beine mit Becken
   ggf. Rö. li. Hand zur Skelettalterbestimmung (⇨ Restwachstum?)
3. Sonographie: Abdomen (Ausschluss eines WILMS-Tumors)

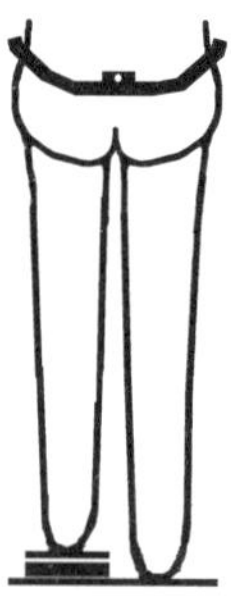

Ther:
- Nach erstmaliger Vorstellung im Wachstumsalter Kontrolle des Verlaufs über 6 Monate, da häufig spontane Korrektur im Verlauf (unterschiedliche Wachstumsraten der Beine im Kindesalter mögl.)
  Beinlängendifferenzen <1 cm bedürfen keiner Behandlung.
- Konservativ: Bei Differenz von 2-3 cm: Einlage od. Schuherhöhung auf der verkürzten Seite. Ausgleich größerer Unterschiede mit speziellen orthopädischen Orthesen möglich.
- Operativ: Ind: Differenz >4-5 cm
  - In der Wachstumsphase: **Epiphyseodese** des längeren Beines, temporär mit BLOUNT-Klammer mögl. oder dauerhaft, hierzu wird die Epiphyse aufgebohrt (und somit zer-

stört), daher muss eine exakte Berechnung/Prognose des Restwachstums der verkürzten Gegenseite erfolgen und der richtige Zeitpunkt bestimmt werden.

- Nach Wachstumsabschluss: **Verkürzungsosteotomie** des längeren Beines (Nachteil: Op des gesunden Beines u. Gesamtkörpergröße vermindert sich entsprechend) oder Verlängerung mit **Kallusdistraktion** n. ILIZAROW: Der Knochen wird in der Metaphyse komplett durchgesägt, dann Anlage eines verstellbaren Fixateurs (der Abstand der Knochenenden wird dann ab dem 10. Tag mit der ersten Kallusbildung um 1 mm/Tag vergrößert, max. Verlängerung bis 8 cm mögl.). Knochensegmenttransport auch mit einem speziellen selbst-expandierbaren Marknagel mögl.
- Bei Hypo-/Aplasie der Tibia: Fibula-pro-Tibia-Op (wenn Fibula vorhanden)
- Bei Fibulahypo-/-aplasie (⇨ führt zur Tibiaantekurvation): Verlängerungs-Op der Tibia, Korrekturosteotomie der Tibia od. Orthesenversorgung (mit Spitzfußstellung im Schaft)

Kompl: * Skoliose: Rückenschmerzen
* Hüftgelenkarthrose, Kniegelenkarthrose, Spondylarthrose der WS

Op: * Kallusdistraktion: Pin-Infekt, Osteomyelitis, Muskelkontraktur (Spitzfuß), Fraktur

BEINACHSENFEHLSTELLUNGEN

Anatomie: MIKULICZ-Linie ist die Belastungsachse, die von der Mitte des Hüftkopfes zum Zentrum des Sprunggelenks geht (schneidet ca. 10 mm medial der Mitte des Kniegelenkes, s. Abb., jeweils li. Bein von vorne ohne Patella).

Entwicklung: bei **Geburt Genu varum** (O-Bein-Stellung, seitlicher Kniewinkel 5-25°, intrauterin lagebedingt), bis zur Einschulung **Genu valgum** (X-Bein-Stellung, -5 bis -10°), ab dem jugendlichen Alter dann normale Beinachse.

Eine vermehrte Valgusstellung bis 10° im OSG kann bis zum Schulalter physiologisch sein

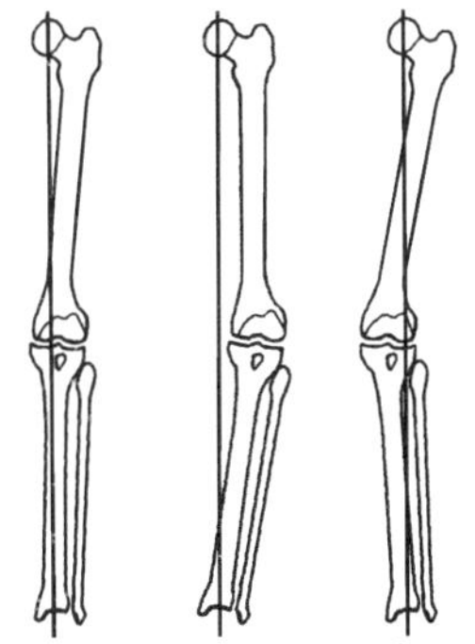
normal **varus** **valgus**

Ät:
- **Idiopathisch**
- **Posttraumatisch** (Frakturen, Epiphysenfugenverletzungen), Epiphyseolysis, Kniegelenkluxation, aseptische Knochennekrose, Bandlockerung, Osteomyelitis
- **Beinlängendifferenz** (s.o. ⇨ Beckenschiefstand u. Verschiebung der Beinachsen), Hüftdysplasie
- **Femur**- od. **Tibiadeformität**
- Kompensatorisch bei Fußdeformitäten (z.B. Klumpfuß)
- Osteochondrodysplasien (Achondroplasie, Osteogenesis imperfecta)
- Neurologische Erkrankungen (z.B. N.femoralis-Lähmung, infantile Zerebralparese), Kontrakturen

Etlg: # Genu varum (**O-Bein**-Stellung, s. Abb.), ICD-10: M21.16
Genu valgum (**X-Bein**-Stellung, s. Abb.), ICD-10: M21.06
Genu recurvatum (Überstreckbarkeit = Hyperextension, normal ist bis 10°)

Klin: ⇒ Zu Beginn meist keine Beschwerden
⇒ Zunehmende Achsabweichung u. Deformität
⇒ Fortgeschritten: Kniegelenkarthrose

Diag:
1. Anamnese u. klinische Untersuchung: Inspektion bei stehendem Pat., Gangbild, Bewegungsmaße, Funktionseinschränkung?, Kniegelenkstabilität, Sprunggelenkstabilität
2. Röntgen: Standaufnahme zur Achsbestimmung

<u>**Ther:**</u> • <u>Konservativ:</u> im Kindesalter nächtliche Lagerung in einer Schale (zur Wachstumslenkung)

• <u>Operativ:</u> Ind: im Kindesalter Läsionen der Wachstumsfugen, erheblicher Beinachsenfehler, im Erwachsenenalter bei beginnender Gonarthrose

- Verlängerungsosteotomie od. Kallusdistraktion bei einseitiger Beinverkürzung
- **Umstellungsosteotomie**:
  Bei Genu varum Osteotomie der Tibia (als Anhalt: 1 mm Keil entspricht in etwa 1° Korrektur); es gibt 2 Methoden:
  Zuklappende Osteotomie (closing wedge), hierbei wird lateral ein Keil entnommen, die Knochenenden erhalten direkten Kontakt und werden mit Klammern fixiert. Meist muss dann noch die Fibula gelöst od. auch osteotomiert werden.
  Aufklappende Osteotomie (opening wedge, s. Abb.): die Tibia wird von medial bis kurz vor die lat. Kortikalis durchtrennt, dann Aufbiegen u. Einbringen von Spongiosa und Fixierung mit winkelstabiler Platte (die Fibula benötigt hierbei keine Korrektur).
  Postop.: Teilbelastung mit 15 kg für 6 Wo.
  Bei Genu valgum zu- od. aufklappende Osteotomie des Femurs
- Bei fortgeschrittener Gonarthrose Knieprothese

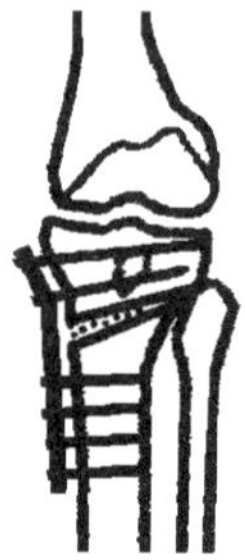

<u>**Kompl:**</u> * Entwicklung von **Sekundärarthrosen** durch Fehlbelastung

<u>Op:</u> * Nervenverletzung (N.peroneus), Gefäßverletzung, Thrombose, Kompartmentsyndrom
* Bei fehlender knöcherner Durchbauung der Osteotomie Pseudarthrose
* Closing wedge ⇨ Beinverkürzung, opening wedge ⇨ Beinverlängerung (daher Beinlängen vorher ausmessen und entsprechende Op-Methode zum Ausgleich verwenden)
* Auch nach guter Umstellungsosteotomie Progredienz einer Arthrose mögl.

INFANTILE ZEREBRALPARESE

<u>**Syn:**</u> Angeborene spastische Lähmung, LITTLE-Krankheit, engl. cerebral palsy, ICD-10: G80.9

<u>**Ät:**</u>
- **Frühkindlicher Hirnschaden**: perinatale Hypoxie, Hirnblutung, zerebrale Ischämie, pränatale Infektion, neonataler Schock, periventrikuläre Leukenzephalopathie, Kernikterus
- Insb. bei **Frühgeburtlichkeit** (40faches Risiko bei den **frühen** Frühgeborenen = <1.500 g)
- In ca. der Hälfte der Fälle bleibt die Ursache unklar.

<u>**Epid:**</u> ◊ <u>Häufigkeit:</u> 10-25/10.000 Geburten
◊ Symptome gleich nach der Geburt od. innerhalb des 1. Lj.

<u>**Klin:**</u>
⇒ **Spastische Lähmungen** (hemiplegisch = Arm u. Bein einer Körperseite, diplegisch = beide Beine od. tetraplegisch = alle Extremitäten betroffen); wird das Gehen erlernt, ist das „Kauer-Gangbild“ (s. Abb.) typisch.
⇒ <u>Dyskinesien:</u> Dystonien (langsame Verdrehungen u. Fehlhaltung des Körpers), Athetose (wurmartige Bewegungen), choreatiforme Bewegungsstörungen (blitzartige schleudernde Bewegungen)
⇒ Ataxie, Ungeschicklichkeit, Unsicherheit beim Stehen (Kleinhirnschaden)
⇒ **Psychomotorische Entwicklungsverzögerungen** unterschiedlichster Ausprägung (Lernbehinderung bis zur Oligophrenie), Gedeihstörung
⇒ Sehstörungen (Strabismus, Nystagmus), Hörstörungen
⇒ Epilepsie (= sog. Residualepilepsie), evtl. auch Mikrozephalie bei schwerer Form

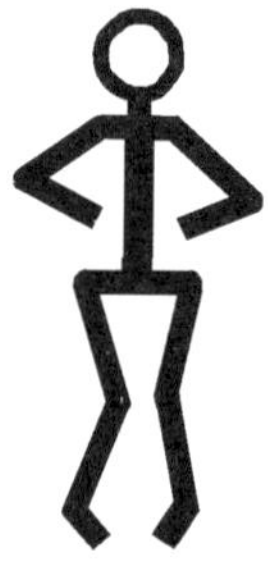

<u>**Diag:**</u>
1. Anamnese (Geburtskomplikationen, Frühgeburtlichkeit?) und klinische Untersuchung: Muskeleigenreflexe gesteigert (Hyperreflexie), Pyramidenbahnzeichen (BABINSKI pos.)
2. Bildgebung: MRT des Schädels u. ggf. der Wirbelsäule

<u>**Ther:**</u> • <u>Konservativ:</u> **Physiotherapie** (insb. nach BOBATH od. VOJTA ⇨ Übung normaler Haltungs-

und Bewegungsabläufe, Normalisierung des Muskeltonus)
- **Frühförderung**: heilpädagogische Förderung, Logopädie, Ergotherapie usw., psychologische Begleitung der Familie
- **Orthopädische Hilfsmittel**: Einlagen, nächtliche Lagerungsschalen, Schienen, Gehhilfen, Rollator, Dreirad, Rollstuhl mit zusätzlichen Stützen usw.
- Med: bei starker Spastik Baclofen (0,3-2 mg/kgKG/Tag in 3-4 Einzeldosen, Lioresal®), Botulinumtoxin-Injektion in die spastischen Muskelgruppen

• Operativ: Ind: bei ausgeprägten, korrigierbaren Fehlstellungen ⇨ **Umstellungsosteotomien**, Sehnenverlagerungen od. -verlängerungen ⇨ Korrektur der Beinachsen (Gangbild)
• Selbsthilfegruppen: Bundesverband für Körper- und Mehrfachbehinderte e.V., Brehmstr. 5-7, 40239 Düsseldorf, Tel.: 0211 64004-0, Fax: -20, Internet: www.bvkm.de
Förderverein rege e.V. – Forum Infantile Cerebralparese, Internet: www.rege-ev.de

Prog: Bei Förderung gute Entwicklung mögl. Gesamtprog. letztlich aber vom Ausmaß der primären zerebralen Schädigung abhängig, von nur minimaler Beeinträchtigung (MCD = minimale cerebrale Dysfunktionen) bis Rollstuhlpflichtigkeit und schwerer geistiger Behinderung.

Kompl: * **Gelenkkontrakturen** durch die Spastik, **Fußdeformitäten** (z.B. dynamischer Spitzfuß)
* Entwicklung einer **Skoliose** (durch Dystonien, Fehlhaltung), Hüftdysplasie, Hüftluxation

KONGENITALE KNIEGELENKLUXATION

Syn: Subluxatio genu congenita, engl. congenital dislocation of the knee, ICD-10: Q68.2

Ät: - Unklar (sporadisches Auftreten), z.T. familiäre Häufung, Beckenendlage bei Geburt
- Oft **weitere Fehlbildungen**/Syndrome (dann meist auch beidseitiger Befund): Hüftdysplasie, Klumpfüße, LARSEN-JOHANSSON-Krankheit (Ossifikationsstörung der distalen Apophyse der Patella), Arthrogryposis multiplex congenita, spondyloepiphysäre Dysplasie, MARFAN-Syndrom, EHLERS-DANLOS-Syndrom, Trisomie 21 (DOWN-Syndrom), Myelomeningozele, infantile Zerebralparese od. 49,XXXXY-Variante des KLINEFELTER-Syndroms

Path: Vermutlich intrauterine Fibrose des M.quadriceps ⇨ Quadrizepskontraktur bei Geburt ⇨ Verschiebung der Tibia (zum Femur) nach ventral und Hyperextension des Kniegelenks

Epid: Häufigkeit: 0,2/10.000 Lebendgeburten, w > m

Etlg: Stadieneinteilung modifiziert n. LEVEUF u. PAIS (1946):
Grad I: hyperextendiertes Knie (15-20°), Beugehemmung des Knies zw. 45° u. 90°
Grad II: subluxiertes Knie, instabil, >20° hyperextendierbar
Grad III: luxiertes Knie, kein Kontakt zw. Femurkondylen u. Tibiaplateau, häufigster Typ

Klin: ⇒ Überstrecktes Kniegelenk
⇒ Verkürzung des M.quadriceps, häufig auch Patella lateralisiert

Diag: 1. Anamnese u. klinische Untersuchung: bei Geburt hyperextendiertes Knie, deutlich eingeschränkte aktive und passive Flexion, Femurkondylen in der Fossa poplitea tastbar
2. Sonographie: Fehlstellung ggf. bereits pränatal nachweisbar, postpartal: Kreuzbänder vorhanden?, Ausmaß der Dislokation
3. Röntgen a.p. und seitlich in Extension u. Flexion: Tibia gegen Femur nach ventral subluxiert od. disloziert, Inklination des Tibiaplateaus nach hinten

Ther: • Konservativ: bei Typ III direkt nach Geburt Extensionsbehandlung zur Reposition des Kniegelenkes, später **redressierende Gipsverbände** zur Quadriceps-Dehnung und zunehmenden Flexion des Kniegelenkes (Cave: Epiphysenlösung bei zu schneller Flexion!)
• Operativ: Ind: erfolglose konservative Behandlung, hochgradige Pathologie
- Perkutane Quadrizepssehnenverlängerung zw. 1. und 2. Lebensmonat od. Mini-open-

Tenotomie des M.quadriceps zw. 1. u. 6. Lebensmonat, V-Y-Quadrizepssehnen-Plastik
- Falls es mit den Weichteiltechniken nicht möglich ist das Knie zu reponieren und eine Flexion von 90° zu erreichen, kann eine Femurverkürzungsosteotomie erfolgen od. mit einem gelenkübergreifenden verstellbaren Fixateur externe korrigiert werden.

Prog: Sehr gut, in 90 % d.F. reicht die konservative Ther. aus.

DD:
- Genu recurvatum (überstrecktes Knie, im Rö. aber normale Stellung der Gelenkflächen, keine od. nur geringe Beugehemmung, z.B. 15-0-100°)
- Kongenitale Kreuzbandaplasie, hypoplastische Patella
- Kongenitale Tibiapseudarthrose, Antekurvationsfehlstellung der Tibia (meist bei Neurofibromatose v.RECKLINGHAUSEN)
- Scheibenmeniskus (kann zu Blockierungen und Schnapp-Phänomen führen)

PATELLARE INSTABILITÄT

Syn: Habituelle Patella(sub)luxation ICD-10: M22.0, traumatische Patellaluxation ICD-10: S83.0

Ät:
- Anatomische Fehlbildungen: **Genu valgum** (X-Stellung), Genu recurvatum, Patella alta (= Patellahochstand), Patella baja (= Patellatiefstand), **angeborene patellare Dysplasie**/Hypoplasie (meist beidseitig), abgeflachter lateraler Femurkondylus, vermehrte femorale Innenrotation oder Antetorsion, vermehrte tibiale Außenrotation
- Erworben: traumatische Fehlstellung, Wachstumsstörungen durch Trauma, Osteomyelitis, Tumor od. echtes extremes Trauma (grobe Gewalt, dann meist kombiniert mit Knochen-, Knorpel-, Muskel- und/oder Bandverletzungen, z.B. Riss des med. Retinaculums)
- Funktionell: **Bandlaxität**, Insuffizienz des Bandapparates, konstitutionelle Bindegewebsschwäche, MARFAN-Syndrom, EHLERS-DANLOS-Syndrom, Trisomie 21 (DOWN-Syndrom), Hypotrophie des M.vastus medialis, Lähmungen

Path:
- ♦ Lok: Typisch ist die mediale Instabilität mit (Sub-)Luxation der Patella **nach lateral**.
- ♦ **Habituell** = Luxation spontan od. durch Bagatelltrauma bei **angeborener Fehlbildung** (Eine traumatische Luxation ohne Prädisposition ist bei Kindern sehr selten.)

Epid:
- ◊ Häufigkeit: 3/10.000 im Kindes-/Jugendalter
- ◊ Chronisch-habituell bei Kindern wesentlich häufiger, **w** >> m (= 4:1)
- ◊ Erstluxation meist ab **10 Lj.** (je früher, umso häufiger rezidivierende Luxationen)

Klin:
- ⇒ Diffuse, peripatellare Schmerzen (v.a. beim Treppensteigen, langen Sitzen)
- ⇒ Plötzliches Wegknicken („giving way") im betroffenen Kniegelenk
- ⇒ Blockaden, Unsicherheit v.a. beim Sport, Ergussbildung mögl.

Diag:
1. Anamnese (positive Familienanamnese?) und klinische Untersuchung: tastbare, nach **lateral** luxierte Kniescheibe (mediale Instabilität), Rotationsfehler, Q-Winkel (Maß der X-Stellung im Kniegelenk, gemessen v. d. Spina iliaca sup. ant. zur Mitte Patella und von der Tuberositas tibiae zur Mitte Patella, patholog. >20°)
2. Bildgebung: Rö.-Knie a.p. u. seitl. zum Ausschluss knöcherner Begleitverletzungen
   Nach Reposition: Rö.-Patella axial zum Ausschluss von Knorpel-/Knochenschäden
   CT: Torsionsfehlstellungen, Bestimmung der Tuberositas-Gleitrinnen-Distanz
   MRT: Beurteilung von Weichteilen (v.a. der seitlichen Retinacula) und Gelenkknorpel

Ther:
- • Konservativ: bei Subluxation Kühlung, Hochlagerung, Kompression, ggf. kurze Ruhigstellung (Schiene in Streckstellung)
  - Bei Luxation: Reposition in Überstreckung des Kniegelenkes mit leichtem Druck auf die Patella nach medial ⇨ funktionelle Behandlung mit Patellaluxationsbandage, Schiene in Streckstellung, Taping (Zügelung nach medial)
  - Bei allen Formen Physiotherapie mit **Muskelaufbautraining** insb. des M.vastus med.

des M.quadriceps, der Glutealmuskulatur u. der Hüftaußenrotatoren, Aufdehnen verkürzter Muskelgruppen (z.B. Tractus iliotibialis, M.quadriceps), propriozeptives Training

- Operativ: Ind: rezidivierende Luxationen, viele verschiedene Op-Methoden mögl.
  - Laterales Release: Spaltung des lateralen Retinaculum (heute meist arthroskopisch), Raffnähte des medialen Retinaculum und proximale Rekonstruktion
  - Op nach ALI KROGIUS: Annähen eines gestielten Streifens des Lig.patellae von med. nach lateral ⇨ der laterale Wulst verhindert die Luxation
  - Op nach LANZ, MPFL-Rekonstruktion (medial es patello-femorales Ligament): Verpflanzung der M.gracilis-Sehne an die mediale Seite der Patella ⇨ Zug nach medial
  - Op nach GOLDTHWAIT: Verlagerung und Fixation der lat. Patellasehnenhälfte nach med.
  - Op nach MAYO-VIERNSTEIN: med. Raffung und Umsetzung der med. Muskelansätze
  - Nach Wachstumsabschluss (Adoleszenz) Op n. ELMSLIE-TRILLAT mögl.: Verlagerung der Tuberositas tibiae nach medial
  - Bei starkem Genu valgum: femorale Korrekturosteotomie
  - Bei echtem Trauma: Naht gerissener Bänder, mediale Raffung, Osteosynthese usw.

Prog: Gute konservative u. operative Ergebnisse mit Reluxationsraten von <10 %

Kompl: * Retropatellarer **Knorpelschaden** und später Arthrose im femoropatellaren Gleitlager bei rezidivierenden Luxationen ⇨ Ther: Implantation einer Patella-Prothese (es wird an die Rückfläche der Patella eine Gleitprothese angebracht)

DD:
- Hypermobile Patella, Ther: KG, Muskelaufbautraining
- Angeborene **Patella bipartita** oder tripartita meist im oberen äußeren Quadranten (als DD zu einer Patellalängsfraktur keine scharfe Frakturlinie). Ther: keine, bei Beschwerden ggf. Resektion des superolateralen Patellapols
- Kniegelenkluxation
- Trauma: Patellafraktur, Quadrizepssehnenruptur, Abrissfraktur der Tuberositas tibiae (= Streckapparatverletzung), Kniegelenkbandruptur (Kreuzbänder, Seitenbänder)

JUVENILE OSTEOCHONDROSEN UNTERE EXTREMITÄT

Syn: **Aseptische Knochennekrose**, Osteochondronekrose an der unteren Extremität

Ät:
- **Unklar**, genetische/konstitutionelle Faktoren (familiäre Häufung)
- Lokale intraossäre **Durchblutungsstörung**
- **Traumatisierung** (akute Kompression oder repetitive Mikrotraumen)
- Prädisp.: längerdauernde Glukokortikoid-Medikation, Kollagenosen

Path: Lok: **umschriebene Osteonekrose**, insb. an den **Epiphysen** od. **Apophysen** der langen Röhrenknochen u. enchondral verknöchernden Hand-/Fußwurzelknochen vorkommend

Etlg:
PERTHES-CALVÉ-LEGG-Krankheit des Hüftkopfes
Osteochondrosis dissecans der Femurkondyle
BLOUNT-Krankheit der mediale Tibiaepiphyse
SCHLATTER-OSGOOD-Krankheit der Tuberositas tibiae
KÖHLER-I-Krankheit des Os naviculare pedis
KÖHLER-II-Krankheit der Metatarsalköpfchen II-IV

Epid:
◊ Prädisp.alter: **5.-10. Lj.**, deutlich mehr **Jungen** betroffen
◊ Osteochondrosen an der oberen Extremität sind insg. sehr selten (meist untere Extrem.)

Perthes-Calvé-Legg-Krankheit

Syn: Morbus PERTHES, juvenile/idiopathische **Hüftkopfnekrose**, Osteochondropathia deformans coxae juvenilis, Malum coxae juvenilis, engl. LEGG-CALVÉ-PERTHES disease, ICD-10: M91.1

<u>Ät:</u> – Letztlich **unklar**, ggf. **Durchblutungsstörung** des Hüftkopfes, evtl. vorliegende Gefäßfehlbildung (A. circumflexa media), gestörter venöser Abfluss, Gerinnungsstörung (Faktor-V-LEIDEN-Mutation)
- Repetitive **Mikrotraumen** des Hüftkopfes (Frakturen des fragilen Spongiosagerüstes), Druckerhöhung im Gelenkspalt und Femurkopf bei max. Innen- und Außenrotation
- Genetische Faktoren (multifaktorielle Vererbung) ⇨ familiäre Häufung (bis 35faches Risiko)
- Einfluss durch Ernährung (vermehrt in sozial schwachen Schichten)?, Med.: Glukokortikoide

<u>Path:</u> ♦ **Aseptische Knochennekrose** des kindlichen Hüftkopfes im Bereich der Epiphyse mit Störung der enchondralen Ossifikation

♦ <u>Typischer Verlauf in Stadien (n. WALDENSTRÖM, s. Abb.):</u>
Initialstadium: Reizzustand mit Lateralisierung des Hüftkopfes, Retardierung der Kopfentwicklung, Knorpelödem, radiologisch „Gelenkspalt-Verbreiterung“, (1-3 Wo.)
Kondensationsstadium: reparative Vorgänge, Umbau osteonekrotischer Areale, typische subchondrale Frakturen, Hüftkopfkern verdichtet sich, (6-12 Mon.)
Fragmentationsstadium: Defekte im Gerüst des Hüftkopfkernes, Deformierungen, erste neue Blutgefäße wachsen wieder ein (18-24 Mon.)
Reparations- und **Ausheilungsstadium**: Wiederaufbau, Ersatz nekrotischer Areale durch vitalen Knochen (mehrere Jahre) ⇨ der gesamte Krankheitsverlauf **dauert 3-5 J.**

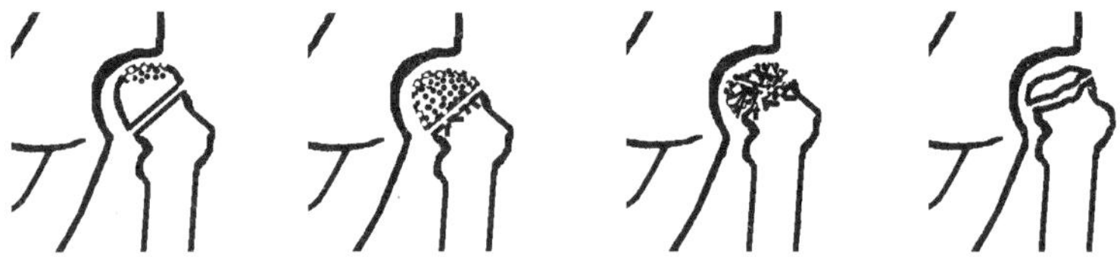

<u>Epid:</u> ◊ <u>Häufigkeit:</u> Inzidenz 10/100.000/Jahr, Prävalenz ca. 7/10.000 in Deutschland, häufigste aseptische Knochennekrose
◊ <u>Prädisp.alter:</u> 4.-8. Lj., **m** > w (= 4:1), in 10-15 % d.F. beidseitig

<u>Klin:</u> ⇒ Kleine Kinder: initial meist unspezifisch mit schmerzfreiem **Schonhinken**, Lauffaulheit
⇒ **Schmerzen** in der Leiste od. projiziert in den Oberschenkel od. auch das Knie mögl.

<u>Diag:</u> 1. Anamnese (familiäres Vorkommen, Hüftdysplasie, DD: Infekt?) und klinische Untersuchung: **eingeschränkte Beweglichkeit** im Hüftgelenk in allen Ebenen (insb. Abduktion u. Innenrotation), positives Viererzeichen (Abduktionshemmung, s. Kap. Coxitis), Beinlängendifferenz möglich (durch Adduktionskontraktur oder bei Epiphysenkollaps)
2. <u>Bildgebung:</u> Rö.-Hüfte in 2 Ebenen ⇨ Zeichen („head at risk“) sind Kopfentrundung und -abflachung, laterale Verkalkungen am Hüftkopf, Zystenbildung, Osteopenie, subchondrale Sklerose, Verbreiterung des Gelenkspaltes (durch Knorpelödem), Kopffragmentation und -arthrose, Subluxation nach lateral, ggf. auch MRT od. Knochenszintigraphie bei unklarem Befund (gut in der Frühphase, sind keine Routine)
<u>Radiologische Klassifikation modifiziert n. CATTERALL (1971), Ausdehnung des Befalls:</u>

Gruppe 1:	nur anterolateraler Quadrant (25 % des Kopfes) betroffen
Gruppe 2:	vorderes Drittel bis 50 % des Femurkopfes betroffen, Segment kollabiert
Gruppe 3:	75 % des Femurkopfes betroffen, nur dorsaler Anteil intakt, Metaphyse mitbetroffen
Gruppe 4:	gesamter Femurkopf mit Epiphyse betroffen, ausgedehnte Metaphysenbeteiligung, pilzförmige Verbreiterung des Kopfes

Sonographie: Ergussnachweis im Hüftgelenk, Hüftkopfform, Stellung Hüftkopf zum Pfannenrand, zur Verlaufskontrolle
3. Labor zur Differentialdiagnostik: BSG, CRP u. Blutbild meist völlig unauffällig

<u>Ther:</u> • Eine kausale Ther. ist nicht möglich und der zeitliche Ablauf ist nicht beeinflussbar!
• <u>Konservativ:</u> Ziel ist die **Entlastung** des geschwächten Hüftkopfes.

- Funktionelle **Physiotherapie** (krankengymnastische Mobilisation), ggf. zeitweise Gehstützen oder Rollstuhl zur Entlastung, regelmäßige Röntgenkontrollen
- Nur **gelenkschonender Sport** (Schwimmen, Fahrradfahren), kein Springen/Hüpfen/Turnen, keine Kontaktsportarten, kein Joggen/Marathon usw., insg. körperliche Belastung reduzieren.
- Med: in der Akutphase Schmerzmedikation (NSAR, z.B. Ibuprofen)
  Bei starker Abduktionshemmung (<40°) Botulinumtoxin-Injektion in die Adduktorenmuskulatur
  Ein vasoaktives Prostacyclin-Analogon (Iloprost 2 ng/kgKG/Min. für 6 Std. i.v. an 3 aufeinanderfolgenden Tagen, Ilomedin®) wird in der Frühphase erprobt.
- Entlastungsorthesen (früher für Jahre verordnet, z.B. THOMAS-Schiene, PETRY Cast, MAINZER-Schiene usw.) werden nicht mehr eingesetzt, da die Entlastung des Hüftgelenkes letztlich nur gering ist und die Anwendung zu muskulärer Atrophie führt.

• Operativ: Ind: ab Gruppe 3 ⇨ Vorbeugung von Deformitäten durch Zentrierung d. Kopfes
  - Femurseitige Op: intertrochantäre varisierende **Umstellungsosteotomie** ⇨ Verringerung des CCD-Winkels führt zur Zentrierung und besseren Überdachung (sog. Containmenttherapie) des Hüftkopfes in der Pfanne.
  - Beckenseitige Op: Beckenosteotomie (n. SALTER) od. Pfannenschwenkosteotomie
  - Bei ausgeprägtem Befund auch Kombination von Femur- u. Beckenosteotomie
  - Postoperativ: Immobilisierung im Beckengips für 6 Wo. erforderlich

• Selbsthilfegruppen: Deutsche Morbus Perthes Initiative, Hamburger Str. 5, 40221 Düsseldorf, Tel.: 0211 93045-71, Fax: -74, Internet: www.morbus-perthes.de

Prog: Primär gut, günstig: junges Kind (<6. Lj.) u. gute Stellung des Kopfes in der Pfanne
Ungünstig: >8. Lj., Übergewicht, höhergradige Bewegungseinschränkung, weibliches Geschlecht, Lateralisation des Hüftkopfes u. laterale Verkalkungen, ausgedehnte Kopfnekrose (CATTERALL 3-4), Subluxation, Beteiligung der Metaphyse, Horizontalstellung der Epiphyse

Kompl: * Verbleibende Deformität ⇨ später **Koxarthrose** im Hüftgelenk, über einen Zeitraum von 50 J. benötigen ca. 50 % der Betroffenen später einen Hüftgelenkersatz.
Op: * Knochenheilungsprobleme, Beinlängenverkürzung, Bewegungseinschränkung (Abduktionshemmung, Hinge-Abduktions-Phänomen), Unter- od. Überkorrektur, Arthrose

DD:
- Coxitis fugax („Hüftschnupfen“, heilt spontan innerhalb von 1-2 Wo. ohne Schäden aus)
- Septische Hüftkopfnekrose, Osteomyelitis: direkte oder indirekte (hämatogene) Infektion
- Dysplasie des Femurkopfes (MEYER-Dysplasie) mit verzögerter epiphysärer Ossifikation
- Epiphyseolysis capitis femoris (Hüftkopfabrutsch, s.o.)
- Multiple epiphysäre Dysplasie (aut.-dom. erblich): Hüftkopf, Knie, Hände u. Füße betroffen
- Spondyloepiphysäre Dysplasie: Wirbelkörper u. Hüfte betroffen, Kleinwuchs, Augenstörung
- Pseudoachondroplasie: Hüftkopfossifikationsstörung, Minderwuchs, Bänderschwäche
- Hüftkopfnekrose nach/bei angeborener od. traumatischer Hüftgelenkluxation
- Juvenile idiopathische Arthritis
- Knochentumoren (z.B. Chondroblastom, EWING-Sarkom, Metastasen)
- Koxarthrose (im Kindesalter noch extrem selten) ⇨ Gelenkspalt verkleinert!

Osteochondrosis dissecans der Femurkondyle

Syn: Subchondrale Osteonekrose, KÖNIG-Syndrom, ICD-10: M93.2

Ät:
- Letztlich unklar, ggf. **Durchblutungsstörung** der Femurkondylen
- **Wiederholte Mikrotraumatisierung** des lasttragenden Kondylenbereichs (Sporttrauma)
- Genetische Faktoren

Path: ♦ Subchondrale **aseptische Knochennekrose** eines umschriebenen Gelenkflächenbereiches ⇨ Osteolyse, Demarkierung u. Sklerosierung, das geschädigte Knorpel-Knochenareal kann sich ggf. als Dissekat aus der Oberfläche lösen ⇨ **Defektstelle** (sog. „Mausbett“) u. **freier Gelenkkörper** („Gelenkmaus“, Corpus liberum).

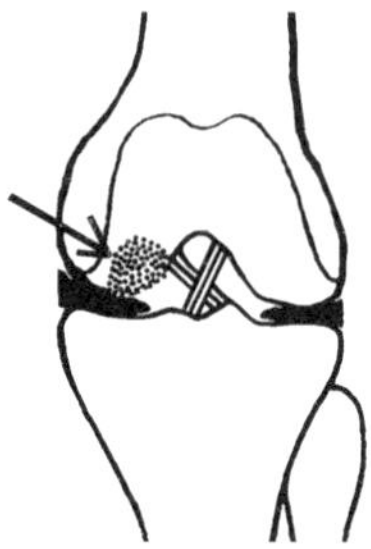

- ♦ Lok: in ¾ d.F. am **medialen Femurkondylus**, ca. 15 % lateraler Femurkondylus, 5 % Patella, 1% laterale Tibia, 1/10 d.F. beidseitig. Abb.-Bsp.: li. Knie, Stad. II der med. Femurkondyle (Pfeil)

Epid: ◊ Inzidenz: 30-60/100.000/Jahr, **m** > w (= 2:1)
◊ Prädisp.alter: **10-20.** Lj.

Klin: ⇒ Oft asymptomatisch (z.B. Zufallsbefund beim Röntgen nach einem Trauma) od. nur unspezifische Symptome
⇒ **Belastungsabhängige Schmerzen**, v.a. bei sportlicher Aktivität
⇒ Blockaden im Gelenk mögl., einschießende Schmerzen, Gelenkerguss (⇨ klinische Zeichen für einen freien Gelenkkörper)

Diag: 1. Anamnese (Familienanamnese?) u. klinische Untersuchung: Schwellung (Gelenkerguss?), Gangbild (Schonhinken?), Bewegungsmaße (Blockierung?)
2. Bildgebung: Rö.-Knie in 2 Ebenen (Läsion als Aufhellung od. Defekt ab Stad. II sichtbar)
Stadieneinteilung modifiziert n. BRUNS (1998):

I.	Schlummerstadium: beginnende subchondrale Osteonekrose, intakter Knorpel
II.	Deutliche Demarkation u. Sklerosierung des Defektes
III.	Dissekat in situ
IV.	Freier Gelenkkörper, leere Defektstelle (Krater)

MRT: genaue Größe der Läsion, stabil/instabil (unterbrochene Knorpelschicht?), besonders sensitiv bereits im Stadium I
3. Ggf. Arthroskopie: Beurteilung des Knorpels, freier Gelenkkörper (wird dann entfernt)

Ther:
- Konservativ: Stadium I-II bei noch offener Wachstumsfuge: Sportverbot, **Entlastung** (Gehstützen, selten auch Oberschenkelgipstutor für 6 Wo.) und Physiotherapie
- Operativ: Ind: Läsion >1,5 cm^2, instabile Läsion, nach Verschluss der Wachstumsfuge
  - Stadium II: **Anbohrung** n. PRIDIE des Defektes mit einem KIRSCHNER-Draht (retro- oder anterograd) ⇨ Knochen- und Gefäßeinsprossung durch Bohrkanal (= **Revitalisierung**)
  - Bei Dissekat in situ: **Schraubenfixierung** (meist resorbierbare) od. Klebung eines ausreichend großen Knochen-Knorpelstücks, ggf. mit autologer Spongiosaunterfütterung
  - Bei Knorpeldefekt (Stadium IV): offene Op, Mikrofrakturierung des Bereiches, Knorpeltransplantation (autologe Chondrozyten-Implantation) od. Mosaikplastik (Transplantation eines aus weniger belasteten Arealen entnommenen **Knorpel-Knochenzylinders**)

Prog: Gut, insb. bei noch offener Wachstumsfuge (junger Pat.), Größe <1,5 cm^2, stabile Läsion im MRT, geringe sportliche Aktivität vor Auftreten der Krankheit
In d. Adoleszenz (geschlossene Wachstumsfuge) langsamere Heilung, eher Op erforderlich.

Kompl: * Verbleibende Deformität in der Gelenkfläche ⇨ später **Gonarthrose** mögl.

DD:
- Lokalisierte Ossifikationsstörungen können im Kindesalter an den Epiphysen als Normvarianten vorkommen, osteochondrale Fraktur, Knochentumoren
- Meniskusschaden
- „Wachstumsschmerz"
- Rheumatoide Arthritis

Blount-Krankheit

Syn: Morbus BLOUNT, Tibia vara infantum, Osteochondrosis deformans tibiae, BLOUNT-BARBER-Syndrom, ERLACHER-BLOUNT-Syndrom, ICD-10: M92.5

Ät:
- Letztlich unklar, lokale Vaskularisationsstörungen werden diskutiert
- Überlastung, Adipositas, genetische Faktoren (häufiger bei Afroamerikanern)

Path: ♦ Osteochondrose der proximalen, **medialen Wachstumsfuge** der **Tibia** ⇨ Varusfehlstellung (O-Bein-Stellung) und Innenrotation durch vermindertes mediales Tibiawachstum,

ggf. vorzeitiger Wachstumsfugenverschluss
- Jedes Genu varum (**O-Bein-Stellung**) nach dem 2. Lj. ist pathologisch.

Epid: ◊ Prädisp.alter: bis zum 3 Lj. (infantile Form, in 80 % d.F. beidseitig), 4.-10. Lj. (juvenile Form, 50 % beidseitig), seltener adoleszente Form (>10. Lj.)

Klin: ⇒ Verbiegung der Tibia mit O-Bein-Fehlstellung, Fußstellung innenrotiert
⇒ Bei einseitigem Befall deutliche Beinverkürzung der betroffenen Seite

Diag: 1. Anamnese (Familienanamnese?) u. klinische Untersuchung: Gangbild
2. Röntgen: Knie a.p. bds. im Stehen: medialer Defekt ⇨ varische Tibiaachse, ggf. CT/MRT
6-stufige Klassifikation n. LANGENSKIÖLD (1952, Abb.-Bsp.: li. Tibia)

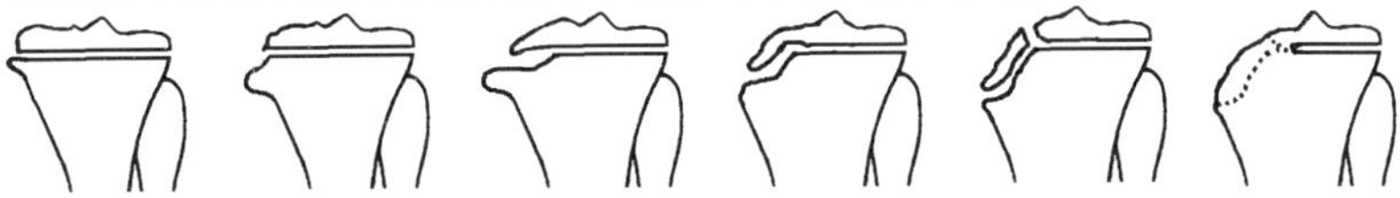

Ther: • Konservativ: in milderen Stadien I u. II und infantiler Form (bis 3. Lj.) abwartende Haltung mit korrigierenden Schienen zur Nacht
• Operativ: Ind: Stadium III-VI
– Valgisierende proximale Tibiaosteotomie (mit Überkorrektur um ca. 5°) um 4. Lj.
– Bei juveniler/adoleszenter Form: evtl. mehrdimensionale Korrektur und Kallusdistraktion mit einem Fixateur zur Verlängerung

Kompl: * Op: Rezidiv der Varusfehlstellung od. persistierende Störungen der Wachstumsfuge, Verletzung der A.poplitea od. A.tibialis
* Später Entwicklung einer **Gonarthrose** durch die intraartikuläre Deformität mögl.

DD: – Posttraumatische Veränderungen
– Vitamin-D-Mangel (Rachitis)
– Osteomyelitis, gelenknahe Knorpel- od. Knochentumoren

Schlatter-Osgood-Krankheit

Syn: Morbus OSGOOD-SCHLATTER, Osteochondrosis deformans juvenilis der Tuberositas tibiae, Apophysitis tibialis adolescentium, engl. rugby knee, ICD-10: M92.5

Ät: – **Überlastung** oder trainingsbedingte Mikroverletzungen (Leistungssport), **Übergewicht**, veränderte Hebelarme im Wachstumsalter mit verstärktem Zug an der Tibiaapophyse, Patella alta (= hochsitzende Patella ⇨ vermehrter Zug durch veränderte Hebelwirkung)
– Lokale Durchblutungsstörungen

Path: **Aseptische Knochennekrose** der Apophyse der Tibia (Tuberositas tibiae = Insertion der Patellasehne an der Tibiakante) ⇨ Herauslösen u. Absterben von Knochenfragmenten

Epid: ◊ Prädisp.alter: **10.-15. Lj.** (präpubertärer u. pubertärer Wachstumsschub)
◊ **m** >> w (= 10:1), in 25 % d.F. beidseitig

Klin: ⇒ Vorderer belastungsabhängiger Knieschmerz, lokale Druckdolenz der prox. Tibia
⇒ Ggf. Schwellung u. Überwärmung der Tuberositas
⇒ Verminderte Dehnfähigkeit der M.quadriceps-Muskelgruppe

Diag: 1. Anamnese u. klinische Untersuchung: Druckschmerz über der Tuberositas tibiae, Schmerzverstärkung bei Kniestreckung gegen Widerstand
2. Röntgen: Auflockerung, Fragmentation od. Verdichtung der Tibiaapophyse mögl.
3. Sonographie: fokale echoarme Verdichtung distal, Abhebung des Apophysenkerns, mobile Ossikel (ansatznahe Verkalkungen)

<u>Ther:</u> • <u>Konservativ:</u> **Schonung**, Sportverbot für einige Zeit (u. Trainingsfehler analysieren und verbessern), Physiotherapie (Dehnung, Kräftigung), Stoßwellentherapie
• Akut: Kühlung, NSAR (z.B. Ibuprofen), ggf. Schienung für einige Tage

<u>Prog:</u> Gut, ggf. verbleibende Prominenz prätibial (falls diese funktionell störend ist, kann diese nach Wachstumsabschluss entfernt werden)

<u>DD:</u> – LARSEN-JOHANSSON-Krankheit (Syn: SINDING-LARSEN-Krankheit, Ossifikationsstörung der distalen Apophyse der Patella, Klin: schmerzhafte Entzündungsreaktion am Patellasehnenansatz, meist durch sportliche Überlastung, ebenfalls insb. bei männlichen Jugendlichen)
– BÜDINGER-LUDLOFF-LÄWEN-Syndrom (aseptische Knochennekrose am unteren Patellapol)
– Reizung der Patellasehne (**Patellaspitzensyndrom**, Syn: Springerknie) ⇨ Reizung des Ansatz des Lig.patellae am unteren Patellapol

Köhler-I-Krankheit

<u>Syn:</u> Morbus KÖHLER-ALBAU, ICD-10: M92.6

<u>Ät:</u> – Rezidivierende Druckbelastung mit Minderdurchblutung des Knochenkerns
– Fußfehlstellungen (Knicksenkfuß, Medialisierung des Os naviculare pedis), Bandlaxität
– Genetische Faktoren, hormonelle Einflüsse (hypophysär, thyroidal, thymal)

<u>Path:</u> Juvenile **aseptische Knochennekrose** des **Os naviculare pedis** (Kahnbein)

<u>Epid:</u> Prädisp.alter: 3.-8. Lj., **m** > w (= 4:1), in 20-30 % d.F. beidseitiges Auftreten

<u>Klin:</u> ⇒ **Belastungsschmerz** mit typischer Schonhaltung u. Abrollen über den lateralen Fußrand
⇒ Druckdolenz im **Mittelfußbereich** u. ggf. Schwellung über dem Os naviculare

<u>Diag:</u> 1. Anamnese u. klinische Untersuchung
2. Röntgen: Verdichtung (Sklerose) und Abnahme der Knochendicke (Demineralisierung), abgeflachte Form, Fragmentierung und Wiederaufbau des Knochens
3. MRT: Ergussbildung in den benachbarten Gelenken

<u>Ther:</u> • <u>Konservativ:</u> meist selbstlimitierender Verlauf, daher gute Prog.
– Bei starken Beschwerden ggf. mehrwöchige Ruhigstellung, Sportkarenz, NSAR
– Dann fußgewölbestützende Einlagen mit Supinationskeil, hartes Schuhwerk
• <u>Operativ:</u> Ind: bei Inkongruenz der Gelenkflächen mit Ausbildung einer Arthrose
– Arthrodese der beteiligten Gelenkflächen

<u>DD:</u> – Fraktur od. Stressfraktur (Überlastung) des Os naviculare, Knochentumor, Osteomyelitis
– Fußwurzelknochensynostosen (Coalitio talonaviculare, Coalitio calcaneonaviculare)
– SEVER-Krankheit: aseptische Knochennekrose des Kalkaneus
– Späte Verknöcherung des Os naviculare (auch physiologisch erst >24 Mon.)

Köhler-II-Krankheit

<u>Syn:</u> FREIBERG-KÖHLER-Krankheit, Morbus FREIBERG-KÖHLER, ICD-10: M92.7

<u>Ät:</u> – Genetische Disposition (familiäre Häufung)
– Rezidivierende Druckbelastung, Spreizfuß-Fehlstellung

<u>Epid:</u> Prädisp.alter: 10.-18. Lj., **w** > m (= 3:1), beidseitiges Auftreten

<u>Path:</u> Vorübergehende **aseptische Knochennekrose** der dist. **Metatarsaleköpfchen II** (III, IV)

<u>Klin:</u> ⇒ Allmählich zunehmender, meist belastungsabhängiger Vorfußschmerz, Druckdolenz des betroffenen Zehengelenkes mit Bewegungseinschränkung, diffuse Schwellung
⇒ Ausweichbewegungen zur Vermeidung des Bodenkontaktes beim Abrollen
⇒ Spätstadium: Zehenkontrakturen

Diag: 1. Anamnese (Familienanamnese?) u. klinische Untersuchung
2. Röntgen: Verlauf in 4 Stadien: Initialstadium (ohne radiologische Zeichen), Kondensationsstadium (Verdichtung der Knochensubstanz am Köpfchen), Fragmentationsstadium (Zerfall des Köpfchens), Reparationsstadium (Verplumpung des Köpfchens u. Sekundärarthrose)

Ther:
- Konservativ: Druckentlastung mittels **Einlagen** (retrokapitale Pelotte, Weichbettung des Köpfchens), Schonung u. NSAR bei Schmerzen
- Operativ: Ind: gelenknahe ossäre Verplumpung, Osteophyten nach Reparationsstadium
  - Resektion der überschüssigen Knochenanteile (Cheilotomie/Debasierung)
  - Dorsalextendierende Osteotomie des Köpfchens, um den nichtbetroffenen plantaren Kopfanteil in die Belastungszone zu drehen.

Prog: Bewegungseinschränkungen können verbleiben.

DD:
- Vorfußschmerz durch Fußfehlstellung (Knicksenkfuß, Spreizfuß, Hallux valgus), rheumatoide Arthritis, Arthrose der Metakarpophalangealgelenke
- Metatarsalgie, MORTON-Neuralgie

KNIEKNORPELSCHÄDEN

Syn: Knorpelläsion, ICD-10: Knie M24.16; Patella M22.4

Phys: Der Gelenkknorpel besteht aus einer besonderen Anordnung von Kollagenfasern u. wasserbindenden Substanzen ⇨ äußerst niedrige Reibung beim Gleiten der Gelenkflächen, gleichmäßige Übertragung einwirkender Kräfte.

Ät:
- Traumatisch: Kontusion, Quetschung (**Anpralltrauma**), Patellaluxation, Kniedistorsion, Abschertrauma (= flake fracture) ⇨ Knorpelfissuren, -fragmentation, **Knorpelimpression**
- Posttraumatisch: Stufe in der Gelenkfläche, z.B. durch Tibiakopffraktur ⇨ lokaler Knorpelschaden ⇨ lokaler Knorpelverschleiß
- Degenerativ: s.u., Kap. Gonarthrose
- Durchblutungsstörungen des subchondralen Knochens (AHLBÄCK-Krankheit bei Erwachsenen), Osteochondrosis dissecans (= freier Gelenkkörper bei Jugendlichen, s.o.)

Path:
- ♦ Der Knorpel kann sich nicht regenerieren, bei Verletzungen des Knorpels kommt es zu Defekten, die sich bestenfalls mit Ersatzknorpel (sog. Faserknorpel) füllen oder aber als Defekte in der ansonsten glatten Gelenkoberfläche verbleiben ⇨ keine gleichmäßige Druckübertragung mehr u. Sekundärschädigung (Abnutzung) des umgebenden Knorpels.
- ♦ Lok: In >50 % d.F. ist der **mediale Femurkondylus** betroffen, am zweithäufigsten Patella

Epid:
- ◊ Prädisp.alter: Durchschnittsalter ca. 30. J. = bereits **junge Patienten** betroffen
- ◊ Durch Knorpelschäden ist das Risiko für die Entstehung einer vorzeitigen Gonarthrose bei Erwachsenen mehr als verfünffacht!

Etlg: Knorpelläsionen gem. den Empfehlungen der ICRS (International Cartilage Repair Society):

Grad 0	Normal
Grad 1	Nahezu normal, oberflächliche Läsionen: oberflächliche Erweichung (1A) und/oder oberflächliche Fissuren und Risse (1B)
Grad 2	Abnormal, Läsionen erreichen <50 % der Knorpeltiefe
Grad 3	Schwer abnormal, Knorpeldefekte, die >50 % der Knorpeltiefe (3A), die Zone des mineralisierten Knorpels (3B) od. die subchondrale Lamelle (3C) erreichen, Blasenbildung kann auftreten (3D)
Grad 4	Schwer abnormal, osteochondrale Verletzungen: Läsionen, die geringfügig durch die subchondrale Knochenplatte dringen (4A) od. tiefere, in d. trabekulären Knochen reichend (4B)

Klin: ⇒ **Bewegungsschmerz**, z.B. beim Kniebeugen, evtl. Reibegeräusche, Instabilität
⇒ **Reizerguss**, evtl. Hämarthros, Schonhaltung (⇨ Atrophie des M.quadriceps), Bewegungseinschränkung
⇒ Abgelöste Knorpelstücke ⇨ freier Gelenkkörper ⇨ Einklemmung mögl.

Diag:
1. Anamnese (Trauma?) und klinische Untersuchung: Krepitation, Prüfung der Bandstabilität, Gelenkerguss?, Bewegungseinschränkung, Gangbild
2. Bildgebung: Röntgen Knie in 2 Ebenen (a.p. u. seitl.), **Frakturausschluss**, Gelenkinkongruenz, Achsabweichung?
   MRT: Nachweis eines Knorpelschadens mögl. (Knorpeldicke, Knorpelqualität, Lokalisation, Größe, Tiefe?), freie Knorpelanteile nachweisbar, Bone bruise/subchondrales Knochenmarködem nach Trauma, gute Beurteilung der Menisken u. Kreuzbänder mögl.
3. Diagnostische Kniegelenkpunktion bei Erguss: evtl. Hämarthros mit Fettaugen im Punktat ⇨ immer an eine Fraktur denken!
4. **Arthroskopie** (Mittel der Wahl): direkte Betrachtung und „Fühlen“ der Knorpelfläche mit dem Tasthäkchen mögl., genaue Defektgröße und -tiefe bestimmen, ggf. Therapie (s.u.)

Ther:
- Konservativ:
  - Akut: Entlastung (4-8 Wo.) an Gehstützen, Kniegelenksorthese zur Stabilisierung
  - Physikalische Ther: lokale Eisanwendung, Ultraschall, Bewegungsbad
  - **Krankengymnastik**: isometrische Kräftigung des M.quadriceps zur Stabilisierung des Kniegelenkes
  - Med: Antiphlogistika zur Schmerztherapie (**NSAR**, z.B. aus der Gruppe der COX-2-Inhibitoren, z.B. Celecoxib, Celebrex® od. Etoricoxib, Arcoxia® oder Ibuprofen), antiphlogistische Salben und Kortikosteroide als Salben, ggf. auch systemisch
- Operativ: Ind: frischer Knorpelschaden/knöcherne Beteiligung ⇨ zügiges Vorgehen
  - Sorgfältige **Reposition** von ausgesprengten Knorpel-, Knorpel-Knochenfragmenten und Fixation mit Fibrinkleber u. Spickdrähten oder resorbierbaren Stiften (Polylactid), die auf Knorpelniveau abgeknipst werden (ggf. auch arthroskopisch mögl.).
    Lokal mehrfaches Anbohren des Knochens [Bohrung nach PRIDIE] od. arthroskopische kleine Perforationen mit dem Spitzmeisel [sog. **Mikrofrakturierung**] ⇨ fördert Kapillar- und Bindegewebeeinsprossung (= Knochenmark-Stimulation)
  - Impressionsfrakturen mit Stufenbildung werden angehoben (s.u., Kap. Tibiakopffraktur), gleichzeitig Op begleitender Schäden wie Bandläsionen od. Meniskusverletzungen.
  - **Osteochondrale Transplantation** (sog. Mosaikplastik, **OCT** [osteochondraler Transfer] mittels OATS [= osteochondral autograft transfer system]): offene Op für Defekte bis 4 cm², hierzu werden osteochondrale Zylinder aus nicht belasteten Regionen des gleichen Gelenkes entnommen u. „press-fit“ in die etwas kleiner ausgestanzte Defektzone vorsichtig eingeschlagen (s. Abb.).

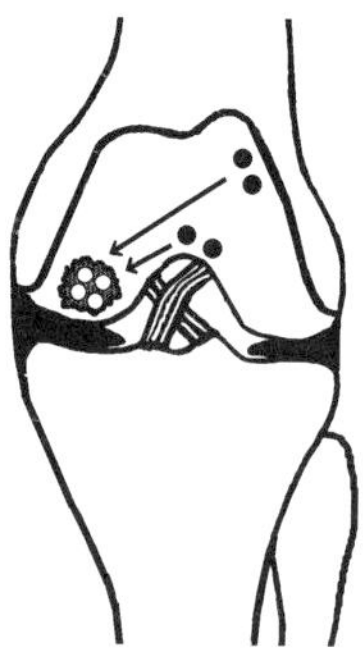

  - **Knorpelzelltransplantation** = autologe Chondrozytentransplantation (**ACT**): arthroskopsiche Entnahme von 2-3 kleinen osteochondralen Zylindern, dann Kultivierung von Chondrozyten im Labor, nach 2-3 Wochen offene Op mit Einbringung des auf einer Matrix gezüchteten Knorpels in den Defekt.
  - Bevorzugte Indikation der biologischen Knorpelrekonstruktionsverfahren:

	KM-Stimulation	OCT	ACT
Kinder u. Jugendliche	+++	-	-
Defektgröße 1-2 cm²	+++	++	-
Defektgröße 1-4 cm²	+	+++	++
Defektgröße 3-14 cm²	-	+	+++

- Postoperativ: Entlastung an Gehstützen für 6 Wo.

Prog: Die operativen Verfahren wie die Mikrofrakturierung od. autologe Transplantation zeigen gute Ergebnisse bei kleinen Defekten (2-4 cm²) und jungen Pat. (<50 J.)

Kompl: * **Posttraumatische Arthrose** ⇨ bei Destruktion d. Gelenkfläche Kniegelenkersatz (s.u.)
* Gleichzeitiger Meniskusschaden, Kreuzbandläsion, BAKER-Zyste

Op: * Gelenkinfektion, Ergussbildung, Hämatom, Arthrofibrose
* Teilweise od. vollständige Nekrose des Transplantates, selten auch Transplantathypertrophie

Proph: ♥ Günstig sind Sportarten mit **gleichmäßiger Belastung** (Schwimmen, Radfahren, Walking usw.), insb. wenn diese bereits in **jungen Jahren** und **regelmäßig** (Knorpel wird dadurch dicker u. fester aufgebaut = Prophylaxe für das Alter) durchgeführt werden.

DD:
- **Meniskusverletzungen**, Scheibenmeniskus
- Plica-Syndrom (medial-shelf syndrome): die Plica mediopatellaris ist eine (physiologische) Synovialfalte medial der Patella ⇨ bei Hypertrophie Einklemmung, Reizung des med. Femurkondylus, Schmerzen im Kniegelenk, evtl. Schnappphänomen bei Kniebeugung; Ther: kons. mit KG, Muskeldehnung, Querfriktion, ggf. arthroskopische Resektion
- Hypertropher HOFFA-Fettkörper (Hyperplasie des subpatellaren Fettkörpers)
- Arthritis, rheumatische Gelenkerkrankungen
- Idiopathischer Knieschmerz (ohne pathologischem Befund, „Kopfschmerz des Knies"), bei Kindern unspezifischer Wachstumsschmerz (ohne pathologischen Befund)
- Kinder/Jugendliche: Juvenile Osteochondrosen (s.o., Osteochondrosis dissecans, BLOUNT-Krankheit), bei Schmerzen im Kniegelenk aber immer auch an Erkrankungen des Hüftgelenkes denken (Schmerzprojektion).

GONARTHROSE

Syn: **Kniegelenkarthrose**, retropatellare Arthrose, engl. osteoarthritis of the knee, ICD-10: M17.9

Ät:
- Degenerativ: Überbelastung (unverhältnismäßige sportliche Aktivität) oder **chronische Belastung** (z.B. Chondropathia patellae durch kniende Tätigkeit bei Fliesenlegern, anerkannte Berufskrankheit, BeKV-Nr. 2112), **Übergewicht** ⇨ Knorpelverschleiß
  Beinachsenfehlstellung: Genu varum (= O-Beine ⇨ Belastung der medialen Knorpelfläche, s.u. Abb.), valgum (= X-Beine ⇨ Belastung der lateralen Knorpelfläche), recurvatum
  Inkongruenz der Gelenkflächen, gelenknahe Tumoren
  Meniskusverletzung od. nach Meniskektomie ⇨ lokale Fehlbelastung des Knorpels
  genetische Disposition (multigenetisch in Kombination mit den o.g. Risikofaktoren)
  Stoffwechselerkrankungen
  Sekundäre durch entzündliche Ursache (fortgeschrittene rheumatoide Arthritis, nach Infektion des Kniegelenkes)
- Traumatisch/**posttraumatisch**: Kontusion, Quetschung (Anpralltrauma), Patellaluxation, Kniedistorsion, Abschertrauma, Stufe in der Gelenkfläche ⇨ Knorpelfissuren, Knorpelfragmentation, Knorpelimpression (s.o., Kap. Knieknorpelschäden)
- Idiopathisch

Path:
♦ Lok: Bevorzugt an den Belastungszonen der **Femurkondylen** und an der **Retropatellarfläche** (patellofemorale Knorpelfläche)
♦ Varus- od. Valgus-Fehlstellung: Verstärkte Belastung des jeweiligen Knorpelteils (med. od. lat.) ⇨ erhöhter Verschleiß ⇨ Zunahme der Fehlstellung ⇨ weiter Belastungszunahme und Arthrose (Circulus vitiosus)
♦ Aktivierte Gonarthrose: vermehrter Knorpelabrieb im Gelenk kann bei Überreizung der Synovialmembran zur schmerzhaften Synovialitis mit Reizerguss im Kniegelenk führen.

Epid:
◊ Prädisp.alter: retropatellare Knorpelschäden oft schon bei **jungen Patienten** (20.-30. Lj.), **typische Gonarthrose** an den Femurkondylen bei **älteren Menschen** (>60. Lj.)
◊ Inzidenz: Gonarthrose bei >70-jährigen 1 %/Jahr, die Prävalenz beträgt ca. 10 % (bei >70-jährigen mit klinischen Beschwerden, radiologische Zeichen haben fast 40 %).

◊ In Deutschland werden jährlich ca. 160.000 Knieendoprothesen implantiert (ca. 10 % sind Wechseloperationen)

Etlg: Knorpeldefekt, modifiziert n. OUTERBRIDGE (1961)

Grad 1	Oberflächliche Fissuren und/oder Erweichung des Gelenkknorpels
Grad 2	Inspektorisch erkennbare Läsion, bei welcher der subchondrale Knochen aber noch nicht erreicht wird, tiefe Fissuren, Auffaserung, Knorpelfragmentation
Grad 3	Bis auf den subchondralen Knochen reichende Knorpelläsion/Fissur
Grad 4	Knorpelschaden mit freiliegendem Knochenareal, sog. „Knochenglatze“

Klin: ⇒ **Bewegungsschmerz**, z.B. beim Kniebeugen, Ruheschmerz bei ausgedehnter Arthrose; bei retropatellarer Arthrose typischer Schmerz beim Treppensteigen od. Bergablaufen
⇒ Einschränkung des Bewegungsumfanges od. rezidivierend auftretende Blockaden (abgelöste Knorpelstücke ⇨ freie Gelenkkörper ⇨ Einklemmung mögl.)
⇒ **Reizerguss**, evtl. Hämarthros, Schonhaltung (⇨ Atrophie des M.quadriceps)

Diag: 1. Anamnese (Anlaufschmerz, Schmerz bei Belastung, Steifigkeit) und klinische Untersuchung: Krepitation, Prüfung der Bandstabilität, Gelenkerguss?, Bewegungseinschränkung, Gangbild, ZOHLEN-Zeichen (Schmerz bei aktivem Heben des Beines bei mit der Hand des Untersuchers kranial fixierten Patella ⇨ pos. bei retropatellarer Arthrose)
2. Röntgen: Knie in 2 Ebenen (a.p. u. seitl.), Zeichen sind: **Gelenkspaltverschmälerung**, subchondrale Sklerosierung, **Osteophyten** an den Rändern (Knochenausziehungen), Geröllzysten, Achsenfehlstellung?, Gelenkstufen?, freier Gelenkkörper?, evtl. Ganzbeinstandaufnahme in 30° Beugung (⇨ Belastungsaufnahme)
Patella-Tangentialaufnahme: Patellagleitlager beurteilen (subchondrale Veränderungen, Osteophyten, Inkongruenz)
Evtl. Arthrographie (heute durch die Arthroskopie weitgehend ersetzt)
3. **MRT:** Nachweis eines Knorpelschadens (Knorpeldicke, Knorpelqualität, subchondrales Knochenödem) und gute Beurteilung der Menisken u. Kreuzbänder mögl.
4. Diagnostische Kniegelenkpunktion: Abpunktieren eines Ergusses, Infektionsnachweis, evtl. Hämarthros mit Fettaugen im Punktat
5. **Arthroskopie** (Mittel der Wahl): direkte Betrachtung der Chondropathie und „Fühlen“ der Knorpelfläche mit dem Tasthäkchen mögl.

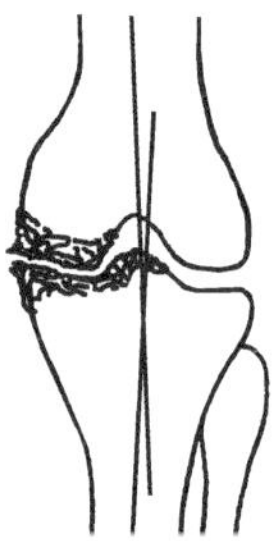
Gonarthrose li. Varusdeformität

Ther: • Konservativ: Allgemein bei Adipositas Gewichtsreduktion, Meiden starker (schmerzhafter) Belastung, ggf. vorübergehende Entlastung an Gehstützen, psychosoziale Begleitung
Physikalische Ther: lokale Wärme- od. Kälteanwendung, Ultraschallbehandlung, Bewegungsbad, Tai Chi
Krankengymnastik: isometrische Kräftigung d. M.quadriceps u. Vastus medialis (insb. bei isolierter femoropatellarer Arthrose)
Orthopädische Hilfsmittel: Schuhe mit schockabsorbierenden Sohlen od. Pufferabsätzen, Schuhranderhöhung bei Varus- (Außenrand) od. Valgus- (Innenrand) -Fehlstellung, Gehstock
Med: **Antiphlogistika** zur Schmerztherapie (Paracetamol, Ibuprofen od. NSAR aus der Gruppe der COX-2-Inhibitoren, z.B. Celecoxib, Celebrex® od. Etoricoxib, Arcoxia®), Antiphlogistika od. Kortikosteroide topisch als Salben, ggf. Kortikoide auch systemisch
Intraartikuläre Injektion von Glukokortikoiden (Triamcinolonacetonid 10-40 mg, Volon®A-Kristallsuspension, Cave: Infektion, steriles Arbeiten!) od. von Hyaluronsäure-Präparaten (im Frühstadium)
Orale Knorpelaufbaustoffe (z.B. Glucosaminsulfat, z.B. dona®Tbl. od. Chondroitinsulfat) haben einen fraglichem Erfolg.

• Operativ: Ind: fortgeschrittene Gonarthrose mit entsprechenden Beschwerden (keine „Rö-Bilder“ operieren!, die Lebensqualität muss eingeschränkt sein)
- Bei Fehlstellung: **Umstellungsosteotomie** (bis ca. 45 J.), bei Genu varum Osteotomie der Tibia, bei Genu valgum Osteotomie des Femurs (s.o., Kap. Beinachsenfehlstellun-

gen), alternativ kann auch auf der betroffenen Seite (bei Varus-Fehlstellung ⇨ medial) eine unikondyläre (= einseitige) Knieprothese implantiert werden (bei Pat. >45-50 J.).

- Bei retropatellare (femoropatellare) Arthrose: Medialisierung und Vorverlagerung des Lig.patellae oder laterale Retinakulumspaltung (laterales Release, Ansatz des M.vastus lat.) ⇨ Patella wird von ihrem Gleitlager abgehoben bzw. verschoben (auch als arthroskopische Op).

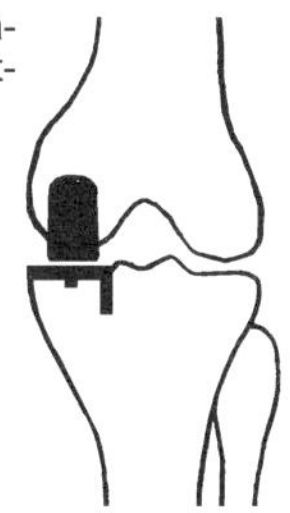

- Bei fortgeschrittener, destruierender Gonarthrose:
  Endoprothetischer Ersatz mit einem künstlichen Kniegelenk (heute oftmals mit Computer-navigierter unterstützter Op-Technik für die Implantation)
  Formen: **Unikondyläre Knieprothese** (nur ein Kompartiment = eine Hälfte wird ersetzt ⇨ Implantation einer Femurkomponente und eines Tibiaimplantates, Einsetzen einer Kunststoffgleitschicht [sog. Inlay aus Polyäthylen], s. Abb. mediale Prothese), insg. wesentlich einfacher u. geringeres Op-Trauma als bei TEP
  oder **totale Knieprothese** (Knie-TEP, s. Abb.), Unterformen: Kreuzband-ersetzende oder -erhaltende Prothesen (hinteres Kreuzband bleibt), posterior-stabilisierte Prothese (ein Zapfen am Tibiaplateau greift bei Beugung in die Femurprothese), geführte Prothesen (ein Zapfen am Tibiaplateau greift immer in die Femurprothese), bei Revisions-Op Rotationsscharnierprothesen. Die Retropatellarfläche kann ggf. ebenfalls durch eine Polyäthylen-Gleitschicht ersetzt werden.
  Zu Op-Prinzipien und allg. Kompl. s. Kap. Koxarthrose. Am Kniegelenk werden meist zementierte Prothesen verwendet u. die ligamentäre Ausbalancierung ist von Bedeutung.

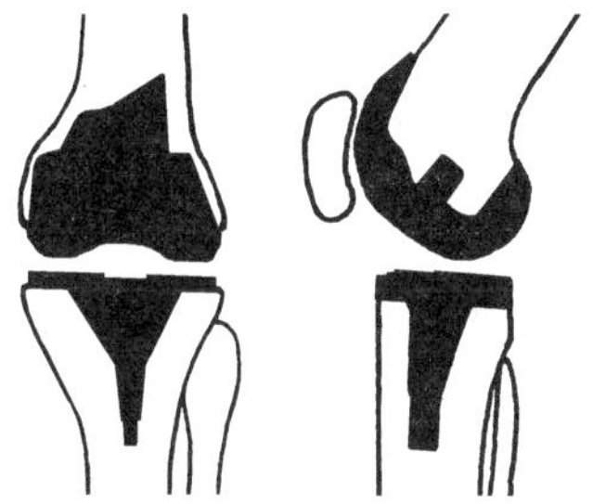

a.p. seitl.

  Postoperativ: Ruhigstellung nur für einige Tage, danach frühfunktionelle Bewegungsübungen unter **Entlastung** für ca. 6-8 Wo.

Prog: Die Prothesen haben heute eine **sehr gute** Haltbarkeit (mittlere Standzeit 15-20 J.), Alltagsbelastung (Gehen, Treppensteigen, Autofahren, Arbeiten) nach ca. 8 Wo. mögl. Auf Dauer aber **kein! Sport mit starker Belastung** (⇨ Rotationsbewegungen können schnell zu einer Prothesenlockerung führen, insb. keine Ballsportarten, Squash, Tennis, Turnen, Leichtathletik, Marathon, Skifahren, Inlineskating, Eislaufen usw.).
Einfluss auf ein positives Ergebnis hat auch die Erwartungshaltung des Pat., Erfahrung des Operateurs, Alter, kein Übergewicht, kein Nikotin-/Alkoholabusus.

Kompl: * Intraartikuläre Injektionen ⇨ Cave: immer **steriles Arbeiten** wegen Gefahr einer septischen Arthritis durch bakterielle Kontamination

Op: * Knieprothesen: allg. Kompl. wie bei der Hüftendoprothetik (Infektion, Thrombose, periprothetische Fraktur, **Lockerung**, Verschleiß usw.), Fehlstellungen bei der Implantation führen aber häufiger zu Bewegungseinschränkung od. Instabilität in Beugestellung, retropattelares Schmerzsyndrom (bei bis zu 10 % d. Pat.).

Proph: ♥ Günstig sind Sportarten mit **gleichmäßiger Belastung** (Schwimmen, Radfahren, Walking usw.), insb. auch schon in **jungen Jahren** und **regelmäßig** (Knorpel wird dadurch dicker u. fester aufgebaut als Prophylaxe für das Alter).

DD:
- Akute Knorpelläsion (s.o., Knieknorpelschäden), Meniskusverletzung, Scheibenmeniskus
- Plica-Syndrom (medial-shelf syndrome): Die Plica mediopatellaris ist eine (physiologische) Synovialfalte medial der Patella ⇨ bei Hypertrophie Einklemmung, Reizung des med. Femurkondylus, Schmerzen im Kniegelenk, evtl. Schnappphänomen bei Kniebeugung; Ther: kons. mit KG, Muskeldehnung, Querfriktion, ggf. arthroskopische Resektion.
- Hypertropher HOFFA-Fettkörper (Hyperplasie des subpatellaren Fettkörpers)
- Arthritis, rheumatische Gelenkerkrankungen
- AHLBÄCK-Krankheit: aseptische Knochennekrose des med. Femurkondylus im Erwachsenenalter

BAKER-ZYSTE

Syn: Poplitealzyste, Kniegelenkzyste, Kniegelenkhygrom, Arthrozele, engl. Baker's cyst, ICD-10: M71.2

Ät:
- Primäre Zyste (bei Kindern) = angeboren, idiopathisch
- Sekundäre Zysten: **Kniebinnenschaden** (z.B. Läsion des medialen Meniskus), degenerativ (Chondropathie, Gonarthrose), systemische Erkrankungen (z.B. rheumatoide Arthritis) ⇨ Stimulation der Produktion von Synovialflüssigkeit

Path:
- ♦ Primäre Zyste: von der Gastrocnemius-/Semimembranosus-Bursa ausgehen und ohne Kommunikation mit dem Kniegelenkinnenraum
- ♦ Sekundäre Zysten: Ausstülpung der dorsalen Gelenkkapsel am Kniegelenk = Synovialzyste/Synovialhernie. Sie herniert medialen zwischen dem Kopf des M. gastrocnemius und dem M. semimembranosus in die Fossa popliteal. Eine **offene Verbindung** der Zyste nach intraartikulär besteht fast immer, ein Ventilmechanismus im Verbindungsstück führt zum Synovialflüssigkeitsübertritt von intraartikulär in Richtung Zyste.

Epid: ◊ Prädisp.alter: Primäre Zysten werden im Kindesalter zwischen 4.-7. Lj. symptomatisch, sekundäre Poplitealzysten im Erwachsenenalter meist zwischen 35.-70. Lj.

Etlg:
Distensionszyste = Zyste mit Verbindung zum Kniebinnenraum (s. Abb.)
Dissektionszyste = Ruptur einer Zyste u. Austritt von Synovialflüssigkeit in die Kniekehle

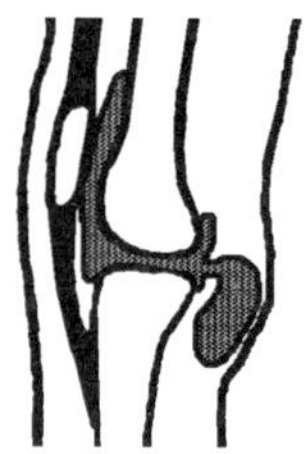

Klin:
- ⇒ Primäre kleine Zysten machen keine Beschwerden.
- ⇒ Dorsale Schwellung, z.T. Ausdehnung nach distal bis in die Wade, tastbare Fluktuation
- ⇒ Rezidivierende posteriore Schmerzen im Kniegelenk und im Bereich der Fossa poplitea, insb. bei endständiger Streckung oder voller Flexion
- ⇒ Evtl. begleitender Kniegelenkerguss

Diag:
1. Anamnese (Knietrauma?) und klinische Untersuchung (**tastbare prall-elastische Schwellung** postero-medial, zwischen M.semimembranosus u. M.gastrocnemius)
2. Bildgebung: Sonographie (Darstellung der Zyste), Duplexsonographie zum Ausschluss eines Gefäßprozesses
   Röntgen des Kniegelenkes in 2 Ebenen zum Ausschluss knöcherner Verletzungen, Arthrosezeichen?
   ggf. auch Arthro-MRT des Kniegelenks (Menisken? Kreuzbänder? Knorpelsituation? Zystenausdehnung und Lage?)
3. **Arthroskopie** bei allen sekundären Zysten zur Diagnostik u. Ther. der Grunderkrankung

Ther:
- Kleine Zysten bedürfen keiner Therapie, meist Spontanremission innerhalb von 1 J.
- Operativ: Ind: nur bei Verdrängungsbeschwerden von Nerven od. Gefäßen gegeben
  - Arthroskopie und **Ther. der Grunderkrankung** (z.B. Teilmeniskektomie bei Meniskusläsion, Knorpelshaving), bei kleinen Zysten reicht dies auch meist aus und die Zyste bildet sich von selbst zurück.
  - Bei größerer Zyste: S-förmige Inzision dorsal in der Kniekehle, Präparation und **Exstirpation** der Zyste und Verschluss des Zystenstumpfes am Kniegelenk + arthroskopische Ther. der Grunderkrankung

Prog: Nach operativer Exstirpation primärer Zysten sehr gut, bei sekundären Zysten sind Rezidive häufig (insb. wenn die eigentliche Grunderkrankung am Kniegelenk nicht saniert wird).

Kompl: Op: Erguss, Hämatom, Hypästhesie am Unterschenkel, **Rezidiv**

DD:
- Zyste der Bursa des M.semimembranosus od. M.biceps femoris
- Ruptur des M.gastrocnemius
- Phlebothrombose, Aneurysma der A. poplitea, Hämangiom
- Popliteales Lipom/Liposarkom

SPRUNGGELENKARTHROSE

Syn: SG-Arthrose, OSG-Arthrose, ICD-10: Knorpelschädigung M24.17, Arthrose M19.27

Ät: – **Posttraumatisch** (Sprunggelenkfrakturen, Sprunggelenkdistorsion, Außenbandruptur)
- Osteochondrosis dissecans
- Rheumatoide Arthritis
- Fehlstellung, Schlottergelenk, chronische Instabilität
- Primär/idiopathisch

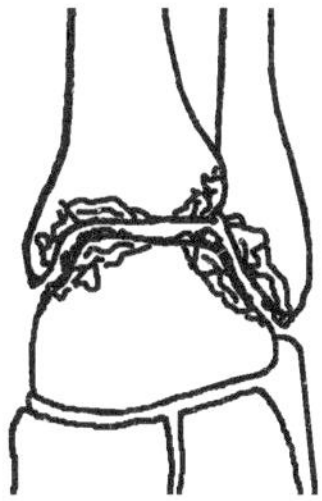

Klin: ⇒ Bewegungseinschränkung und **Schmerzen** im Gelenk
⇒ Ggf. lokaler Druckschmerz od. Schwellung

Diag: 1. Anamnese u. klinische Untersuchung: schmerzhafte Bewegungseinschränkung
2. Röntgen: Sprunggelenk in 2 Ebenen, Zeichen sind (s. Abb.): **Gelenkspaltverschmälerung**, subchondrale Sklerosierung, Osteophyten an den Rändern, Geröllzysten, Fehlstellung, Subluxation des Talus

Ther:
- Konservativ: bei Adipositas Gewichtsreduktion, Meiden starker (schmerzhafter) Belastung, physikalische Ther: lokale Eisanwendung, Ultraschallanwendung, Bewegungsbad
  Orthopädische Hilfsmittel: Fersenpuffer, Schuhe mit schockabsorbierenden Sohlen, Einlage mit Rolle im Mittelfußbereich
  Med: Antiphlogistika zur Schmerztherapie (**NSAR**), intraartikuläre Injektion von Hyaluronsäure
- Operativ: Ind: fortgeschrittene Arthrose
  - Arthroskopisches Débridement, z.B. Entfernung eines freien Gelenkkörpers
  - Sprunggelenkdistraktion: Anlage eines Fixateur ext., der innerhalb von 1 Wo. über dem Gelenk aufgedehnt wird und für 3 Mon. als Entlastung verbleibt.
  - Sprunggelenkarthrodese (Knorpelresektion, Versteifung des Gelenkes mit einer Schraubenosteosynthese)
  - Sprunggelenkendoprothese: TEP mit Prothese an Tibia und auf der Talusrolle (s. Abb.) ⇨ wichtig ist die Auswahl geeigneter Pat. (moderates Aktivitätsniveau, gute Knochensubstanz, keine Durchblutungsstörungen)

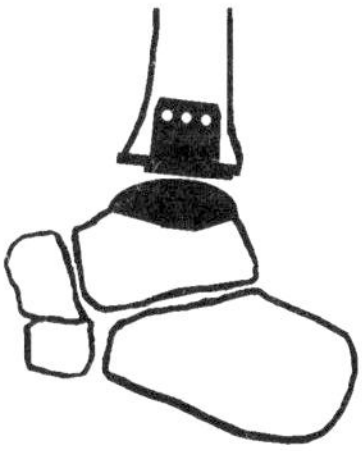

Kompl: * Sprunggelenkarthrodese ⇨ nach Jahren Arthrose der Fußwurzelgelenke mögl.
Op: * Sprunggelenkprothese: sehr hohe Belastung (bis 7-faches Körpergewicht) ⇨ Abnutzung, Prothesenlockerung

FUß

Anatomie

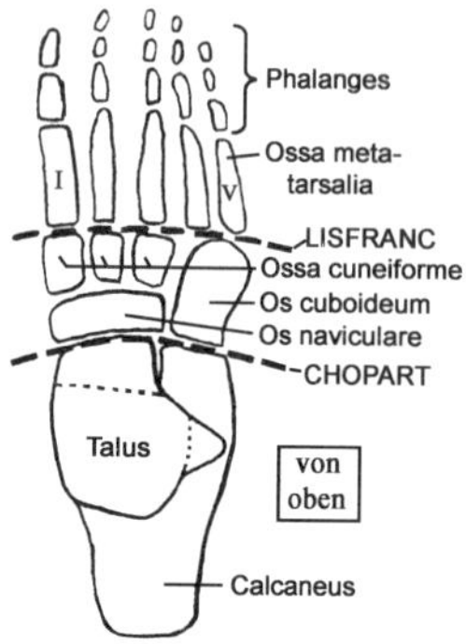

Talus: sehr harter Knochen, Teil der Gelenkfläche des OSG u. USG

Kalkaneus: Gelenkfläche des USG, Ansatz der Achillessehne

Tarsus (Fußwurzel) aus Os naviculare, Os cuboideum, Os cuneiforme mediale, intermediale u. laterale

Gelenklinien an der Fußwurzel: (zugleich Amputationslinien): **CHOPART-Linie**: Zwischen Talus u. Calcaneus und Os naviculare u. cuboideum

LISFRANC-Linie: Zwischen Os cuboideum u. Ossa cuneiformia und den Ossa metatarsalia

Entwicklung: Angeborene oder erworbene Deformitäten sind idiopathisch od. Folge von Lähmungen, Fehlbelastungen od. Systemerkrankungen. 50 % der endgültigen Fußlänge ist mit 1½ J. erreicht ⇨ Notwendigkeit der **Frühbehandlung** bei angeborenen Fehlstellungen.

Erkrankungen

Etlg: # **Klumpfuß** (angeboren od. später entstehend)
Fußfehlstellungen: **Knicksenkfuß** (Plattfuß), Talus verticalis (Tintenlöscherfuß), Knickfuß, Spreizfuß, Spitzfuß, Hohlfuß, Hackenfuß, Sichelfuß (Metatarsus varus)
Rotationsfehlstellungen: innenrotierter / außenrotierter Gang
Koalitio (= Verwachsungen, Synostosen) von Fußwurzel- od. Metatarsalknochen, akzessorische Knochenkerne, Fersensporn, Spaltbildung des Fußes
Zehenerkrankungen/-defekte: **Syndaktylien** (Verwachsungen), Polydaktylien (s.o., Kap. Dysmelien), Hammer-, Krallenzehen, **Hallux valgus**, Hallux rigidus, Unguis incarnatus

Ät: – Angeborene Fußdeformitäten, ICD-10: Q66.9
– Erworbene Fußdeformitäten (= nach der Geburt entstehend, z.B. bei neurologischen Erkrankungen, traumatisch usw.), ICD-10: M21.97

KLUMPFUß

Syn: **Pes equinovarus** (et supinatus adductus congenitus/excavatus), engl. clubfoot, ICD-10: angeboren Q66.0, später erworbener Klumpfuß M21.57

Ät: – Angeboren: **idiopathisch**, multifaktorielle Vererbung (familiäre Häufung)
– Lähmung der Unterschenkelmuskulatur (paralytisch, z.B. durch Neuralrohrfehlbildungen), Folsäure-Antagonisten (z.B. Aminopterin od. Methotrexat in der 4.-12. SSW)
– Ungünstige intrauterine Lage des Fetus (Zwangshaltung), Fruchtwassermangel (POTTER-Sequenz durch fetale Nierenfunktionsstörung)
– Häufig vergesellschaftet mit kongenitaler Hüftdysplasie
– Arthrogryposis multiplex congenita (s.o., Kap. Knochenentwicklungsstörungen)
– Exogene Faktoren: Rauchen, Umweltfaktoren, Amniozentese
– Sekundär, postnatal erworben: bei **neuromuskulären Erkrankungen**, wie Spina bifida, infantile Zerebralparese, neurogener Muskelatrophie (CHARCOT-MARIE-TOOTH), Poliomyelitis Verletzungen/posttraumatisch: periphere Nervenlähmung (z.B. N.peroneus-Läsion), Talus-Kalkaneus-Fraktur, Kompartmentsyndrom, Narbenkontrakturen (Verbrennungen)

Epid: ◊ Häufigkeit: 10-20/10.000 Geburten, damit häufigste angeborene Fehlbildung der Extr.
◊ **M** > w (= 2-3:1), in 50 % d.F. beidseitig

<u>Path:</u> <u>Angeborene Kombination verschiedener Deformitäten am Fuß (s. Abb.):</u>

- <u>Ossär:</u> **Spitzfuß** (Pes equinus), Rückfuß**varus** mit **Supinations**stellung und **Adduktion** des Vorfußes (Pes adductus, Sichelfuß), Hohlfuß (Pes excavatus), Fehlrotation od. Hypoplasie des Talus, varische Kalkaneusorientierung
- <u>Muskulär:</u> Wadenatrophie mit Verkürzung und Fibrose des M. triceps surae (mit Achillessehnenverkürzung) u. M.tibialis post. („key muscle") bewirkt Spitzfußstellung, Supination und Innenrotation mit Luxationsstellung im Talonavikulargelenk; Peronealmuskulatur ist elongiert und funktionell abgeschwächt, außerdem Verkürzung des medialen Bandapparates (Lig.deltoideum) des Sprunggelenkes.

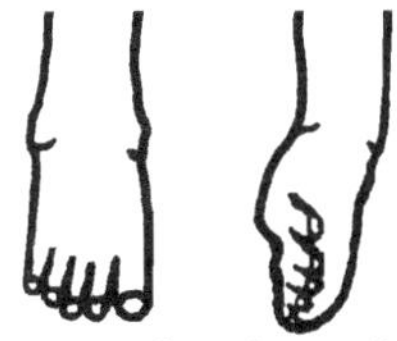

normal Klumpfuß

<u>Klin:</u> ⇒ Spitzfuß (Plantarflexion im OSG), Rückfußsupination ⇨ Vorfußsupination u. Adduktion
⇒ Dorsale Hautfalte über der Ferse, medioplantare Hautfalte (Hohlfuß)
⇒ Schwächung der Wadenmuskulatur und Verkürzung insb. des M.tibialis posterior

<u>Diag:</u>
1. Anamnese (Familienanamnese?) u. klinische Untersuchung: Fußform, schmale Wade, leeres Fersenkissen (Kalkaneus-Hochstand), Beurteilung der **Rigidität** (soft/stiff), Beurteilung des Nervenstatus (spontane Bewegungen?), Untersuchung der Hüftgelenke und Wirbelsäule
2. Röntgen-Fuß in 2 Ebenen: knöcherne Defekte?, Talocalcanearwinkel a.p. <20°, seitl. <35° (bis Parallelstellung möglich); Talus-Metatarsale-I-Winkel >20°
3. Sonographie: zur Verlaufskontrolle

<u>Etlg:</u> <u>Klassifikation in Abhängigkeit d. Redressionsfähigkeit v. Vor- u. Rückfuß n. DIMÉGLIO (1995)</u>
Typ 1 soft-soft – passiv gut korrigierbar (ca. 20 % d.F.)
Typ 2 soft-stiff – Spitzfußstellung, gut korrigierbar (1/3)
Typ 3 stiff-soft – Vorfußdeformität, nur zum Teil korrigierbar (1/3)
Typ 4 stiff-stiff – rigide Kontraktur in allen Gelenken, ausgeprägte Spitzfußstellung, schwer korrigierbar (10 %)

<u>Ther:</u>
- <u>Konservativ:</u> So **früh wie möglich** beginnen, konsequente Durchführung notwendig! Eltern aufklären/beruhigen, dass gute Behandlungsmöglichkeit und gute Prognose.
  - **Seriengipse**: Redressierende Unter-/Oberschenkelgipse in maximal möglicher und steigernder Pronation und Abduktion für 6-12 Wo. (anfangs Gipswechsel alle 1-3 Tage, dann alle 1-2 Wo.). Bei der Technik nach PONSETI wird diese frühzeitig kombiniert mit einer perkutanen Achillessehnendurchtrennung, diese wächst dann von alleine verlängert wieder zusammen.
    Anschließend **Schienenbehandlung** zur Rezidivprophylaxe (z.B. beidseitige DENIS-BROWNE-Schiene od. einseitige Schiene in den ersten 3 Mon. 23 Std./Tag, dann nur noch in der Nacht bis zum 4. Lj.), korrigierende Einlagen
  - Physiotherapie: manuelle Technik und Dehnungsübungen, Taping
  - Botulinumtoxin-Injektionen in die Muskulatur (bislang wenig Erfahrungen), Ziel: vorübergehende Schwächung d. Plantarflexoren u. Supinatoren zur Unterstützung der Redressionsbehandlung und Vermeidung einer Op
- <u>Operativ:</u> Ind: konservativ nicht korrigierbarer Klumpfuß ⇨ Op ab ½ J.
  - Bei Spitzfuß: offene Z-förmige Achillessehnenverlängerung (= **Achillotenotomie**)
  - Bei Rückfußvarus: Kapsulotomie des USG u. OSG, Reposition des Talus
  - Postoperativ Gips für 6 Wo. u. Oberschenkelschiene für 6 Mon.
  - Ggf. später notwendige Korrekturen, z.B. bei Restfehlstellung od. Rezidiv: subtalare Osteotomie, Kuboid- od. Tripleosteotomie, Sehnentransfers, Korrekturarthrodese
- Für Eltern und Betroffene gibt es zahllose Infoseiten, Foren usw. im Internet, z.B. www.klumpfuesse.de, www.klumpfüsse.de, www.klumpfuss.at

<u>Prog:</u> Gut, bei frühzeitiger Ther. können heute **90 % d.F. konservativ** therapiert werden. Günstig sind weiche Deformitäten (z.B. durch intrauterine Zwangshaltung) ⇨ gute konservative Redression mögl. Je rigider, umso eher Op erforderlich.
Op: 75 % der Füße können mit einer einmaligen Operation ausreichend korrigiert werden, beim Rest sind diverse Folgeoperationen nötig (Osteotomien, Sehnentransfers, Arthrodese)

Wiederholungsrisiko: bei erneuter Schwangerschaft ist das Risiko 20- bis 30-fach höher

Kompl: * Bleibende Restfehlstellung ⇨ verzögertes Laufenlernen, pathologisches Gangbild, Rezidivfehlstellung im Kindes-/Jugendalter
* Später Arthrose der betroffenen Fußgelenke (aber auch Hüft- u. Kniegelenk durch kompensatorischen Ausgleich der Fehlstellung ⇨ Fehlbelastungen)

SPITZFUß

Syn: Pes equinus, ICD-10: angeboren Q66.8, erworben M21.6

Ät:
- Angeboren/postnatal: **neuromuskuläre Dysbalance**: infantile Zerebralparese, Muskellähmungen, Muskeldystrophie, Teilfehlbildung des Klumpfußes
- Kleinkinder: „**Zehnspitzenläufer**“ (unklare Ursache, „Tic“ der Kinder)
- Erworben: Immobilisation (**Bettlägerigkeit**, Polytrauma, Querschnittlähmung), posttraumatische Achillessehnenverkürzung
- Funktionell: Hüftluxation mit Beinverkürzung

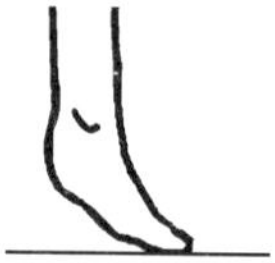
Spitzfuß

Diag:
1. Anamnese und klinische Untersuchung: typische Fußstellung, fixierte Stellung oder kann die Ferse den Boden erreichen?, Beinverkürzung?
2. Röntgen-Fuß in 2 Ebenen: knöcherne Defekte?

Ther:
- Konservativ: Stellung nicht fixiert (passive Dorsalextension mögl.)
  - Krankengymnastik: Dehnungsübungen, Taping, ggf. Botulinumtoxin-Injektion in den M.triceps surae
  - Redressierender Gips od. Orthese
- Operativ: Ind: fixierte Spitzfußstellung
  - Achillessehnenverlängerung

Kompl: * Zehenspitzenlaufen über das 3. Lj. hinaus kann zu knöcherner Fehlanpassung führen.

Proph: ♥ Bei längerer Bettlägerigkeit Fuß polstern und rechtwinklig anstellen

DD:
- Hohlfuß (Pes cavus): extrem ausgebildetes Fußlängsgewölbe, Vorfuß ist nach plantar abgeknickt, meist mit Krallenzehe kombiniert (sog. Klauenfuß)
- Hackenfuß (Pes calcaneus): Steilstellung des Kalkaneus nach dorsal flektiert und Abknickung im Fußlängsgewölbe

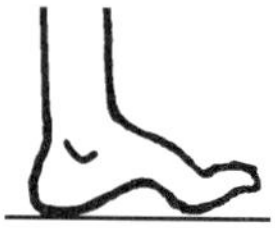
Hohlfuß

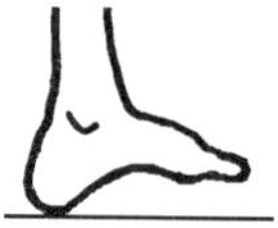
Hackenfuß

KNICKSENKFUß

Syn: Knickplattfuß, Pes planovalgus, **Plattfuß**, Pes valgus, X-Fuß, ICD-10: angeboren Q66.5, später erworben M21.4

Ät:
- Bandlaxität, Muskelschwäche (Insuffizienz des M.tibialis posterior)
- Übergewicht, Genua valga oder vara
- Trisomie 21 (DOWN-Syndrom), Arthrogryposis multiplex congenita, angeborene Bindegewebserkrankung (MARFAN-Syndrom, EHLERS-DANLOS-Syndrom)

Etlg: # Flexibler Knicksenkfuß
Rigider Knicksenkfuß = Fehlstellung ist fixiert (sehr selten): angeborener Talus verticalis

(Talus steht steil und ist in Richtung Os naviculare luxiert), Fußwurzelknochensynostose (Coalitio talonaviculare ⇨ dann auch eingeschränkte Pro-/Supination)

<u>Path:</u> ♦ Physiologisch bildet sich erst bis zum 5.-7. Lj. die normale Fußform aus.
Der Knicksenkfuß ist eine meistens harmlose (im Kleinkindes- und Kindesalter noch normale) Fußfehlstellung mit verstärktem **Rückfußvalgus** (= Knickfuß, X-Stellung) und **abgeflachtem medialem Längs-Fußgewölbe** (= Senk-/Plattfuß, Abb.-Bsp.: li. Fuß von medial gesehen), oft auch Vorfußabduktion.

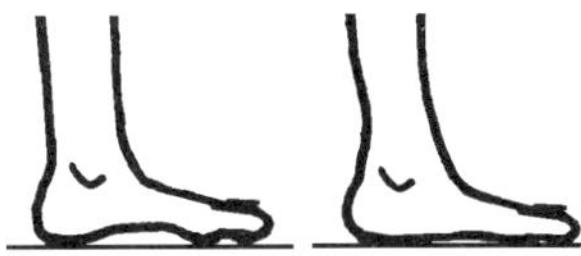

♦ Fehlrotation zwischen Rück- und Vorfuß durch erhöhte Bandlaxität

<u>Epid:</u> ◊ <u>Häufigkeit:</u> **sehr häufig**, Prävalenz 1-3 % in der Bevölkerung

<u>Klin:</u> ⇒ Meist **keine Beschwerden**
⇒ Ggf. belastungsabhängige Schmerzen im Fußgewölbe

<u>Diag:</u> 1. Anamnese u. **<u>klinische Untersuchung</u>**: Fußbeurteilung im Gehen, Stehen u. Liegen
Zehenspitzenstand: möglich oder fehlende Valguskorrektur (X-Stellung) u. fehlende Korrektur der Abflachung des medialen Fußgewölbes beim rigiden Knicksenkfuß
Pathologischer Fersenvalguswinkel (X-Stellung n. medial), normal: Kleinkind bis 20°, im Schulalter bis 10°, beim Erwachsenen max. 5°
Abb.-Bsp.: li. Fuß v. hinten, Fersenvalguswinkel 16°
<u>Trittspur (Pedographie):</u> **abgeflachtes Längsgewölbe** (s. Abb.)

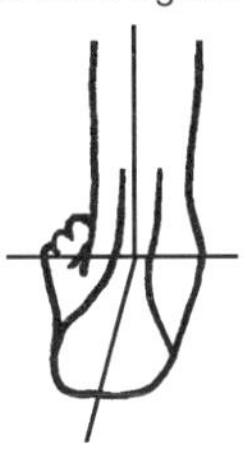

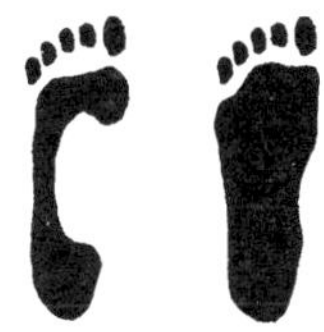

2. Röntgen: selten notwendig, Bestimmung des Talocalcanearwinkels (große Schwankungsbreite)

<u>Ther:</u> • <u>Konservativ:</u> **barfuß laufen** (Stärkung der Fußmuskulatur), Spitzfußgang üben (⇨ M.tibialis), Physiotherapie mit Dehnung der Wadenmuskulatur
- Einlagen (ganzsohlig, die Ferse umfassend, Rückfuß varisierend unterstützend) sind nur selten sinnvoll: indiziert bei Instabilität im Talonaviculargelenk, einseitiger Zehenspitzenstand nicht möglich od. anhaltende Beschwerden
- Talusringorthese bei ausgeprägtem Fersenvalgus: umfasst den ganzen Rückfuß mit lateraler Abstützung an der Fibula

• <u>Operativ:</u> Ind: Talus verticalis, ausgeprägter Schweregrad, therapieresistente Schmerzen
- Operationen bei Talus verticalis (1.-3. Lj.): Achillessehnenverlängerung, Reposition des Talus auf den Kalkaneus und Fixierung des Talonaviculargelenkes mit K-Draht (Op n. TACHDJIAN) od. Talus-Reposition und knöcherne Verblockung mit dem Kalkaneus (Op n. GRICE-GREEN)
- Rückverlagerung des M. tibialis ant. (Op n. NIEDERECKER, Rezidiv häufiger)
- Bei Jugendlichen/Erwachsenen: Kalkaneus-Verlängerungsosteotomie (gleicht die X-Stellung aus) od. T-Arthrodese

<u>Prog:</u> **Sehr gut**, im Kindesalter weiterführende Therapie erst bei Persistenz oder Beschwerden, oftmals überbehandelt! Eltern aufklären und beruhigen.

<u>Kompl:</u> * Zusätzlich **Spreizfuß** (= Abflachung und Verbreiterung des Quergewölbes im Bereich des Vorfußes, Pes transversoplanus) mögl. ⇨ **Metatarsalgie** (Belastungsschmerzen im Vorfußbereich), Schwielen (Clavus) unter den Metatarsalköpfchen II-IV, Ther: Einlagen mit Unterstützung des Fußquergewölbes u. retrokapitaler Polsterung
* Kontraktur der Zehenbeuger ⇨ sekundäre Zehendeformitäten, z.B. **Krallenzehen**

<u>Proph:</u> ♥ Kräftigung der Fußmuskulatur durch **Barfußlaufen**, insb. auf Naturboden

<u>DD:</u> - Physiologischer Knicksenkfuß im Kleinkindesalter, ausgeprägtes Sohlenfettpolster
- Achillessehnenverkürzung, valgische Tibiadeformität

- Zusätzlicher Knochenkern medial des Os naviculare (sog. Os tibiale externum) ⇨ bei Beschwerden Resektion des akzessorischen Knochenkerns
- Neuromuskulär bedingte Fehlstellung: infantile Zerebralparese, Muskeldystrophien

SICHELFUß

Syn: Pes adductus, **Metatarsus varus**, ICD-10: angeboren Q66.2, erworben M21.17

Ät:
- Verstärkte Aktivität des M.abductor hallucis oder M.tibialis ant.
- Ungünstige intrauterine Lage des Fetus (Zwangshaltung)
- Neugeborene/Säuglinge: ständige Bauchlagerung mit in Vorfußadduktion liegenden Füßen
- Selten aut.-rez. erblich

Path:
- ♦ Fehlstellung des Fußes mit **Adduktionsstellung** des Mittelfußes und der Zehen, bei normaler Fersenstellung (DD: beim Klumpfuß auch Ferse betroffen)
- ♦ Flexibel od. rigide mögl., meist beidseitig, m > w

Epid: ◊ Häufigste angeborene Deformität der Füße

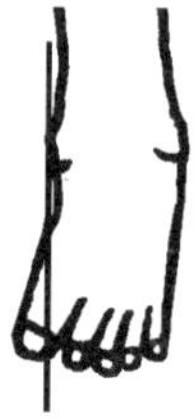

Etlg: Maß der Vorfußadduktion anhand einer Linie an die entlastete mediale Ferse gelegt, n. MUBARAK (normal: die Linie verläuft medial des 1. Strahls)
Grad 1: Linie kreuzt die 1. Phalanx (Abb.-Bsp. li. Fuß, Grad 1)
Grad 2: Linie kreuzt die 2. Phalanx
Grad 3: Linie kreuzt die 3. Phalanx

Klin:
⇒ Einwärts gedrehte Fußspitze ab dem Mittelfuß und eine oder mehrere nach innen verlagerte Zehen, oftmals auch Hallux varus (angeborene Form)
⇒ Sonstige Beweglichkeit meist uneingeschränkt, kaum schmerzhaft

Diag:
1. Anamnese und klinische Untersuchung: typische Fußstellung
2. Röntgen: (selten erforderlich) Talocalcanearwinkel a.p. >25°

Ther:
- <u>Konservativ:</u> **meist keine** Therapie nötig (milde flexible Form, sog. Kletterfuß)
  - Bei lockerem Sichelfuß: Dehnungsmassage, Bandagen oder spezielle Antivarusschuhe
  - Falls fixierte Rigidität (über den 3. Lebensmonat hinaus) ⇨ Redressionsgipse
- <u>Operativ:</u> Ind: frühestens ab dem 12. Monat (meist im Schulalter)
  - Release der M.abductor-hallucis-Sehne
  - Ggf. Osteotomie Metatarsale I-V (laterale Anteile verkürzen, mediale verlängern)

Prog: Spontane Korrektur d. meisten Sichelfüße bis zum Schulalter, nur 5 % bedürfen einer Ther.

Kompl: * Entwicklung eines juvenilen Hallux valgus (Os metatarsale I nach med. verschoben und Abknickung der Großzehe im Großzehengrundgelenk zur Kleinzehenseite hin)

DD:
- Innenrotierter Gang durch Antetorsion der Schenkelhälse (insb. bei Kindern, Winkel >40°)
- Klumpfuß

ROTATIONSFEHLSTELLUNG DER FÜßE

Syn: Gangbildveränderungen, ICD-10: angeboren Q66.9, erworben M21.8-

Etlg:
Innenrotierter Gang, am häufigsten
Außenrotierter Gang („CHARLIE-CHAPLIN-Gang“)

__Ät:__ – Knöchern: vermehrte Antetorsion des Schenkelhalses (**Coxa antetorta** >40°) ⇨ Innenrotation, Coxa retrotorta ⇨ Außenrotation
Genu varum (O-Beine) ⇨ Außenrotation; Genu valgum (X-Beine) ⇨ Innenrotation
Tibiarotationsfehlstellung ⇨ Innen- od. Außenrotation mögl.
Valgus- (⇨ Außen-) od. Varusdeformität (⇨ Innenrotation) der Füße
– Neurologisch: **infantile Zerebralparese** (s.o.), Spina bifida, Poliomyelitis
– **Muskelkontrakturen** (ischiokrurale Muskulatur ⇨ Innenrotation, Hüftaußenrotatoren ⇨ Außenrotation)
– Metatarsus varus (Pes adductus, Sichelfuß, s.o. ⇨ Innenrotation), ausgeprägter Knicksenkfuß (⇨ Vorfußabduktion, Außenrotation)
– Osteochondrodysplasien (Achondroplasie, Osteogenesis imperfecta)
– Funktionell: Kind schläft immer in Bauchlage mit Füßen in Außenrotationsstellung.
– Posttraumatisch: Hüftkopffraktur, Wachstumsfugenverletzung, Femurfraktur, Tibiafraktur ⇨ Ausheilung in Fehlstellung, vermindertes od. vermehrtes mediales/laterales Wachstum
– Idiopathisch/familiär

__Epid:__ Häufigkeit: Jedes 10. Kind hat einen Gang mit vermehrter (meist Innen-) Rotation.

__Klin:__ Typisches Gangbild, keine Schmerzen, meist auch keine Bewegungseinschränkung

__Diag:__ 1. Anamnese (Familienanamnese: Gangbild der Eltern?) und klinische Untersuchung: Kind frei gehen lassen und Gangbild beobachten, Bewegungsumfang, DMS
2. Röntgen: ggf. RIPPSTEIN-2-Aufnahme des Hüftgelenkes = Bestimmung des Antetorsionswinkels, Tibia in 2 Ebenen

__Ther:__
• Konservativ: **Aufklärung** der Eltern über den meist gutartigen spontanen Verlauf und Verlaufsbeobachtung
• Operativ: Ind: hochgradige bleibende Fehlstellung
  – Coxa antetorta >50° über das 10. Lj. hinaus: intertrochantäre Korrekturosteotomie
  – Tibiarotationsfehlstellung >40°: Korrekturosteotomie supramalleolär mit 8-10 J.

__Prog:__ Sehr gut, der innenrotierte Gang durch eine vermehrte Antetorsion der Schenkelhälse vermindert sich in 90 % der Fälle spontan (Aufklärung der beunruhigten Eltern!), ebenso korrigiert sich eine Außenrotationsfehlstellung meist spontan.

SYNOSTOSEN / SYNDAKTYLIEN AN DEN FÜßEN

__Etlg:__ # Synostosen (Verwachsungen) an den Fußwurzelknochen (Syn: **Koalitio**, tarsal coalition, ICD-10: Q66.8):
  – Coalitio talocalcaneare
  – Coalitio calcaneonaviculare
Syndaktylien (Verwachsungen, Symphalangie): zusammengewachsene Zehen
  – Verwachsung nur des Weichgewebes (Minimalform: Schwimmhaut, ICD-10: Q70.3)
  – Verwachsung auch knöchern (ICD-10: Q70.2, Polysyndaktylie Q70.4)

__Ät:__ – Angeboren, familiäre Disposition
– Posttraumatisch, z.B. Talus- u. Kalkaneusfraktur mit Gelenkbeteiligung

__Path:__
♦ Synostosen: Verschmelzung tarsaler Knochenkerne
♦ Syndaktylien: anlagebedingte Missbildungen

__Epid:__ ◊ Häufigkeit: Ca. 2 % aller Neugeborenen haben irgendeine Veränderung am Fuß.

__Klin:__ ⇒ Sowohl Synostosen als auch Syndaktylien machen häufig **keine Beschwerden**.
⇒ Laufenlernen der Säuglinge ggf. geringfügig verzögert, meist aber normal

⇒ Koalitio: evtl. leichte Pronationsstellung und eingeschränkte Supination

⇒ Bei Koalitio häufiger Sprunggelenkdistorsion (da das untere Gelenk durch die Knochenverwachsungen weniger ausgleichen kann)

Diag: 1. Anamnese (Familienanamnese) und klinische Untersuchung: Druckschmerz über Sinus tarsi bei Koalitio, DMS, Bewegungsumfang eingeschränkt?
2. Röntgen: Sprunggelenk u. Fuß in 2 Ebenen, ggf. CT

Ther: • Konservativ:
- Koalitio: bei akuten schmerzhaften Beschwerden Ruhigstellung im Gips für 4 Wo.

• Operativ: Ind: Koalitio bei persistierenden Beschwerden, Syndaktylien kosmetische Ind.
- Koalitio: Resektion / Durchtrennung der Verwachsung und Weichgewebeinterposition, bei zu großer Koalition Versteifung des entsprechenden Gelenkes mit T-Arthrodese
- Syndaktylien: Durchtrennung des Weichgewebes u. ggf. knöcherne Durchtrennung, meist ist dann eine plastische Deckung der entstandenen Hautlücke erforderlich.

DD: – Fehlen einzelner Zehen (u. ggf. des entsprechenden Os metatarsale), ICD-10: Q72.3
– Spaltfuß (Ektrodaktylie, longitudinaler Defekt) mit oder ohne Fehlen eines/mehrerer Zehen
– Polydaktylie: vermehrte Anzahl von Zehen (z.B. zusätzlicher Zeh = 6 Zehen an einem od. beiden Füßen)
– DD der Koalitio: Osteoidosteom, rheumatoide Arthritis

FERSENSPORN

Syn: **Kalkaneussporn**, Hackensporn, engl. heel spur, ICD-10: M77.3

Ät: – Zu enges drückendes Schuhwerk, degenerativer Prozess, Fehl-/Überlastung
– Angeborene HAGLUND-Ferse (= dorsolaterale Kalkaneusausziehung am Oberrand des Kalkaneus ⇨ Reizung bei zu engen Schuhen), bereits im Kindesalter symptomatisch
– Rheumatoide Arthritis, Morbus BECHTEREW (entzündliche Ossifizierungen am Sehnenansatz)

Path: **Chronische Reizung** (Enthesiopathie) führt zu Verknöcherungen an den Sehnenansätzen am Calcaneus

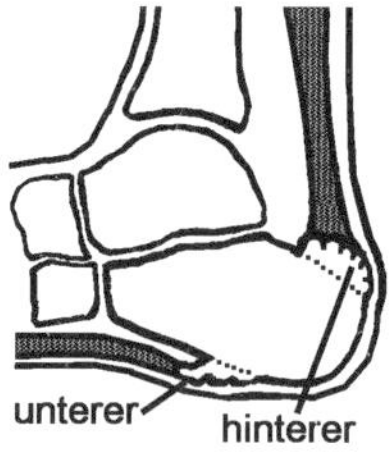

Epid: ◊ Prädisp.alter: 40.-60. Lj.
◊ Häufigkeit: geschätzt 5-10 % der Bevölkerung betroffen

Etlg: # Unterer Fersensporn (im Bereich des Ansatzes der Plantaraponeurose am Kalkaneus, s. Abb.), häufiger
Hinterer Fersensporn (im Bereich des Achillessehnenansatzes)

Klin: ⇒ **Schmerzen** im Bereich des Kalkaneus (Fersenschmerz = Tarsalgie), beginnend morgens nach dem Aufstehen ("Anlaufschmerz"), meist medialer Belastungsschmerz beim Gehen an der Fußsohle (unterer Fersensporn) oder im Bereich des Achillessehnenansatzes (hinterer Fersensporn, engl. medial heel pain)
⇒ Hornhautbildung od. Hautmazeration über dem Fersensporn
⇒ Rötung, Weichteilschwellung, Bursitis

Diag: 1. Anamnese und klinische Untersuchung: typische **Druckschmerzhaftigkeit**, ggf. knöcherner Vorsprung tastbar
2. Röntgen: Fuß in 2 Ebenen, im **Seitbild** erkennbare Ausziehung am Kalkaneus

Ther: • Konservativ: Versorgung mit einer **maßgefertigten Einlage** (Entlastet die Druckstelle, mit Stützung des Fußlängsgewölbes), krankengymnastische Dehnung der Sehnen, Infiltrati-

onstherapie mit einem Lokalanästhetikum bei akuter Reizung
- Radiatio: Fraktionierte Bestrahlung 2x/Wo. (insg. 6 Gy) mindert dauerhaft Schmerzen.
- Extrakorporale Stoßwellentherapie ist ebenfalls mögl. u. wirksam.

• Operativ: Ind: Schmerzpersistenz trotz kons. Therapie (Op aber nur in 50 % erfolgreich)
- Je nach Befund Abtrennung der Plantaraponeurose od. Abtragung des Sporns

Kompl: * Reizung der Achillessehne ⇨ Bursitis subachillea

DD:
- Achillodynie: Reizung des Achillessehnenansatzes (Tuber calcanei) durch chron. Belastung
- Plantarfasziitis durch chronische Reizung, z.B. bei Fehlstatik
- Kalkaneus-Fraktur bzw. verstärkte Kallusbildung nach Fraktur
- Coalitio calcaneonaviculare (Synostose)
- Morbus HAGLUND des Kalkaneus (aseptische Osteonekrose, Apophysitis calcanei)

TARSALTUNNELSYNDROM

Syn: Hinteres Tarsaltunnelsyndrom, engl. tarsal tunnel syndrome, ICD-10: G57.5

Ät:
- Meist **posttraumatisch** (Sprunggelenkfraktur, OSG-Distorsion mit Innenbandverletzung, Talus-Luxationsfraktur)
- Raumforderungen: abnormer Gefäßverlauf (A.tibialis post.), Gefäßkonvolute, rheumatische Ödeme, Schwannom des N.tibialis, Ganglien, hypertrophierte Muskeln od. Sehnen
- Sport: Überlastungsfolge bei Marathonläufern
- Idiopathisch: ohne spezielle Ursache

Path: Der N.tibialis zieht mit seinem Endast hinter/unter dem Malleolus med. unter dem **Retinaculum musculorum flexorum** (Lig.laciniatum) im Tarsaltunnel zum Fuß ⇨ **Druckschädigung** (Engpasssyndrom) des **N.tibialis**

Klin:
⇒ Schmerzen und Sensibilitätsstörung an **med. Fußrand** / Fußsohle, Verstärkung meist beim Gehen
⇒ Diskrete Kraftminderung bis Parese der Fußsohlenmuskulatur (beginnend mit der Zehenspreizung, dann die kurzen Zehenbeuger), Senkung des Fußgewölbes, Krallenstellung der Zehen
⇒ Spätsymptome sind verminderte Schweißsekretion und trophische Störungen am Fuß.

Diag:
1. Anamnese (Trauma?) und klinische Untersuchung: Druckschmerz hinter dem Malleolus med. und im Verlauf des N.tibialis, pos. HOFFMANN-TINEL-Zeichen (elektrisierende Missempfindungen beim Beklopfen des Nervs)
2. Neurologisches Konsil: EMG, NLG (N.tibialis am med. Malleolus, M.abductor dig. min.: Reduzierung der Nervenleitgeschwindigkeit)
3. Schweißsekretionstest (Ninhydrin): verminderte od. fehlende plantare Schweißsekretion

Ther:
• Konservativ: Entlastung des med. Fußgewölbes durch Einlagen, Schuhinnenranderhöhung, therapeutische Leitungsblockade mit Lokalanästhesie (Bupivacain, Carbostesin®) und einem Glukokortikoid im Bereich des Malleolus med.

• Operativ: Ind: Versagen der konservativen Therapie
- **Spaltung des Retinaculum musculorum flexorum**, ggf. Neurolyse
- Postoperativ: einige Tage elastischer Kompressionsverband, Hochlagerung des Fußes

DD:
- Tibialislähmung anderer Genese: lumbosakrales radikuläres **S1**-Syndrom (z.B. Bandscheibenvorfall), proximale N.ischiadicus-Läsion, Tibiafraktur, Kompartmentsyndrom
- Reizung des N.plantaris med. am medialen Fußrand (Jogger-Fuß)
- Posttraumatische **arthrotische Beschwerden**, Muskel- oder Sehnenverletzungen, Schmerzen bei Fußdeformitäten (z.B. Senkfuß), Fersensporn, Fersenschmerz (Tarsalgie)
- Vorderes Tarsaltunnelsyndrom: Kompression (z.B. durch zu enges Schuhwerk) des N.peroneus prof. am **Fußrücken** unter d. Retinaculum extensorum ⇨ Sensibilitätsstörung

am Spatium interosseum Dig. I-II dorsal, Parese der Mm.extensor dig. brev.
- Kompression des N.peroneus supf. an der lateralen Unterschenkelfaszie ca. 10 cm prox. des Malleolus lat. (z.B. traumatisch od. durch Überlastung, Kompartmentsyndrom)
- Kompression des N.peroneus am Fibulaköpfchen ⇨ Fußheberschwäche (M.tibialis ant., Mm.extensores), Steppergang, Spitzfuß
- Metatarsalgie (Schmerzen im Bereich des Vorfußes) durch insuffiziente Fußstatik (z.B. bei Spreizfuß, Krallenzehen, Arthritis, Überlänge des Os metatarsale II)
- MORTON-Neuralgie: Verdickung/Fibrose (Neurom) im Bereich der Nn.digitales plantares communes unter dem Lig.metatarseum transversum profundum ⇨ Klin: elektrisierende Schmerzen an der Fußsohle am Vorfuß zwischen den Metatarsi (meist) III u. IV. Ther: entlastende Polsterung, Abrollballen am Schuh, Lokalanästhetika oder chirurgische Durchtrennung des Ligaments od. Resektion des Neuroms
- Aseptische Knochennekrose der distalen Metatarsaleköpfchen (KÖHLER-II-Krankheit)
- Parästhesien der Vorfüße (sind ein häufiges Symptom): Polyneuropathie, Durchblutungsstörungen, **S1**-Syndrom, Plexusläsionen, Syndrom des engen Spinalkanals

ZEHENDEFORMITÄTEN

Syn: ICD-10: angeboren Q66.8, erworben M20.4

Ät:
- **Angeboren**
- **Traumatisch** (Zehenfrakturen, Zehenluxation, s. Kap. Traumatologie-Fuß), Muskelkontraktur (Kompartmentsyndrom am Unterschenkel u. Fuß)
- Bei neuromuskulären Erkrankungen, z.B. infantile Zerebralparese
- Knicksenkfuß, **Hohlfuß** und dadurch sekundäre Zehendeformitäten
- Chronische Polyarthritis

Path: Lok: meist an Dig. II u. III

Etlg:
Hammerzehe (Beugedeformation des Endgliedes einer od. mehrerer Zehen, s. Abb.)
Krallenzehe (Beugedeformation von Mittel- u. Endglied, überstrecktes Grundgelenk, s. Abb.)
Klauenzehe (Grund-, Mittel- u. Endglied krallenförmig deformiert)
Digitus quintus varus superductus (V. Zehe liegt kranial auf der IV. Zehe auf) od. subductus (V. Zehe liegt unter der IV. Zehe)
Dig. I: **Hallux valgus** (s.u.), **Hallux rigidus**

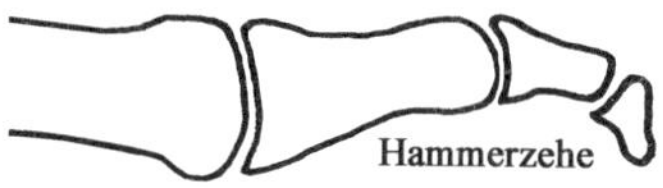
Hammerzehe

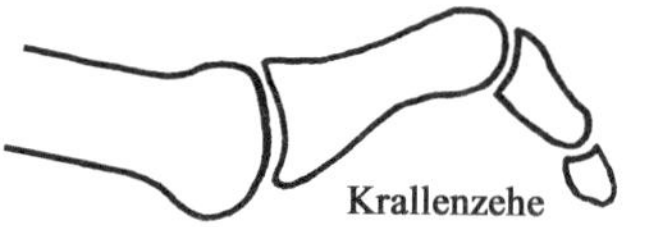
Krallenzehe

Klin: ⇒ Typischer äußerer Aspekt
⇒ Schwielen/Hornhaut/Hauterosionen über PIP u./od. DIP (sog. Hühnerauge, Clavus)

Diag:
1. Anamnese und klinische Untersuchung: fixierte Deformität od. manuell ausgleichbar?
2. Röntgen: ggf. Vorfuß in 2 Ebenen

Ther:
- Konservativ: Wenn Deformität redressierbar, Polsterung des Vorfußes mit Unterstützung des Quergewölbes und Tape od. dorsale Auflage über PIP od. DIP zur Redression.
- Operativ: Ind: ausgeprägter Befund einer Zehendeformität
  - Bei flexibler Fehlstellung: Sehnentransfer n. GIRDLESTONE, die Sehne des M.flexor dig. long. wird plantar an der Zehe gelöst nach dorsal umgeschlagen und fixiert
  - Bei Digitus quintus super-/subductus: Sehnentransfer jeweils auf die Gegenseite
  - Bei fixierter Fehlstellung: Resektion des distalen Köpfchens (z.B. an der Grundphalanx) u. Fixation mit K-Draht (Op n. HOHMANN, s. Abb.)
  - Ggf. auch Reposition und Arthrodese

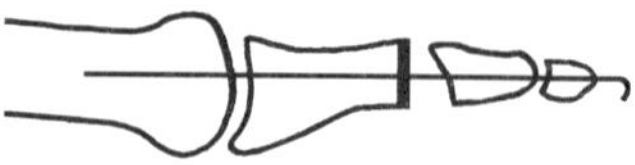

DD: Trophische Störungen u. Weichteildefekte der Zehen: traumatisch, durchblutungsbedingt (AVK, Diabetes mellitus), neurogen (Polyneuropathie) ⇨ bis zur Gangrän

HALLUX VALGUS

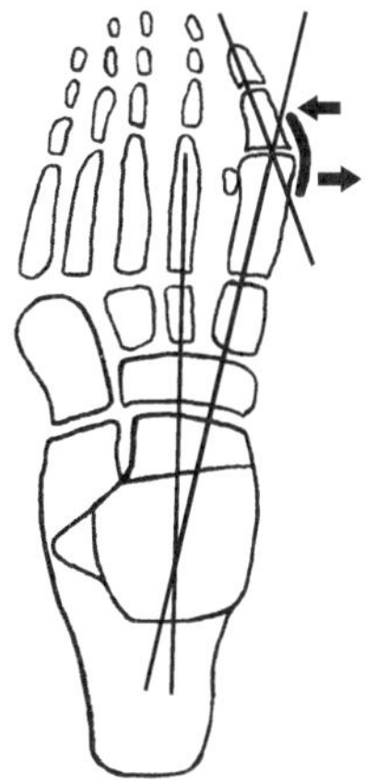

Syn: Ballenzehe, ICD-10: M20.1

Def: Abspreizung des Os metatarsale I nach med. (sieht aus wie eine Exostose, ist aber keine) und Abknickung der Großzehe im Großzehengrundgelenk zur Kleinzehenseite hin mit Innenrotation = **valgische Fehlstellung** (nach lat.), s. Abb.: li. Fuß von oben gesehen, pathologischer Metatarsophalangealwinkel v. 35° u. Intermetatarsalwinkel v. 13°

Ät:
- **Belastungsdeformität**, häufig mit Spreizfuß (Pes transversus) kombiniert, meist Frauen im Erwachsenenalter bei **statischer Fehlbelastung** (spitzes Schuhwerk u. hohe Absätze)
- **Familiäre Disposition**, Trisomie 21 (DOWN-Syndrom), neuromuskuläre **Dysbalance**: infantile Zerebralparese, Muskellähmungen usw.
- Angeborene Fehlstellung (Metatarsus primus varus)

Epid: ◊ **W** >> m, Prädisp.alter: 40.-60. Lj.
◊ Prävalenz: Je älter, umso höher, bei >65-jährigen ca. 1/3 betroffen.

Klin:
⇒ Typischer äußerer Aspekt, Schwellung u. verhornte sowie oft entzündete Haut über dem dist. Metatarsalende I medial („**Pseudoexostose**“, s. Abb.) und plantar am Fußballen
⇒ **Schmerzen** am med. Fußballen, aber auch im Vorfuß durch die Spreizung sowie an der Kleinzehenseite durch den relativen Platzmangel im Schuh durch die insg. valgische Fehlstellung der Zehen, Transfer-Metatarsalgie (insb. unter dem Metatarsale-II-Köpfchen mit verhornter Haut und Druckschmerzhaftigkeit)
⇒ Evtl. Kombination mit **Hallux rigidus** (Teilversteifung im Großzehengrundgelenk durch arthrotische Veränderungen, z.B. Osteophyten)
⇒ Sekundäre Krallen- od. Hammerzehen
⇒ Oftmals Kombination mit Digitus II super-/infraductus (durch die Verdrängung)

Diag:
1. Anamnese und typischer klinischer Befund: Beurteilung im Stehen
2. Röntgen: Belastungsaufnahme des Vorfußes im dorsoplantaren Strahlengang, Bestimmung des Metatarsophalangealwinkels Dig. I (Norm: <15°) u. Intermetatarsalwinkels zw. Dig. I u. II (norm <10°), Gelenkdestruktion, Arthrose?

Ther:
- Konservativ: Spreizfußbandage, Nachtschiene (ist starr und spreizt die Großzehe nach med. ab), kombinierte Tag-/Nachtschiene (Hallufix®, ist am Grundgelenk beweglich), Schuhpolsterung
  Bei Hallux rigidus Abrollballen am Schuh über dem Fußballen (erleichtert das Gehen)
- Operativ: Ind: Chronische Beschwerden. Es gibt über 150 verschiedene Op-Techniken (Auswahl der Op nach dem **Intermetatarsalwinkel**, Alter des Pat. und Vorliegen einer Großzehengrundgelenkdegeneration), heute werden fast immer **gelenkerhaltende** Verfahren eingesetzt:
  - Op n. MCBRIDE (Weichteil-Op, bei noch normalem Intermetatarsalwinkel, junge Pat.): Verlagerung der M.adductor-hallucis-Sehne nach med. an das Metatarsalköpfchen I
  - Op n. AKIN (gelenkerhaltend, bis 14°): Keilosteotomie der Grundphalanx I
  - CHEVRON-/AUSTIN-Op (gelenkerhaltend, bis 14°): gelenknahe V-förmige Osteotomie des Metatarsale-I-Köpfchens, Verschiebung d. dist. Fragments n. lat. u. Schraubenfixation
  - Scarf-Osteotomie (gelenkerhaltend, 14-16°): Z-förmige Osteotomie der Metatarsale-I-Diaphyse längs zur Schaftachse, Schraubenfixation
  - Op n. HOHMANN (gelenkerhaltend, 14-16°): Osteotomie des Metatarsale-I-Köpfchens + med. Kapselraffung + Verlagern der M.abductor-hallucis-Sehne an die Grundphalanx

- Bei Intermetatarsalwinkel >16° basisnahe Osteotomie des Metatarsale I (meist + Osteotomie der Grundphalanx I) od. Arthrodese von MT I u. Fußwurzel (Op n. LAPIDUS)
- Op n. KELLER-BRANDES (gelenkresezierend, heute nur noch selten): Resektion d. prox. Hälfte der Grundphalanx und osteosynthetische Interposition eines Kapselperiostlappens (zw. Metatarsus und dem Rest der Grundphalanx) = Resektionsarthroplastik
- Es gibt auch Großzehengrundgelenkprothesen (z.B. ToeFit-Plus™), die nach Resektion bei Hallux rigidus implantiert werden können, z.T. mit guten Ergebnissen.

• Postoperativ: Vorfußentlastungsschuh für 4-6 Wo. u. Gehhilfen für einige Tage, danach noch Verbandschuh mit versteifter Sohle bei Vollbelastung

Prog: Die operativen Verfahren haben eine gute Prognose (in 85 % d.F. gutes Ergebnis).

Kompl: * Subluxation der Sesambeine am Os-metatarsale-I-Köpfchen nach lateral (normal sind zwei Sesambeine, die unter dem Metatarsalköpfchen-I liegen)

Op: * Pseudarthrosen bei den Osteotomie-Verfahren (daher Kombination der Osteotomie mit Osteosynthese, z.B. Miniplatte), Knochennekrose eines Fragmentes
* Wundheilungsstörungen, postop. Bewegungseinschränkung, Rezidiv, Überkorrektur (⇨ Hallux varus)

UNGUIS INCARNATUS

Syn: Eingewachsener Nagel, meist an der **Großzehe** (medialer Teil des Dig. I), ICD-10: L60.0

Path: ♦ Nagelbett zu breit oder Nagel stark verformt, seitlicher Druck auf den Nagel durch zu enges Schuhwerk ⇨ Nagel wächst in den Nagelfalz ein.
♦ **Chronische Entzündung** an dem durch den Nagelrand gedrückten Nagelfalz (= Paronychie) ⇨ **Granulationsgewebe, Taschenbildung**

Klin: ⇒ Schwellung durch Entzündungsherd, Druckschmerz, pochender Schmerz bei akuter Entzündung, Eiterbildung
⇒ Chronisch: Bildung von **überschießendem Gewebe**, Taschenbildung

Ther:
• Konservativ: Fußpflege kann nur die Komplikationen (Entzündung) verhindern, versucht werden auch Nagelkorrekturspangen (für mehrere Monate getragen).
Akute Entzündung: Kamille- oder Polyvidon-Iod-Fußbäder (Betaisodona®), offenes Schuhwerk ⇨ im Intervall (nach Abklingen der akuten Entzündung) dann Op.
• Operativ: Verschiedene Verfahren stehen zur Verfügung (in aufsteigender Radikalität):
  - OBERST-Leitungsanästhesie (ohne Adrenalinzusatz!, z.B. mit Mepivacain 1%ig, Scandicain®) u. Blutsperre am Zehengrundgelenk (z.B. mit abgeschnittenem Fingerling)
  - **Phenol-Verödung** des Nagelbetts für 3 Min. nach Nagelteilresektion
  - Segmentale Matrixexzision: Inzision des Nagelwalls und sparsame Teilresektion der Nagelmatrix, Naht des Nagelwalls
  - **EMMERT-Nagelplastik** (= Nagelkeilexzision, s. Abb.): partielle Nagelresektion und Keilexzision des Nagelfalzes und des dazugehörigen Nagelbettes (1/3 oder 1/4 des Nagels werden reseziert) mit der dazugehörigen Nagelwurzel. Ind: schwere Nagelwallinfektion, Rezidive

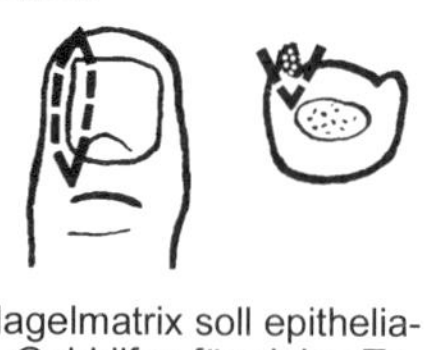

Postop: **offene Wundversorgung** (keine Naht, d. ehemalige Nagelmatrix soll epithelialisieren), Salbenkompresse, elastische Binde, offene Schuhe u. Gehhilfen für einige Tg.

Kompl: * Akute Paronychie (= Nagelumlauf, Nagelfalzentzündung)

Op: * Wundheilungsstörungen, sekundäre Infektion
* Rezidiv durch neue Granulombildung (keine geschlossenen Schuhe postop.)

Proph: **Gerader Nagelschnitt** an den Zehen, Überragenlassen der Nagelecken

DD: - **Onychogryposis** (verdickter, gekrümmter Nagel, "Krallennagel"), Ther: Nagelentfernung
- **Nagel-** und **Fußmykose** (sollte vor operativer Korrektur therapiert werden)

TUMOREN DES SKELETTS UND DER WEICHTEILE

KNOCHENTUMOREN

Path: ♦ Primäre Knochentumoren (Skeletttumoren): Ausgangsgewebe kann der Knorpel, Knochen, Knochenmark, Periost oder Bindegewebe sein.
Sekundäre maligne Knochentumoren: Metastasen anderer Tumoren im Knochen

♦ Etlg. der Knochentumoren/Knochenveränderungen nach ihrer bevorzugten Lokalisation
Epiphyse = gelenknah, Wachstumsfuge; Metaphyse = Übergang; Diaphyse = langer Knochenschaft

Epiphyse	Chondroblastom, Riesenzelltumor (nach Schluss der Epiphysenfuge)
Metaphyse	Osteosarkom, Chondrosarkom, Fibrosarkom, nichtossifizierendes Fibrom, Riesenzelltumor (vor Schluss der Epiphysenfuge), Knochenzysten
Diaphyse	Plasmozytom, EWING-Sarkom, Retikulosarkom

Epid: ◊ Inzidenz: Maligne primäre Knochentumoren sind alle **sehr selten**, 1/100.000/Jahr.

◊ Prädisp.alter: Benigne Knochentumoren u. tumorähnliche Knochenveränderungen sowie das Osteosarkom und das EWING-Sarkom kommen insb. zw. **10. u. 30. Lj.** vor, sonstige maligne Knochentumoren u. insb. Metastasen meist in höherem Alter (>30. Lj. bis 70. Lj.).

◊ 20 % der Knochentumoren im **Kindesalter** sind maligne!

Etlg: # **Benigne Knochentumoren** (in Klammern bevorzugte Lok., nach Häufigkeit geordnet)
- **Osteochondrom** (Syn: kartilaginäre Exostose, Lok: Metaphyse v. Femur u. Humerus), auch multipel vorkommend (aut.-dom. erblich)
- **Enchondrom** (durch versprengte Knorpelzellen, Lok: Phalangen)
- **Osteoidosteom** (Femur, Tibia, relativ klein, in der Kortikalis gelegen)
- Chondroblastom (Syn: CODMAN-Tumor, Lok: Epiphyse von Femur u. Humerus)
- Osteom (insb. Nasennebenhöhlen),
- Chordom (Schädelbasis od. Sakrum, auch maligne mögl.)
- Hämangiom (Schädel, Wirbelkörper)
- Benignes Osteoblastom (untere Extremität)
- Chondromyxoidfibrom (Tibia u. Femur)

Tumorähnliche Knochenveränderungen (sind meist benigne)
- **Nicht-ossifizierendes Knochenfibrom** (Metaphyse der unteren Extremität, exzentrisch, weintraubenartige Formation) ⇨ nach Abschluss des Wachstums meist Spontanheilung
- **Solitäre / juvenile Knochenzyste** (proximaler Humerus, Femur u. proximale Tibia) ⇨ pathologische Fraktur mögl., spontane Ausheilung meist bis zum 20. Lj.
- Aneurysmatische Knochenzyste (lange Röhrenknochen, Wirbelkörper)
- Eosinophiles Granulom (Schädelkalotte, gehört zur Histiocytosis X)
- Fibröse Dysplasie (JAFFÉ-LICHTENSTEIN-Syndrom, Femur, Tibia)
- Hyperparathyroidismus (sog. "Brauner Tumor", Wirbelkörper, Rippen u. Becken)

Maligne Knochentumoren, ICD-10: C40.- [Extremitäten] bis C41.9 [sonstige Knochen]
- **Plasmozytom** (Syn: Multiples Myelom, gehört zu den Non-Hodgkin-Lymphomen, maligne B-Lymphozyten mit Paraproteinämie, eigentlich kein Knochentumor, ICD-10: C90, Lok: Wirbelkörper, Rippen, Schädel u. Becken, Alter >60. Lj., s. Innere-Bücher)
- **Osteosarkom** (Metaphyse langer Röhrenknochen, häufigster maligner Knochentumor im Kindesalter)
- **Chondrosarkom** (proximaler Humerus, Femur, Tibia u. Rippen, Becken u. Scapula, Altersgipfel 50.-60. Lj.)

- **EWING-Sarkom** (untere Extremität, Becken, insb. bei Kindern und Jugendlichen, wird histologisch immer G_4 klassifiziert = hochmaligne)
- Fibrosarkom (Femur u. Tibia)
- Malignes fibröses Histiozytom des Knochens
- Malignes Non-HODGKIN-Lymphom, Retikulumzellsarkom (alle Knochen mögl.)
- Riesenzelltumor (Syn: Osteoklastom, semimaligne, Epiphyse langer Röhrenknochen, semimaligne Lungenmetastasen mögl.)

♦ TNM-Klassifikation: T_1 Tumor <8 cm
T_2 Tumor >8 cm
T_3 diskontinuierliche Ausbreitung im primär befallenen Knochen
N_1 regionäre Lk-Metastasen (entsprechend der Lage des Primärtumors)
M_1 Fernmetastasen (M_{1a} Lunge, M_{1b} andere)

Stadiengruppierung: I: $T_{1\text{-}2}N_0M_0$ niedriggradig (G_1-G_2) II: $T_{1\text{-}2}N_0M_0$ hochgradig (G_3-G_4)
III: $T_3N_0M_0$ IV: alle N_1, alle M_1

♦ Metastasierung von malignen Knochentumoren:
Osteosarkom: metastasiert früh, insb. in die Lunge
EWING-Sarkom: Lunge, Lk, übriges Skelett

\# **Knochenmetastasen:** ausgehend von anderen Primärtumoren (= sekundäre maligne Knochentumoren), meist erstes Zeichen einer diffusen Organmetastasierung, s.u.

Klin: ⇒ Benigne Knochentumoren sind meist asymptomatisch (Zufallsbefund im Röntgen).
⇒ Leitsymptom maligner Knochentumoren: **Knochenschmerzen**
⇒ **Tastbarer Tumor**, Schwellung
⇒ Evtl. **pathologische Fraktur** (= Fraktur nach Bagatelltrauma, in 10-25 % d.F. der malignen Knochentumoren, meist Femur, Humerus od. Wirbelkörper)
⇒ Bei Lok. in Schädel oder Wirbeln ⇨ evtl. neurologische Ausfälle, rhinologische od. ophthalmologische Beschwerden
⇒ Bei gelenknaher Lok. Gelenkerguss u. Bewegungseinschränkung mögl.
⇒ Evtl. schubartiges Fieber (EWING-Sarkom)
⇒ Allgemeinsymptome meist erst bei Metastasierung, wie z.B. Fieber, Abgeschlagenheit, Gewichtsverlust, Blässe, Nachtschweiß

Diag: 1. Anamnese (anderer Primärtumor bekannt = Knochenmetastase?) und klinische Untersuchung: Lokalbefund, Schwellung, Bewegungseinschränkung, DMS

Die weitere Diag. muss klären, ob es sich um einen benignen od. malignen Befund handelt.

2. Bildgebung: konventionelle **Röntgenaufnahme** der betroffene Region in mind. 2 Ebenen, evtl. zusätzlich konventionelle Tomographie
Zeichen für maligne Tumoren (s. Abb.): unscharfe, unruhige Transparenzerhöhung (= **Osteolysen**), **Kortikalisunterbrechung** (der Tumor durchbricht die Knochenstruktur), **Spiculae** (feine Knochenzacken), fehlender gut abgrenzbarer Sklerosierungsrand im Knochen, zwiebelschalenartige Struktur (Lamellen) mit CODMAN-Dreieck (dreieckiger Sporn am Rand) des Periosts, Weichteilaffektion, bei Plasmozytom „Mottenfraßbild" in der Schädelübersicht. Aber: Aus dem Röntgenbild alleine kann nicht zuverlässig auf die Dignität des Tumors geschlossen werden!

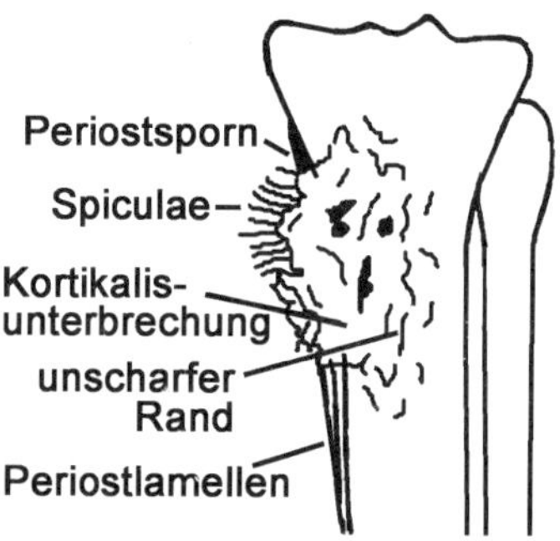

Bei V.a. malignen Tumor dann **CT** (Knochendestruktion?) u. **MRT** (Weichteilinfiltration, intramedulläre Ausbreitung im Knochenmark, Tumorbefall des Spinalkanales?), ggf. auch Angiographie (pathologische Gefäße, Möglichkeit der präoperativen Embolisation bei stark vaskularisierten Tumoren) der betroffenen Region durchführen.

3. Szintigraphie: Vermehrte oder verminderte Anreicherung ⇨ immer mit dem entsprechenden Röntgenbefund vergleichen.
4. Labor: evtl. Erhöhung der alkalischen Phosphatase und der BSG, evtl. Anämie
BENCE-JONES-Protein im Urin beim Plasmozytom

5. **Biopsie:** Als offene **Inzisionsbiopsie** (direkter Zugang im Bereich der mögl. späteren Op, da die Biopsie zu einer potenziellen Verschleppung von Krebszellen führt!) und **histologische Untersuchung** (für die malignen Knochentumoren erfolgt das Grading nur noch zweistufig in niedrig- [low-grade, G1-G2] oder hochmaligne [high-grade, G3-G4]).
6. Bestätigt sich ein maligner Tumor, ist zum weiteren **Staging** noch ein CT-Thorax und Sono- od. CT-Abdomen (Metastasensuche) erforderlich u. zur Knochenmetastasensuche alternativ zur Szintigraphie auch ein Ganzkörper-MRT mit KM (guter Einblick in das Knochenmark) od. **PET-CT** möglich.

Ther:
- Diagnostik (insb. die Biopsie) u. Behandlung bei malignen Knochentumoren sollten in einem **spezialisierten Zentrum** interdisziplinär (Tumorkonferenz) erfolgen.
- Radiatio: EWING-Sarkom, Plasmozytom gut strahlensensibel, palliativ bei Osteosarkom, palliativ schmerzlindernd und rekalzifizierend bei Knochenmetastasen (insg. 20-40 Gy, 2 Gy/Tag), Radiofrequenzablation über eine im Tumor platzierte Sonde bei Osteoidosteom, Ossifikationsförderung bei aneurysmatischer Knochenzyste
- Chemotherapie: Präoperativ (**neoadjuvant**) zur Tumorverkleinerung (Down-Staging) beim High-grade-Osteosarkom und EWING-Sarkom. Verschiedene Kombinationen mögl., z.B. Methotrexat, Bleomycin, Cyclophosphamid, Dactinomycin, Citrovorum Faktur, Vincristin u. Adriamycin (sog. T7-Schema). Eine Chemotherapie ist auch beim Plasmozytom gut einsetzbar.
- Med: Bei Knochenmetastasen Bisphosphonate (hemmen die Knochenresorption, Zoledronat, Zometa® od. Clodronat, Ostac®), wirken auch schmerzlindernd (palliative Ind.).
- Operativ: Ind: Jeder **unklare Befund sollte abgeklärt** werden ⇨ operative Biopsie und Histologie.
  - Benigne Knochentumoren ⇨ lokale Ausräumung (Kürettage)
  - Maligne Knochentumoren ⇨ **Resektion im Gesunden** (prox. u. distal **5 cm** Sicherheitsabstand) und Osteosynthese/Einlage einer Spongiosaplastik oder Rekonstruktion z.B. durch eine entnommene Fibula oder, falls der Defekt zu groß ist, mit einer Tumorprothese (s.u., Kompl.).
  - Pathologische Frakturen bei singulärer Knochenmetastase ⇨ Metastasenresektion (wenn möglich) + stabilisierende langstreckige Osteosyntheseverfahren oder Tumorprothesenimplantation und postoperative Radiatio. Bei multiplen Metastasen ist eine Lokaltherapie meist nicht mehr mögl., Radiatio zur Schmerzreduktion und ggf. Chemotherapie je nach zugrundeliegendem Primärtumor.
  - Ultima ratio: Extremitätenamputation od. Exartikulation (Durch das Down-Staging muss dies heute insg. seltener durchgeführt werden.)

Prog: Benigne Knochentumoren und tumorähnliche Knochenveränderungen haben eine sehr gute Prognose (100%ige 5-JÜR).
Maligne Knochentumoren: haben heute mit Chemotherapie und Operation insb. bei Kindern eine 50- bis 70%ige Heilungsrate. 5-JÜR aller malignen Knochentumoren ca. **60 %**.
Knochenmetastasen: im allgemeinen **sehr schlecht**, da Teil systemischer Metastasierung

Kompl:
* **Pathologische Fraktur** (in 10-25 % d.F. der malignen Knochentumoren)
* Sehr selten maligne Entartung benigner Knochentumoren mögl.
* Eosinophiles Granulom ⇨ Übergang in HAND-SCHÜLLER-CHRISTIAN-Krankheit (Zellhistiozytose)
* Osteosarkom: Metastasierung in die Lunge ⇨ Nachsorge mit regelmäßiger Rö-Thorax-Kontrolle
* Plasmozytom: Paraproteinämie, Nierenfunktionsstörung, Amyloidose

Op:
* Ggf. aufwändige **Defektrekonstruktionen** nach Tumorresektion erforderlich (daher sollten Planung und Op auch in einem spezialisierten Zentrum erfolgen!):
  - Knochentransplantation, z.B. „Fibula pro Humero", „Klavikula pro Humero", „Fibula pro Femur", „Fibula pro Tibia", zusätzlich immer lange Osteosyntheseplatte zur Stabilisierung, Kompl: Transplantatfraktur, Pseudarthrose, Fibulakopfnekrose
  - Ein Knochensegmenttransport (Kallusdistraktion n. ILIZAROV) zur Verlängerung eines Knochenrestes nach Tumorresektion ist mögl., aber aufgrund der postop. Chemother. erschwert (Pininfekte, fehlende knöcherner Durchbauung ⇨ eher selten angewendet).
  - Tumorprothesenimplantation, z.B. Kniegelenk-Endoprothese oder Teil-Femur, Teil-Hu-

merus, Kompl: Infektion der Prothesenregion, Prothesenlockerung, Knochenatrophie am Prothesenansatz (Stress-shielding), im Wachstumsalter Beinlängendifferenz (es gibt heute dafür spezielle Verlängerungsprothesen)

- Umstellungsoperationen, z.B. gedrehter Unterschenkel als Oberschenkel bei kniegelenknahen Tumoren (Voraussetzung: N.ischiadicus muss tumorfrei erhaltbar sein) ⇨ das Fußgelenk wird zum "Kniegelenk" (sog. BORGGREVE-Plastik) und damit später gute Gehfunktion mit einer Prothese am beweglichen Stumpf.
- Beckenteilresektionen ⇨ Hemipelvektomie mit Amputation des Beines

DD:
- **Osteomyelitis** (kurze Anamnese <2 Wo., metaphysäre Lage, ggf. Focus (z.B. Tonsillitis), CRP erhöht), Knochenabszess, Knochentuberkulose, Myositis ossificans
- Osteochondrosis dissecans (mechanische Ursache mit subchondralen Knochendefekten)
- PAGET-Krankheit (Syn: Osteodystrophia deformans): vermehrter Knochenumbau

Osteosarkom

Ät: Meist unklar, selten auch bei hereditären Keimbahnmutationen (z.B. Retinoblastom, LI-FRAUMENI-Syndrom) od. chronischen Skeletterkrankungen (z.B. Osteodystrophia deformans)

Path: Meist anaplastischer, schnell wachsender Tumor hoher Malignität (**high-grade**, auch gut differenziert = low-grade mit geringem Metastasierungspotential vorkommend), bildet sog. Tumorosteoid (unreifes Knochengewebe ohne Kalkeinlagerung), das aggressiv umliegendes, gesundes Knochengewebe zerstört und aus dem Knochen ausbricht (Periostabhebungen = sog. CODMAN-Dreieck), Infiltration von Weichteilgewebe.

Lok: meist **Metaphysen langer Röhrenknochen** (gelenknah, in 50 % d.F. am dist. Femur, prox. Tibia, Humerus), Becken

Metastasierung: **frühzeitig** (10-20 % haben bei Diag. bereits Metastasen) hämatogen (v.a. **Lunge** in 2/3 d.F., im gleichen Knochen = Skip-Metastasen, übriges Skelett)

Etlg: Zentrales (medulläres) Osteosarkom: klassisch osteoblastisch (80 %), chondroblastisch, fibroblastisch, teleangiektatisch, kleinzellig u. (selten) Low-grade-Osteosarkom

Oberflächliches (peripheres) Osteosarkom: parossal, periostal und high-grade

Epid: Häufigster primärer, **hochmaligner** Knochentumor **im Kindesalter**

Prädisp.alter: 12.-20. Lj. und >40 J., **m** > w (= 1,4:1)

Inzidenz: sehr selten, 0,3/100.000/Jahr (ca. 40 Kinder u. Jugendliche/Jahr in Dtl.)

Klin: **Lokale Schmerzen**, anfangs wenig, dann zunehmend, auch belastungsunabhängig, lokale Schwellung und Bewegungseinschränkung im benachbarten Gelenk (oft **Knie**!), pathologische Fraktur mögl., Allgemeinsymptome meist erst bei Metastasierung

Diag: Bildgebung: im Nativröntgenbild unscharf begrenzte **Osteolyse**, Periostabhebung, kleine ausstrahlende Verkalkungen (Spiculae), MRT/CT: Ausdehnung gut beurteilbar

Labor: erhöhte alkalische Phosphatase

Biopsie (offene Inzisionsbiopsie) zur histologischen Typisierung

Staging-Untersuchungen: CT-Thorax u. -Abdomen (Metastasensuche), 3-Phasen-Knochenszintigraphie, ggf. SPECT od. PET-CT ⇨ intensive Mehranreicherung

Ther: Heute **multimodale Therapie** aus präoperativer (neoadjuvanter) Chemotherapie mit Cisplatin, Adriamycin und Methotrexat, dann vollständige Entfernung des Primärtumors mit weiten Resektionsgrenzen (3 cm Sicherheitsabstand und evtl. bestehende Metastasen, Rekonstruktionen je nach Resektion) und anschließend adjuvante Chemotherapie (Kombinationschemotherapie je nach Ansprechen der präop. Chemo, ggf. zusätzlich Ifosfamid, Etoposid od. Mifamurtid, Mepact®)

Bei inoperablen Herden Bestrahlung (insg. aber schlechte Strahlensensibilität)

Prog: 5-JÜR aller Osteosarkome 70 %, bei Chemotherapieresistenz <50 %, bei Lungenmetastasen schlechte Prog., 30%ige Rezidivrate od. Metastasierung, insb. in den ersten 2 J., **Nachsorge** für mind. 10 J. nötig (mit regelmäßiger Rö-Thorax-Kontrolle)

Kompl: Chemotherapie: hohe Toxizität (Blutbild-, Elektrolyt- u. Nierenwerte kontrollieren, Audiogramm wegen Hörverlust, Herz-Echo) u. erhöhtes Risiko für spätere Zweitmalignome

DD: Insb. Osteomyelitis, andere benigne od. maligne Knochentumoren, Knochenzyste

Chondrosarkom

Ät: Meist unklar, primär im Knochen (selten auch in den Weichteilen) entstehend oder sekundäre maligne Entartung einer/s Chondromatose, Enchondroms, Osteochondroms, PAGET-Krankheit, fibrösen Dysplasie

Etlg: Nach der Prognose (absteigend): Klarzellenchondrosarkom (runde, gut differenzierte Knorpelzellen), periostales Chondrosarkom, mesenchymales (eher im Jugendalter), entdifferenziertes Chondrosarkom (frühe Metastasierung)

Path: Tumor ausgehend vom **Knorpelgewebe**, eher **langsames Wachstum**
Lok: **Becken**, proximaler Humerus, Femur, Tibia, Rippen u. Scapula
Metastasierung: eher spät, Lunge

Epid: Zweithäufigster primärer, maligner Knochentumor
Prädisp.alter: **Erwachsene**, 40.-60. Lj., m > w

Klin: Lokale Schmerzen insg. eher wenig, langsam progrediente lokale Schwellung

Diag: Bildgebung: Im Nativröntgenbild unscharf begrenzte **Osteolysen**, Kortikalisdurchbrüche, Verkalkungen der Tumormatrix, die Tumoren können sehr groß werden (>10 cm, sieht im Rö. wie eine Wolke aus).
MRT/CT: Ausdehnung gut beurteilbar, Kortikalisdurchbruch
Staging-Untersuchungen: CT-Thorax u. -Abdomen (Metastasensuche), 3-Phasen-Knochenszintigraphie, ggf. SPECT od. PET-CT

Ther: Nur **operative Entfernung** mögl. (keine Sensibilität für Chemo- od. Strahlentherapie)

Prog: 5-JÜR bei differenzierten Chondrosarkomen 90-100 %, bei entdifferenzierten 30-40 %

DD: Knochenmetastasen

Ewing-Sarkom

Syn: EWING-Tumor, ASKIN-Tumor, engl: Ewing´s sarcoma

Ät: Meist unklar, selten auch bei Skelettanomalien (familiär bedingte) od. hereditärer Keimbahnmutation (z.B. Retinoblastom), Tumorzellen der Ewing-Sarkome tragen in 95 % d.F. eine Veränderung auf Chrom. 22 (**chromosomale Translokation** 11/22, 21/22 od. 7/22).

Path: **Hoch maligner** Knochentumor (sog. Rundzellsarkom), histologisch immer G4 = high-grade
Primär Ausbreitung im Markraum ohne Einbruch in die Kortikalis, infiltriert dann HAVERS-Kanäle, hebt Periost ab, reaktive mehrschichtige Periostverkalkungen, insg. **schnelles Wachstum**.
Lok: v.a. **Becken**, **Thoraxskelett**, **Femur**, Wirbelkörper, Tibia, Humerus und als extraossäres EWING-Sarkom im Weichteilgewebe (auch immer G4)
Metastasierung: **frühzeitig** hämatogen (insb. **Lunge**), Weichteilgewebe, übriges Skelett

Etlg: Sog. EWING-Sarkom-Familie: unterschieden werden klassisches EWING-Sarkom, primitiver neuroektodermaler Tumor (PNET, makroskopisch kein Unterschied, mikroskopisch neuroektodermale Zellen), ASKIN-Tumor an der Brustwand, Weichteil-EWING-Tumor

Epid: Prädisp.alter: im **Kindesalter**, 5.-15. Lj., m > w (= 1,5:1)
Inzidenz: sehr selten, 0,2-0,3/100.000/Jahr (ca. 40 Kinder u. Jugendliche/J. in Dtl.)

Klin: **Lokale Schmerzen**, lokale **Schwellung**, lokale Entzündungszeichen
Bewegungseinschränkung (häufigste DD: Sportverletzung), Funktionseinschränkungen bis zur Lähmung mögl., pathologische Fraktur (ohne Unfallereignis)
Fortgeschritten: Fieber, Abgeschlagenheit, Gewichtsverlust, Blässe, Nachtschweiß

Diag: Bildgebung: im Nativröntgenbild initial unscharf begrenzte Osteolyse im Markraum, im späteren Stadium „Zwiebelschalenmuster" (verkalkte Periostlamellen), CODMAN-Dreiecke (Periostabhebungen), Weichteilreaktion
MRT: Verfahren der Wahl zur lokalen Diagnostik, Beurteilung von Tumorausdehnung, Infiltration der Weichteile, Nachbarstrukturen, lokalen Lk-Metastasen
Labor: BSG, CRP u. LDH oft erhöht, Eisen u. Gesamteiweiß erniedrigt
Biopsie (offene Inzisionsbiopsie) zur histologischen Typisierung, Nachweis des typischen

p30/32-MIC2-Antigens mit monoklonalen Antikörpern, ggf. NSE, S-100, Synaptophysin
Staging-Untersuchungen: CT-Thorax u. -Abdomen, 3-Phasen-Skelettszintigraphie, ggf. SPECT od. PET-CT

Ther: Heute **multimodale Therapie** aus präoperativer (neoadjuvanter) Chemotherapie mit Doxorubicin, Ifosfamid, Vincristin u. Etoposid, ggf. + präoperative Bestrahlung, dann vollständige Entfernung des Primärtumors mit **weiten Resektionsgrenzen** (5 cm Sicherheitsabstand, Rekonstruktionen je nach Resektion) und anschließend adjuvante Chemotherapie, ggf. + postoperative Bestrahlung (EWING-Sarkome sind gut strahlensensibel).
Bei Rezidiv wird in Studien auch eine Hochdosischemotherapie u. Stammzelltransplantation versucht.

Prog: 5-JÜR aller EWING-Sarkome 70 % (ohne Chemotherapie 10 %), bei Metastasierung 25 %
Rezidivwahrscheinlichkeit 30-40 %, insb. in den ersten 2 J. ⇨ engmaschige Nachsorge

Kompl: Chemotherapie: hohe Toxizität und erhöhtes Risiko für spätere Zweitmalignome

DD: Insb. Osteomyelitis, andere benigne od. maligne Knochentumoren, Knochenzyste

KNOCHENMETASTASEN

Syn: Sekundäre bösartige Neubildung des Knochens, ICD-10: C79.5

Path:
- ♦ Knochenmetastasen sind Zeichen einer diffusen **Organmetastasierung**, der Knochenbefall kann **osteolytisch** = mit Knochenabbau oder **osteoplastisch** = mit Knochenneubildung sein.
- ♦ Lok: insb. **Wirbelkörper** (2/3 d.F., insb. BWS + LWS, pathologische Frakturen jedoch selten), Os sacrum, Beckenknochen, Femur, Rippen, Sternum, Humerus, Tibia, Schädel, häufig auch multipel vorkommend

Epid:
- ◊ Prädisp.alter: meist **>50. Lj.** (aufgrund des höheren Prädisp.alters der Primärtumoren)
- ◊ Häufigkeit: Ein Knochentumor im höheren Alter ist meist eine Metastase und nur selten ein primärer Knochentumor (bis auf das Chondrosarkom kommen diese nämlich alle eher im Kindesalter vor).

Etlg: # **Primärtumoren** (Knochenmetastasen sind sekundäre maligne Knochentumoren):
- W: **Mammakarzinom** (osteolytisch od. osteoplastisch mögl.), Uteruskarzinom (osteoplastisch)
- M: **Prostatakarzinom** (***osteoplastisch***, selten pathologische Frakturen)
- **Bronchialkarzinom** (osteolytisch)
- **Nierenzellkarzinom** (osteolytisch)
- Schilddrüsenkarzinom (osteolytisch)
- Gastrointestinale Karzinome (Magen, Kolon, osteolytisch)
- Plasmozytom (multiples Myelom, osteolytisch)
- *Kinder:* **Leukämien** u. **Lymphome** (im Knochenmark), WILMS-Tumor, Neuroblastom
- In 3-10 % d.F. findet sich kein Primärtumor (sog. Primarius, CUP), ICD-10: C80.0

Beurteilung des Frakturrisikos langer Röhrenknochen n. MIRELS (1989)

	1 Punkt	**2 Punkte**	**3 Punkte**
Lok.	obere Extremität	untere Extremität	pertrochantär
Schmerz	gering	moderat	stark
Läsion	osteoplastisch	gemischt	osteolytisch
Ausdehnung	<1/3 des Knochens	1/3-2/3	>2/3

Risiko: Summe der Punkte; 8 Punkte 15 %, 9 Pkt. 30 %, 10 Pkt. 70 %, >10 Pkt. 100 %

Klin: ⇒ Leitsymptom aller Knochenmetastasen: **Knochenschmerzen** (davor sind die Metastasen meist aber schon längere Zeit ohne Symptome vorhanden)
⇒ **Tastbarer Tumor**, Schwellung
⇒ Evtl. **pathologische Fraktur** (= Fraktur nach Bagatelltrauma)
⇒ Neurologische Ausfälle (insb. bei instabiler Wirbelsäule)

Diag: 1. Anamnese (**Primärtumor bekannt** = Knochenmetastase?) und klinische Untersuchung: Lokalbefund, Schwellung, Bewegungseinschränkung, DMS
2. Bildgebung: Röntgen/CT des betroffenen Knochenabschnittes, zur weiteren Knochenmetastasensuche Szintigraphie, bzw. heute ein Ganzkörper-MRT mit KM (guter Einblick in das Knochenmark) od. PET-CT
Wirbelsäule: MRT zur Beurteilung möglicher Rückenmarkkompression, Nervenirritation
3. Labor: bei osteolytischen Tumoren Hyperkalzämie, bei diffusem Knochenmarkbefall Panzytopenie mögl. (Anämie, Leukopenie, Thrombozytopenie)
4. Ist der Primärtumor noch nicht bekannt (engl. **CUP** = cancer of unknown primary) ⇨offene od. CT-gesteuerte Biopsie und histologische Untersuchung (ggf. mit Immunhistochemie zur Bestimmung der Tumorentität)

Ther: • Konservativ/palliativ:
Bei multiplen Metastasen ist eine kurative Lokaltherapie meist nicht mehr mögl. ⇨ **Radiatio** zur Schmerzreduktion und/oder **Chemotherapie** je nach zugrundeliegendem Primärtumor. Bei drohender Fraktur Ruhigstellung mit Schiene od. im Gips.
Med: bei diffusen Knochenmetastasen Bisphosphonate (hemmen die Knochenresorption, Zoledronat, Zometa® od. Clodronat, Ostac®), wirken auch schmerzlindernd
Schmerztherapie nach dem WHO-Stufenschema, meist im fortgeschrittenen Stadium auch starke Opioide erforderlich (s.u., Kap. Allgemeine Traumatologie)

• Operativ: Ind: Singuläre Metastase, MIRELS-Score >8 Pkt., pathologische Fraktur, Instabilität der Wirbelsäule
- Bei singulärer Metastase u. behandeltem Primärtumor ist eine Resektion mögl., alternativ auch gezielte Bestrahlung einzelner Metastasen
- Bei pathologischer Fraktur oder nach Metastasenresektion: stabilisierende **langstreckige Osteosyntheseverfahren**, Verbundosteosynthese (= Auffüllen des Defektes mit Knochenzement + ein stabilisierendes Osteosyntheseverfahren) oder Implantation spezieller **Tumorprothesen**
An der Wirbelsäule Ausräumen der Metastase, dann Vertebroplastie = Auffüllen des Wirbelkörpers mit Knochenzement (PMMA od. CaP), ggf. kombiniert mit einer Kyphoplastie (Aufrichtung des Wirbelkörpers mit einem Ballon), bei völliger Zerstörung Ersatz des Wirbelkörpers mit einem Titancage und übergreifende dorsale Stabilisierung (Fixateur interne)
- Postoperativ: Radiatio einige Wochen (bis Monate) danach durchführen.

Prog: Meist **schlecht**, da die Knochenmetastasierung Teil der systemischen Metastasierung des Primärtumors ist (= Stadium IV, M1), wird im Durchschnitt nur eine 3- bis 20-monatige Überlebenszeit erreicht (am schlechtesten beim Bronchialkarzinom, am besten noch beim Mammakarzinom).

Kompl: * **Instabilität** eines Wirbelkörpers (>50 % befallen oder Pedikel befallen)
* Weitere Metastasierung des Primärtumors in Lymphknoten, Nachbarorgane, diffus
* Strahlenresistenz des Tumors (insb. Nierenzellkarzinom, gastrointestinale Tumoren)

Op: * Versagen des Osteosyntheseverfahrens ⇨ Fraktur, **Refraktur**

DD: - Primärer (maligner) Knochentumor, benigne Knochentumoren, maligner Weichteiltumor mit Verkalkungen
- **Osteomyelitis**, Knochenabszess, Knochentuberkulose
- Myositis ossificans (Muskelverkalkungen), heterotope Ossifikationen (gelenknahe Verkalkungen)
- Osteochondrosis dissecans (mechanische Ursache mit subchondralen Knochendefekten)

BENIGNE KNOCHENTUMOREN

Epid: ◊ Bei Kindern insg. häufigeres Auftreten im Vergleich zu Erwachsenen
◊ Verteilung: **80 %** aller Knochentumoren im Kindesalter sind benigne, es sind mehr als 100 verschiedene Entitäten bekannt (Klassifikation nach WHO, 2002).
◊ Prädisp.alter: Benigne Knochentumoren u. tumorähnliche Knochenveränderungen kommen insb. vom **10.-30. Lj.** vor, die häufigsten **kindlichen** sind fett markiert.
◊ Insg. sind mehr **Jungen** betroffen (1,4-2:1).
◊ Lok: Die häufigste Lok. ist die untere Extremität (**lange Röhrenknochen**).

Etlg: # **Benigne Knochentumoren** (in Klammern bevorzugte Lok., nach Häufigkeit geordnet):
- **Osteochondrom** (Syn: kartilaginäre Exostose, Lok: Metaphyse v. Femur u. Humerus), auch multipel vorkommend (aut.-dom. erblich): verknöchernde Knorpelwucherungen
- **Osteoidosteom** (Lok: Femur, Tibia, relativ klein, in der Kortikalis gelegen), benignes Osteoblastom (Wirbelkörper, untere Extremität)
- Enchondrom (Syn: Chondrom, Lok: Phalangen), selten aut.-rez. erblich, dann im Säuglingsalter beginnend als generalisierte Enchondromatose
- **Chondroblastom** (Syn: CODMAN-Tumor, Lok: Epiphyse von Femur u. Humerus)
- Osteom (Lok: insb. Nasennebenhöhlen)
- Chordom (von persistierendem embryonalen Chordagewebe ausgehend, Lok: Schädelbasis od. Sakrum, auch maligne mögl.)
- Hämangiom (Schädel, Wirbelkörper)
- Chondromyxoidfibrom (Tibia u. Femur)

Tumorähnliche Knochenveränderungen (tumorlike lesions, meist benigne):
- **Nicht-ossifizierendes Knochenfibrom** (Metaphyse der unteren Extremität, exzentrisch, weintraubenartige Kortikalisdefekte) ⇨ nach Abschluss des Wachstums meist Spontanheilung
- **Solitäre / juvenile Knochenzyste** (proximaler Humerus, Femur od. proximale Tibia) ⇨ pathologische Fraktur mögl., spontane Ausheilung meist bis zum 20. Lj.
- **Aneurysmatische Knochenzyste** (lange Röhrenknochen, Wirbelkörper)
- Fibröse Dysplasie (JAFFÉ-LICHTENSTEIN-Syndrom, Femur, Tibia)
- Metaphysäre Dysplasie (PYLE-Syndrom, aut.-rez. erblich, Erlenmeyerkolben-Auftreibungen an langen Röhrenknochen, insb. dist. Femur, Wirbelkörpersinterungen)
- Langerhans-Zellhistiozytose (früher Histiocytosis X genannt): eosinophiles Granulom (osteolytische Herde insb. in der Schädelkalotte), HAND-SCHÜLLER-CHRISTIAN-Krankheit (Zellhistiozytose u. zusätzlich Exophthalmus u. Diabetes insipidus)

Hyperparathyroidismus (sog. "Brauner Tumor", Wirbelkörper, Rippen u. Becken)

Klin: ⇒ Meist asymptomatisch (= **Zufallsbefund**, z.B. bei Röntgen nach Trauma)
⇒ Bei allen **Knochenschmerzen** ⇨ immer auch an Knochentumoren denken
⇒ Lokale Schwellung, bei Gelenkbeteiligung auch Gelenkerguss mögl.
⇒ Pathologische Fraktur (bei benignen Tumoren eher selten)

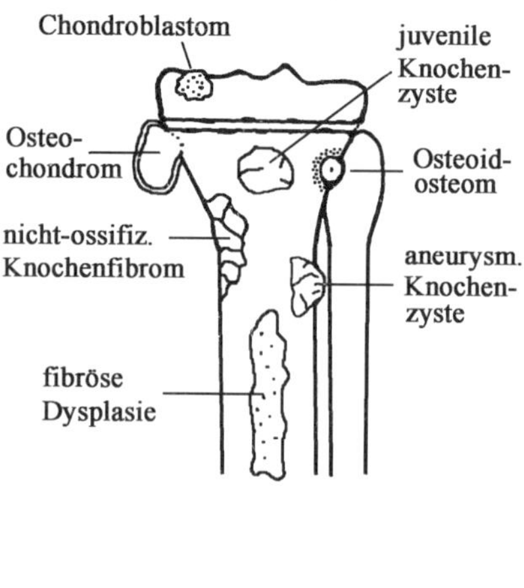

Diag: 1. Anamnese (Art u. Dauer der Beschwerden, Familienanamnese?) u. klinische Untersuchung: Lokalbefund, Lk-Stationen?
2. **Röntgen:** betroffene Extremität in 2 Ebenen ⇨ bei auffälligem Befund CT / MRT. Typische radiologische Zeichen und typische Lage im Verhältnis zur Wachstumszone (Epiphyse/Metaphyse), s. Abb. (prox. Tibia)

DD: – **Maligne Knochentumoren** (s.o.) od. **Knochenmetastasen** anderer Primärtumoren (s.o.) Riesenzelltumor (Syn: Osteoklastom, ist semimaligne, lokal aggressiv, Epiphyse langer Röhrenknochen, semimaligne Lungenmetastasen mögl.)

- **Osteomyelitis** (insb. chronische), Knochenabszess, Knochentuberkulose
- Myositis ossificans (Muskelverkalkungen), heterotope Ossifikationen (gelenknahe Verkalkungen)
- PAGET-Krankheit (Syn: Osteodystrophia deformans, Ostitis deformans): Pat. >55. Lj., **vermehrter Knochenumbau** (Zunahme v. Osteoklasten u. Osteoblasten, erhöhter Turnover bei insg. gesteigertem Abbau und damit Verminderung der Knochenstabilität). Ät: unbekannt, vermutet wird eine Slow-virus-Infektion (Paramyxovirus) u. genetische Disposition (aut.-dom. erbliche Form, Chrom. 5q35). Epid: insb. in Europa/Nordamerika vorkommend (selten hingegen bei Afrikanern und Asiaten)
  Klin: Knochenverformung und -verdickung (insb. Kopf mit Facies leontina, Schädelbasisläsionen, Tibia als Säbelscheidentibia, LWS), pathologische Frakturen, Schwerhörigkeit, Schmerzen, sekundäre Arthrose
  Röntgen: aufgelockerte Verbreiterung der Kortikalis, evtl. sklerotischer Umbau des gesamten Knochens (Baumwoll-Schädel, Bilderrahmen-Wirbel), in der Szintigraphie vermehrte Anreicherung der Umbauzonen
  Ther: keine kausale Behandlung mögl., Med: Bisphosphonate
  Kompl: maligne Entartung mögl. (Osteosarkom, Fibrosarkom, Chondrosarkom od. gemischtes Sarkom, sog. PAGET-Sarkom mit schlechter Prog.)
- Synoviale Chondromatose (Chondrome in der Gelenkkapsel), s. Kap. Myositis ossificans
- Pigmentierte villonoduläre Synovialitis: 20.-50. Lj., Arrosion des Gelenkes (insb. Knie) u. des angrenzenden Knochens durch proliferierende Synovialzellen u. osteoklastäre Riesenzellen, Klin: Gelenkschmerzen, Gelenkerguss, sekundäre Arthrose, Ther: Synovektomie
- Wachstumsschmerzen, muskuläre Schmerzen (Sportverletzungen, Überlastung)

Osteochondrom

Syn: **Kartilaginäre Exostose**, Ekchondrom, ICD-10: D16.9, angeboren Q78.6

Ät: Spontan od. familiär vorkommend (aut.-dom. erblich, Chrom. 8q23-q24.1, dann multipel)

Path: **Benigne** Störung der enchondralen Ossifikation an den Enden **langer Röhrenknochen** ⇨ **blumenkohlartige** Wucherung an der Knochenoberfläche mit oberflächlichem **Knorpel** (vom Knorpel der Wachstumsfuge ausgehend), ossärer Anteil ist gestielt (pedikulär) oder breitbasig (sessil), die Wucherung wandert mit dem Knochenwachstum diaphysenwärts.
Lok: insb. **kniegelenksnah** (Metaphyse), distaler Femur, proximale Tibia, proximaler Humerus, distaler Radius, distale Tibia, Fibula, selten auch Ossa metacarpalia od. metatarsalia, flache Knochen (Scapula, Sternum, Os ilium, Schädel)
Histo: proliferierende, säulenartig angeordnete Chondrozyten, darunterliegende Verknöcherung, teilweise auch verkalkter Knorpel

Epid: **Häufigster gutartiger Knochentumor** (40 % d.F.), Häufigkeit 0,2/10.000, **m** > w (1,8:1)
Prädisp.alter: ab 5. Lj. vorkommend, Altersgipfel **10.-20. Lj.**

Klin: Meist **asymptomatisch** (Zufallsbefund), ggf. tastbare Schwellung
Evtl. Schmerz od. Funktionsbeeinträchtigung bei Druck auf Sehnen (Bursitis), Muskeln, Nerven (z.B. Fallfuß) od. Gefäße (Thrombose, arterieller Verschluss)
Kann das Knochenwachstum hemmen ⇨ Verkürzung od. Verkrümmung mögl.

Diag: Röntgen: pilzartige Exostose mit breitbasigem Stiel, gut abgrenzbar, nahe der Wachstumsfuge lokalisiert (Abb. s.o.), im CT/MRT auch Darstellung der „Knorpelkappe“ mögl. (0,5-1 cm dick, DD: beim Chondrosarkom Knorpelkappe >2 cm)
Knochenszintigraphie: in der Wachstumsphase intensive ^{99m}Tc-Anreicherung

Ther: Meist keine Therapie erforderlich ⇨ regelmäßige Kontrolle bis Ende Pubertät, mit Schluss der Wachstumsfuge sistiert auch das Wachstum der Exostose.
Operativ: Ind: neurologische Symptome, Bursitis, Deformität, Bewegungseinschränkung
⇨ Exzision mit Periost bei Symptomen oder bei V.a. Malignität
⇨„Kosmetische“ Op erst **nach der Pubertät** (wegen hoher Rezidivrate), auch zur Prophylaxe einer späteren malignen Entartung

Informationen u. Selbsthilfegruppen im Internet: www.exostosen.de

Prog: Gut, eine maligne Entartung ist in 0,25-1 % d.F. mögl. (familiäre Form häufiger).

Kompl: Maligne Entartung ⇨ plötzliches Wachstum im Erwachsenenalter, neue Schmerzen

DD: Malignes Chondrosarkom (schnelles Wachstum, Symptome, dicke Knorpelkappe)

Osteoidosteom

Syn: Kortikalisosteoid, BERGSTRAND-Syndrom, ICD-10: D16.9

Path: **Benigner osteoblastischer** Tumor (bildet auch Prostaglandine)
Lok: Metaphyse der **langen Röhrenknochen** (Femur, Tibia), Wirbelkörper
Histo: gut vaskularisierter, typischerweise **intrakortikal** gelegener „Kern" (Nidus), umgeben von einer rundlichen od. spindelförmigen Zone sklerotischen Knochengewebes (Osteoid bzw. Perifokalsklerose)

Epid: Prädisp.alter: Altersgipfel **10.-20. Lj.**, **m** > w (= 2-3:1)
Häufigkeit: Ca. 10 % aller Knochentumoren sind Osteoidosteome.

Klin: Umschriebene Schmerzen, v.a. **Nachtschmerz**, ggf. lokale Schwellung od. Reizerguss bei gelenknahem Herd, Skoliose bei Befall eines Wirbelkörpers mögl.

Diag: Klinische Untersuchung: druckschmerzhafte, tastbare kleine Knochenanhebung
Röntgen/**CT**: ovale, zentral gelegene Aufhellung (**Nidus**), ggf. mit zentraler Verdichtung, mit Randsklerosierung (= ossäre Verdichtung), lokale Auftreibung der Kortikalis (Abb. s.o.), Durchmesser i.d.R. max. 1,5 cm, ggf. MRT mit KM (Nachweis der guten Vaskularisierung)
Knochenszintigraphie: fokale Anreicherung v. ^{99m}Tc, ggf. typisches „double-density-sign"
CT-gesteuerte Punktion zur Gewinnung einer Histologie

Ther: Konservativ: Typisch ist ein gutes Ansprechen der Schmerzen auf ASS („Aspirin-Test"). Da spontane Heilung mögl. ist, kann abgewartet werden.
Minimalinvasive Entfernung: **CT-gesteuerte Radiofrequenzablation** od. MRT-gesteuerte Laser-Ablation der Läsion über einen Bohrkanal in Narkose (offene Op heute nicht mehr Standard, da höhere Rezidivrate).

Prog: Gut (keine maligne Entartung, keine Metastasierung), spontane Heilung nach ca. 5 J. mögl., Rezidivrate nach Ablation <10 %

DD: Osteoblastom (eher Wirbelkörper, mit Nidus >1,5 cm, wenig Randsklerose, spricht nicht auf ASS an), Ther: Resektion durch Kürretage und Spongiosaplastik
Enchondrom, Osteochondrom, benigne kortikale Defekte, EWING-Sarkom
Chronische Osteomyelitis, **BRODIE-Abszess** (abgekapselter septischer Herd)
Wachstumsschmerzen

Enchondrom

Syn: Chondrom, ICD-10: D16.9

Ät: Versprengte Knorpelzellen, selten aut.-dom. erblich (dann multipel und bereits im Säuglingsalter beginnend als generalisierte Enchondromatose, MAFFUCCI-Syndrom, ICD: Q78.4)

Path: **Benigner** Knochentumor von embryonalen Resten der Wachstumsfuge ausgehend.
Lok: Phalangen, macht 2/3 der Knochentumoren an der **Hand** aus.
Histo: differenzierte Chondrozyten, hyaliner Knorpel, Verkalkungen

Epid: Prädisp.alter: 20.-40. Lj.

Klin: Meist **asymptomatisch** (Zufallsbefund), ggf. tastbare Schwellung an den Phalangen, selten pathologische Fraktur

Diag: Röntgen: runde Osteolysen zentral im Markraum gelegen, Knochenauftreibung ohne Kortikalisdurchbruch (DD: bei Durchbruch V.a. Malignität)
MRT: gute Darstellbarkeit in der T2-Wichtung, „popcorn-like" Hyperintensitäten

Ther: Meist keine Therapie erforderlich ⇨ regelmäßige Kontrolle
Operativ: Ind: Kortikalisdurchbruch (= V.a. Malignität), pathologische Fraktur

- Inzisionsbiopsie bei V.a. Malignität
- Kürettage und Auffüllung mit Spongiosa bei pathologischer Fraktur

Prog: Gut, mit Ende des Wachstums sistiert auch das Wachstum der Enchondrome u. verkalken dann zunehmend. Maligne Entartung ist in 1 % d.F. mögl. (multiple Form 10-fach häufiger).

Kompl: OLLIER-Krankheit: multiple Enchondrome an einer Extremität
Maligne Entartung zum Chondrosarkom (Klin: Auftreten neuer Schmerzen)
Bei Op im Kindesalter häufig Rezidiv.

DD: Chondrosarkom

Chondroblastom

Syn: CODMAN-Tumor, kalzifizierende Riesenzellgeschwulst, ICD-10: D16.9

Path: **Benigne** Sonderform eines Chondroms ausgehend von den Apo-/**Epiphysen**, langsames **osteolytisches** Wachstum (Auflösung der Kortikalis), Ausbreitung durch die Wachstumsfuge in umgebendes Gewebe od. Gelenk mögl. (aggressive Form)
Lok: **lange Röhrenknochen** (Femurkondylus, prox. Tibia, prox. Humerus)
Histo: scharf begrenzte, polygonale Chondroblasten und **osteoklastäre Riesenzellen**, Verkalkungen, Zysten

Epid: Prädisp.alter: **10.-15. Lj.** (vor dem Epiphysenfugenschluss), m > w
Häufigkeit: **selten**, ca. 1-5 % aller Knochentumoren

Klin: Schmerzen, evtl. **Gelenkbeschwerden**
Gelenkerguss, pathologische Fraktur mögl.

Diag: Röntgen: scharf begrenzte exzentrische Osteolyse, feine Randsklerose, meist klein (2-4 cm), zystische punktförmige Verkalkungen (salz- und pfefferartige Flecken), Kortikalisausdünnung (Abb. s.o.), bei aggressiv-expansiver Form auch Kortikalisdurchbruch
CT: gute Darstellbarkeit bei Wachstumsfugendurchbruch od. Gelenkeinbruch
Szintigraphie: Mehranreicherung, aber schwierig von der Wachstumsfuge abgrenzbar

Ther: Operativ: **Kürettage** (und Histologie zur Abgrenzung eines malignen Tumors!) und Auffüllung mit Spongiosa, ggf. zusätzlich Phenolverödung und temporäre Zementplombe

Prog: Gut, Lokalrezidivrate 5-10 % (bei aggressiven Chondroblastomen aber bis 50 %, maligne Entartung mit Lungenmetastasen mögl.)

DD: Benigne: Chondromyxoidfibrom, nicht-ossifizierendes Knochenfibrom, aneurysmatische Knochenzyste, intraossäres Ganglion, pigmentierte villonoduläre Synovialitis
Riesenzelltumoren (Syn: Osteoklastom, semimaligne, Lok: Epiphyse langer Röhrenknochen ⇨ liegen gelenknah, lokal aggressiv wachsend, semimaligne Lungenmetastasen mögl.)
Maligne: Klarzellchondrosarkom od. Osteosarkom

Nicht-ossifizierendes Knochenfibrom

Syn: Gutartiges histiozytäres Fibrom, fibröser Kortikalisdefekt, ICD-10: D16.9

Ät: Vermutlich kein Tumor, sondern gutartige Wachstumsstörung des Knochens

Path: **Benigner**, exzentrisch gelegener, metaphysärer Kortikalisdefekt
Lok: distaler Femur, distale u. proximale Tibia, auch multipel mögl.
Histo: faserreiches Bindegewebe, eingestreute mehrkernige Riesenzellen, spindelförmige Zellkerne

Epid: Häufigkeit: Bei ca. 20 % aller Kinder zu einem Zeitpunkt des Wachstums vorhanden, ist die **häufigste gutartige Knochenveränderung** überhaupt.
Prädisp.alter: Kinder, **5.-15. Lj.**, m = w

Klin: Meist asymptomatisch (z.B. **Zufallsbefund** beim Röntgen nach einem Trauma)
Selten Schmerzen od. pathologische Fraktur (nur wenn >50 % der Metaphyse betroffen)

Diag: Röntgen: multiple ovale, traubenartige **Osteolysen**, feiner reaktiver Randsaum, Kortikalisauftreibung möglich, Abb. s.o. (als DD: kein Kortikalisdurchbruch, keine Periostreaktion)

Szintigraphie: Aktive Läsionen zeigen eine Mehranreicherung.

Ther: **Keine** erforderlich, bei pathologischer Fraktur Ruhigstellung (heilt i.d.R. auch ohne Operation aus)
Operativ: Ind. >50 % des Knochendurchmessers betroffen ⇨ Kürettage und Spongiosaplastik zur Stabilisierung

Prog: Sehr gut, **selbstlimitierend**, im Wachstumsalter ggf. Größenzunahme, nach Wachstumsabschluss Konsolidierung

DD: McCune-Albright-Syndrom: Kombination v. Knochenfibromen (Fibröse Dysplasie, s.u.), Pubertas praecox u. Café-au-lait-Flecken, Spontanmutation im GNAS1-Gen, Chrom. 20q13.2
Chondromyxoidfibrom, fibröse Dysplasie (im Markraum über lange Strecke gelegen)
Maligne Knochentumoren (haben als DD Kortikalisdefekt/-durchbruch)

Solitäre / juvenile Knochenzyste

Syn: Einfache Knochenzyste, Osteodystrophia fibrosa localisata, Mikulicz-Krankheit-II, ICD-10: M85.49

Ät: Letztlich unklar, diskutiert werden vaskuläre Genese und lokale Wachstumsstörungen.

Path: **Benigne**, primär einkammerige, flüssigkeitsgefüllte Höhle, meist in der **Metaphyse**
Lok: in 80 % d.F. **proximaler** Anteil **langer Röhrenknochen**, insb. Humerus, Femur, Tibia

Epid: Prädisp.alter: **5.-12. Lj.**, **m** > w (= 3:1)
Häufigkeit: 3 % aller Knochentumoren, ca. 1/10.000

Klin: Meist keine Beschwerden od. Schmerzen (z.B. **Zufallsbefund** beim Röntgen nach Trauma)
Pathologische Fraktur (in 40 % d.F. führt dies zur Erstdiagnose)

Diag: Röntgen: scharf begrenzte **Osteolyse**, ein- oder mehrkammerige Aufhellung (Abb. s.o.), kolbige Auftreibung, „fallen-fragment-sign“ (in der Zyste sichtbares Knochenfragment nach patholog. Fraktur), (DD: die Epiphysenfuge wird nie durchbrochen, Kortikalis intakt)
MRT: dünne Zystenwand, flüssiger oder solider Inhalt, genaue Zystenausdehnung
Szintigraphie: bei aktiver Zyste Mehranreicherung, verringert sich mit abnehmender Aktivität

Ther: Konservativ: **Beobachtung**, auch nach pathologischer Fraktur kann die konservative Therapie mit Ruhigstellung ausreichen (v.a. obere Extremität ⇨ Fraktur führt zur Ausheilung).
Operativ: Ind: rezidivierende Frakturen, hohe Frakturgefahr
Steroidinjektion (Methylprednisolonazetat) oder Knochenmarktransplantation (aus dem Beckenkamm) in die Zyste ⇨ Heilungsrate in 50 % d.F. bei aktiven, in 75 % bei latenten Zysten
Bei Rezidiv Kürettage und Spongiosaauffüllung (wenn möglich erst in der latenten Phase), bei hoher Frakturgefahr (insb. am Schenkelhals) kann eine Interposition der körpereigenen Fibula in die Höhle erforderlich sein.
Notwendige Stabilisierung bei patholog. Fraktur: intramedulläre Osteosynthese (Prevot-Marknägel/ESIN zur Frakturstabilisierung, ist gleichzeitig Reiz zur Ausheilung der Zyste)

Prog: **Gut**, spontane Ausheilung im Erwachsenenalter, bei notwendiger Op in der aktiven Zystenphase bis 50 % Rezidivgefahr

DD: Aneurysmatische Knochenzyste, Chondromyxoidfibrom, fibröse Dysplasie
Osteodystrophia fibrosa cystica generalisata (v.Recklinghausen): multiple Knochenzysten („Brauner Tumor“) in den langen Röhrenknochen durch Hyperparathyroidismus

Aneurysmatische Knochenzyste

Syn: ICD-10: M85.59

Ät: Primär: unklar, chromosomale Translokation (t[16;17][q22;p13])
Sekundär: vermutlich reaktiv (Reparaturvorgänge)

Path: **Benigne**, exzentrische, blasig aufgetriebene, mehrkammerige Zysten mit fibrovaskulärer Membran ⇨ wächst lokal verdrängend und **destruktiv** (Verdünnung der Kortikalis), Ausbreitung in die Weichteile mögl.

Lok: **Metaphyse** der **langen Röhrenknochen**, Wirbelkörper, Becken

Histo: blutgefüllte Höhlen, osteoklastische Riesenzellen mit Hämosiderineinlagerungen, spindelförmige Fibroblasten, Osteoidbälkchen, aber keine Zellatypien (= benigne)

Epid: Prädisp.alter: **10.-20. Lj.**, m = w

Häufigkeit: Selten, 3-4 % aller Knochentumoren, kommt in 30 % d.F. als sekundäre Zyste zusammen mit anderen Läsionen vor (Osteoblastom, Chondroblastom, Osteosarkom usw.).

Klin: Derbe tastbare, z.T. schmerzhafte Schwellung

Pathologische Fraktur (in 1/3 d.F. Erstdiagnose)

Diag: Röntgen: größere bis sehr große, scharf begrenzte, exzentrische **Osteolyse** („blow out", Abb. s.o.), ggf. intraläsionale Septen, eierschalenartiger Sklerosesaum

CT/MRT: typische **Flüssigkeitsspiegel** (Blut), nur geringer solider Anteil (DD maligner Tumor), Szintigraphie: Mehranreicherung, ggf. zentral Minderanreicherung (Bluthöhle)

Ther: Konservativ: Sklerosierung und Ausheilung durch direkte Injektion von Steroiden oder Okklusionsemulsion (Ethibloc®) in die Zyste mögl.

Operativ: **Offene Biopsie** (zur Histologie!, da DD Osteosarkom), Kürettage und Spongiosaauffüllung, bei sehr großem Defekt ggf. zuvor Embolisation (da starke Blutungsneigung) und Auffüllung mit Knochenzement u. subchondrale Unterfütterung mit autologer Spongiosa, nach 2 J. dann Zemententfernung und Spongiosaauffüllung

Prog: Gut, bei langsam fortschreitender Zyste ist eine schrittweise Ossifizierung und Rückbildung mögl. (bei schnell wachsenden Zysten keine spontane Rückbildung ⇨ immer Op, Rezidivbildung in bis zu 1/3 d.F.).

DD: Riesenzelltumor (geht eher von der Epiphyse aus, selten Unterbrechung des Sklerosesaums, semimaligne), juvenile Knochenzyste, Chondroblastom, fibröse Dysplasie

Maligne: teleangiektatisches Osteosarkom

Fibröse Dysplasie

Syn: JAFFÉ-LICHTENSTEIN-Syndrom (polyostotische Form), Osteofibrosis deformans juvenilis, ICD-10: Q78.1

Ät: Spontanmutation im GNAS1-Gen, Chrom. 20q13.2 mit genetischer Prädisposition (je früher die Mutation im Fetal- od. Embryonalalter, umso ausgeprägter die Symptome)

Etlg: **Polyostotische** (= mehrere Knochen betroffen) und monostotische Form

Path: Fibröse Dysplasie des spongiösen Knochens = Ersatz des **Knochenmarks** durch **Bindegewebe**, verläuft in Schüben mit Kompaktaatrophie und Pseudozysten.

Lok: Schädelknochen und Kiefer, prox. Femur, Tibia, Rippen

Histo: proliferierende Fibroblasten und Kollagenablagerungen, isolierte Hyalininseln, Trabekel und Osteoid im fibrösen Stroma (Bild einer „Buchstabensuppe")

Epid: Prädisp.alter: **5.-15. Lj.** (polyostotische Form, monostotische später), w > m = 1,2:1)

Häufigkeit: 1/10.000

Klin: Meist asymptomatisch (Zufallsbefund), z.T. Knochenschmerz

Knochendeformitäten bei größerer Läsion: Hirtenstabdeformität (verbogener und verdickter prox. Femur), Säbeldeformität (verbogene und verdickte Tibia), bei polyostotischem Befall ausgeprägte Deformitäten mögl.

Gesichtsschädeldeformitäten, Nasennebenhöhlenverlegung, Hirnnervenkompression

Pathologische Frakturen v.a. an der unteren Extremität mögl.

MCCUNE-ALBRIGHT-Syndrom: Kombination v. fibröser Dysplasie, Pubertas praecox u. Café-au-lait-Flecken

Diag: Röntgen/CT: milchglasartige Osteolysen im Bereich der Spongiosa mit Randsklerose, Knochenauftreibung und fleckförmigen Verkalkungen

Szintigraphie: massive Mehranreicherung

Labor: Ca- u. Phosphatspiegel normal, alkal. Phosphatase oftmals erhöht

Ther: Konservativ: Monoostotische Läsionen ossifizieren nach Wachstumsende, symptomatische Ther. (Analgetika, Bisphosphonate), pathologische Frakturen heilen schnell, Kallus jedoch von fibrösem „Ersatzknochen" durchsetzt.

Operativ: Ind: Frakturprophylaxe, patholog. Fraktur, Deformitätenkorrektur (nach Wachstumsabschluss) ⇨ Biopsie für Histologie, Kürettage und Spongiosaplastik (mit Fremdknochen, da eigener Knochen sonst wieder in Bindegewebe umgewandelt wird)

Selbsthilfegruppen: www.fibroese-dysplasie.info

Prog: Gut, maligne Entartung in 0,5 % d.F. mögl. (Osteosarkom, Fibrosarkom)

DD: Enchondrom, aneurysmatische Knochenzyste, Chondromyxoidfibrom, Ameloblastom (Syn: Adamantinom, Läsion der Mandibula), Osteom, Chordom (Schädelbasis od. Sakrum)

Langerhans-Zellhistiozytose

Syn: Histiocytosis X, ICD-10: unifokal C96.6, multifokal C96.5, multisystemisch C96.0

Ät: Letztlich unklar, virale Genese?, Hypersensitivität?, Autoimmunerkrankung?

Etlg: Nach der Schwere der Krankheit (von oben nach unten zunehmender systemischer Befall und früheres Erkrankungsalter)

↓

Eosinophiles Granulom: v.a. **Schädelkalotte**, Femur, Wirbelsäule, Rippen, Becken, Haut, meist monosystemisch (nur in 20 % d.F. Läsionen in parenchymatösen Organen)

HAND-SCHÜLLER-CHRISTIAN-Krankheit: Chronisch disseminierte Form, betroffen können Knochen ("Landkartenschädel"), Haut, Leber, Niere, Milz u. Hypophyse sein.

ABT-LETTERER-SIWE-Syndrom: Akut disseminierende schwerste Verlaufsform, macht ca. 10 % der LANGERHANS-Zell-Histiozytosen aus, Lok: Haut, Leber, Niere, Milz, Knochen (selten).

Path: Hyperplastische **granulomatöse Entzündungsreaktion** mit Proliferation von Histiozyten (dendritischen LANGERHANS-Zellen) ⇨ Granulome entstehen, lokal destruierend, nekrotisierend ⇨ Narbenbildung

Histo: LANGERHANS-Zellen (pathognomonische Zellen mit eingekerbtem Kern), eosinophile Granulozyten-Nester, wenig Lymphozyten u. Plasmazellen, immunhistochemisch CD1-Antigen-Nachweis auf der Zelloberfläche, elektronenoptischer Nachweis von BIRBECK-Granula (sehen aus wie Tennisschläger) in d. LANGERHANS-Zellen

Epid: Prädisp.alter: eosinophiles Granulom: 5.-20. Lj., HAND-SCHÜLLER-CHRISTIAN-Krankheit: 2.-5. Lj. u. Jugendliche, ABT-LETTERER-SIWE-Krankheit: 1.-2. Lj.

Häufigkeit: sehr **selten**, Inzidenz: ca. 0,5/100.000 (40-50 Kinder/Jahr in Dtl.), m > w

Klin: Eosinophiles Granulom: in 30 % d.F. asymptomatisch (Zufallsbefund), Schmerzen, tastbare Schwellung, pathologische Fraktur, Hauterscheinungen

HAND-SCHÜLLER-CHRISTIAN-Krankheit: Polyurie (Diabetes insipidus), Wachstumsstörung, Exophthalmus/Strabismus/Sehverlust, Hepatosplenomegalie, erythematöser Hautausschlag

ABT-LETTERER-SIWE-Syndrom: kachektisches, chronisch krankes Kind, ekzematoide und seborrhoische Hautinfiltrate, Juckreiz, Hepatosplenomegalie, Fieber, Anämie, Gewichtsverlust, Lk-Schwellung, Nachtschweiß (B-Symptomatik)

Diag: Röntgen/CT: „Chamäleon" = kann viele Erkrankungen imitieren. Am Schädel wie ausgestanzte Osteolysen, dünne Randsklerose; an den Röhrenknochen Osteolysen in zentraler Lage umgeben von dicker Randsklerose, Wirbelkörperkompression (Vertebra plana)

Szintigraphie: lokale Mehranreicherung, aber: bei ca. 30 % auch keine Mehranreicherung

Labor: Blutbild, Leberfunktion (GOT, GPT, alk. Phosphatase, Albumin usw.), Gerinnung

Etlg: **Monosystemisch** („single system disease"): Manifestation nur an einem Organ od. Organsystem (dort uni- oder multifokaler Befall mögl.)

Multisystemisch („multisystem disease"): Befall zweier od. mehrerer Organe und Systeme mit/ohne Beteiligung von "Risikoorganen" (hämatopoetisches System, Lunge, Leber, Milz) ⇨ zum Ausschluss eines systemischen Befalls immer MRT durchführen

Ther: Konservativ: Beim eosinophilen Granulom spontane Ausheilung möglich, Probeentnahme u. Histologie, dann Instillation von Glukokortikoiden intraläsional (40-200 mg Depot-Methylprednisolon) bei isolierten Herden

Bei systemischer Verlaufsform: Glukokortikoide systemisch als Monotherapie oder kombiniert mit Vinblastin, Erhaltungstherapiedauer: 12 Mon.

Bei Risikoorganbefall: Initialtherapie mit Dreimittelkombination (Prednisolon + Vinblastin + Etoposid) + Trimethoprim/Sulfamethoxazol-Prophylaxe, 5 mg/kgKG an 3 Tagen/Woche

Strahlentherapie: Selten bei manchen Lokalisationen indiziert, wenn chirurgisches Komplikationsrisiko höher eingeschätzt wird, Dosis sollte kumulativ 6-10 Gy nicht überschreiten.

Operativ: Ind: bei Frakturgefahr ⇨ Kürettage und Spongiosaplastik
Selbsthilfegruppen: Histiozytosenhilfe e.V., Sophie-Scholl-Str. 10, 64823 Groß-Umstadt, Tel.: 0214 504117, Internet: www.histiozytose.org

Prog: Eosinophiles Granulom: **sehr gut**, Ausheilung nach Monaten/Jahren möglich
HAND-SCHÜLLER-CHRISTIAN-Krankheit: kann sich auch noch selbstständig zurückbilden, gutes Ansprechen auf Chemotherapie
ABT-LETTERER-SIWE-Syndrom: schlecht, unbehandelt rasch letal, mit Chemotherapie/ Stammzelltransplantation gute Überlebensrate, aber Tod noch in früher Kindheit aufgrund Leberversagens mögl.

Kompl: Störung der Hämatopoese ⇨ Panzytopenie (Anämie, Leukozytopenie, Thrombozytopenie)
Befall der Hypophyse ⇨ Diabetes insipidus, Wachstumsretardierung
Gastrointestinale Symptome ⇨ Gingivostomatitis, Magen-Darm-Ulzera, Hepatosplenomegalie, Leberinsuffizienz
Lungen-LANGERHANS-Zellhistiozytose: bei jungen Rauchern ⇨ multiple Lungenzysten, Spontanpneumothorax, Ther: nicht rauchen!

DD: Lymphome, Plasmozytom, EWING-Sarkom, Osteomyelitis
Hämophagozytische Lymphohistiozytose: aut.-rez. erblich, bereits im Säuglingsalter multisystemischer Befall mit Panzytopenie, Ther: Knochenmarktransplantation, Prog: schlecht

WEICHTEILTUMOREN

Syn: Weichgewebetumoren

Etlg: # Benigne Weichteiltumoren (ca. 97 % aller Weichteiltumoren): **Lipom, Fibrom**, Leiomyom, Rhabdomyom, Hämangiom, Lymphangiom, Neurofibrom, Schwannom, Mesenchymom
Maligne Weichteiltumoren (**Weichteilsarkome**, engl. soft tissue sarcoma, ICD-10: C49.9):
- **Pleomorphes Sarkom** (Syn: **malignes fibröses Histiozytom**, Tumor ohne Zelllinien-differenzierung), häufigster maligner Weichteiltumor
- **Liposarkom** (atypisch lipomatöser Tumor), Spindelzell-Liposarkom, Lipoblastom
- **Rhabdomyosarkom** (alveolär od. embryonal) häufigster maligner Tumor im Kindesalter, Leiomyosarkom (von der glatten Muskulatur ausgehend)
- **Fibrosarkom**, fibromyxoides Sarkom
- Malignes Synovialom (Synovialsarkom, meist periartikulär gelegen)
- Chondrosarkom (Knorpeltumor, entsteht meist im Knochen, s. Kap. Knochentumoren)
- Malignes Hämangioperizytom, Angiosarkom
- Neuroblastom, primitiver neuroektodermaler Tumor (PNET, immer G4), malignes Schwannom (= maligner peripherer Nervenscheidentumor), malignes Paragangliom (z.B. Glomus-caroticum-Tumor), Neurofibrosarkom
- Malignes Mesenchymom
- Mesotheliom
- Extraossäres EWING-Sarkom (immer G4)

Ät: – Benigne Weichteiltumoren: teilweise familiäre Disposition (z.B. bei Lipomen)
– Maligne Weichteiltumoren: I.d.R. keine Ursache feststellbar, mögl. Ursachen können ionisierende Strahlung, chemische Noxen (Dioxin), chronische Entzündungen, Mutationen von Tumorsuppressorgenen (p53, RB, INK4A/B, Cyclin D1) od. Chromosomentranslokation sein.

Path: ♦ Lok: Unterschieden werden periphere Weichteiltumoren (**Extremitäten** u. Hüfte, Rumpf, Hals und Kopf) und zentrale Weichteiltumoren (**Retroperitoneum**, Mediastinum, Abdomen). Häufigste Lok. sind die Extremitäten, insb. der **Oberschenkel** (Adduktorenloge).
Benigne Tumoren liegen meist oberflächlich (epifaszial, subkutan) u. sind verschieblich.
Maligne liegen tiefer (**subfaszial**), sind eher fixiert, druckschmerzhaftig und haben eine derbe Konsistenz.

- <u>Metastasierung:</u> lokal in Haut, Knochen und (eher selten) in regionäre Lymphknoten
  Fernmetastasen insb. in den **Lungen**, seltener in Leber, Skelett, Gehirn
- <u>TNM-Klassifikation:</u> **T**1 = Tumor <5 cm (**T**1a = oberflächlich, **T**1b = tief = unterhalb der oberflächlichen Faszie od. im Becken, retroperitoneal od. mediastinal gelegen)
  T2 = Tumor **>5 cm** in größter Ausdehnung (**T**2a = oberflächlich, **T**2b = tief)
  N1 = regionäre Lk-Metastasen, **M**1 = Fernmetastasen
  <u>Stadiengruppierung:</u> I: **T**1-2b**N**0**M**0 niedriggradig (**G**1-**G**2) II: **T**1-2a**N**0**M**0 hochgradig (**G**3-**G**4)
  III: **T**2b**N**0**M**0 hochgradig, alle **N**1**M**0 IV: alle **M**1
- <u>Histologisches Grading:</u> Maligne Weichteiltumoren werden nur noch in niedrig- (**low-grade** = **G**1-2, bzw. nur **G**1, wenn ein dreistufiges Gradingsystem vom Pathologen benutzt wird) u. **hochmaligne** (high-grade = **G**3-4, bzw. **G**2-3) Tumoren eingeteilt.

<u>Epid:</u> ◊ Inzidenz: Maligne Weichteiltumoren sind **sehr selten** (1-3/100.000/Jahr), sie machen insg. nur 1 % aller malignen Tumoren beim Menschen aus. In Deutschland ca. 2.500 Fälle/Jahr ⇨ daher sollte bei Verdacht wegen der Seltenheit immer die Vorstellung zur weiteren Diagnostik und Behandlung in einem **spezialisierten Zentrum** erfolgen!

◊ Häufigkeitsgipfel: Kinder um das **10. Lj.** (insb. Rhabdomyosarkome), Erwachsene um das **70. Lj.** (malignes fibröses Histiozytom), m = w

<u>Klin:</u> ⇒ Sicht- od. tastbare **Schwellung** (3/4 der Tumoren sind bei Diagnose bereits >5 cm)

⇒ Evtl. lokale Schmerzen (ca. 1/3 d.F.), schmerzhafte Bewegungseinschränkung

⇒ Fortgeschrittene maligne Tumoren: Müdigkeit, subfebrile Temperaturen, Leistungsverlust, Gewichtsabnahme

<u>Diag:</u> 1. Anamnese (Größenprogredienz?) und klinische Untersuchung führend: tastbarer Tumor
<u>Die weitere Diag. muss klären, ob es sich um einen benignen od. malignen Befund handelt.</u>
(Ein Verdacht auf Malignität ist bei Tumoren >5 cm stets gegeben.)
2. <u>Röntgen:</u> ossäre Destruktionen, Knochentumor?, evtl. lokale Weichteilaufnahme in Mammographietechnik zum Nachweis von Verkalkungen
3. **Sonographie** (solider Tumor, DD: zystische Veränderungen)
4. **<u>MRT</u> mit KM** (genaue Beurteilung der Tumorausdehnung/Infiltration, maligne Tumoren zeigen meist eine Kontrastmittelanreicherung), ggf. Angio-MRT, ggf. auch CT bei knöchernem Prozess/Verkalkungen
5. Spiral-CT des Thorax zum Staging (Metastasierung?), ggf. PET-CT zur Metastasensuche
6. **<u>Biopsie:</u>** als **offene Inzisionsbiopsie** und **histologische Untersuchung** (mit immunhistologischen u. molekular-genetischen Methoden zur genauen Differenzierung des Tumortyps ⇨ Zuordnung des Tumors zu einer Zelllinie u. Malignitätsgraduierung
   Oberflächliche (subkutane, epifasziale) Tumoren <5 cm werden primär direkt entfernt als sog. Exzisionsbiopsie (= der komplette Tumor mit einem knappen Sicherheitsabstand) ⇨ histologische Untersuchung, bei malignem Befund muss dann ausgedehnt nachreseziert werden (meist sind diese Tumoren aber benigne).

<u>Ther:</u> • <u>Operativ:</u> Ind: stets gegeben (K-Ind: Fernmetastasen ⇨ dann Chemotherapie)
- Benigne Tumoren: Exstirpation mit der Kapsel und Histologie
- Maligne Tumoren: **radikale Tumorentfernung** weit im Gesunden = 2-3 cm Sicherheitsabstand rundum, als sog. „**no touch**"-Exzision (= „der Operateur soll den Tumor bei der Op nicht sehen", sonst hohe Lokalrezidivgefahr)
  Bei ausgedehntem Befund **Kompartimentresektion** (= En-bloc-Entnahme von Muskelgruppe + Faszie der betroffenen Region) mit anschließender plastischer **Weichteilrekonstruktion** (z.B. Verschiebeplastiken, Muskelhautverpflanzungen [myokutane Lappenplastiken], funktionelle Sehnenverpflanzungen, Spalthauttransplantation usw.), wurde zuvor eine Biopsie durchgeführt, muss der Bereich um den Biopsiekanal komplett mitentfernt werden.
  Eine Lymphknotendissektion ist nur bei gesicherter Lk-Metastasierung indiziert.
  Eine Amputation ist heute nur noch Ultima ratio (Amputationen können durch Down-Staging der Tumoren mittels neoadjuvanter [= präoperativer] Chemotherapie und/oder Radiatio meist vermieden werden).

Bei Tumoren am/im Kniegelenk (Synovialsarkom) kann eine (segmentale) Amputation notwendig sein, dazu wird ein Teil des Unterschenkels mit Fuß verdreht an den Oberschenkel replantiert (sog. BORGGREVE-Plastik = das Sprunggelenk bildet verdreht eine Art Kniegelenk, damit später gute Gehfunktion mit einer Prothese am beweglichen Stumpf).

- Chemotherapie: bei Histiozytom, Lipo-, Leio-, Rhabdomyosarkom, EWING-Sarkom und undifferenzierten Weichteilsarkomen präop. (neoadjuvant, zur Verkleinerung des Tumorvolumens = **Down-Staging**) u. adjuvant (= postop.) einsetzbar (z.B. Adriamycin [Syn: Doxorubicin], Ifosfamid, Dacarbazin),

  auch als isolierte hypertherme Extremitätenperfusion (mit Tumor-Nekrose-Faktor TNF-α + Melphalan bei 40-42 °C über die vorübergehend ausgeschaltete A.+V.femoralis bzw. A.+V.axillaris mit einer Herz-Lungen-Maschine als Pumpe).

  Aufgrund der geringen Fallzahlen ist der Einsatz der Chemo-/Radiotherapie aber immer eine Einzelfallentscheidung in einer interdisziplinären Tumorkonferenz und meist wird sie im Rahmen von Studien durchgeführt.
- Strahlentherapie: palliativ bei Inoperabilität (75 Gy) oder als präop. (neoadjuvant zur Tumorverkleinerung) od. postop. Radiatio (50-60 Gy), wenn keine R_0-Kompartimentresektion mögl. war

Prog: Maligne Weichteiltumoren: In 95 % d.F. ist heute ein Extremitätenerhalt möglich.
5-JÜR: 85 % bei Low-grade-, 60 % bei High-grade-Tumoren, 10 % bei Metastasierung
Insg. hohe Rezidivrate (lokale Exzision 20-30 %, Kompartimentresektion 5-20 %), insb. in den ersten 2 Jahren ⇨ Nachsorge wichtig
Weichteilsarkome am Stamm haben insg. eine schlechtere Prog.

Kompl: * Maligne Entartung gutartiger Weichteiltumoren extrem selten
Op: * Wundheilungsstörungen, Hämatom, Serom
* Lappennekrose nach Rekonstruktion
* **Tumorrezidiv** bei den malignen Weichteiltumoren häufig ⇨ Nachsorge wichtig (in den ersten 2 Jahren alle 3 Mon., dann 5 J. alle 6 Mon. Kontrolluntersuchungen durchführen)

DD: Cave: "Schwellungen", die länger als 4 Wo. bestehen, sollten immer einer Diagnostik zugeführt werden (auch wenn z.B. ein vorhergehendes Trauma angegeben wird).
- "Tumorartige" nicht-neoplastische Läsionen: **Atherome**, Lipomatosen, Fibromatosen, noduläre Fasziitis, proliferative Myositis, ossifizierende Pseudotumoren, Myositis ossificans, tumoröse Kalzinose (TEUTSCHLÄNDER-Krankheit), Ganglion, Sehnenscheidenhygrom
- Abszess, Fremdkörpergranulom, Bartonella-Granulom (Katzenkratzkrankheit)
- Keloid, Xanthom, Desmoid, Hamartom
- Serom, Hämatom, Zysten
- Neurofibromatose v.RECKLINGHAUSEN (multiple Neurofibrome mit typischem klinischem Bild, aut.-dom. erblich, Chrom. 17_{q11}, 22_{q12} od. Neumutation) ⇨ vermehrt Nervenscheidentumoren
- Andere maligne Tumoren: Leukämie, Lymphome, WILMS-Tumor, Knochentumoren, **Metastasen** solider Tumoren im Weichteilgewebe
- Keimzelltumoren: gonadal od. extragonadal (versprengtes embryonales Gewebe) mögl., sind sehr selten (Inzidenz: 0,3/100.000/Jahr, machen 3 % der Tumoren im Kindesalter aus)
  · Embryonales Karzinom
  · Dottersacktumoren (hochmaligne, insb. in Testis od. Ovar, Tumormarker: α-Fetoprotein)
  · Chorionkarzinom (hochmaligne, insb. im Ovar u. Mediastinum, Tumormarker: ß-HCG)
  · Seminom (insb. Hoden), Dysgerminome (insb. Ovar u. ZNS, meist im Jugendlichenalter)
  · Teratome (Lok: bei Neugeborenen insb. am Steißbein, sonst auch Retroperitoneum, Mediastinum, ZNS, Gonaden; meist benigne, können maligne entarten), Teratokarzinom (Hoden)
  · Dermoide (typisch im Kindesalter, benigne, Lok: parapontin, parapituitär, Oberkiefer-Augen-Schlusslinie, meist als Dermoidzyste mit differenziertem Gewebe, z.B. Haare, Zähne, Knochen), Epidermoidzyste (enthält Hornlamellen)
  · Hamartome (fehlerhaftes embryonales Gewebe ohne Proliferationstendenz)

RHEUMATOLOGIE

Etlg: # **Rheumatoide Arthritis** und **juvenile Arthritis** mit ihren vielen Unterformen
Reaktive Arthritis (z.B. nach gastrointestinalen Infekten)
Rheumatisches Fieber (autoimmunologische Spätfolge einer Streptokokkeninfektion)
Fingergelenkarthrosen (HEBERDEN-Arthrose, BOUCHARD-Arthrose, Rhizarthrose)
Morbus BECHTEREW

Path: ♦ Autoimmunologisch bedingte Entzündungen von Gelenken und Weichteilgeweben
♦ Molekulare Mimikry: Strukturen von Erregern sind körpereigenen Strukturen sehr ähnlich ⇨ durch eine Störung der Toleranz des Körpers gegen eigene Antigene (Kreuzreaktion) kommt es zu einer Autoimmunreaktion (Aktivierung von **autoreaktiven T-Helferzellen**), z.B. Wochen/Monate nach einer Infektion

RHEUMATOIDE ARTHRITIS

Syn: Chronische Polyarthritis, ICD-10: M06.99

Ät: – Letztlich **unbekannt**
– **Genetische Disposition** (polygene Vererbung), familiäre Häufung (⇨ 10faches Risiko), klimatische (v.a. Nordeuropa) u. psychosoziale Faktoren

Path: ♦ Chronisch-entzündliche, **autoimmunologische Gelenkerkrankung** (Arthritis) ⇨ Synovialitis, Gelenkknorpel usw. betroffen ⇨ Erosion/Destruktion des Gelenkes
♦ In der Synovialflüssigkeit können T-Zellen nachgewiesen werden, die TNF-α, Interleukine u. Zytokine ausschütten.

Epid: ◊ Prädisp.alter: höchste Prävalenz insg. im höheren Alter, **50.-79. Lj.** (3-5 % der Bevölkerung in diesem Alter betroffen), per definitionem juvenile Form bei Kindern <16 J. (s.u.)
◊ Prävalenz: bei 0,5-1 % der Gesamtbevölkerung in Deutschland, **w** > m (2-3:1), Lebenszeitprävalenz: 2,5 % in Deutschland (Daten der DEGS1 v. 2013)

Klin: ⇒ Frühsymptome: Schmerzen u. Schwellung an den **kleinen Hand-** u. **Fußgelenken**, Bursitis, Sehnenscheidenentzündungen (M.tibialis, Peroneusgruppe), Verlauf in Schüben
⇒ Die Beschwerden treten an einem od. mehreren Gelenken auf: Schmerzen (typische „**Morgensteife**" an den Händen od. Metatarsophalangealgelenken der Füße), Überwärmung, ggf. Rötung, **Schwellung** um das Gelenk, Gelenkerguss, Myalgien, bei Kindern **Schonhinken**
⇒ **Bewegungseinschränkung** über 6 Wo. anhaltend ohne andere erkennbare Ursache
⇒ **Rheumaknoten** (gelenknahe subkutane Knötchen)
⇒ Allgemein: Müdigkeit, Schwitzen, Schwächegefühl, Gewichtsabnahme, ggf. auch subfebrile Temperaturen
⇒ Spätsymptome: Schmerzen u. Schwellung an **großen Gelenken** (Sprunggelenk, Hüfte, Knie, Schulter), Lateraldeviation von Fingern und Zehen, HWS-Beteiligung
⇒ Polyserositis (Entzündung innerer Organe)

Diag: 1. Anamnese: Dauer der Beschwerden, Infektanamnese?, Familienanamnese (Rheuma in der Familie?), andere Autoimmunerkrankungen
Klinische Untersuchung: Inspektion aller Gelenke (Bewegungsmaße, auch Hände u. Füße), Gangbild, Hautstatus
2. **Bildgebung:** im Röntgen der **Hände**, Vorfüße, HWS: **periartikuläre Osteopenie**, kon-

zentrische **Gelenkspaltverschmälerung**, Zystenbildung im Knochen, Destruktion der Gelenkflächen, Subluxationen u. Fehlstellungen der betroffenen Gelenke

Radiologische Klassifizierung nach STEINBROCKER (1949)

Stadium 1:	**Normal**, keine knöchernen Destruktionen
Stadium 2:	**Osteoporose**, diskrete knöcherne Veränderungen, geringe Gelenkspaltverschmälerung
Stadium 3:	**Knorpel- u. Knochendestruktionen**, Gelenkspaltverschmälerung, **Gelenkdeformationen** (Subluxation, ulnare Deviation der Finger, Hyperextension), Instabilität
Stadium 4:	Gelenkzerstörung, fibröse u. knöcherne **Ankylosen** (= Gelenkversteifung)

Sonographie: Nachweis Gelenkerguss, Schwellung der Weichteilstrukturen um das betroffene Gelenk

MRT: Gelenkdarstellung mit Gadolinium-KM ⇨ Destruktion, Entzündung, zur Frühdiagnose u. Verlaufskontrolle gut geeignet

3. **Labor:** Entzündungsaktivität (BSG, CRP), Diff-BB, Leber- und Nierenwerte, Rheumafaktoren (RF), antinukleäre Antikörper (ANA), HLA-B27, Ferritin zur Verlaufskontrolle, Anti-CCP-Ak (cyclic citrcullinated peptide, auch ACPA abgekürzt) zur Vorhersage der Aggressivität
4. Ophthalmologische Untersuchung: Iridozyklitis (= anteriore Uveitis)?
5. Kardiologische Untersuchung: Perikarderguss?
6. Gelenkpunktion: **Ausschluss** eines Empyems, histologische Begutachtung der Synovia

⇒ **Diagnosekriterien der ACR (American College of Rheumatology, 1988)**

1. Morgensteifigkeit der Gelenke für mind. 1 Std. Dauer, über >6 Wo. Dauer
2. Weichteilschwellung von 3 od. mehr Gelenken, über >6 Wo.
3. Arthritis (Schmerz u. Schwellung) der Hand- od. Fingergelenke, über >6 Wo.
4. Symmetrische Arthritis gleicher Gelenkbereiche, über >6 Wo.
5. Rheumaknoten
6. Rheumafaktor pos. im Blut
7. Radiologische Gelenkveränderungen (zumindest gelenknahe Osteoporose)

Die Diagnose ist sicher, wenn mind. **4 von 7** Kriterien zutreffen.

Es gibt weitere Klassifikationen, z.B. die ACR/EULAR v. 2010.

Ther:

- Ziel: Ist die Diagnose sicher, dann **sofortiger Therapiebeginn** um Gelenkschäden bereits im Frühstadium zu vermeiden!
- Konservativ: **Physiotherapie** (Dehnung, Gelenkbeweglichkeit, Muskelkraft), Thermotherapie (Kälte im akuten Stadium), Elektro- und Ultraschalltherapie, Massagen, Lymphdrainage, TENS, Fußpflege (ggf. auch Einlagen zur Stützung des Fußgewölbes)
  - Sport (im schmerzfreien Bereich) wird empfohlen (nicht im akuten arthritischen Stadium), insb. Schwimmen, Radfahren, Nordic Walking, Wandern, Gymnastik
  - Rehabilitationsmaßnahmen
  - Bei Kinder sozialpädagogische Betreuung (präventiv und integrativ), Eltern-/Patientenschulung, Ergotherapie
  - Ggf. Orthesen, z.B. bei Achsabweichungen oder zur Gelenkstabilisierung
- **Medikamentöse Therapie** (Dosisangaben im mg/kgKG bei den auch für Kinder zugelassenen Präparaten):

  Für Erwachsene ist die Standardtherapie heute das Immunsuppressivum **Methotrexat** und niedrig dosiert ein **Glukokortikoid**. Reicht dies nicht aus, werden andere DMARDs (sog. Basistherapeutika, Disease Modifying Anti-Rheumatic-Drugs) dazu kombiniert (z.B. MTX + Sulfasalazin + Hydroxychloroquin od. MTX + Leflunomid)). Letzte Eskalation bei fehlendem Ansprechen ist die Gabe sog. Biologika (z.B. MTX + Etanercept).

  Symptomatische Schmerztherapie mit einem NSAR.

  Kommt es unter der medikamentösen Ther. zur längerfristigen Remission, können die Med. langsam reduziert werden.
  - NSAR: Ibuprofen (20-40 mg/kgKG/Tag in 3-4 Dosen, Nurofen®), Indometacin (1-3 mg/kgKG/Tag in 2-3 Dosen), Diclofenac (2-3 mg/kgKG/Tag in 2-3 Dosen, Voltaren®), Naproxen (Proxen®)

    Selektive COX-2-Inhibitoren: Celecoxib (Celebrex®)

- <u>Glukokortikoide:</u> per os initial ca. 0,5 mg/kgKG/Tag Prednisolon-Äquivalent (als Pulstherapie für 1-3 Tage auch sehr hoch dosiert) od. auch intraartikulär gegeben (insb. bei Oligoarthritis, Triamcinolon, 2-20 mg je nach Gelenkgröße, max. alle 3 Mon., Lederlon®), bei langfristiger Gabe Reduktion auf <7,5 mg/Tag Prednisolon-Äquivalent
- <u>Basistherapeutika</u> (DMARDs = Disease Modifying Anti-Rheumatic-Drugs):
  Immunsuppressiva: **Methotrexat** (MTX, per os 10-15(-30) mg/m^{2}KOF/Woche, Lantarel®, ab 3 J. mögl., ggf. prophylaktisch Folsäure dazu, 1 mg/Tag). **Leflunomid** (Arava®), Azathioprin, Ciclosporin A od. Cyclophosphamid werden seltener eingesetzt (z.B. bei sehr schweren Verläufen od. fehlendem Ansprechen auf MTX).
  Weitere DMARDs: **Sulfasalazin** (30-50mg/kgKG/Tag in 2-3 Dosen, Azulfidine®), Hydroxychloroquin (5-6,5 mg/kgKG/Tag, Quensyl®), Gold-Präparate (werden kaum noch verwendet)
- <u>Biologika</u> (sind neue Medikamentengruppen, sog. Anti-Zytokin-Therapeutika):
  TNF-α-Inhibitoren, z.B. Etanercept (0,4 mg/kgKG 2x pro Woche s.c., wenn Methotrexatbehandlung unverträglich od. nicht wirksam ist, Enbrel®), Infliximab (Remicade®, i.v.) od. Adalimumab (Humira®, s.c.)
  IL-6-Rezeptorantikörper, Tocilizumab (8 mg/kgKG als Infusion über 1 Std. alle 2 Wo., RoActrema®, ab 2 J. zugelassen, wenn NSAR + Glukokortikoide nicht ansprechen)
  Kostimulationsantagonisten, Abatacept (10 mg/kgKG als Infusion alle 4 Wo., ORENCIA®, zugelassen in Kombination mit MTX, wenn kein ausreichendes Ansprechen auf andere Med.)
  Anti-CD-20-Antikörper, Rituximab (MabThera®, i.v., indiziert bei Pat. mit pos. Tumoranamnese od. früherer Tuberkulose)
  IL-1-Rezeptorantikörper, Anakinra (Kineret®, nicht so wirksam)
  In Erprobung ist noch der Januskinasehemmer Tofacitinib (bei fehlendem Ansprechen auf TNF-α-Inhibitoren).

- Radiosynoviorthese: Bestrahlung einzelner Gelenke mit einem Beta-Strahler (wenn einzelne/wenige Gelenke nicht auf die med. Ther. ansprechen) ⇨ ^{90}Yttrium für große Gelenke, ^{186}Rhenium für Handgelenk od. Sprunggelenk, ^{169}Erbium für Fingergelenke
- <u>Operativ:</u> Ind: letzte Möglichkeit bei Versagen aller konservativen Therapie, insb. um die Gehfähigkeit zu erhalten od. wiederherzustellen
  - Offene od. arthroskopische **Synovektomie** od. Metatarsalköpfchenresektion am Fuß
  - **Arthrodese** (= Gelenkversteifung, eher bei kleinen Gelenken indiziert, z.B. am Vorfuß), **Endoprothesen** (für große Gelenke, wie Sprunggelenk, Knie-, Hüfte-, Schulter- od. Ellenbogengelenk)
- <u>Selbsthilfegruppen und weitere Informationen im Internet:</u> Deutsche Rheuma-Liga Bundesverband e.V., Maximilianstr. 14, 53111 Bonn, Tel.: 0228 76606-0, Fax: -20, www.rheuma-liga.de, mit weiteren Verbänden in vielen Bundesländern
  Deutsche Gesellschaft für Rheumatologie e.V., Köpenickerstr. 48/49, 10179 Berlin, Tel.: 030 240484-70, Fax: -79, Internet: www.dgrh.de
  Assoziation für Orthopädische Rheumatologie e.V., Internet: www.rheuma-orthopaedie.de
  Für Kinder: Gesellschaft für Kinder- u. Jugendrheumatologie e.V., Internet: www.agkjr.de und www.kinder-rheumastiftung.de, www.rheumakids.de
  Österreich: www.rheumaliga.at u. www.rheumalis.org, Schweiz: www.rheumaliga.ch

<u>Prog:</u> Insb. im Frühstadium kommt es schnell zu Gelenkarrosionen ⇨ **früher Therapiebeginn** mit DMARDs wichtig! (hit hard and early) ⇨ schnelle Remission und Progressverhinderung.

<u>Etlg:</u> Klinische Einteilung (Funktionelle Klassifizierung modifiziert nach STEINBROCKER, 1949)

Klasse I:	Alltägliche Verrichtungen ohne Behinderung möglich
Klasse II:	Alltägliche Verrichtungen mögl., jedoch Schmerzen u. Bewegungseinschränkungen
Klasse III:	Funktion sehr eingeschränkt, Beruf eingeschränkt bis arbeitsunfähig, Selbstversorgung noch möglich, jedoch Hilfen erforderlich
Klasse IV:	Ausgeprägte Behinderungen, Rollstuhl, pflegebedürftig, bettlägerig

<u>Kompl:</u> * <u>Systemischer Befall mit Beteiligung innerer Organe:</u> FELTY-Syndrom im Erwachsenenalter (meist ANA u. HLA-DR4 pos.) ⇨ Hepatosplenomegalie, Lymphknotenschwellung, Granulozytopenie

STILL-Syndrom im Kindesalter (s.u.) ⇨ **Polyserositis**: Perikarditis, Pleuritis, Peritonitis

* **Uveitis** (kann bei allen Formen auftreten) mit Entzündung insb. der Iris (**Iridozyklitis**) ⇨ insb. bei allen Rheumakindern ophthalmologische Kontrollen durchführen
* Bei hoher Aktivität progrediente **Gelenkdeformitäten**: am Fuß Vorfußdeformation nach lateral, Krallenzehen, Hallux valgus, Knicksenkfuß; an der Hand: Caput-ulna-Syndrom (Synovialitis des dist. radioulnaren Gelenkes), Strecksehnenruptur (Dig. III-V)
* HWS-Beteiligung: **Atlantoaxiale Instabilität**, Dens-axis-Migration (Myelonkompression, zervikale Myelopathie mögl. ⇨ als Warnzeichen: Gehfähigkeit geht plötzlich verloren), Ther: HWS-Fusion (atlantooccipital, atlantoaxial)
* Chronische Entzündung ⇨ vermindertes Wachstum bei Kindern, **Osteoporose**, erhöhtes kardiovaskuläres Risiko
* Med: bei Immunsuppressiva und Biologika erhöhtes Risiko für Infektionen, NSAR erhöhen das Risiko für kardiovaskuläre Erkrankungen u. Magen-/Duodenalulzera (ggf. Prophylaxe mit Protonenpumpeninhibitoren, z.B. Omeprazol, Antra MUPS®)

DD: Viele Krankheiten zeigen ebenfalls arthritische Symptome und sind Ausschlussdiagnosen:

- **Arthrose** u. insb. die **aktivierte Arthrose** (= akut entzündlicher Schub einer vorbestehenden Arthrose), Periarthropathien, Tendopathien, Tendinitis, Myositis
- Polyarthrose an den Fingergelenken: HEBERDEN-Arthrose an den DIP-Gelenken, BOUCHARD-Arthrose an den PIP-Gelenken, Rhizarthrose am Daumensattelgelenk (Karpometakarpalgelenk I)
- Infektiös: bakterielle **Gelenkinfektion** (direkte Infektion od. septische Arthritis), **Osteomyelitis**, Lyme-Arthritis (Borreliose), Bursitis (= Schleimbeutelentzündung der Gelenke), Akne-assoziierte Arthritis u. Sakroiliitis (bei Acne fulminans)
- Psoriasis-Arthritis (s.u.)
- Rheumatisches Fieber (s.u.)
- Reaktive Arthritis (REITER-Krankheit, s.u.): Folge einer viralen od. bakt. Infektion
- Coxitis fugax (bei Kindern, s. Kap. Hüfterkrankungen)
- Karpaltunnelsyndrom
- Kollagenosen: Systemischer Lupus erythematodes, Sklerodermie, Dermato-/Polymyositis
- Vaskulitiden: Purpura SCHOENLEIN-HENOCH, KAWASAKI-Syndrom, WEGNER-Granulomatose, Panarteriitis nodosa, Morbus BEHCET
- Sarkoidose mit Arthritis (LÖFGREN-Syndrom)
- Kristallarthropathie: **Gicht** (Arthritis urica durch Hyperurikämie, typische Lok: meist am Großzehengrundgelenk), Chondrokalzinose
- Spondylarthritiden: **Spondylitis ankylosans** (Morbus BECHTEREW, s.u.), Sakroiliitis
- Arthritis bei chronisch-entzündlicher Darmerkrankung (Morbus CROHN, Colitis ulcerosa)
- Familiäres Mittelmeerfieber: aut.-rez. erblich (Chrom. 16) mit rez. Fieberschüben, Oligoarthritis großer Gelenke, Erythemen, Polyserositis, Perikarditis, Ther: lebenslang Colchicin
- Fibromyalgiesyndrom, CFS (chronic fatigue syndrome)
- Als paraneoplastisches Phänomen bei Krebserkrankungen

JUVENILE ARTHRITIDEN

Etlg: ILAR-Klassifikation aufgrund v. klinischen Symptomen u. Laborbefunden (gem. International League of Associations for Rheumatology, 1997) für die juvenilen Formen:

Systemische juvenile Arthritis (STILL-Syndrom)
Juvenile **Polyarthritis** (Rheumafaktoren: **RF positiv** od. **RF negativ**), symmetrisch
Oligoarthritis, asymmetrisch (mit 50 % d.F. mit Abstand häufigste Form)
Juvenile (Oligo-)Arthritis **mit Enthesitis** (= Entzündung der Ansätze von Sehnen od. Bändern), mit oligoartikulärem Beginn
Juvenile **Psoriasis**-Arthritis
Andere Arthritiden: Übergangsformen, nicht klassifizierbare Formen

Epid: ◊ Prädisp.alter:, per definitionem juvenile Formen bei **Kindern <16 J.**
◊ Prävalenz: für Deutschland ca. 15.000 betroffene Kinder und Jugendliche geschätzt

Prog: Allgemein gut, in 50-60 % d.F. bildet sich die Erkrankung ohne langfristige Auswirkungen zurück. Aber auch schwerwiegende Verläufe mit Übergang in das Erwachsenenalter mögl.

Systemische juvenile Arthritis

Syn: STILL-Syndrom, Subsepsis allergica, ICD-10: M08.29

Epid: Prädisp.alter: **früh**, 2.-8. Lj.
5-10 % aller juvenilen Arthritiden

Klin: Rezidivierendes intermittierendes **Fieber**, Allgemeinzustand verschlechtert
Polyartikuläre Arthritis (kann initial aber fehlen), Gelenkergüsse
Kurzfristiges **Exanthem** der Haut an Rumpf u. Extremitäten (sog. Rash, makulopapulös)
Hepatosplenomegalie, LK-Vergrößerung
Polyserositis: Perikarditis (aber keine Endokarditis als DD zum rheumatischen Fieber), Pleuritis, Peritonitis (abdominelle Schmerzen)

Diag: Labor: BSG-/CRP-Erhöhung, **Anämie**, Leukozytose, Thrombozytose
RF, ANA, ANCA alle negativ, S100-Proteine erhöht
Röntgen: Gelenkspaltverschmälerung, Zystenbildung, Gelenkdestruktionen, Epiphysenfugenschluss schon erfolgt?
MRT: Lokalisation von Entzündungen, sehr gut für die Verlaufskontrolle

Ther: Med: **NSAR**, **Glukokortikoide** (**systemisch**: Pulstherapie, danach hochdosiert), bei Resistenz zusätzlich **DMARDs**/Immunsuppression mit **Methotrexat**, bei weiterer Ther.-Resistenz TNF-α-Inhibitoren (Ansprechen ist aber nicht so gut)
Physiotherapie (tägliche Anwendung)

Prog: Schlechte Prognose, ca. 50 % der Pat. brauchen eine langfristige Medikation.

Kompl: Makrophagenaktivierungssyndrom ⇨ Phagozytose aller Zellreihen ⇨ Panzytopenie
Schwere **Gelenkdestruktionen**, Deformitäten, Kontrakturen mögl.
Amyloidose (bei fehlender Ther.), insb. mit Nierenbeteiligung (Proteinurie)
Wachstumsverzögerung (sekundärer Kleinwuchs)

DD: Rheumatisches Fieber
Vaskulitiden u. systemische Kollagenosen

Seropositive Polyarthritis

Syn: Rheumafaktorpositive juvenile Polyarthritis, ICD-10: M08.99

Ät: Hohe Assoziation mit HLA-DR4

Epid: Prädisp.alter: **Schulkindalter**, 5.-14. Lj., **w** >> m (= 9:1)
5 % aller juvenilen Arthritiden

Klin: Meist symmetrische Arthritis (große u. kleine Gelenke), ≥**5 Gelenke** betroffen
Gewichtsverlust, Vaskulitis mögl.

Diag: Labor: **RF** in mind. 2 Testungen positiv, ANA in 30 % d.F. positiv
Röntgen: schnelle Destruktionen der betroffenen Gelenke

Ther: Therapie so schnell wie möglich beginnen wegen rascher Progredienz
Med: **NSAR** u. **Glukokortikoide** (**intraartikulär** od. systemisch niedrig dosiert), bei hoher Aktivität zusätzlich **DMARDs**/Immunsuppression mit **Methotrexat**, bei weiterer Ther.-Resistenz zusätzlich TNF-α-Inhibitoren
Physiotherapie (tägliche Anwendung)

Prog: RF-positive Polyarthritis eher ungünstig wegen schnellen progredienten Verlaufs

Kompl: Schnelle Progredienz mit Gelenkdefekten und zuletzt Ankylosebildung

RF-positive Arthritis geht meist in eine **chronische Polyarthritis des Erwachsenen** über. Erhöhtes Risiko für spätere kardiovaskuläre Erkrankungen

Seronegative Polyarthritis

Syn: Rheumafaktor-negative Polyarthritis, ICD-10: M08.39

Ät: Assoziation mit HLA-DR1/-DPw3

Epid: 15-20 % aller juvenilen Arthritiden, **w** > m (= 3:1)

Klin: Meist symmetrische Arthritis (große Gelenke u. auch Finger), **≥5 Gelenke** betroffen
Arthritis (Schwellung, Rötung, Bewegungseinschränkung)

Diag: Labor: RF negativ; ANA in 40 % d.F. positiv

Ther: Med: **NSAR** u. **Glukokortikoide** (**intraartikulär** od. systemisch niedrig dosiert), bei hoher Aktivität zusätzlich **DMARDs**/Immunsuppression mit **Methotrexat**, bei weiterer Ther.-Resistenz zusätzlich TNF-α-Inhibitoren
Physiotherapie (tägliche Anwendung)

Prog: Meist guter Verlauf

Oligoarthritis

Syn: Juvenile idiopathische Oligoarthritis, frühkindliche Oligoarthritis, ICD-10: M08.49
Oligoarthritis mit Enthesitis/Sakroiliitis, M08.19

Etlg: Typ I: Mono-/Oligoarthritis, **w** > m (= 2:1), Altersgipfel sehr früh, **2.-6. Lj.**
Typ II: Oligoarthritis mit Enthesitis, **m** > w (= 3:1), Altersgipfel 6.-16. Lj., Assoziation mit Morbus BECHTEREW (**HLA-B27** assoziierte Verlaufsform)
Nach dem Verlauf: persistent (nicht fortschreitend, max. 4 Gelenke im Verlauf über 6 Monate betroffen) und extended (zunehmende Schwere u. Anzahl an Gelenken, >4 Gelenke im Verlauf über 6 Mon. betroffen)

Epid: **Häufigste Form**, insg. 60 % aller juvenilen Arthritiden (überwiegend Typ I)

Klin: Initial **asymmetrische Arthritis, 1-4 Gelenke** betroffen (meist Knie- u. Sprunggelenke, Anmerkung: gesamtes Handgelenk, Sprunggelenk, HWS werden je als 1 Gelenk gewertet)
Typ I: Arthritis u. akute **Iridozyklitis** (in 1/3 d.F.) od. chronische Iridozyklitis (bis 50 %)
Typ II: Arthritis und **Enthesitis** (= Entzündung/Schmerzen an den Ansätzen von Sehnen und Bändern, z.B. Achillodynie mit Fersenschmerzen), Bursitis, **Sakroiliitis** bei juveniler Spondylarthritis mit Rückenschmerzen, Iridozyklitis (in 20 % d.F.)

Diag: Labor: Typ I: RF negativ, **ANA** meist positiv, HLA-B27 negativ
Typ II: RF negativ, ANA meist negativ, **HLA-B27** in 70-90 % d.F. positiv
Ophthalmologische Untersuchung: Iridozyklitis (= anteriore Uveitis)?

Ther: Med: **NSAR**, bei hoher Aktivität zusätzlich **Glukokortikoide** (**intraartikulär**), bei weiterer Ther.-Resistenz zusätzlich **DMARDs**/Immunsuppression mit **Methotrexat**
Physiotherapie (tägliche Anwendung)
Bei V.a. Iridozyklitis: sofort mit Ther. beginnen, Glukokortikoide lokal, Mydriatika.

Prog: Meist gute Verläufe, aber Iridozyklitis kann bleibende Schäden anrichten.

Kompl: **Iridozyklitis** (Syn: Entzündung der vorderen Uvea, **Uveitis** anterior, ICD-10: H20.9)
Epid: Am häufigsten bei der **Oligoarthritis** vorkommend, aber auch bei allen anderen Rheumaformen mögl. (insg. in 10-15 % d.F.), **w** > m
Path: Immunreaktion mit Störung der Blut-Kammerwasser-Schranke, **ANA** meist pos.
Klin: Rötung der Bindehaut, Photophobie (Lichtscheue), vermehrter Tränenfluss, lokale Schmerzen, Abnahme der Sehschärfe, Anisokorie (seitendifferente Pupillenweite), Kopfschmerzen
Cave: **Stumme Verläufe** häufig, sodass die Kinder erst spät mit Komplikationen auffallen ⇨ **alle von Rheuma betroffenen Kinder immer augenärztlich vorstellen!**
Diag: Ophthalmologische Untersuchung mit der Spaltlampe: verwaschene Irisstrukturen, Synechien (= Verklebungen zwischen Regenbogenhaut und Hornhaut bzw. Regenbogen-

haut und Linse), Vorderkammerreiz (Zellen, Fibrinausschwitzungen), Beschläge auf der Hornhautrückfläche, Hypopyon (Eiter-/Sekretansammlung unten im Auge)

Labor: ANA positiv

Ther: Bei V.a. Iridozyklitis sofort mit Ther. beginnen ⇨ Glukokortikoidsalbe zur Nacht u. -tropfen am Tag u. Mydriatika-Tropfen lokal

Systemisch: NSAR, ggf. Glukokortikoide u. Immunsuppressiva

Weitere Informationen im Internet: www.duag.org

Prog: Bei sofortigem Therapiebeginn (daran denken!) gut

Kompl: Katarakt, Sekundärglaukom, Kleeblattpupille durch hintere Synechien, ggf. Pupillarblock, bandförmige Keratopathie (trübende Einlagerungen in der Kornea), Makulaödem, Phthisis bulbi (schrumpfender Augapfel), **Visusverlust**

DD: Infektiöse Uveitis (bakteriell od. viral), bei Verdacht erregerspezifische Diagnostik

<u>**Spondylitis ankylosans**</u> (Morbus BECHTEREW): entwickelt sich in ca. 10 % d.F. mit Oligoarthritis Typ II im späteren Leben (eine primär juvenile Form ist extrem selten)

Arthritis psoriatica

<u>Syn:</u> Juvenile Psoriasis-Arthritis, psoriatische Arthritis, ICD-10: M09.09

<u>Ät:</u> Angeborene Schuppenflechte (polygene Vererbung, familiäre Häufung, spontan)

<u>Epid:</u> Häufigkeit: 1/10.000 Kindern (macht 5-10 % aller juvenilen Arthritiden aus)
Prädisp.alter: 6.-14. Lj., w > m

<u>Klin:</u> **Psoriasis** vulgaris **+ Oligoarthritis** (für die Diag. reichen aber auch Psoriasis bei Verwandten 1. Grades, Daktylitis ("Wurstfinger" durch Sehnenscheidenentzündung), typische Nageldeformitäten (Tüpfelnägel, Ölflecken) od. psoriasiforme Hautstörungen und Arthritis aus)

Arthritis: Alle Gelenke können betroffen sein, insb. DIP, MCP der Hände und Füße mit sog. **Befall im Strahl** (= alle Gelenke z.B. entlang eines Fingers), Hüft- und Kniegelenke

<u>Diag:</u> Klinisch: Die Hauterscheinungen der Psoriasis sind eine Blickdiagnose.
Labor: CRP erhöht, Leukozytose, RF negativ, HLA-B27 vereinzelt positiv

<u>Ther:</u> <u>Med:</u> **NSAR**, bei hoher Aktivität zusätzlich **Glukokortikoide** (**intraartikulär**), bei weiterer Ther.-Resistenz zusätzlich **DMARDs**/Immunsuppression mit **Methotrexat**
Physiotherapie (tägliche Anwendung)
Lokaltherapie der Psoriasis

<u>Prog:</u> Häufig chronische Verläufe

<u>Kompl:</u> Iridozyklitis (s.o.)

REAKTIVE ARTHRITIS

<u>**Syn:**</u> Postinfektiöse Arthritis, ICD-10: M02.99

<u>**Ät:**</u>
- **Vorangegangener**, meist gastrointestinaler **Infekt** (insb. mit Yersinien, Salmonellen, Shigellen, Campylobacter, Chlamydien, verschiedenen darmpathogenen Viren), nach Meningokokkeninfektion
- Postvaccinal (bei verschiedenen Impfungen als NW beschrieben)
- Assoziation mit HLA-B27 (Spondylarthritiden) ⇨ genetische Prädisp.

<u>**Path:**</u> Autoimmunreaktion auf bakterielle, virale od. Impfantigene (molekulare Mimikry)

<u>**Epid:**</u> ◊ Häufigkeit: 0,3/10.000; **m** >> w (= 20:1)
◊ Prädisp.alter: 10.-16. Lj.

<u>**Klin:**</u> ⇒ Mono- oder asymmetrische **Oligoarthritis** (Tage oder Wochen nach einem vorangegangenen Infekt), häufig Hüft-, Knie-, oberes Sprunggelenk, auch ISG-Arthritis/Wirbelsäulenbefall mögl.

⇒ Daktylitis ("Wurstfinger" durch Sehnenscheidenentzündung), Enthesitis (= Entzündung von Sehnen- und Bandansätzen) mögl.

Sonderformen:

⇒ **REITER-Krankheit** (urethro-okulo-synoviales Syndrom): Trias aus Arthritis + Konjunktivitis + Urethritis (od. Zervizitis, Prostatitis, Zystitis, Balanitis), weiter Fieber, Exantheme (insb. Hand- u. Fußsohle, Keratoma blennorrhagicum) mögl.

⇒ Coxitis fugax (s.o.): reaktive Arthritis des Hüftgelenkes

Diag: 1. Anamnese (vorangegangener Infekt/Impfungen?) und klinische Untersuchung
2. Labor: hohe BSG + CRP, Leukozytose, RF neg., **HLA-B27** in ca. 80 % positiv, ANCA evtl. positiv, ggf. serologischer Ak-Nachweis der vorangegangenen Infektionserkrankung
3. Gelenkpunktion: **steril** ⇨ Ausschluss einer bakteriellen (septischen) Arthritis

Ther:
- Konservativ: lokale Kühlung, ggf. kurzfristige Schonung/Ruhigstellung
  - Med: vorwiegend **NSAR**, ggf. zusätzlich Glukokortikoide (intraartikulär), sollte dies nicht ausreichen, weitere Therapieeskalation wie bei Oligoarthritis (s.o.).
  - **Physiotherapie**

Prog: Meist günstig, selten chronische Verläufe (ANCA-assoziiert; wenn HLA-B27 pos., später Entwicklung einer Spondylitis ankylosans mögl.)

Kompl: * Herzbeteiligung: Karditis

DD:
- Juvenile Oligoarthritis, Arthritis psoriatica, juvenile Spondylitis ankylosans
- Septische/eitrige Arthritis (Ausschluss durch Gelenkpunktion), Lyme-Arthritis (Borreliose)
- Parainfektiöse Arthritis bei vielen viralen Erkrankungen mögl.: Rubeola, Adeno, Influenza, Epstein-Barr, Hepatitis, Mumps, Varizellen, Parvo, ECHO, Zytomegalie
- Arthritis bei chronisch-entzündlicher Darmerkrankung (Morbus CROHN, Colitis ulcerosa)
- Akne-assoziierte Arthritis (insb. der Kniegelenke) u. Sakroiliitis bei Akne fulminans mögl.

RHEUMATISCHES FIEBER

Syn: Febris rheumatica, ICD-10: I00

Ät:
- Autoimmunprozess meist nach Angina tonsillaris mit ß-hämolysierenden Streptokokken der Gruppe A (**Scharlach, Tonsillitis, Erysipel**) als Auslöser
- Genetische Disposition

Path:
- ♦ **Infektinduzierte Zweiterkrankung** (Kreuzreaktion) von Haut, Gelenken, Herz u. ZNS nach einer Infektion mit **ß-hämolysierenden Streptokokken** der Gruppe A
- ♦ Ein direkt toxischer Effekt der Streptokokken insb. auf das Herz wird diskutiert.

Epid:
- ◊ Häufigkeit: bei <3 % der (unbehandelten) Infektionen mit ß-hämolysierenden Streptokokken vorkommend, insg. bei uns nur noch sehr selten (Dritte Welt!)
- ◊ Prädisp.alter: 6.-13. Lj.

Klin: ⇒ Allgemein: akut **Fieber**, reduzierter AZ, abdominelle Schmerzen mögl.

⇒ **Polyarthritis** der großen Gelenke (asymmetrisch, „wandernd" = abwechselnd verschiedene Gelenke schmerzhaft u. überwärmt, keine Erosionen an den Gelenken)

⇒ Haut: **subkutane Knötchen**, **Erythema anulare** (ringförmig, insb. am Rumpf)

Diag: 1. Anamnese (vorangegangene Tonsillitis) u. klinische Untersuchung
2. Labor:, BSG u. CRP erhöht, Leukozytose, ASL erhöht (Antistreptolysintiter, ist unspezifisch), Anti-DNase erhöht
3. Rachenabstrich: Streptokokkennachweis, Streptokokken-Schnelltest

4. Echokardiographie: Ausschluss Klappenvitien

Diagnosekriterien modifiziert n. JONES (1992): Diag. gesichert – positiver Abstrich od. pos. Schnelltest und 2 Major- oder 1 Major- u. 2 Minor-Kriterien

Major-Kriterien	**Minor-Kriterien**
Polyarthritis	Fieber
Karditis	Arthralgien
Chorea minor	BSG-, CRP-Erhöhung
Erythema marginatum / anulare	verlängerte QT-Zeit im EKG
Rheumaknötchen	durchgemachtes rheumatisches Fieber

Ther: • Konservativ: Bettruhe für einige Tage, Physiotherapie, Med.:
- **Antibiose:** akut **Penicillin V** 100.000 I.E./kgKG/Tag über mind. 10 Tage, dann Rezidivprophylaxe mit 0,6-1,2 Mio. I.E./Monat i.m. für mind. 10 Jahre, bei Rezidiv lebenslang Makrolide (Erythromycin) bei Penicillin-Allergie
- Bei Karditis: zusätzlich **Glukokortikoide** (Prednisolon 2 mg/kgKG/Tag für 1-2 Wo., dann ausschleichen) u. **Acetylsalicylsäure** (Aspirin®) 50-100 mg/kgKG/Tag für 4-6 Wo.
- Bei Chorea: zusätzlich Glukokortikoide, sedierend Diazepam (Valium®) od. Haloperidol (0,025-0,05 mg/kgKG/Tag, Haldol®)

Prog: gut, bei raschem Therapiebeginn

Kompl:
* Karditis: Pankarditis, Myokarditis, **Endokarditis** (verrucosa) ⇨ **Klappenvitien** (insb. **Mitral**- u. Aortenklappe, auch nach Jahren noch mögl.): Tachykardie, Arrhythmie, akute Herzinsuffizienz mögl., Letalität: 1%, ohne Penicillinprophylaxe Rezidivrate >50 %
* **Poststreptokokkenglomerulonephritis**: Hämaturie
* **Chorea minor** (SYDENHAM) Klin: oft nur einseitige Hyperkinesen (= Hemichorea) im Bereich der Kopfmuskeln (grimassieren) u. der distalen oberen Extremitätenmuskulatur (kurze, arrhythmische Zuckungen, „Veitstanz"), Ungeschicklichkeit, Affektlabilität, Ängstlichkeit, Prog: gut, Erkrankungsdauer 1-6 Mon., Ausheilung ohne Residuen, aber späteres Rezidiv in 30 % d.F. mögl. (z.B. in der Schwangerschaft), psychogene Fixierung

DD:
- Reaktive Arthritis, septische/eitrige Arthritis
- Juvenile rheumatoide Arthritis
- Endokarditis anderer Genese (z.B. angeborene Herzklappenfehler oder direkte bakterielle Endokarditis)
- Benigne familiäre Chorea (aut.-dom., im frühen Kindesalter beginnend), Chorea major HUNTINGTON (aut.-dom., erst im Erwachsenenalter beginnend)

MORBUS BECHTEREW

Syn: **Spondylitis ankylosans**, BECHTEREW-STRÜMPEL-MARIE-Krankheit, chronische Polyarthritis der Wirbelsäule, engl. ankylosing spondylitis, ICD-10: M45.09

Ät:
- Letztlich unklar, idiopathisch
- Genetische Disposition: **HLA-B27-positiv** in >90 % d.F. (Normalbevölkerung 8 % pos.)
- Sekundär: kombiniert bei Colitis ulcerosa, Morbus CROHN, Morbus REITER, Psoriasis-Arthritis

Path:
- ♦ Chronisch entzündliche, rheumatische Erkrankung, beginnend mit **Synovialitis**, Kapselfibrosen ⇨ **Enthesitis** (= Entzündung der Sehnenansätze, Sehnenverkürzungen), Schrumpfung der Bänder, **Ossifikationen** bis zur **knöchernen Durchbauung** der Gelenke (= Ankylose)
- ♦ Lok: **Wirbelsäule** u. kleine Wirbelgelenke, Becken: **Iliosakralgelenke** und Schambeinfugen, Extremitäten: alle Gelenke mögl. u. **Sehnenansätze**

Epid: ◊ Prävalenz: 0,1-1 % d. Bevölkerung, **m** >> w (4:1)
◊ Beginn: 20.-40. Lj., schubweiser Verlauf

Klin: ⇒ Frühstadium: Sakroiliitis (**morgendliches Steifigkeitsgefühl** ⇨ bessert sich auf Bewegung), **nächtliche Rückenschmerzen** (LWS-betont)

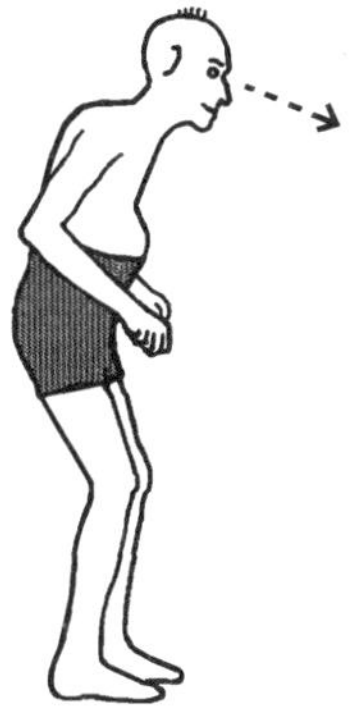

⇒ Schmerzhafte Arthritis v. Extremitätengelenken (Schulter-, Hüft-, Fußgelenke), zu Beginn in ca. 15 % d.F.
⇒ Fortgeschrittenes Stadium: **Versteifung** der Wirbelsäule mit typischer Haltung (s. Abb.) ⇨ fixierte Kyphose der BWS, Blickachse erreicht nicht mehr die Horizontale, Kugelbauch, Bauchatmung (da Atemexkursion des Thorax eingeschränkt), Einschränkung der HWS-Beweglichkeit, Schmerzen insg. weniger (durch die Versteifungen)
⇒ Möglicher Organbefall: Iritis, Mesaortitis, Endokarditis, Herzrhythmusstörungen (AV-Block), apikale Lungenfibrose, IgA-Nephritis, Amyloidose

Diag: 1. Anamnese und klinische Untersuchung: Fingerspitzen-Boden-Abstand, Kopf-Wand-Abstand (Pat. steht mit dem Rücken an einer Wand), Kinn-Sternum-Abstand, Kopfrotation, SCHOBER-, OTT-Zeichen, MENNELL-Zeichen (bei seitl. liegendem Pat. Hyperextension des oben liegenden Beines ⇨ Schmerz im Iliosakralgelenk)
Krankheitsaktivitätsindex: **BASDAI** (BATH ankylosing spondylitis disease activity index), dieser wird mit einem Patientenfragebogen erfasst (6 Fragen, 0-10 Punkte, Infos bei www.basdai.com, deutscher Fragebogentest zum Herunterladen bei www.bechterew.de)
2. Labor: HLA-B27 pos., **RF neg.**, BSG u. CRP im Schub erhöht
3. Röntgen: WS in 2 Ebenen, Beckenübersicht, typische Befunde sind **Sakroiliitis** mit Durchbauung des Gelenkspaltes, Verlust der LWS-Lordose, **BWS-Kyphose**, **Spondylarthrose** (Verknöcherung der Intervertebralgelenke), **Syndesmophyten** (Knochenspangen an der WS), Verkalkungen des Bandapparates
MRT: sehr gut für die Frühdiagnose am Becken/ISG, Beurteilung des Spinalkanales bei neurologischen Ausfällen/Schmerzen

Ther: • Konservativ: Physiotherapie: Krankengymnastik, BECHTEREW-**Gymnastik** (auch selbst u. in Gruppen) zur Erhaltung der Beweglichkeit (falls sich die Versteifung nicht aufhalten lässt, dann zumindest in aufrechter Haltung), Atemtherapie
Med: symptomatisch zur Schmerzlinderung **NSAR**
Kurzfristig im Schub auch Glukokortikoide (systemisch u. auch intraartikulär mögl.)
Bei hoher Aktivität: **TNF-α-Blocker** (Etanercept, Adalimumab, Infliximab), früher wurde auch eine Radiumtherapie (Thorium) versucht.
• Operativ: Ind: Komplikationen, z.B. ungünstige fixierte Haltungen
– Kolumnotomie (dorsale Keilosteotomie od. Lordosierung mit einem Fixateur interne) bei fixierter Kyphose zur Aufrichtung der WS
– Endoprothetischer Gelenkersatz
• Selbsthilfegruppen: Deutsche Vereinigung Morbus Bechterew e.V., Metzgergasse 16, 97421 Schweinfurt, Tel.: 09721 22033, Internet: www.bechterew.de

Prog: Sehr variabler Verlauf, Frauen insg. weniger progredient

Kompl: * Komplette Ankylose u. Osteopenie der WS („Bambusstabwirbelsäule"), Osteoporose, höheres Risiko für Wirbelfrakturen
* Cauda-equina-Syndrom, atlantoaxiale Instabilität
* Ossifizierende Enthesiopathie ⇨ verkalkte Bandstrukturen, Fersensporn

DD: – Kyphose (Buckel): **senile Osteoporose** („Witwenbuckel", **w** >> m), Wirbelkörperfrakturen, tuberkulöse Spondylitis, Rachitis
– Syndesmophyten bei Spondylitis hyperostotica (Morbus FORESTIER), Spondylose
– Rückenschmerzen: Bandscheibenvorfall

SPORTMEDIZIN

TRAINING

<u>Etlg:</u> – <u>Ausdauersportarten:</u> Straßenradrennfahren, Marathonlaufen, Triathlon, Langstreckenschwimmen, Skilanglauf, Eisschnelllauf
- <u>Kraft-Ausdauersportarten / Schnelligkeit-Ausdauersportarten:</u> Rudern, Fünf-/Zehnkampf, Fußball, Handball, Eishockey usw.
- <u>Kraftsportarten:</u> Schwerathletik wie Gewichtheben, Kugelstoßen, Weitwurf, Ringen, Bodybuilding (Cave: Doping mit Anabolika heute auch schon bei Freizeitsportlern), Sprinten

Ausdauertraining

Herzfrequenz
Im Folgenden sind verschiedene Formeln für die Berechnung von Herzfrequenzbereichen für das Training aufgeführt. Die Ergebnisse sind Anhaltswerte und **variieren** individuell, ja nach Veranlagung, unterschiedlichem Trainingsniveau usw. um bis zu 10(-30) Schläge nach oben od. unten.
Eine exakte Bestimmung der individuellen maximalen Belastbarkeit ist ergometrisch mögl.

<u>Der individuelle **Maximalpuls** (maxHF) wird wie folgt berechnet:</u>

Als Minimalwissen kann man sich merken: **220 – Lebensalter = maxHF**

Für trainierte Sportler gibt es die geschlechtsspezifische Formel n. SPANAUS (2000):
Männer: 223 – (0,9 x Lebensalter) = maxHF
Frauen: 226 – Lebensalter = maxHF

Eine weitere Berechnung mit Berücksichtigung des Körpergewichtes (n. EDWARDS):
Männer: 214 – (Lebensalter x 0,5) – (kgKG x 0,11) = maxHF
Frauen: 210 – (Lebensalter x 0,5) – (kgKG x 0,11) = maxHF

Ist die maxHF berechnet, kann ein entsprechender **Trainingsplan** erstellt werden und die HF für die jeweilige Zielzone berechnet werden.

<u>Zielzonen des Pulses für das Training sind:</u>

% der maxHF	Trainingszone	Auswirkung
50 – 60 %	Gesundheitszone	Stärkung des Herz-Kreislauf-Systems, Zone für Sportanfänger, "Immunjogging"
60 – 70 %	Fettverbrennungszone	Fitnessverbesserung, Verbrennung v. Kalorien aus Fett, Herz-Kreislauf-System ↑
70 – 80 %	aerobes Training	Fitnesstraining, Verbesserung der **Ausdauer**, Herz-Kreislauf-System ↑
85 – 90 %	anaerobes Training	Zeitweises Training für **Leistungssportler**, Laktatanstieg
>90 %	maximale Leistung	**Wettkampf**, <u>nicht</u> für Freizeitsportler!

Mit Überschreiten der **anaeroben Schwelle** kommt es zum Laktatanstieg in der Muskulatur (u. in der Folge auch messbar im Blut). Im Leistungssport wird diese Schwelle zeitweise überschritten (max. 15 % der Zeit als Intervalltraining), um damit einen weiteren Trainingseffekt zu erreichen.
Im Freizeitsportbereich und für die allgemeine Fitness sollte die anaerobe Schwelle nicht (regelmäßig) überschritten werden.

Formel für die Berechnung der individuellen anaeroben Schwelle:

(maxHF x 0,94) -7 = HF der anaeroben Schwelle

Die anaerobe Schwelle kann individuell auch mit dem Laktat-Test (Ergometrie mit mehrfacher Laktatbestimmung) bestimmt werden.

Formel für die Bestimmung der **idealen Herzfrequenz** für das **Ausdauertraining** (s. Abb., Pfeil):

(maxHF x 0,68) = HF-Untergrenze bis (maxHF x 0,78) = HF-Obergrenze

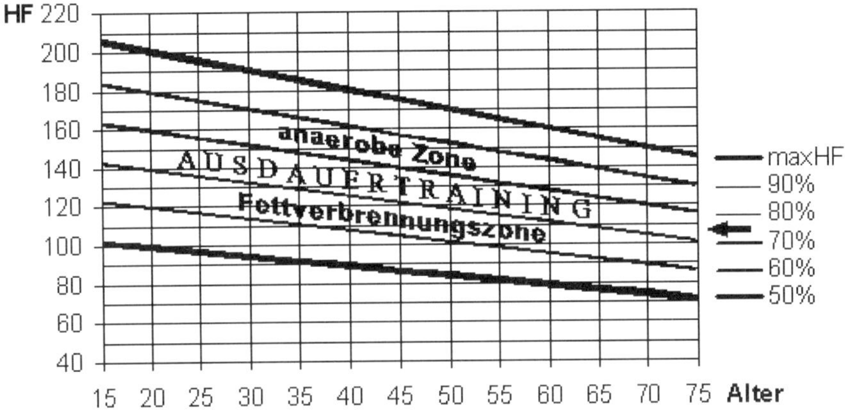

Eine weitere Formel n. KARVONEN berücksichtige noch den Ruhepuls:

(maxHF – RuheHF) x Faktor + RuheHF = HF-Training

(⇨ als Faktor wird eingesetzt: 0,5 für Sportanfänger, 0,6 für Ausdauertraining, 0,8 für extensives Ausdauertraining)

Eine weitere Möglichkeit die ideale Herzfrequenz zu bestimmen ist, sich so maximal zu belasten, wie gerade noch während des Sports gesprochen werden kann (auch „Nordic-talking" genannt).

Atemfrequenz

Normal (Ruhe) ist eine Atemfrequenz von **10-15/Min.** beim Erwachsenen.

Bei sportlichem Ausdauertraining kann eine max. Frequenz von bis zu 60 Atemzügen erreicht werden. Gleichzeitig steigt das Atemzugvolumen von 0,5 l in Ruhe auf bis zu 3,5-5 l an. Damit ergibt sich für Leistungssportler ein Atemminutenvolumen von bis zu 250 l/Min.

Zielzonen der Atemfrequenz für das Training sind:

Trainingsbereich (% der anaeroben Schwelle)	**Trainingszone**	**Atemfrequenz**
65 - 75 %	leichtes Training	<22 / Min.
75 - 85 %	Fettverbrennungszone	23 - 26 / Min.
85 - 90 %	aerobes Training	27 - 29 / Min.
100 % (= anaerobe Schwelle)	anaerobes Training	>30 / Min.

Gesundheitliche Aspekte von Ausdauertraining

Path: **Sportlerherz:** Entsteht bei **Leistungssportlern** mit extremer Ausdauerbelastung ⇨ physiologische Hypertrophie beider Vorhöfe und Kammern (= exzentrische Hypertrophie) durch die trainingsbedingte funktionelle und strukturelle Anpassung. Per Definition liegt ein Sportherz bei einem Herzvolumen >13 ml/kgKG vor. Die sog. kritische Herzmasse (>7,5 g/kgKG) wird dabei aber in der Regel nicht überschritten.

Diag: 1. Anamnese und klinische Untersuchung: **niedriger Ruhepuls** (je austrainierter der Ausdauersportler umso niedriger der Ruhepuls, typisch: 30-50/Min.), Blutdruck in Ruhe ↓

2. EKG: mögliche Veränderungen für das „trainierte Sportler-Herz" sind **Sinusbradykardie**, AV-Block 1. Grades od. 2. Grades Typ WENCKEBACH, inkompletter Rechtsschenkelblock, Linksherzhypertrophiezeichen, frühe Repolarisation (erhöhter ST-Streckenabgang in V_{2-4}), ggf. vereinzelte Extrasystolen.
3. Belastungs-EKG: AV-Block sistiert unter der Belastung, ebenfalls verschwinden die Extrasystolen unter der Belastung.
4. Langzeit-EKG: ausgeprägte **nächtliche Bradykardie**, vereinzelte supraventrikuläre od. ventrikuläre Extrasystolen
5. Echokardiographie: Bestimmung des Herzvolumens (Norm: 9-12 ml/kgKG, Leistungssportler bis 20 ml/kgKG), Wanddicke, enddiastolischer Durchmesser des LV, Durchmesser LA, regelrechte Klappenfunktion u. systolische Funktion
6. Spirometrie: max. Atemzugvolumen, Resistance
7. Labor: BB, Laktat, bei extremer Ausbelastung kann kurzfristig Troponin T erhöht sein (bildet sich aber innerhalb v. 1-2 Tg. wieder auf Normwerte zurück, DD: Myokardinfarkt!)

Prog: Regelmäßige sportliche Aktivität ist **lebensverlängernd**. Dies gilt auch für Leistungssportler (Ausdauer- u. Kraft-Ausdauersportarten), insb. wenn diese später noch weiter allgemeinen Fitnesssport betreiben (die Lebenserwartung liegt z.B. für Schwimmer, Ruderer, Turner um 6 J. über dem Bevölkerungsdurchschnitt, in einigen „Doping-verdächtigen" Sportarten, wie z.B. Rennradfahren, Schwerathletik durch kardiale Probleme aber auch um 6 J. darunter, Studie an ehemaligen Dt. Olympiateilnehmern, Universität Gießen v. 2012).

Kompl: * Negative Auswirkungen durch Doping (s.u.)

Proph: ♥ **Regelmäßige körperliche Aktivität** senkt die allgemeine Mortalität und ist eine in mehreren Studien belegte Maßnahme zur **Vorbeugung einer Demenz**.

Bereits 15 Min./Tag leichte bis mittlere Aktivität, z.B. rasches Gehen (MET = metabolisches Äquivalent von 2,5-4,5 kcal/kgKG/Stunde) wirkt **präventiv** bezüglich Diabetes mellitus (auch bei Schwangerschaftsdiabetes), Herz-Kreislauf- (art. Hypertonie, Herzinfarkt, pAVK),Tumorerkrankungen (auch zur Besserung der Rezidivprophylaxe), Demenz (Morbus ALZHEIMER, vaskuläre Demenz, milde kognitive Einbußen) und Osteoporose.

Eine weitere Steigerung (längere Trainingszeit, aber auch höheres Belastungsniveau, MET 6,5-8,5, z.B. Rennradtraining, Langstreckenschwimmen od. -laufen usw.) bringt zusätzlichen positiven Effekt.

Ideal ist eine **Kombination** von Ausdauertraining, Übungen zu Koordination u. Beweglichkeit sowie Krafttraining. Für Senioren werden „tanzende" Fitnessübungen zur Koordinationsschulung u. Sturzprophylaxe kombiniert mit Spaziergängen (moderate Ausdauerbelastung) und mildem Krafttraining zur Erhaltung der allg. Muskelkraft empfohlen.

Weitere Informationen: bei Dt. Gesellschaft für Sportmedizin u. Prävention, Internet: www.dgsp.de

Bestimmung der Fitness

Die kardiale Fitness kann mit einem Belastungstest (Syn: Ergometrie) im Sitzen oder halb liegend mit einem **Fahrradergometer** bestimmt werden. Ermittelt wird die Leistung bei bestimmten Pulsniveaus (**PWC** = physical working capacity): PWC_{130}, PWC_{150}, PWC_{170}, $PWC_{max.}$ (je nach Alter). Für Leistungssportler gibt es weitere Tests, z.B. mit Bestimmung von O_2-Verbrauch, Laktat im Blut usw. und angepasst an die jeweilige Sportart (auf dem Laufband, im Schwimmkanal usw.)

Durchführung: begonnen wird mit einer Leistungsstufe von 50 Watt, dann Steigerung alle 2 Min. um 25 W (bei Leistungssportlern wird mit 100-150 W begonnen und jeweils um 50 W alle 3 Min. gesteigert). Gemessen wird der **Puls** und der **Blutdruck** sowie Ableitung eines **EKG** zur Kontrolle auf Ischämiezeichen. Beendet wird der Test beim Erreichen des berechneten Maximalpulses (= 220/Min. – Lebensalter) oder wenn der Proband erschöpft ist oder bei Pathologie im EKG.
Die erreichte Leistung bei den Pulsniveaus wird durch das Körpergewicht dividiert (Normwerte s. Tabelle) und diese **absolute Leistung** wird mit schlecht (-), durchschnittlich (∅), gut (+), sehr gut (++) od. exzellent (+++) bewertet.
Als weiteres Kriterium der Fitness wird die Erholung des Puls nach Ende der Belastung beurteilt (1,3 u. 5 Min. nach Belastungsende). Der Pulsrückgang gibt einen Hinweis auf das Trainingsniveau (s. Tabelle), als Faustformel: Je schneller der Puls sich erholt, umso besser die kardiale Fitness.
Für bestimmte Anforderungen in der **Arbeitsmedizin** wird der PWC-Test ebenfalls benutzt. Beispiele: G26.3 Atemschutz (z.B. für Feuerwehrleute) wird ein PWC_{170} (<40. Lj.) von 3,0 W/kgKG

bzw. PWC_{150} (>40. Lj.) von 2,1 W/kgKG gefordert. Für den Polizeidienst (z.B. in NRW) wird ein PWC_{170} für Männer von 2,4 W/kgKG bzw. ein PWC_{150} für Frauen von 2,1 W/kgKG gefordert.

Tabelle PWC-Test, Angabe in Watt/kgKG (n. T.STEMPER, 1988)

		-	Ø	+	++	+++	Spitzensport
PWC130	♂	1,1	**1,5**	1,9	2,4	2,9	
	♀	1,0	**1,3**	1,6	2,0	2,5	
PWC150	♂	1,5	**2,0**	2,5	3,0	3,5	
	♀	1,2	**1,6**	2,0	2,4	2,9	
PWC170	♂	2,0	**2,5**	3,0	3,5	4,0	
	♀	1,6	**2,0**	2,4	2,9	3,4	
PWCmax.	♂	2,5	**3,0**	3,5	4,1	4,6	>6,2
	♀	2,1	**2,6**	3,0	3,5	3,8	>5,4

Tabelle Bewertung des Erholungspulses (Differenz Ausbelastungspuls zum Puls nach 5 Min.)

Rückgang Puls	Beurteilung
<20	schlecht
20-30	mäßig
30-35	ausreichend

Rückgang Puls	Beurteilung
35-45	gut
45-50	sehr gut
>50	exzellent

Krafttraining

Insb. für ältere Menschen indiziert (mildes Training), hier ist nicht der „sichtbare" Muskelzuwachs das Ziel, sondern die Erhaltung und Förderung der allgemeinen Beweglichkeit und Fitness. Das gleiche gilt für Krafttraining zur **Rehabilitation**.

Krafttraining zur Steigerung der Maximalkraft, z.B. bei Gewichthebern. Aber auch im Breitensport und Leistungssport wird dies zusätzlich zum sonstigen Ausdauertraining gerne eingesetzt.
Bei Bodybuildern ist das Krafttraining die Methode um den Muskelumfang zu vermehren. Hierzu wird mit hohen bis sehr hohen Gewichten trainiert (Problem/Gefahr: hohe Blutdruckspitzen).

Kompl: * Muskelkater, Muskelverletzung (Zerrung, Faserriss usw., s. Kap. Muskelverletzungen)
* Sehnenruptur (z.B. lange Bizepssehne = proximale Ruptur) durch degenerative Veränderungen

TYPISCHE SPORTVERLETZUNGEN / -SCHÄDEN

Epid: ◊ Nach Daten der VBG (Verwaltungs-Berufsgenossenschaft) als Träger der gesetzlichen Unfallversicherung für Berufssportler verteilen sich die Unfälle auf folgende Sportarten:
70 % **Fußball**, 15 % **Handball**, 9 % **Eishockey**, 4 % Basketball, 2 % sonstige
◊ Am häufigsten ist die Verletzung des **Kniegelenkes** bei den Ballsportarten.

Ther: 1. Hilfe: Nach der "**PECH**"-Regel (im engl. RICE = rest, ice, compression, elevation)
- **P** = Pause, Schonung der verletzten Region
- **E** = Eis, bzw. kühlen mit Leitungswasser (16° Celsius) od. Silikatmasse (Kryopack) (kein „Kältespray" verwenden, da keine Tiefenwirkung und Schädigung der Haut mögl.)
- **C** = Compression (elastischer Verband) zur Verminderung von Einblutung und Ödem in der verletzten Region
- **H** = Hochlagern der betroffenen Extremität zur Verminderung einer Schwellung

Dann Pat. zu einer unfallchirurgischen od. sportmedizinischen Ambulanz zur weiteren Diag. u. Ther. bringen.

Proph: ♥ Tragen von **Protektoren** (z.B. beim Inlineskating für Knie u. Hände) und **Helm** (Fahrradfahren, Inlineskating, Skifahren, Reiten)
♥ **Aufwärmen** vor Training und Wettkämpfen, Propriozeptionstraining

♥ Joggen, Marathon: Laufen auf weichem Untergrund, ggf. Umstellung der Lauftechnik, spezielle Laufschuhe od. Einlagen verwenden

<u>**Übersicht über Sportverletzungen**</u> (für die jeweilige Sportart besonders typische, Einzelheiten zu den Erkrankungen im Buch beim jeweiligen Krankheitsbild)

Sportart	Pathogenese	Verletzung / Erkrankung
Fußball	Rotationstrauma des Kniegelenkes	Meniskusverletzung, Kreuzbandruptur, Seitenbandruptur, Muskelfaserriss, Bursitis
	Supinationstrauma im Sprunggelenk	**OSG-Distorsion,** Außenbandruptur, WEBER-Frakturen, OSG-Arthrose
	Stopptrauma im Hüftgelenk	Adduktorentendopathie (Sportlerleiste)
Skifahren	Abduktionstrauma des Daumens	Skidaumen (Ruptur des ulnaren Seitenbandes am Grundgelenk Dig. I)
	Rotationstrauma des Kniegelenkes	**Kreuzbandruptur**
	Hochrasanztrauma	Unterschenkelfraktur
Snowboard	Sturz mit Abstützbewegung der Hand	**Radiusfraktur**
Joggen, Marathon	chronische Überlastung am Kniegelenk	**Tractus-iliotibialis-Syndrom** (Runner`s knee), Chondropathia patellae, Bursitis
	chron. Überlastung am Sprunggelenk	Achillodynie
Handball, Basketball	Sturz auf Arm/Schulter, hebelnde Bewegung des Humerus	**Schultergelenkluxation**, Klavikulafraktur, Impingement-Syndrom
	Rotationsbewegung im Kniegelenk	Außenmeniskusriss
Tennis	Reizung des Ansatzes des M.extensor carpi radialis brevis	laterale Epicondylitis humeri radialis (sog. **Tennisarm**, Insertionstendopathie)
	Schultergelenküberlastung	Schulter-Arm-Syndrome
Squash	Überlastung durch die Sprünge	Achillessehnenruptur
Golf	Reizung des Ansatzes des M.flexor carpi ulnaris u. M.pronator teres	mediale Epicondylitis humeri ulnaris (sog. Golfer-Ellenbogen)
Fahrradfahren, Mountainbiking	Sturz auf die Schulter	Akromioklavikulargelenkluxation, Klavikulafraktur
Inlineskating	Sturz auf die abstützende Hand	Radiusfraktur
Speerwerfen, Kugelstoßen	Insertionstendopathie am Humerus chron. Überlastung am Schultergelenk	mediale, ulnare Epicondylitis Glenohumeral internal rotation deficit, S.L.A.P.-Läsion, Impingement-Syndrom
Sprungsportarten	Insertionstendopathie der Patella	Patellaspitzensyndrom (Springerknie)
	akute Überlastung	Achillessehnenruptur
Volleyball	Stressfraktur des prox. Os metatarsale V	JONES-Fraktur
	Überlastung durch die Sprünge	Achillessehnenruptur
Reckturnen, Barren, Ringeturnen	Überlastung am Schultergelenk	Impingement-Syndrom, Rotatorenmanschettenruptur, S.L.A.P.-Läsion
Bodybuilding	Überlastung u. muskuläre Dysbalance	Impingementsyndrom Schultergelenk
Boxen	harter Schlag mit der Faust ⇨ Fraktur des Os metacarpale V	Boxer´s fracture
Ringen, Judo	hebelnde Bewegung des Humerus (direkt od. indirekt bei Sturz auf den Arm)	Schultergelenkluxation
Ballett-Tanz	Supinationstrauma im Sprunggelenk, chronische Überlastung	Tänzer-Sprunggelenk, Impingement, Hallux valgus (durch den Spitzentanz), Stressfrakturen

ENTHESIOPATHIEN

Syn: Erkrankungen der Sehnen- u. Muskelansätze, ICD-10: M70.9-M77.9

Ät: – Chronische Überlastung (Sport, berufliche Belastung)
– Akute Überlastung, akutes Trauma

Etlg: # **Tendinitis** = Sehnenentzündung
Insertionstendopathie = Sehnenreizung in Ansatznähe (ggf. kombiniert mit einer Epikondylitis)
Tendinose = degenerative Veränderungen des Sehnenapparates
# **Epikondylitis** = Muskelsehnenansatzentzündung
# **Bursitis** = Schleimbeutelentzündung der Gelenke
Kapsulitis = Gelenkkapselentzündung
Periarthritis = Entzündung der Gelenkumgebung

Tendinitis / Insertionstendopathie

Syn: Sehnenreizung, Sehnenentzündung, ICD-10: M77.9

Ät: – Sport: insb. Langstreckenläufer betroffen
– Rezidivierende Mikrotraumen (z.B. Grätschbewegung beim Fußball, Eishockey, American Football, Hockey, Hürdenlaufen)

Etlg: # **Sportlerleiste** (engl. sportsmen's groin): Adduktorentendopathie durch Reizung der Sehnen u. Sehnenansätze der Adduktorengruppe im Hüftgelenk, typisch als Zerrung bei Fußballern (Grätschbewegung, Schießen mit der Fußinnenseite)
Tractus-iliotibialis-Syndrom am **Hüftgelenk** (engl. snapping hip): Reizung des Tractus iliotibialis beim Scheuern über dem Trochanter major des Femurs bei Läufern ⇨ Bursitis trochanterica
Tractus-iliotibialis-Syndrom am **Kniegelenk** (engl. **runner`s knee**, engl. iliotibial band syndrome, ICD-10: M76.3): Reizung des **lateralen** Epicondylus des Femurs durch den Tractus iliotibialis (dieser setzt lat. an der prox. Tibia an), der beim Laufen darüber scheuert (insb. bei Bergablaufen und bei O-Beinen (Genu varum), aber auch bei Fahrradfahrern vorkommend) ⇨ Knochenhautreizung des Epicondylus, Bursitis
Pes-anserinus-Syndrom ⇨ Reizung der Muskelsehenenansätze am **med.** Kniegelenk
Patellaspitzensyndrom (Syn: Springerknie, engl. jumper´s knee) ⇨ Reizung des Ansatzes des Lig.patellae am **unteren** Patellapol
Achillodynie: Reizung der Achillessehne (hat keine Sehnenscheide) od. des Achillessehnenansatzes (Tuber calcanei) durch chronische Belastung/Überlastung bei Läufern, insb. Bergauflaufen, begünstigend ist Lauftraining auf hartem Boden.

Epid: Insg. **sehr häufige** Krankheitsbilder bei Spitzen- u. Freizeitsportlern

Klin: ⇒ Adduktorensehnen-Zerrung: Druckschmerz am Ursprung der Adduktorensehnen am Os pubis (Pubalgie), Schmerz bei Hüftadduktion gegen Widerstand
⇒ Tractus-iliotibialis-Syndrom: Lateraler Knieschmerz beim Gehen, bessert sich bei Gang mit durchgestrecktem Bein.
⇒ Pes-anserinus-Syndrom: Schmerzen am medialen Kniegelenk
⇒ Patellaspitzensyndrom: Schmerz bei Belastung am distalen Patellapol
⇒ Achillodynie: Schmerzen im Bereich der Achillessehne od. am Achillessehnenansatz bei Belastung, Schwellung des Sehnenverlaufes (Paratendinitis)

Diag: 1. Anamnese (Trauma, sportliche Belastung) und klinische Untersuchung
Bei Tractus-iliotibialis-Syndrom Druckschmerz über dem betroffenen Bereich, am Kniegelenk liegt der Schmerz oberhalb des Gelenkspaltes (als DD zum Kniebinnenschaden).

2. Bildgebung: selten indiziert, ggf. Rö. zum Frakturausschluss od. MRT, Sonographie bei Erguss im Bereich der Sehnenscheiden oder begleitender Bursitis

Ther: • **Konservativ:**
- **Sportpause** bzw. **Minderung der Belastung**, solange die Beschwerden bestehen, dann langsamer Wiederaufbau des Trainings
- Krankengymnastik: **Dehnungsübungen**, Propiozeptionstraining
- Lokal: Stoßwellentherapie, Iontophorese
- Bei Achillodynie ggf. Fersenpolster
- Med: NSAR, **lokale Injektion** von Lokalanästhetikum u. Glukokortikoid um das Sehnengewebe herum (dies kann gut ein bis zweimal angewendet werden - nicht viel häufiger und nicht in die Sehne selbst, da sonst Gefahr der Sehnenruptur)
- Sport: Veränderung des Laufstils, Änderung der Trainingsmethoden und -häufigkeit, auch Schuhwechsel innerhalb der Woche (weich/hart, Barfußtechnik)

• Operativ: Ind: nur **sehr selten** indiziert, immer erst kons. therapieren
- Resektion eines vorstehenden Knochenvorsprungs
- Tenotomie = Durchtrennung, dann Refixation mit Verlängerung einer Sehne

Prog: Mit konservativer Ther. meist gutes Ergebnis

Kompl: * Patellaspitzensyndrom: Ruptur der Patellasehne
* Achillodynie: Sehnenverkalkungen, Ausbildung eines Knochensporns am Sehnenansatz am Calcaneus (sog. HAGLUND-Exostose)

DD:
- Tendovaginitis = Entzündung des Sehnengleitlagers
- Epikondylitis = Reizung der Muskelsehnenansätze
- Bursitis = Entzündung der umgebenden Schleimbeutel
- **Sehnenruptur** ⇨ starkes Trauma oder indirektes Bagatelltrauma bei degenerativ veränderter Sehne (z.B. bei Achillessehnenruptur, Quadrizepssehnenruptur, Bizepssehnenruptur, s. jeweiliges Kapitel)
- **Bandrupturen**: Ruptur eines Seitenbandes am Kniegelenk, Außenbandruptur/Syndesmosenruptur am Sprunggelenk (s. Kap. Traumatologie – Untere Extremität)
- Chondropathia patellae, Plica-Syndrom (hypertrophe Synovialfalte medial der Patella)
- Fersensporn, angeborene HAGLUND-Ferse (= dorsolaterale Kalkaneusausziehung, bereits im Kindesalter symptomatisch ⇨ Reizung bei zu engen Schuhen)
- DD der **Sportlerleiste**:
  - Weiche Leiste (Schwäche der Hinterwand des Leistenkanals ⇨ ausstrahlende Schmerzen im Versorgungsgebiet des N.genitofemoralis od. des N.ilioinguinalis)
  - Leistenhernie, Schenkelhernie
  - Impingement-Syndrom am Hüftgelenk
  - Schmerzausstrahlung durch Wirbelsäulensyndrom (untere BWS)
  - Symphysitis (Ostitis pubis), Pubalgie

Epikondylitis humeri

Syn: Epikondylopathie, Epikondyalgie, ICD-10: radialis M77.1, ulnaris M77.0

Anatomie: Die Epikondylen (s. Abb.) dienen als Muskelsehnenansätze. Am lat. Epicondylus haben UA-Extensoren, am med. Epicondylus UA-Flexoren ihren Ursprung.

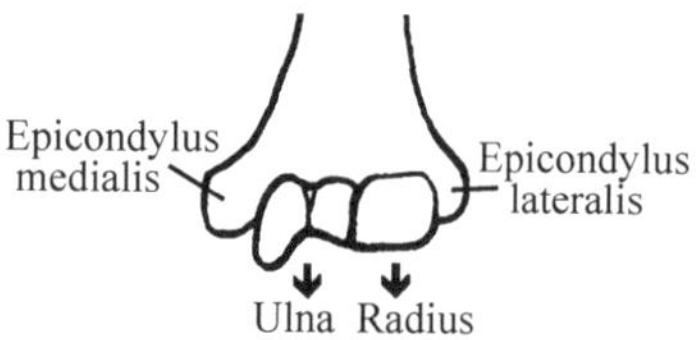

li. Humerus von ventral

Ät:
- Wiederholte Belastungen, Mikrotraumata
- Beruflich bedingt: Computerarbeit („Mausarm"), Maurer u. Verputzer, Spieler von Streichinstrumenten, Pianisten

- Freizeit: typisch nach längerer Gartenarbeit
- Typische Sportarten: Tennis, Squash, Badminton, Golf, Speerwerfen, Kugelstoßen, Handball, Baseball (Pitcher), Volleyball, Klettern, Kanufahren, Rudern

Etlg: # (**Radiale**) Epicondylitis lateralis humeri = „**Tennis-Ellenbogen**", „Tennisarm", Ansatz des M.extensor carpi radialis brevis (repetitive Extension insb. im Handgelenk)
(**Ulnare**) Epicondylitis medialis humeri = „**Golfer-Ellenbogen**", Ansatz des M.flexor carpi ulnaris u. M.pronator teres

Epid: ◊ Geschätzt 50 % der Tennisspieler erleiden einmal eine Epikondylitis.
◊ Prädisp.alter: 30.-60. Lj.

Klin: ⇒ Schmerz bei Belastung und auch in Ruhe über dem jeweiligen Epikondylus
⇒ Keine Sensibilitätsstörungen (als DD zu einem HWS-Syndrom)

Diag: 1. Anamnese (Sportart?, Belastungshäufigkeit) und klinische Untersuchung: bei der häufigeren lateralen Epicondylitis typischer Schmerz bei Dorsalextension des Handgelenks gegen Widerstand, **Druckschmerzhaftigkeit** des jeweiligen Epikondylus
2. Röntgen: zum Ausschluss einer Fraktur

Ther: • **Konservativ:** akut Kühlung, Sport**pause**, Schonung
- Physikalisch: Iontophorese, Ultraschallanwendungen, Stoßwellentherapie, Wärme
- Krankengymnastik: Dehnung der betroffenen Muskulatur, **Querfriktionsmassage** am jeweiligen Sehnenansatz
- Kompression mit lokaler Bandage/Orthese (z.B. EpiTrain®, Bort Stabilo® Spange)
- Med: lokale **Glukokortikoidinfiltration** des Sehnenansatzes, NSAR
- Botulinumtoxininjektion in den betroffenen Muskel (legt diesen für einige Monate lahm)

• Operativ: Ind: langfristiges Versagen der kons. Ther.
- Op n. HOHMANN: Durchtrennung des Sehnenansatzes
- Op. n. WILHELM: lokale Denervierung

• Wiederaufnahme des Sportes nach (6-)12 Wo., Änderung des Trainings, Dehnungsübungen, anderer Schläger

Prog: Gut, mit kons. Ther. in 90 % d.F.; muss operiert werden, ebenfalls in 90 % gutes Ergebnis.

Proph: ♥ Tennis: leichte, schockabsorbierende Schläger benutzen

DD:
- Überlastung/Verletzung des Lig. collaterale ulnare od. radiale
- Bursitis olecrani
- Apophysitis beim Kind od. Jugendlichen
- Reizung des N.ulnaris, Affektion des N.interosseus post. (N.radialis, Supinatorsyndrom)
- Arthrose des Ellenbogengelenkes
- Distale Oberarmfraktur, Ausrissfraktur am Epikondylus, Olekranonfraktur
- Sehnenruptur

Bursitis

Syn: **Schleimbeutelentzündung**, entzündliche Form der Bursopathie, ICD-10: M71.9-

Def: Entzündliche Reaktion der ausgestülpten Reserveräume/Verschiebeschichten der Gelenke

Ät:
- **Traumatisch** bedingt (Sportverletzung) oder mechanische **Überbeanspruchung** des Gelenkes, z.B. chronische Reizung der Bursa praepatellaris beim knienden Plattenleger, Reizung der Bursa trochanterica bei Langstreckenläufern
- Entzündlich: Gelenkinfektion, lokale Entzündung (Furunkel)
- Hämatogene Streuung, z.B. Gonorrhoe, Tuberkulose
- Systemisch: bei Arthritiden, z.B. chronische rheumatische Polyarthritis
- Metabolisch: Hyperurikämie, Hyperparathyroidismus

Path: Reiz ⇨ seröser Erguss in den Bursae ⇨ chronisch: Wandverdickung, Reiskornphänomen durch Fibrinniederschlag, knorpelartige Leisten

Etlg: # Schultergelenk: Bursitis subdeltoidea und subacromialis
Ellenbogengelenk: Bursitis **olecrani** (engl. student´s elbow)
Hüftgelenk: Bursitis trochanterica und iliopectinea
Kniegelenk: Bursitis **praepatellaris** und **infrapatellaris** (engl. housemaid´s knee)
Sprunggelenk: Bursitis subachillea

Klin: ⇒ **Schwellung**, Rötung, Überwärmung
⇒ Evtl. tastbare **Fluktuation**, Lymphangitis
⇒ Reflektorische, schmerzbedingte **Bewegungseinschränkung** des Gelenkes

Diag:
1. Anamnese und klinische Untersuchung: Lokale **Überwärmung**, Druckschmerz, Bewegungsumfang (auch im Seitenvergleich)
2. Röntgen: betroffenes Gelenk zum Ausschluss knöcherner Verletzungen od. knöcherner Veränderungen (z.B. Olekranonsporn)
3. Sonographie: Darstellung der verdickten Bursawand, Flüssigkeitsnachweis in der Bursa, Gelenkerguss?

Ther:
- Konservativ: akute Bursitis ⇨ Ruhigstellung (Gipsschiene, Druckverband), kühlende Umschläge für 7-10 Tage, Vermeidung der auslösenden chronischen Reizung
  Med: **NSAR**, z.B. Diclofenac (Voltaren®) od. Piroxicam (Felden®)
  Evtl. Punktion und Kortikoidinstillation (nicht bei bakteriell bedingter Entzündung)
- Operativ: Ind: chronisch rezidivierende Bursitiden, fluktuierende bakterielle Bursitis
  - Akute eitrige Bursitis: nur Entlastungsinzision (dann Bursektomie im Intervall)
  - Exstirpation der Bursa, ggf. Einlage einer Antibiotikakette
  - Postoperativ: Ruhigstellung des Gelenkes (Gipsschiene) für 10 Tage

Kompl: Op: Gelenkinfektion

DD:
– Gelenkbinnentrauma, aktivierte Arthrose ⇨ **Gelenkerguss**
– Tendinitis, Insertionstendopathie, Tendovaginitis
– Chondropathia patellae
– Infektiös: Gelenkempyem
– Xanthome der Bursa bei Hyperlipoproteinämien
– BAKER-Zyste am Kniegelenk dorsal
– Neoplasma (sehr selten)

MUSKELVERLETZUNGEN

Ät:
– Direktes Trauma: Stoß, Schlag, Quetschung
– Indirektes Trauma: chronische Überbelastung, ungewohnte Belastung, kurzfristige extreme Belastungsspitze

Etlg: # **Muskelkater**, ICD-10: (Myalgie) M79.19
Muskelzerrung (Muskelfaserschädigung nur histologisch erkennbar), ICD-10: T14.6
Muskelprellung, ICD-10: T14.05
Muskelquetschungen, Muskelkontusion, ICD-10: T14.7
Muskelriss (**Muskelfaserriss**, Muskelbündelriss, kompletter Muskelriss), ICD-10: T14.6, Muskelfaszienriss ICD-10: M62.89

Path: ♦ Muskelkater: Durch ungewohnte oder zu intensive Belastung (insb. exzentrische Belastung, z.B. Bergablaufen od. Abbremsbewegung beim Bizepstraining = Dehnung des kontrahierenden Muskels) kommt es zu **mikroskopischen** Zerreißungen der sog. Z-Scheiben (an die Aktin und Myosin andocken und die Kontraktion bewirken) ⇨ die Reparatur der beschädigten Muskelzellen dauert ca. 1-2 Wo (und es kommt zu einem höheren muskulären Kraftniveau im Endergebnis).

- ♦ Muskelriss/Muskelfaserriss (oft am Muskel-Sehnenübergang): durch direktes Trauma (Fußtritt) oder indirektes Trauma (Überbelastung, "Over-use-Syndrom", Belastungsspitze) ⇨ Funktionsverlust
- ♦ Muskelquetschung/-kontusion: entstehet durch direktes Trauma (z.B. Unfall mit Überrollen), Cave: **Kompartmentsyndrom** mögl.!
- ♦ Muskelfaszienriss: Fraktur- oder Muskelquetschungsbegleitverletzung ⇨ Muskelhernie kann entstehen.

Klin: ⇒ Muskelkater: Geringer dumpfer Schmerz in der Muskulatur, meist ½-1 Tag nach der (übermäßigen od. ungewohnten) Belastung beginnend, dauert meist 3-5 Tage, Kraftminderung (nur ca. 70 % der Kraft verbleiben während der Reparaturvorgänge).

⇒ Muskelzerrung: ziehender Schmerz

⇒ Muskelquetschung/-kontusion: Schwellung, Hämatom, Ödem

⇒ Muskelfaserriss: plötzlich einschießender Schmerz, Schonhaltung, evtl. sichtbares/tastbares Hämatom

Diag: 1. Anamnese (Unfallhergang, Sportbelastung) und klinische Untersuchung: Bewegungsmaße, grobe Kraft, DMS

2. Sonographie: Hämatome od. größere Defekte (Muskelriss, Muskelhernie) können dargestellt werden.
3. Bildgebung: Röntgen zum Frakturausschluss, Rö. in Weichteiltechnik; Methode der Wahl, wenn eine Bildgebung erforderlich ist, ist die **MRT** (beste Beurteilbarkeit der Weichteile).

Ther: • 1. Hilfe: akut bei allen Muskelverletzungen nach der "**PECH**"-Regel

- **P** = Pause, **Schonung** der verletzten Region
- **E** = Eis, bzw. **kühlen** mit Leitungswasser (16° Celsius) od. Silikatmasse (Kryopack), kein „Kältespray“ verwenden, da keine Tiefenwirkung und Schädigung der Haut mögl.
- **C** = Compression (**elastischer Verband**) zur Verminderung von Einblutung und Ödem in der verletzten Region
- **H** = Hochlagern der betroffenen Extremität zur Verminderung einer Schwellung

• Muskelkater: Schonung u. leichteres Training für einige Tage, Wärmeanwendung (z.B. lokal Fango, Bäder od. Sauna)

• Muskelzerrung: Schonung (keine Ruhigstellung) u. leichteres Training für 1-2 Wo.

• Muskelfaserriss: Schonung für 2 Wo., Salbenverbände, Lymphdrainage, Sport langsam aufbauend ab 3. Wo.
Muskelriss: Operativ: Muskelnaht bei ausgedehnten Muskelrupturen (nur selten indiziert)

• Muskelquetschung/-kontusion:
- Schonung für 2-4 Wo. je nach Ausmaß, NSAR, Lymphdrainage
- Bei großen Hämatomen: operatives Débridement, Faszienspaltung und Drainage der Muskelloge, Antibiose wegen Infektionsgefahr, Diurese wegen Crush-Nieren-Gefahr

• Muskelfaszienriss: Operativ: bei ausgedehnten Defekten Naht oder plastische Deckung

Prog: Muskelverletzungen heilen i.d.R. sehr gut aus.

Kompl: * Kompartmentsyndrom
* Ossifikationen (Verkalkungen) in der Muskulatur

Proph: ♥ Sport: Langsames Aufwärmen vor Belastung, die früher empfohlenen Dehnübungen sind heute eher umstritten, Propriozeptionstraining (z.B. Wackelbrett).

DD:
- **Insertionstendopathie** (Sehnenreizung) durch Überlastung/chronische Belastung
- **Sehnenruptur**
- Tibiakantensyndrom ("Schienbeinschoner“-Syndrom) durch Überlastung
- Entzündliche Fascio- oder Tendopathien, Tendovaginitis
- Stressfraktur

- **Abrissfraktur** der Muskelansäzte, z.B. Tuberculum humeri, Tuberositas tibiae
- Apophysenausriss des Muskelansatzes am Knochen bei Kindern, z.B. Ansatz des M.adductor magnus (bei Turner/Tänzer beim Spagat)

STRESSFRAKTUREN

Syn: Ermüdungsbruch, Marschfraktur, engl. fatigue fracture, ICD-10: M84.39

Ät:
- Typisch bei **Leistungssportlern**: Langstreckenlaufen, Turnen, Eiskunstlauf, Fußball, Volleyball, Basketball, Handball
- Marschfraktur: Soldaten/junge Rekruten bei Langstreckenmärschen
- Anekdotisch: Schipperkrankheit (HWK-/BWK-Dornfortsatzfraktur bei Erdarbeitern)
- Prädisp.: Varus- od. Valgusfehlstellung, Hohlfuß, Beinlängendifferenz, **Osteoporose**, Doping, Essstörung (**Sportlermagersucht**, Anorexia athletica ⇨ Osteoporose), Adipositas, Hormonmangel (Amenorrhoe)

Path:
- ♦ **Schleichende** Fraktur durch Überbelastung (Weitertrainieren trotz Ermüdung der Muskulatur, gegenläufiger Muskelzug) ⇨ rezidivierende Mikrofrakturen
- ♦ High-risk-Knochen: Tibia, Talus, Os naviculare, Metatarsus II u. V, Schenkelhals

Klin:
- ⇒ Belastungsschmerz, bei Kindern Schonhinken
- ⇒ evtl. lokale Schwellung

Diag:
1. Anamnese (Sportart, Belastungsspitzen, akutes Trauma?) und klinische Untersuchung: Druckschmerz, DMS unauffällig
2. Bildgebung: Röntgen meist **initial unauffällig**, insb. keine Fragmentdislokation, bei Rö-Kontrolle nach 2-3 Wo. kann eine Frakturlinie od. Kallusbildung sichtbar werden.
   MRT: in STIR-Sequenzen (short T1 inversion recovery) frühzeitig sichtbar.
3. Knochenszintigraphie: zeigt frühzeitig bereits erhöhten Turnover (aber wenig spezifisch, z.B. DD: Osteomyelitis).

Ther:
- Konservativ: Entlastung mit Orthesen od. Stabilschuh, Gehstütze, Sportpause (6-10 Wo. je nach Fraktur)
  Für junge Frauen mit Amenorrhoe wird eine Hormontherapie empfohlen (hierzu können normale hormonale Antikonzeptiva verwendet werden).
- Operativ: Ind: keine konservative Ausheilung, Pseudarthrose, ggf. bei Spitzensportlern, um die Schonungszeit verkürzen zu können.

Prog: Meist gutes Ansprechen auf die kons. Therapie, Problem bei zu kurzer Schonung bei Spitzensportlern und monotoner Sportbelastung

Kompl:
- * Pseudarthrose (z.B. bei zu kurzer Sportpause) ⇨ operative Stabilisierung, ggf. mit Spongiosaplastik
- * Refraktur

Proph: ♥ Ausgewogenes abwechslungsreiches Training, dämpfendes Schuhwerk, Laufen auf weichem Untergrund

DD:
- Traumatische Fraktur
- **Pathologische Fraktur** (= Fraktur ohne adäquates Trauma): bei hochgradiger Osteoporose (dann auch Insuffizienzfraktur genannt), benigne/maligne Knochentumoren oder Knochenmetastasen
- Muskelzerrung, Muskelfaserriss, Insertionstendopathie, Epikondylitis, Tendinitis
- Osteomyelitis
- Kompartmentsyndrom (funktionell durch Überlastung, zu enge Schuhe)

DOPING

Syn: Einnahme leistungssteigernder Mittel, ICD-10: Es gibt keine genaue Ziffer, benutzt werden kann „Schädlicher Gebrauch nichtabhängigkeitserzeugender Substanzen", F55.9.

Def: Verbotene Wirkstoffe oder Methoden zur Leistungssteigerung im **Spitzensport**, leider auch immer häufiger im Freizeitsport angewendet (mit den entsprechenden Risiken).

Etlg: **Anabolika** (anabole androgene Steroide: Testosteron, Andriol, Nandrolon, Stanozolol, Dianabol, Metenolon, Metandienon, Methandrostenolon) ⇨ Vermehrung der Muskelmasse
Wachstumshormone (STH, hGH) ⇨ Vermehrung der Muskelmasse, Größenzunahme
Erythropoetin (EPO) ⇨ Vermehrung der Erythrozytenzahl ⇨ verbesserter O_2-Transport
Blutdoping (Refundieren von Wochen zuvor abgenommenem Eigenblut) ⇨ kurzfristige Vermehrung des Blutvolumens und damit Verbesserung des Sauerstofftransportes
Stimulanzien (Amphetamine, Ephedrin, Modafinil, Koffein) ⇨ Verbesserung der Aufmerksamkeit, Reaktion, Steigerung der motorischen Aktivität
ß-Sympathomimetika (Asthmamedikamente, z.B. Salbutamol) ⇨ Verbesserung der Lungenfunktion durch Verminderung des Atemwegwiderstands
Analgetika (NSAR wie Diclofenac, Ibuprofen; schwache Opioide) ⇨ unterdrücken Schmerz
Narkotika (starke Opioide, wie Morphine, Methadon) ⇨ unterdrücken Schmerz, beruhigend
Betablocker ⇨ wirken beruhigend, senken die Herzfrequenz
Diuretika ⇨ kurzfristige Gewichtsminderung des Sportlers (z.B. um gerade noch in eine untere Gewichtsklasse zu kommen)
Insulin ⇨ erhöht in der Muskulatur das Glykogen, anabole Wirkung
Glukokortikoide systemisch (od. ACTH) ⇨ entzündungshemmend (Cave: Infektionen!)

Epid: In der KOLIBRI-Studie des RKI (2011) wurde in Deutschland eine Prävalenz von Dopinggebrauch in der Gesamtbevölkerung v. 0,9 % gefunden (am höchsten im Durchschnitt bei d. 18- bis 29-jährigen **Männern** mit 2,2 %). Bei Besuchern von Fitnessstudios wird eine Einnahme von muskelaufbauenden Substanzen von 13,9 % der Männer (m > w) angegeben!

Klin: Typische „Anwendungen" von leistungssteigernden Mitteln im Sport sind:
Anabolika bei Bodybuilding (u. Fitnessstudiobesuchern), Gewichtheben usw.
EPO u. Blutdoping in Ausdauersportarten, z.B. Radsport, Marathon, Triathlon usw.
Betablocker und Narkotika im Schießsport, Dart, Golfen, Schach usw.
Diuretika beim Ringen, Boxen, Kampfsportarten usw.

Diag: Dopingtests als **Wettkampfkontrollen** und insb. auch als **Trainingskontrollen** in der Trainingszeit (unangekündigt!), bestehend aus einer Urinprobe (u. ggf. Blutprobe). Koordiniert werden die Kontrollen durch die World Anti-Doping Agency (**WADA**) u. die jeweilige Nationale Anti-Doping Agentur (**NADA**).
Weitere Informationen zu Doping im Internet: www.wada-ama.org, www.nada-bonn.de, www.gemeinsam-gegen-doping.de

Ther: Von der WADA u. d. International Olympic Committee (IOC) wird eine Liste mit den verbotenen Substanzen herausgegeben (www.olympic.org, The prohibited list). Muss ein/e Sportler/in wegen einer Erkrankung ein od. mehrere Medikamente (z.B. Asthmamedikamente, Insulin) einnehmen, so muss dies entsprechend ärztlich verordnet und registriert werden.

Kompl:
* EPO/Wachstumshormone/Anabolika: **kardiovaskuläre NW** (Kardiomegalie, Klappeninsuffizienzen, arterielle Hypertonie, Myokardinfarkt) ⇨ verminderte Lebenserwartung
* EPO u. Blutdoping: Blutviskosität ↑ ⇨ **Thrombose**, **Durchblutungsstörungen**, Apoplex
* Anabolika: **Akne**, Seborrhoe, Ödeme, Sehnenverhärtung (Rupturgefahr), **Arteriosklerose**, Gynäkomastie, Alopezie, Hodenhypotrophie, **Infertilität**, Aggression, ♀ Virilisierung (Tamoxifen od. ß-HCG werden zusätzlich bei Männern gegen die NW „eingesetzt")
* Glukokortikoide: wirken **immunsuppressiv** ⇨ Infektionen

DD: **Höhentraining** ⇨ Vermehrung der Erythrozytenzahl als Anpassung auf den Sauerstoffmangel in der Höhenluft = natürliches (und erlaubtes) „Blutdoping"
Sog. „Nahrungsergänzungsmittel" enthalten z.B. hochdosiert Proteine, Vitamine, Spurenelemente usw. und sollen den Muskelaufbau oder schnellere Regeneration fördern. Ihr Nutzen wird als sehr begrenzt beurteilt. Sie fallen nicht unter Doping (können aber auch negative gesundheitliche Auswirkungen haben und Cave: bei Internetbezug fragliche Wirkstoffe).

UNFALLCHIRURGIE

ALLGEMEINE TRAUMATOLOGIE

Def: Zur allgemeinen Traumatologie/Unfallchirurgie zählen Prellung = Kontusion, Zerrung, Dehnung oder Verdrehung = Distorsion, Verrenkung = Luxation, Bänderriss = Ligamentruptur und Frakturen als direkte oder indirekte Folge äußerer Gewalteinwirkung auf den Körper.

Diag: 1. **Anamnese** (Unfallmechanismus) und **klinische Untersuchung** (Inspektion, Palpation und Funktionsprüfung = **DMS**: Durchblutung, Motorik, Sensibilität)
2. Bildgebung: Bei bewusstlosen Patienten immer **Röntgen** von Schädel, Thorax, Wirbelsäule u. Becken! (In traumatologischen Zentren wird heute meist gleich ein **Übersichts-Spiral-CT** gemacht.) Bei Frakturverdacht die betroffene Region immer in mind. **2 Ebenen** mit den angrenzenden Gelenken abbilden.

Ther: 1. Hilfe: Nach der "**PECH**"-Regel (im engl. RICE = rest, ice, compression, elevation)
- **P** = Pause, Schonung der verletzten Region
- **E** = Eis, bzw. kühlen mit Leitungswasser (16° Celsius) od. Silikatmasse (Kryopack) (kein „Kältespray" verwenden, da keine Tiefenwirkung und Schädigung der Haut mögl.)
- **C** = Compression (elastischer Verband) zur Verminderung von Einblutung und Ödem in der verletzten Region
- **H** = Hochlagern der betroffenen Extremität zur Verminderung einer Schwellung

FRAKTURENLEHRE

Ät: – Trauma: Stoß, Schlag, Geschoss, Aufprall
– Überbelastung (Ermüdungsbruch)
– Tumor/Metastasen, hochgradige Osteoporose (pathologische Fraktur)

Epid: ◊ Häufigkeit: Frakturen sind bei Kindern häufiger als bei Erwachsenen (Kortikalis ist noch dünner). Bis Abschluss des Wachstumsalters haben **30-45 % aller Kinder** eine Fraktur.
◊ Lok: Bei Kindern meist **obere Extremität** betroffen (75 % d.F.), am häufigsten dist. Unterarm, dist. Oberarm, Unterarmschaft
◊ Prädisp.alter: 4.-12. Lj. (**Jungen** doppelt so häufig wie Mädchen!) und im Senium (**w** > m)

Etlg: # **Ätiologische Fraktureinteilung:**
- Traumatische Frakturen (ICD-10: T14.2): **Sturz** (im Haushalt, bei Trendsportarten, wie Skateboards, Inliners, Snowboards, Trampoline usw.), Umknicken, Aufprall, Stoß, Schlag, Geschoss
- Ermüdungsfrakturen: schleichende Fraktur durch **Überbelastung** = sog. Marschfraktur od. Stressfraktur (typisch bei Sportlern: Tibia, Tarsus, Metatarsalia), meist ohne Fragmentdislokation, gutes Ansprechen auf entlastende kons. Therapie
- Pathologische Frakturen (= Fraktur ohne adäquates Trauma): bei hochgradiger **Osteoporose**, primären Knochentumoren, (meist osteolytischen) Metastasen anderer Primärtumoren (z.B. Mamma-, Nieren-, Bronchialkarzinom) im Knochen

Formen von Frakturen:
- **Komplette Frakturen**: vollständige Durchtrennung des Knochens
- **Inkomplette Frakturen** (ohne komplette Kontinuitätsdurchtrennung) typisch bei Kindern
  - Fissuren (Haarriss)
  - Subperiostale Infraktion (Stauchungsbruch, Wulstfraktur, „buckle-fracture"): Knochenkompression, Periost bleibt erhalten.
  - Grünholzfraktur: Kortikalis bricht einseitig auf der Zugseite komplett, auf der Kompressionsseite nicht od. partiell ⇨ Achsenknick (die „unvollendete Fraktur").

- Biegefraktur („bowing-fracture“, fixierte Biegung mit plastischer Verformung des Knochens, Kortikalis u. Periost sind aber rundum intakt)
- Epiphysenfugenverletzung (s.u.)

– Nicht dislozierte und dislozierte Frakturen (Dislocatio, s.u.)

– **Geschlossene Frakturen**: ohne offenen Weichteildefekt bis zur Fraktur
Einteilung des Weichteilschadens n. TSCHERNE u. OESTERN (1982):

G 0	Unbedeutende Weichteilverletzung
G 1	Oberflächliche Schürfung oder Kontusion durch Fragmentdruck von innen
G 2	Tiefe kontaminierte Schürfung, Muskelkontusion, drohendes Kompartmentsyndrom
G 3	Ausgedehnte Hautkontusion, Zerstörung der Muskulatur, subkutanes Décollement, Hauptgefäßverletzung oder dekompensiertes Kompartmentsyndrom

– **Offene Frakturen** n. TSCHERNE u. OESTERN (1982), im engl. Sprachraum wird eine ähnliche Etlg. nach GUSTILO u. ANDERSON (1976, 1984, Stad. I-IIIA-C) verwendet:

O 1	Durchspießung eines spitzen Knochenfragments durch die Haut **von innen** (⇨ punktförmige Verletzung)
O 2	Ausgedehnte Weichteilverletzung u. Gewebekontusion über dem Frakturgebiet
O 3	Ausgedehnte Weichteilzerstörung (tiefere Strukturen, wie Muskel, Gefäß, Nerven) mit **freiliegender** Fraktur
O 4	**Subtotale Amputation** (Extremität hängt nur noch an einer Weichteilbrücke)

Bruchformen:

Querfraktur

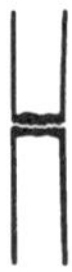

Schrägfraktur
Bruchwinkel >30°

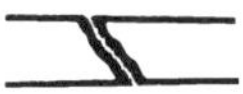

Biegungsfraktur
mit Biegungskeil

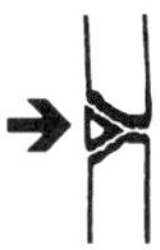

Spiralfraktur,
Torsionsfraktur mit
od. ohne Drehkeil

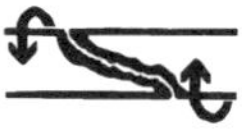

Stückfraktur
(Zweietagenfraktur)

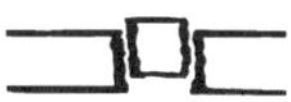

Abrissfraktur

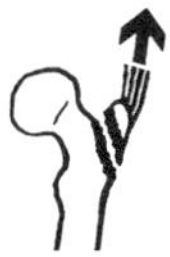

Kompressionsfraktur

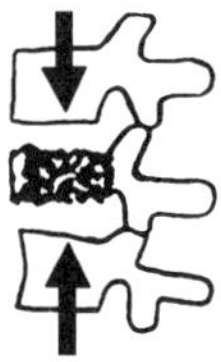

Mehrfragmentfraktur (4-6 Fragm.)

Trümmerfraktur (>6 Fragmente)

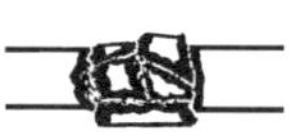

Defektfraktur

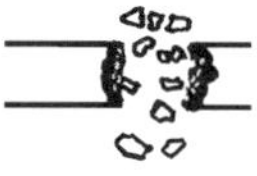

Einteilung der Frakturen nach der Lokalisation:

– Schaftfraktur

– Gelenkfraktur (mit Beteiligung der Gelenkfläche)

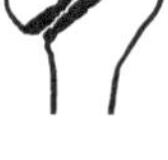

– Etagenfraktur (mehrere Frakturen eines Knochens)

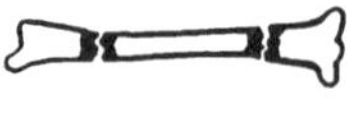

Mehrfachverletzungen:

- Serienfraktur: mehrere Frakturen an einer Extremität oder Rippen (mehrere Knochen, z.B. am O-Arm + U-Arm einer Seite)
- Etagenfraktur: mehrere Frakturen an einem Knochen (in verschiedener Höhe)
- Polyfraktur: Frakturen mehrerer Extremitäten
- Polytrauma: Gleichzeitige Verletzung mehrerer Körperregionen oder Organsysteme, wobei wenigstens eine Verletzung oder die Kombination mehrerer lebensbedrohlich ist.

AO-Etlg.: nach der **Arbeitsgemeinschaft für Osteosynthese** (AO Foundation, SCHWEIZ)

Frakturen des Körpers können mit der sog. **AO-Klassifikation** (nach M.E.MÜLLER) beschrieben werden (Klassifikationshilfe im Internet: www.aofoundation.org unter AO Surgery Reference).

Es werden immer 4 Kategorien benannt (= 4-stellige Klassifikation):

I. Körperregion:
1 = Oberarm (Humerus)
2 = Unterarm (Radius, Ulna)
3 = Oberschenkel (Femur, Patella)
4 = Unterschenkel (Tibia, Fibula)
5 = Wirbelsäule
6 = Becken (Pelvis, 62 = Acetabulum)
7 = Hand (Carpus, Metacarpalia, Phalangen)
8 = Fuß (Talus, Calcaneus, Mittelfuß, Metatarsalia, Phalangen)
9 = Schädel (Position: 91 = Mandibula, 92 = Mittelgesicht, 93 = Schädelbasis, 94 = Kalotte)

II. Position innerhalb der Region:
1 = proximale Fraktur
2 = diaphysäre Fraktur (Knochenschaft)
3 = distale Fraktur
(4) = besondere Pos. (z.B. Patella bei Oberschenkel, Malleolus bei Unterschenkel, Scapula bei Oberarm, Schädel s.o.), (5) = Schlüsselbein (Clavicula) bei Oberarm

III. Kompliziertheit der Fraktur:
A = einfache Fraktur
B = Keilfraktur (wedge fracture) od. partielle Gelenkfraktur
C = komplexe Fraktur, vollständige Gelenkfraktur

IV. Komplexität der Fraktur:
1 = leicht
2 = mittel
3 = schwer

Beispiele: komplizierte Trümmerfraktur in der Mitte des Oberarms = 12-C3
typische distale Radiusfraktur (COLLES-Fraktur, häufigste Fraktur des Menschen) = 23-A2
WEBER-C-Fraktur am Sprunggelenk = 44-B3

Path: Dislocatio (= Frakturenden sind gegeneinander verschoben = **disloziert**)

- ad axim: Achsenknick 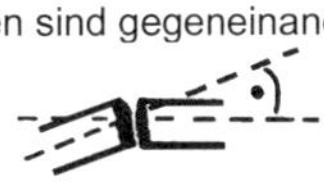
- ad latus: Seitliche Fragmentverschiebung 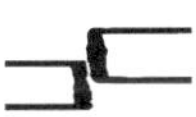
- ad peripheriam: Drehfehler durch Rotation der Fragmente 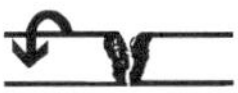
- ad longitudinem: cum contractione = Verkürzung 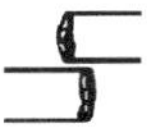
  cum distractione = Verlängerung 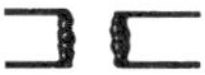

Klin: **SICHERE FRAKTURZEICHEN**

⇒ Abnorme Beweglichkeit
⇒ Groteske Fehlstellung
⇒ Krepitation (Knochenknirschen bei Bewegung, meist schmerzhaft), **Prüfung obsolet!**
⇒ Sichtbare freie Knochenenden (offene Fraktur)
⇒ Röntgenologischer Nachweis

UNSICHERE FRAKTURZEICHEN
- Schmerz, Kompressionsschmerz, Schwellung, Hämatom
- Functio laesa (gestörte Funktionsfähigkeit der betroffenen Extremität durch Schonhaltung)

Diag:
1. Anamnese (Unfallhergang: Anprall, Sturz aus großer Höhe, Hochgeschwindigkeitsverletzungen) und körperliche Untersuchung (Begleitverletzungen, Weichteilschäden), immer **DMS**-Kontrolle (**Durchblutung, Motorik, Sensibilität**) der entsprechenden Region
2. Röntgen: immer in mind. **2 Ebenen** mit den angrenzenden Gelenken, ggf. auch **CT** (bei verschiedenen Frakturen heute bereits Routine, z.B. Frakturen des Beckens, komplizierte Sprunggelenkfrakturen, Wirbelsäulenfrakturen, Schädelbasisfraktur usw.)
3. Sonographie: zur Beurteilung des Weichteilschadens und insb. auch in der Kindertraumatologie eingesetzt
4. MRT: bei persistierenden Beschwerden zum Ausschluss okkulter Frakturen

Ther:
- Prinzip: **Anatomische Reposition + Fixation + Ruhigstellung**
  + funktionelle Übungsbehandlung zur Wiederherstellung der Funktion
  Keine Rotationsfehlstellungen belassen (bei Kindern sind geringe Achsenabknickungen od. Seitverschiebungen tolerierbar, da das weitere Wachstum geringe Fehlstellungen ausgleichen kann).
- **Funktionell** (ohne Fixation, z.B. subkapitale Humerusfraktur od. eingestauchte Schenkelhalsfraktur) ⇨ verheilen in der verbleibenden geringen Fehlstellung
- **Konservativ** (Gips-Ruhigstellung, Schienung, Schlinge, Extension, stützende Verbände)
  - Gips/Kunststoff: Fixation der Fraktur in Funktionsstellung der benachbarten Gelenke
    Bei frischem Trauma immer gespaltener Gips! oder Gipsschiene ⇨ wegen mögl. Schwellungen. Polsterung vorstehender Knochenteile. Hochlagerung.
    Bei Beschwerden im Gips ⇨ **immer sofortige Kontrolle**! Regelmäßige **DMS**-Kontrolle (Durchblutung, Motorik, Sensibilität)!
    Cave! Druck-, Kompressionsschäden, Stauung, Ödembildung
  - Extension: Einbringen eines Kirschner-Drahtes distal der Fraktur (z.B. Calcaneus, Tibiakopf od. suprakondylär am Femur) ⇨ Zug am distalen Fragment und Lagerung der Extremität auf einer Lagerungsschiene (BRAUN-Schiene) oder mit Gips = Extensionsgips (heute meist nur vorübergehende Maßnahme bis zur Op.)
    Kompl: Kapselbandapparatlockerung, Bohrdrahtosteomyelitis, Schienendruckschäden (N.peroneus), Immobilisation ⇨ Thromboembolien, Dekubitalgeschwüre
  - Ligamentotaxis: Intakte Bänder reponieren und fixieren den Bruch, z.B. bei Handgelenkfrakturen
- **Operative Osteosynthese:**
  Prinzip: **Reposition + Adaptation** (ggf. mit Kompression des Frakturspaltes)
  + Fixation des Ergebnisses mit einem der **Osteosyntheseverfahren**
  Innerhalb von 6-8 Std. nach dem Trauma Op. noch sofort möglich, sonst erst nach Abschwellung und Rückgang der akuten inflammatorischen Reaktion (mittels Hochlagerung, intermittierender Impulskompression und Kühlung) um die Fraktur nach 2-10 Tagen.
  Die Osteosynthese sollte belastungsstabil sein (zumindest aber übungsstabil).
  Heute außerdem gefordert: die sog. "**biologische Osteosynthese**" = nur minimale zusätzliche Traumatisierung durch die Op (Schonung der periostalen Blutversorgung und des Weichteilmantels) u. durch das Osteosynthesematerial (kleinstmöglicher Eingriff).

Fixationsmöglichkeiten:

Intra- (Marknägel) oder **extramedulläre Kraftträger** (Spickdrähte, Schrauben, Platten, Fixateure) aus Chrom-Nickel-Molybdän-Stahl oder aus Titan (Vorteil: keine allergische Potenz)

In Erprobung: Schrauben und Platten aus **bioresorbierbarem** Material (Poly-L-Lactid od. bovine Knochenkompakta); Vorteil: keine operative ME (= Metallentfernung)mehr nötig! Nachteil: Fremdkörperreaktion mögl., verkleinerte Platten u. Schrauben neuester Generation sind hier bereits besser verträglich.

- Spickdraht: **= Bohrdraht** (Syn: KIRSCHNER-Draht, K-Draht): wird direkt in den Knochen eingebohrt zur Fixation der Fragmente gegeneinander. Ind: insb. Epiphysenfugenverletzungen, abgekippte Radius-, Mittelhandfrakturen
  Durchführung der Spickung: Darstellung der Fraktur, Reposition u. Spickung zur Fixierung, als:
  - Offene Spickung (offene Op., offene Darstellung der Frakturzone)
  - Perkutane Spickung (geschlossenes Verfahren, Einbringen der Bohrdrähte unter Bildwandlerkontrolle direkt durch die Haut)

  ⇨ erreichbare Stabilität: bis Übungsstabilität

  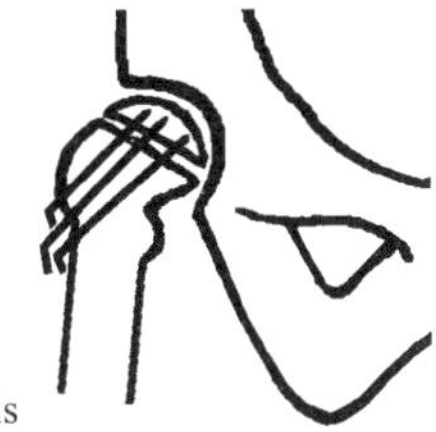

  Abb.-Bsp.: K-Draht-Spickung einer Epiphyseolysis capitis femoris
- Schrauben: als Kortikalis- oder Spongiosaschraube (je nach Lokalisation und Knochenbeschaffenheit):
  - Schrauben zur Plattenfixation
  - Zugschraube (solitär): zur Fixation und **Kompression** zweier Fragmente aneinander (mit Gewindebohrung nur im dist. Fragment), Abb.-Bsp.: Schraubenfixation einer Entenschnabelfraktur des Calcaneus

    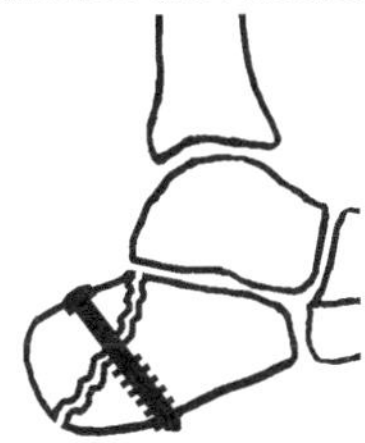
  - Stellschraube: zur **temporären Fixation** zweier Knochen in einer Stellung (z.B. Tibia und Fibula bei Sprengung der Syndesmose)
- Platten:
  - **Spann-Gleitlochplatten = DC-Platten** (= dynamic compression) mit exzentrischer Bohrung ⇨ die Schrauben gleiten auf einer schiefen Ebene, dadurch wird eine dynamische Kompression auf den Frakturspalt erzeugt.
  - **LC-Platten** (= limited contact), liegen nicht mehr komplett auf dem Knochen auf (nur zu ca. 50 %) ⇨ bessere Heilung, weniger Mikrozirkulationsstörungen am Periost. Heute meist in Kombination als **LC-DC-Platten** verwendet.
  - Anatomisch vorgeformte, **winkelstabile Platten** (z.B. LISS®-Platten = less invasive stabilization system): werden von einer Stichinzision aus entlang des Knochens eingeschoben (sog. MIPPO = minimierte invasive perkutane Plattenosteosynthese). Die Schrauben werden dann **perkutan** und nur auf einer Kortikalisseite eingedreht (⇨ weniger Traumatisierung) und sind durch ein zusätzliches Gewinde am Schraubenkopf und im Plattenloch winkelstabil.
    Ind: gelenknahe Frakturen, z.B. dist. Femur, prox. Tibia, prox. Humerus, dist. Radius, Klavikula. Auch Kombination aus DC- u. winkelstabilen Löchern mögl. (**LCP** = Locking Compression Plate) Abb.-Bsp.: volare winkelstabile Plattenosteosynthese bei dist. Radiusfraktur, AO: 23-A2

    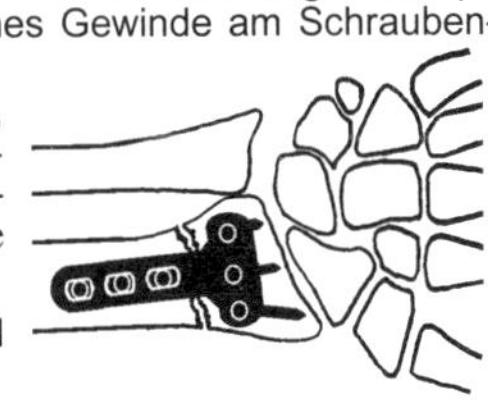
  - Rohrplatten (sind im Profil gebogen) in 1/2-, 1/3- und 1/4-Rohr
  - Bei uns nur noch selten od. nicht mehr verwendet: gerade Rundlochplatten, Platten mit Plattenspanner (bei Rundlochplatten), T-, L-Platten, einfach und doppelt abgewinkelt, Löffel-, Kreuz- od. Kleeblattplatten, Winkelplatten (z.B. 130° für Schenkelhalsfrakturen od. 95°-Kondylenplatte)
- Zuggurtung: an Spickdrähten und/oder Schrauben unter Spannung angebrachte Drahtschlinge = Zerklage (zur Kompensation von Zugkräften durch Muskelsehnenansätze an dem Fragment, wandelt Zug- in Druckkräfte), Ind: Patella-, Olekranonfraktur, Tuberculum-majus-, Tuberositas-tibiae-, Trochanter-Abrissfraktur

  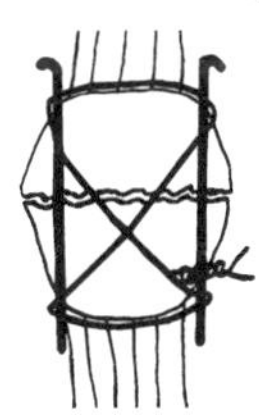

  Abb.-Bsp.: Zuggurtungsosteosynthese bei querer Patellafraktur

- Nägel: **Marknagel** = **intramedullärer Kraftträger** (Vorteil: meist sofort **belastungsstabile** Osteosynthese), aufgebohrt oder nur eingebracht (ohne Vorbohrung), ohne oder mit Verriegelung (= quere frakturferne Schrauben durch Knochen und Nagel ⇨ Stabilität gegen Verdrehung = Torsionsbewegungen); Zugang: von proximal oder von distal (= retrograd) eingebracht.

  Formen: Bündelnägel, Rush-pin, UHN = unaufgebohrter Humerusnagel (O-Arm), Gamma™-Nagel (proximale Femurfrakturen), Verriegelungsnagel (gebohrt) und als UFN/UTN (Femur, Tibia) und neue Nagelsysteme mit der Möglichkeit der interfragmentären Kompression (T2-System). Eine weitere Variante für Kinder sind dünne (1,5-3 mm Dicke), etwas gebogene Nägel, die sich im Markraum abstützen, sog. ESIN (= elastic stable intramedullary nailing, Syn: Prevot-pins).

  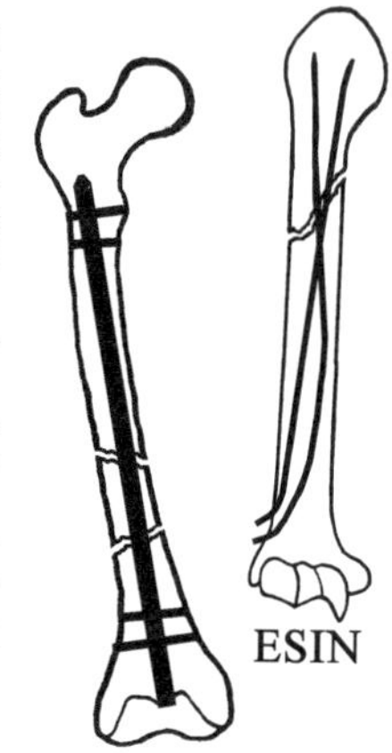

  Abb.-Beispiele: retrograder Verriegelungsnagel bei Femurstückfraktur u. ESIN bei Humerusschaftfraktur

  Vorteil: Kein zusätzliches (Op-)Trauma an der Frakturstelle durch die Osteosynthese, da die Marknägel frakturfern eingebracht und vorgeschoben werden.

  K-Ind: offene Frakturen (>I°, wegen Infektionsgefahr), heute werden bei offenen US-Frakturen der unaufgebohrte Tibianagel und bei offenen OS-Frakturen der unaufgebohrte Femurnagel dennoch verwendet (mit gutem Erfolg, Vorteil der unaufgebohrten Nägel: kein zusätzliches Trauma durch das Bohren, K-Ind: Thoraxtrauma, wegen mögl. Fettembolie)

- Fixateur externe: insb. bei **offenen Frakturen** mit Weichteildefekten, Polytrauma zur ersten Stabilisierung, septischer Patient

  Formen: Unilateraler Klammerfixateur, dynamischer Monofixateur (sind auch nach Anlage einfach justierbar, Orthofix®, Unifix®),
  V-förmiger Fixateur (2 verbundene Fixateure im Winkel von 90°),
  zeltförmiger/triangulärer und Rahmen-/Ringfixateur, Hoffmann-II-Fixateur (Pins u. Stangen sind durch Winkel usw. beliebig kombinierbar und zu befestigen),
  Hybridfixateur (Fixateur wird auf der einen Seite der Fraktur unilateral mit gebohrten eingedrehten Pins, auf der anderen bei weicher Spongiosa mit mehreren Spickdrähten an einem Ringfixateur befestigt, Ind: Tibiakopf-, Pilon-tibiale-Fraktur),
  Bewegungsfixateur (bei Handgelenk- od. Ellenbogenfrakturen),
  Zangenfixateur (= Pinless Fixateur, die Pins stützen sich nur am Knochen ab und werden nicht eingebohrt ⇨ kann für eine vorübergehende Fixation, z.B. auf der Intensivstation, eingesetzt werden)

  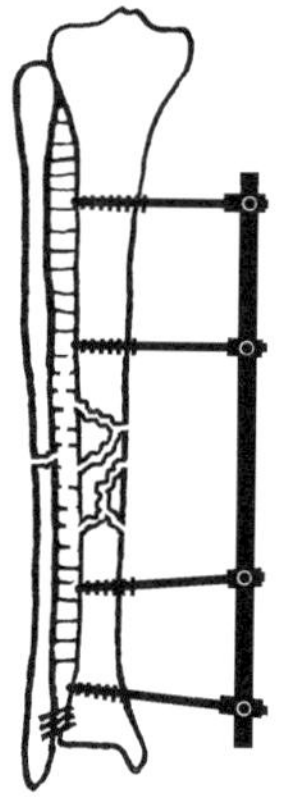

  Vorteil aller Fixateure: keine zusätzliche Traumatisierung an der Frakturstelle durch Fixierung fernab proximal und distal der Frakturstelle, jederzeit Möglichkeit der Frakturkorrektur

  Nachteil: Einschränkung der Muskelbeweglichkeit an den Schrauben/Pins (insb. bei den bilateralen Fixateuren), Kompl: Bohrlochostitis (pin-tract infection)

  Abb.-Bsp.: unilateraler Fixateur ext. bei (offener) Trümmerfraktur des Tibiaschaftes (mit Fibulafraktur und teilweiser Zerreißung der Membrana interossea)

  Fixateur interne: Prinzip wie beim Fixateur ext., Fixateur liegt aber **im** Körper, Ind: Wirbelsäulenfrakturen

- Verbundosteosynthese: Kombination aus metallischen Osteosynthese-Implantaten und Knochenzement (Ind.: zum Auffüllen bei pathologischen Frakturen, Defektfrakturen, zur Befestigung von Endoprothesen)

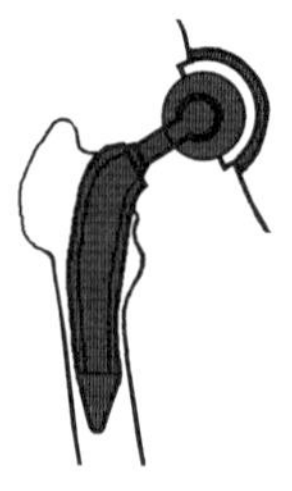

- **Endoprothesen** = alloplastischer Gelenkersatz, als **Hemiendoprothesen** (HEP): Nur ein Teil d. Gelenkes wird ersetzt, z.B. Femurkopf und als **Totalendoprothesen** (TEP): beide korrespondierenden Gelenkanteile (= Kopf + Pfanne) eines Gelenkes werden ersetzt. Am häufigsten beim Hüft-, Knie-, Sprung-, Schulter- u. Ellenbogengelenk eingesetzt. Abb.-Bsp.: zementfreie TEP (Kopf u. Pfanne) re. Hüftgelenk

- **Knochentransplantation** autolog (aus dem Beckenkamm) oder homolog im Bereich der Fraktur ("Auffütterung", sog. **Spongiosaplastik**)
  Ind: Defektfrakturen, hypovitale Fragmente, Defekt-Pseudarthrosen, Fusionsoperationen (Wirbelsäule)
  Zunehmend auch Einsatz von Knochenersatzmaterialien zur Defektauffüllung (Kalziumsulfat od. Kalziumphosphat) oder BMP (bone morphogenetic proteins, Osigraft®), die eine Knochenneubildung induzieren.
  Nach ausgedehnter Resektion (z.B. bei Knochentumoren) ist ggf. eine Transplantation ganzer autologer Knochen (z.B. Fibula, Rippe od. Klavikula) als Ersatz erforderlich.
- **Knochensegmenttransport** = **Kallusdistraktion** n. ILIZAROV, Ind: große Defektfrakturen od. Beinlängendifferenz an OS od. US (>3 cm); ein vitales (abgetrenntes) Knochensegment wird nach erster Kallusbildung (einige Tage) mit einem Transport-Fixateur-externe um 1 mm/Tag weitertransportiert. Es bildet sich Kallus, der sich im weiteren Verlauf in einen neuen tragfähigen Ersatzknochen umwandelt. Es können so bis zu 15 cm überbrückt werden. Eine neue Methode benutzt einen Verriegelungsnagel mit integriertem Induktionsmotor (hierüber expandiert sich der Nagel selbst täglich um einen Millimeter, Vorteil: kein Fixateur externe notwendig).
- Bei jeder Immobilisation (Gips od. Schienen im Bereich der unteren Extremität) grundsätzlich **Thromboseprophylaxe** (heute meist mit fertigen niedermolekularen Heparinspritzen, 1 x tgl. s.c., Heparinisierung damit auch zu Hause durch den Pat. selbst mögl.) bis zum Erreichen der freien Mobilisation.
- Perioperative Antibiotikaprophylaxe: bei offenen Frakturen, ausgedehntem Weichteilschaden, endoprothetischem Gelenkersatz (z.B. Cefuroxim, Zinacef® od. Oxacillin, InfectoStaph®)

Prog: **Frakturheilung:** ***Primär*** angiogen = Heilung durch Osteonüberbrückung ohne sichtbaren Kallus (Kontaktheilung) = **organtypische Regeneration**
Sekundäre Frakturheilung: Frakturhämatom ⇨ Organisation ⇨ Fibroblasteneinsprossung ⇨ **Kallusbildung** ⇨ Knochenremodellierung

Heilungszeiten:

Finger, Rippen ⇨ 3 Wochen	Unterarm ⇨ 8-10 Wochen
Mittelhand, Radius ⇨ 4-6 Wo.	Femur, Schenkelhals, Tibia ⇨ 10-12 Wo.
Humerus ⇨ 6-8 Wochen	Wirbelkörper ⇨ 12-14 Wochen

Allgemein: Frakturen bei Kindern heilen deutlich schneller als bei Erwachsenen und geringgradige Fehlstellungen können durch das Wachstum noch ausgeglichen werden.

Kompl:
* Zusätzliche Verletzung innerer Organe
* **Wundinfektion** (geschlossene Frakturen 1-3 %, offene 5-10 %), **Osteomyelitis**
* **Kompartmentsyndrom** und **SUDECK-Syndrom** (s.u., Kap. Kombinierte Verletzungen und Komplikationen)
* **Weichteilschaden** bei offenen und geschlossenen Frakturen
  AO-Klassifikation (Arbeitsgemeinschaft für Osteosynthese) zum gleichzeitigen Weichteilschaden bei Frakturen:

  I. Geschlossene Hautverletzung: **IC1 - IC5** (Integument closed, Stadium 1-5 = keine Hautverletzung bis Nekrose durch Kontusion)
  II. Offene Hautverletzung: **IO1 – IO5** (Integument open, Stadium 1-5 = Hautdurchspießung von innen bis ausgedehntes Décollement)
  III. Muskel- und Sehnenverletzung: **MT1 - MT5** (muscle + tendon, Stadium 1-5 = keine Verletzung bis Logen- oder Crush-Syndrom)
  IV. Neurovaskuläre Verletzung: **NV1 - NV5** (nerves + vessels, Stadium 1-5 = keine Verletzung bis subtotale Amputation mit neurovaskulärer Durchtrennung)
* Fettembolie (traumatisch oder intraoperativ bedingt durch Fettaustritt aus dem Röhrenknochen und/oder Fettstoffwechselveränderung durch das Trauma)
* Crush-Syndrom (bei großen Weichteilverletzungen Rhabdomyolyse ⇨ Crush-Niere)
* Frakturkrankheit: durch Ruhigstellung und Gefäß-/Band-/Muskelschäden bedingte Schwellungsneigung, Gelenkversteifung, Schmerzen, Muskelatrophien und Kontrakturen ⇨ Ther. u. Proph. mit Krankengymnastik!

* <u>Immobilisation:</u> erhöhte Gefahr für Thrombosen und Thromboembolie, Lungenembolie, Drucknekrosen, Dekubitus, Harnweginfekte, Pneumonien, Entzugsdelir bei Alkohol-/Drogenpatienten, Verwirrtheitszustände
* **Überschießende Kallusbildung** (vermehrter Kallus um die Fraktur herum)
* **Heterotope Ossifikationen**: Verkalkungen in Weichgewebe/Muskulatur um die Fraktur herum (typisch nach gelenknahen Frakturen, Luxationen, Luxationsfrakturen)
* **Refraktur** (Fraktur im vorherigen Bruchbereich) bei nicht vollständiger Konsolidierung
* **Verzögerte Bruchheilung** (engl. delayed union), wenn nach mehr als 4 Mon. der Bruch noch nicht verheilt ist, Ursachen s. Abb.)
  Ther: Versuch von Magnetfeld- od. Ultraschallstoßwellenbehandlung (piezoelektrischer Effekt) zur Stimulation der Kallusbildung/ Knochenheilung, ggf. Belastungssteigerung

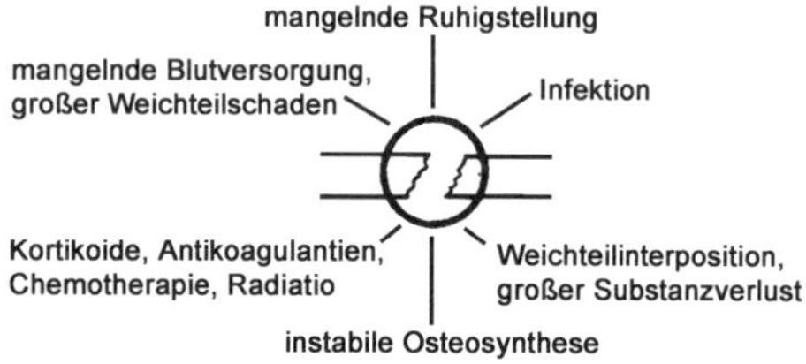

* **Pseudarthrosenbildung** (Syn: Falschgelenk, Scheingelenk, Fractura non sanata, Nearthrose, engl. non union), Definition: Wenn nach >6 Mon. der Bruch noch nicht verheilt ist, Lok: bevorzugt untere Extremität, insb. Tibia- u. Os-scaphoideum-Frakturen. Formen:
  · Atrophe Form bei Fragmentavitalität oder großem Weichteilschaden
  · Hypertrophe Form bei mangelnder Ruhigstellung (relativ gute Heilungstendenz)
  · Defekt-Infekt-Form bei ausgedehnten Defekten od. Nekrosen mit oder ohne Infektion
  Ther: Operative Revision, Knochentransplantation (autologe Spongiosa) od. Kallusdistraktion (s.o.), versucht werden auch knochenwachstumsfördernde Proteine (Osigraft®), Stabilisierung.
* **Sekundäre posttraumatische Arthrose** (insb. bei Frakturen mit Gelenkbeteiligung (z.B. Stufe im Gelenk) oder starker Fehlstellung)
* **Metallimplantatbruch** durch Ermüdung, Frühbelastung und/oder Fehlbelastung (z.B. Nichtbeachtung biomechanischer Prinzipien)
* Rotationsfehler, Achsenknick
* *Kinder:* Wachstumsstörungen nach Frakturen, bis zum 10. Lj. vermehrt Verlängerungen, nach dem 10. Lj. eher Verkürzungen

<u>Metallentfernung:</u> (= ME) Entfernung bei allen jungen Patienten oder sehr großen od. störenden Implantaten indiziert. Bei alten Pat. oder Pat. mit eingeschränkter Lebenserwartung kann das Implantat meist belassen werden.

<u>Zeitpunkt:</u> Platten je nach Frakturart nach ca. 6-24 Monaten,
Marknägel nach ca. 12-24 Mon.,
Spickdrähte nach Konsolidierung der Fraktur, Stellschrauben nach 6 Wo.,
bei Kindern möglichst rasche ME durchführen.

GELENKVERLETZUNGEN

<u>Etlg:</u> # Gelenkprellung = Gelenkkontusion
Zerrung und Drehung = Distorsion
Verrenkung = Luxatio
Bandriss = Ligamentruptur, Kapselzerreißungen
Gelenkknorpelverletzungen, Meniskusverletzung
Gelenkerguss
Gelenkfraktur = intraartikuläre Fraktur

Path:
- Gelenkprellung: Durch stumpfe Gewalteinwirkung ⇨ evtl. blutiger Gelenkerguss = Hämarthros bei Einriss der inneren Gelenkhaut (Synovialis) oder Verletzung von Gelenkstrukturen
- Gelenkdistorsion: Indirekte Gewalt ⇨ evtl. Teileinrisse des Bandapparates, Kapselzerrung
- Luxation: Direkte oder indirekte Gewalt ⇨ Diskontinuität der Gelenkpartner
  Häufigkeit: 45 % **Schultergelenk**, 20 % Ellenbogen, 10 % Hand; Hüfte, Sprunggelenk u. AC-Gelenk je 5 %, Kniegelenk (selten, 2 %)
- Ligamentruptur: Direkte oder indirekte Gewalt ⇨ führt zur **Instabilität** des Gelenkes ⇨ vermehrte Aufklappbarkeit
- Gelenkfraktur = Fraktur läuft durch die Gelenkfläche, Knorpelabscherverletzung (Flake fracture) ⇨ **Stufenbildung** ⇨ Cave: ohne Korrektur posttraumatische Arthrosegefahr!
- Gelenkknorpelverletzung: Anpralltrauma, Stauchung, Quetschung, Rotationstrauma
- Gelenkknorpelverschleiß: durch **Degeneration** (Alter), chronische Überlastung oder Fehlbelastung bei unphysiologischer **Fehlstellung**, Stufenbildung in der Gelenkfläche bei Gelenkfrakturen (⇨ sekundäre, **posttraumatische Arthrose**)
- Gelenkerguss: Reaktion auf einen Reiz im Gelenkinnenraum ⇨ Diagnostische und therapeutische Gelenkpunktion durchführen (Cave: immer unter sterilen Bedingungen!)

Diag:
1. Anamnese und klinische Untersuchung
2. Röntgen: Gelenk in mindestens 2 Ebenen (und benachbarte Gelenke mit abbilden), bei Verdacht auf Bandruptur (evtl. gehaltene Aufnahmen durchführen, heute kaum noch)
3. Gelenkpunktion: blutig (⇨ Trauma), serös (⇨ Entzündung), abakteriell (z.B. rheumatisch), eitrig (⇨ Infektion), Fettaugen (⇨ Fraktur der Gelenkfläche)
4. Arthroskopie: Knorpelschaden?, Meniskusschaden?, Bandrupturen?

Ther:
- Akut: nach der "**PECH**"-Regel (s.o.)
- Zur jeweiligen spezifischen Behandlung s.u.

GELENKINFEKTIONEN

Syn: **Gelenkempyem** (Infektion des Gelenkinnenraums), eitrige Synovitis / Synovialitis, Arthritis purulenta, ICD-10: M00.- bis M01.-*

Ät:
- **Trauma** mit Eröffnung des Gelenkes
- Iatrogen: **Punktionen, Injektionen, Arthroskopien, Operationen**
- Übergriff von periartikulären Infektionen, z.B. bei Osteomyelitis (s.u.), Panaritium, Phlegmone, Weichteilabszessen
- Hämatogene Streuung septischer Herde (selten, Gonokokken, Tuberkulose, Sepsis)

Path:
- Entzündungsreaktion der Synovialis durch bakt. Besiedlung d. Gelenkinnenraums ⇨ vermehrte Synovialflüssigkeitsproduktion ⇨ Gelenkerguss ⇨ Ausweitung auf paraartikuläres Gewebe (Sehnen, Bänder, Kapselapparat, Bursae, Weichteilgewebe) mögl. = Panarthritis
- Akute und chronische (wenig virulente Keime, gute Abwehrlage) Verlaufsform mögl.
- Keime: meist **Staphylococcus aureus** od. epidermidis, E.coli, Streptokokken
- Lok: **Kniegelenk** am häufigsten, Schulter-, Ellenbogen-, Hand-, Hüft-, Sprunggelenk

Klin:
⇒ **Gelenkschwellung, Erguss, Überwärmung**, Rötung, starke Schmerzen
⇒ Fieber und schwere Allgemeinbeeinträchtigung möglich
⇒ Bei chronischer Form: rezidivierende Ergüsse, kaum Allgemeinsymptome

Diag:
1. Anamnese und klinische Untersuchung: palpabler Erguss (tanzende Patella), große Schmerzhaftigkeit, Überwärmung und Rötung der Gelenkumgebung
2. Labor: Erhöhung von BSG, CRP, PNM-Elastase, Leukozytose
3. Röntgen: akut evtl. erweiterter Gelenkspalt sichtbar, bei der chronischen Form evtl. Unregelmäßigkeiten der Gelenkfläche, subchondrale Sklerosierungen, Verschmälerung des

Gelenkspaltes (schwierige Abgrenzung zur Arthrose)
4. Gelenkpunktion: **trübes, putrides Sekret** ⇨ Leukozyten >100.000/ml im Ergusspunktat (Norm: <180/ml), bakteriologische Untersuchung auf Erreger und Resistenz
5. Arthrosonographie (insb. bei schwer zugänglichem Gelenk: Hüftgelenk, Schulter)

Ther: • Operativ: Ind: Heute wird bei Gelenkinfektion eine Arthroskopie und Spülung empfohlen.
- Methode der Wahl: diagnostische (Entnahme von Sekret u. Gewebeproben ⇨ Histologie und Antibiogramm) u. therapeutische **Arthroskopie mit Jet-Lavage** (Druckspülung mit großlumigem Ausgang), Einlage von Drainagen, ggf. auch Saug-Spül-Drainage. Postop. kontinuierliche passive Bewegung des Gelenkes und systemische Antibiotikagabe für 1 Wo. i.v. (z.B. 3 x 2 g/Tag Flucloxacillin, Staphylex®, bzw. gezielt nach Antibiogramm), dann noch für 2-6 Wochen per os.
- Evtl. Synovektomie bei Rezidiven oder chronischem Empyem (auch operatives Mittel bei der konservativ therapieresistenten, chronischen Polyarthritis)
- Ultima ratio bei nicht ausheilbarer Infektion: Resektion der Gelenkflächen und Arthrodese (= Gelenkversteifung in Funktionsstellung)

Prog: Bei frühzeitiger Therapie gut

Kompl:
* Übergriff der Gelenkentzündung auf das umgebende Gewebe = **Panarthritis** mit schlechter Prognose bez. der Gelenkfunktionserhaltung
* Zerstörung des Gelenkes mit Funktionsverlust, Ankylose (Gelenkversteifung)

DD:
- Gelenkerkrankungen im Rahmen **rheumatischer Erkrankungen** (chronische Polyarthritis, Arthritis psoriatica, Vaskulitiden, Kollagenosen) ⇨ steriles Punktat!
- Arthrose und insb. **aktivierte Arthrose** (entzündlicher Reizerguss bei vorbestehender Arthrose, Chondropathia patellae oder freiem Gelenkkörper)
- **Arthritis urica** (Hyperurikämie = Gicht) ⇨ steriles Punktat mit Harnsäurekristallen
- **Para-/ postinfektiöse Arthritis** als reaktive Arthritis bei Infektionen mit Yersinien, Borrelien (LYME-Arthritis), Gonokokken, Streptokokken (rheumatisches Fieber), Hepatitis-B-Virus, Röteln, Mumps, Mononukleose, Coxsackie-Viren, Adeno-Viren, Filarien ⇨ im Gegensatz zur eitrigen Arthritis kein Nachweis der Erreger im Gelenkpunktat
- Arthritis tuberculosa (hämatogen gestreuter Tuberkulose-Herd, befällt große Gelenke), Diag: steriles Punktat! Ther: Antituberkulotika, Ruhigstellung des Gelenkes, operative Entfernung von befallenen Gelenkanteilen
- Arthritis gonorrhoica (hämatogen gestreute Gonokokken), Ther: Antibiose
- Selten neoplastisch bedingter Gelenkerguss (z.B. Synovialom, Synovialsarkom, Leukosen, maligne Lymphome, paraneoplastisch, Metastasen)

EPIPHYSENFUGENVERLETZUNG

Syn: Epiphysenfugenlösung, Epiphysenfraktur, epiphysäre Fraktur, ICD-10: M93.9

Ät: Direkte oder indirekte Gewalteinwirkung bei Kindern

Anatomie: Die **Wachstumsfuge** ist zwischen Epiphyse und Metaphyse lokalisiert. In ihr findet das **Längenwachstum** durch proliferierenden Knorpel und schließlich die Verknöcherung statt. Sie ist eine Schwachstelle gegenüber Scherkräften.
Die Apophyse ist die Ansatzstelle für die Muskelsehnen.
Nach Abschluss der Knochenreifung hat der Mensch ca. 206-210 Knochen (je nach Anzahl von Sesambeinen).

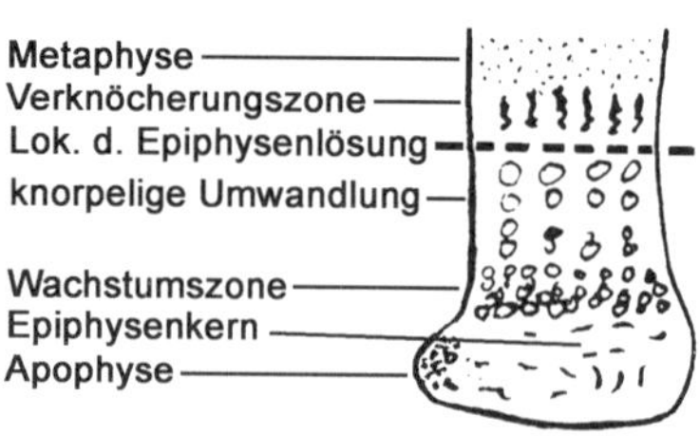

Etlg: # Verlauf der die Epiphysenfugenlösung begleitenden Fraktur in Bezug auf die Epi- und Metaphyse (nach **AITKEN**, 1935, bzw. nach **SALTER** und **HARRIS**, 1963)

AITKEN 0 = SALTER I:	Epiphyseolyse ohne Begleitfraktur
AITKEN I = SALTER II:	Partielle Epiphyseolyse mit Begleitfraktur gegen d. Metaphyse = Aussprengung eines metaphysären Fragments
AITKEN II = SALTER III:	Partielle Epiphyseolyse mit Begleitfraktur gegen die Epiphyse = Epiphysenfugenfraktur
AITKEN III = SALTER IV:	Fraktur durch Epi- und Metaphyse
AITKEN IV = SALTER V:	Axiale Stauchung der Epiphysenfuge = Crush-Verletzung

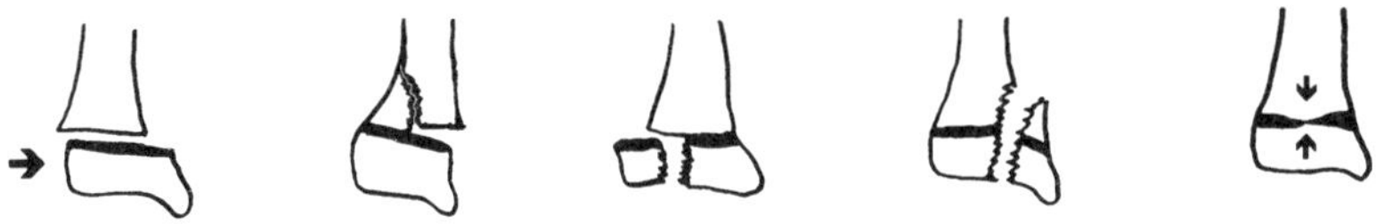

Apophysenverletzungen: meist als Ausrissfraktur (z.B. Epikondylenausriss, Abriss der Tuberositas tibiae, Trochanter major od. minor)

Sonderform: Übergangsfraktur beim Heranwachsenden (meist dist. Tibia), wenn die Epiphysenfuge bereits teilweise verknöchert ist ⇨ Fraktur in Richtung auf die Gelenkfläche

Path:
- ♦ Epiphysenfugenlösung durch Schermechanismus (Aitken 0) ⇨ keine Zerstörung der Wachstumszone (Stratum germinativum), Prog: gut
- ♦ AITKEN I durch Schermechanismus und zusätzliche Biegung/Torsion, Prog: gut
- ♦ AITKEN II u. III durch Scher- und Stauchungsmechanismus ⇨ abgesprengtes Fragment: Wachstumszone mitbetroffen + Gelenkbeteiligung ⇨ operative Revision unumgänglich
- ♦ AITKEN IV durch Stauchungsmechanismus ⇨ Quetschung der Wachstumszone mit irreversibler Zerstörung ⇨ Prog: Wachstumsstörungen, Fehlstellungen
- ♦ Apophysenausriss durch Zugtrauma ⇨ meist knöcherner Muskelsehnenausriss, die Apophyse ist nicht am Längenwachstum beteiligt ⇨ Prog: gut

Klin:
⇒ Oft wenig klinische Symptome ⇨ Gefahr einer falschen Diagnosestellung!
⇒ Evtl. Ruhe- und Bewegungsschmerz, Schwellung, Hämatom

Diag:
1. Anamnese (Unfallhergang?) und klinische Untersuchung
2. Röntgen: Wegen der noch unvollständigen Ossifikation ist die Beurteilung schwierig. Epiphysenstauchungen (AITKEN IV) sind kaum zu erkennen.
   Die radiologische Diagnostik kann erschwert sein, da verschiedene Stadien der Knochenreifung durchlaufen werden. Zur Beurteilung der tatsächlichen Knochenreifung (Auftreten bestimmter **Knochenkerne** im jeweiligen Alter) gibt es **spezielle Atlanten**. Grobe Anhaltspunkte für das Knochen-/Skelettalter sind (im Röntgenbild der li. Hand):

Alter	Auftreten von Ossifikationszentren
3 Mon.	2 Handwurzelknochen sichtbar: Os capitatum, Os hamatum
1 Jahr	Epiphysen distales Radiusende u. prox. Phalanx II-IV sichtbar
2 Jahre	Os triquetrum, Epiphysen Os metacarpale I, prox. Phalanx I
3 Jahre	Os lunatum, alle Epiphysen aller Phalangen sichtbar
4 Jahre	Os trapezium, Os trapezoideum
5 Jahre	Os scaphoideum
6 Jahre	Epiphyse distales Ulnaende
9 Jahre	Os pisiforme
12 Jahre	Erstes Sesambein am Daumengrundgelenk sichtbar
13 Jahre	Spätestens alle Handwurzelknochen vollständig angelegt

3. Ggf. **MRT** nach 2 Wochen bei unklarem V.a. Crush-Verletzung

<u>Ther:</u>
- <u>Konservativ:</u> AITKEN 0 und I ohne wesentliche Dislokation: Gipsruhigstellung
- <u>Operativ:</u> Ind: AITKEN 0 und I bei starker Dislokation oder Weichteilinterposition, AITKEN-II- und AITKEN-III-Frakturen und Apophysenausriss
  - Reposition und Spickdrahtosteosynthese und Ruhigstellung im Gips
  - bei Apophysenausriss ggf. auch Zugschraube
- AITKEN IV: keine kausale Therapie möglich, Ruhigstellung und Entlastung für 6 Wochen ⇨ insg. ungünstigere Prognose, da häufig später Wachstumsverzögerung

<u>Kompl:</u>
* **Wachstumsstörung** (insb. AITKEN II, III) ⇨ Fehlwachstum durch halbseitig intakte Epiphysenfuge und halbseitig defekte Wachstumsfuge, Früh-Arthrosen durch Fehlstellung
* Wachstumshemmung (insb. AITKEN IV), aber auch überschießendes Wachstum mögl.
* <u>Epiphyseolyse:</u> Bei starker Dislokation (gefährdet insb. Femurkopf und Radiusköpfchen) ⇨ Zerstörung der Gefäßversorgung ⇨ Knochennekrose (z.B. Epiphysiolysis capitis femoris, Gefährdung des Hüftkopfes, bei Kindern 10.-15. Lj., Ther: Fixierung des Kopfes mit Kirschner-Drähten)

AMPUTATION VON GLIEDMAßEN

<u>Def:</u> Amputation = vollständige Absetzung eines endständigen Körperteiles ohne Möglichkeit der Kontinuitätswiederherstellung

<u>Ät:</u>
- <u>Traumatisch:</u> Partielle, subtotale (Grad 4 einer offenen Fraktur) od. totale Amputation = **Abtrennungswunde einer Gliedmaße** ⇨ ggf. Versuch der Replantation (s.u.)
  Typische Traumata sind Kreissägenverletzung von Fingern od. Hand, Armausriss bei Motorradfahrern, die an Pfosten/Leitplanke hängenbleiben, Hochrasanztrauma.
- Gefäßverletzung, akuter Gefäßverschluss
- Infektiös: konservativ nicht beherrschbare Gasbrandinfektion (Clostridium perfringens) mit Gangrän einer Extremität, lebensbedrohliche **nekrotisierende Fasziitis** einer Extremität bei toxic shock-like syndrome durch Streptococcus pyogenes (Grp. A) od. Mischinfektion mit Anaerobiern

<u>Daneben kommen noch nicht-traumatische Amputationen bei folgenden Ind. vor:</u>
- Arterielle Durchblutungsstörungen: Stadium IV der **chronischen AVK** (<u>a</u>rterielle <u>V</u>erschluss<u>k</u>rankheit), gangränöse Extremität (insb. bei **Diabetes mellitus**, Ergotismus)
- **Tumoren**: Ausgedehnte Knochen- od. Weichteiltumoren (Sarkome) ⇨ Amputationen sind heute seltener geworden durch die präoperative (neoadjuvante) Chemotherapie (sog. Down-Staging).
- Angeborene extreme Fehlbildungen

<u>Epid:</u>
◊ Notwendige Extremitätenamputationen sind in Deutschland/Industriestaaten in **90 % d.F. vaskulär** (durch **AVK**) bzw. vaskulär/neuropathisch (durch **Diabetes mellitus**) bedingt.
◊ Amputationen der **unteren Extremität** sind 20fach häufiger als die der oberen.
◊ Für Deutschland ca. 35.000 Amputationen/Jahr geschätzt

<u>Etlg:</u>
UE: Oberschenkelamputation, Unterschenkelamputation, Fußamputation (Amputationslinien am Fuß = CHOPART und LISFRANC, siehe Kap. Fußwurzelfrakturen), Transmetatarsalamputation, Zehenamputation (im Metatarsophalangealgelenk)
Exartikulation im Kniegelenk, Exartikulation eines Beines im Hüftgelenk, Hemipelvektomie
OE: Oberarmamputation, Unterarmamputation, Handamputation, Fingeramputation
Exartikulation eines Armes im Schultergelenk, interthorakoskapuläre Amputation
(Der Begriff Amputation ist noch gebräuchlich für die Penisamputation und Mammaamputation = Ablatio mammae.)

<u>Klin:</u>
⇒ Je nach Grunderkrankung
⇒ Beim Diabetes mellitus maskiert die Neuropathie die ischämische Schmerzsymptomatik

⇨ Malum perforans, Nekrosen, Fußdeformitäten ohne wesentliche Schmerzen

Diag: 1. Anamnese und klinische Untersuchung, Gefäß-Doppleruntersuchung
2. Röntgen: DAS zur Klärung des Gefäßstatus
3. Labor: je nach Schwere des Eingriffes ausreichend Blutkonserven anfordern

Ther:
- Operativ: Ind: ergibt sich durch die jeweilige Grunderkrankung.
  - Allgemein: Knochenränder abrunden und glätten, Gefäße gründlich versorgen (nicht zu weit proximal absetzen ⇨ sonst Nekrosen), **genügend Weichteilgewebe** zur Knochendeckung, **spannungsfreier Hautverschluss**, mehrfache großzügige Drainagen
  - **Zehenamputation:** Exartikulation im Grundgelenk + Entknorpelung des Metatarsalköpfchens (der Knorpel sezerniert sonst Flüssigkeit!)
  - **Transmetatarsalamputation:** Durchtrennung in der Mitte der Os metatarsalia
  - **Fußwurzelamputation:** Amputationen in d. LISFRANC- od. CHOPART-Linie (s.u., Kap. Fußwurzelfrakturen)
  - **Fußamputation:** Nach PIROGOW-SPITZY = Amputation in der CHOPART-Linie, Entfernung des Talus, anschließend Arthrodese zwischen Calcaneus, Tibia und Fibula (s. Abb., re. Bein von vorne gesehen)

    Nach SYME: Exartikulation im oberen Sprunggelenk u. Resektion der beiden Malleolen

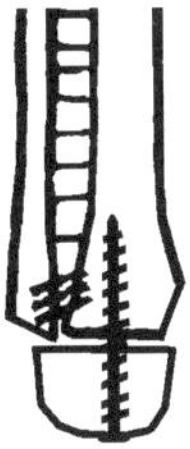

  - **Unterschenkel-/Oberschenkelamputation** (s. Abb.): Herstellen eines ausreichend großen und gut durchbluteten myokutanen Lappens, der über dem Knochenstumpf vernäht wird (dabei sollte ausreichend Muskulatur auf dem Knochenstumpfende liegen, um dieses abzupolstern ⇨ wichtig für den späteren Sitz einer Prothese). Knochenstumpfenden anschrägen ⇨ zum Entschärfen der Absetzungskante

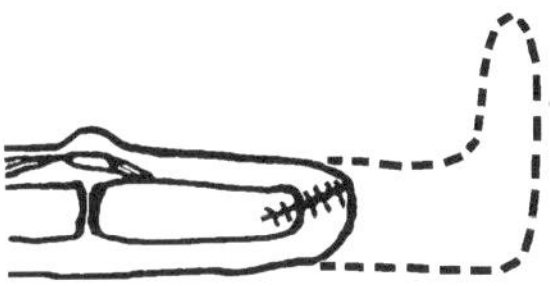

  - **Kniegelenkexartikulation:** Einfacher als die Oberschenkelamputation mit weniger Komplikationen, volle Endbelastbarkeit
  - **Hüftgelenkexartikulation/Hemipelvektomie:** Ind. insb. bei malignen Tumoren
  - Finger-, Teilhand- und Teilhand-Daumen-Amputation
  - Handgelenkexartikulation
  - Unterarm-/Oberarmamputation
  - Schultergelenkexartikulation, interthorakoskapuläre Amputation
- Postoperativ: ausreichende Ruhigstellung, konische Wickelung des Stumpfes ⇨ gutes Weichteilpolster
- Konsequente Therapie der Grunderkrankung, z.B. Blutzuckereinstellung, Nikotinverbot, Antibiose bei infektiöser Erkrankung (Cephalosporin der III. Generation)
- **Prothetische Versorgung** sollte in Absprache mit dem Orthopädietechniker möglichst früh erfolgen, ggf. Interimsprothese anfertigen zur frühestmöglichen Mobilisation, später dann definitive Versorgung mit der endgültigen Prothese.
- Selbsthilfegruppen: Amputierten-Initiative e.V., Spanische Allee 140, 14129 Berlin, Tel.: 030 8032675, Internet: www.amputierten-initiative.de
  Amputierten-Selbsthilfe e.V., Stuttgerhofweg 12, 50858 Köln, Tel.: 0221 481455, Internet: www.as-ev.de

Kompl:
* **Wundheilungsstörungen** (bei AVK häufig durch die Grunderkrankung bedingt), Stumpfödem
* Hautinfektionen (Mykosen), Hyperkeratosen, Ekzeme
* **Phantomschmerz** (Neurombildung, Minderperfusion), Ther: versucht werden Carbamazepin (Tegretal®), Calcitonin i.v., TENS (transkutane elektrische Nervenstimulation)
  Nach Amputation einer Extremität kommt es zur Atrophie des gleichseitigen Rückenmarkanteils.
* Durchblutungsstörung des Stumpfes ⇨ evtl. höhere Amputation notwendig
* Nicht genügend abgerundete Kanten des Knochenstumpfendes ⇨ Druckläsionen

REPLANTATIONEN VON GLIEDMAßEN

Def: Wiederanbringen einer traumatisch amputierten Extremität/Anteile

Ind: Traumatische Amputation (Prognose nimmt von oben nach unten ab)
- Glatte Amputation (Schnittverletzung)
- Zerfetzende Amputation (häufigste Form, z.B. Kreissägenverletzung)
- Zerquetschende Amputation (z.B. Überrolltrauma durch einen Zug, hydraulische Pressen) = offene Fraktur IV. Grades
- Ausriss-Amputation (z.B. Motorradfahrer, Walzen usw.)

Path:
- ♦ Direkte Replantation ohne Gefäßnaht möglich bei: Nasenspitze, Ohrläppchen, Lippen, Zungenspitze, Fingerkuppen
- ♦ Lok: am häufigsten obere Extremität (**Finger**, Hand) betroffen

Klin:
⇒ Schmerzen, Blutverlust bis hin zum Volumenmangelschock
⇒ Evtl. spritzende arterielle Blutung

Diag:
1. Anamnese (Unfallmechanismus, Verunreinigungen?) und klinische Untersuchung
2. Röntgen: Ausschluss weiterer knöcherner Verletzungen im Bereich proximal der Amputation (ebenfalls Amputat röntgen zum Ausschluss von Amputattraumatisierung)
3. Labor: Ausreichend Konserven anfordern und kreuzen.

Ther:
- **Akut am Unfallort:** Sicherung der Vitalfunktionen, Ausschluss von schwerwiegenden Begleitverletzungen, Kontaktaufnahme mit einer geeigneten Klinik zur Replantation
  Amputationsstumpf am Patienten: steriler Kompressionsverband, keine Reinigung, keine Unterbindungen, keine Gefäßklemmen!
  Amputat: Aufbewahren der Gliedmaße bei **trockener Kälte** (4 °C), z.B. in doppelwandigem Replantationsbeutel, keine Reinigung, kein Einlegen in Lösungsmittel!
  Schneller Transport in die Klinik ⇨ wegen drohender Muskelnekrosen sollte die Ischämiezeit so kurz wie mögl. sein (max. 4-6 Std.).
- Operativ: Ind: Absolut: **Daumen, mehrere Langfinger** (bei Mehrfachamputation und Zerstörung von Fingern ggf. heterotope Replantation, sodass zumindest Ersatz-"Daumen u. Mittelfinger" erhalten bleiben)
  Mittelhand u. Hand bei Kleinkindern
  Relativ: isolierter Langfinger, einzelne Endglieder
  K-Ind: Ausgeprägte Destruktion des Amputates, Amputation distal der Nagelwurzel, vital bedrohliche Begleitverletzungen („life before limb"), unsachgemäße Behandlung des Amputates (z.B. tiefgefroren, in Formalin eingelegt)
  Reihenfolge der Versorgung:
  - Stabilisierung des Skelettsystems ⇨ Osteosynthese
  - Sehnennaht
  - Venen-, Arterien- und Nervennaht
  - Weichteil- und Hautversorgung (evtl. Hautplastik, Kunsthaut od. offene Wundversorgung)
- Postoperativ: Ruhigstellung im Gips, Heparinisierung, rheologische Maßnahmen (Infusion mit HAES), Rehabilitationsbehandlung, nicht rauchen!
- In Erprobung: Es werden gezüchtete Organteile (sog. Tissue Engineering) transplantiert, z.B. ein Fingergelenk nach einer traumatischen Amputation.
- Transplantation: Im Versuchsstadium ist die Transplantation von Händen (erstmals 1998, seither wurden fast 50 Hände weltweit transplantiert) und Armen (erstmals 2005) ⇨ intensive Immunsuppression nötig (Prednison + Tacrolimus + Mycophenolatmofetil), Internet: www.handregistry.com

Prog: Stark abhängig von sorgfältiger Op-Technik und korrekter präoperativer Behandlung, eine lange Rehabilitationszeit ist notwendig. Beste Prognose haben Kinder.

<u>Kompl:</u>
* Thrombosen im Replantat (arteriell/venös) ⇨ Revision, Vollheparinisierung
* Bildung von AV-Fisteln
* Nachblutungen
* Infektion
* Nekrose des Replantates
* Bei großem Weichteildefekt: Myoglobinurie, Nierenversagen
* Verwachsungen der Sehnen ⇨ Ther: Tendolyse
* Ausbleiben der Reinnervation ⇨ evtl. Nerventransplantation
* Kälteintoleranz
* Pseudarthrosenbildung, Ankylosen, instabile Gelenke ⇨ Revision, evtl. Arthrodese

OPERATIONSVORBEREITUNGEN

<u>Diag:</u>
1. **Anamnese**: aktuelle Krankheit, Vorerkrankungen, Voroperationen, Medikamenten-anamnese, frühere z.B. perioperative Blutungsereignisse = **Blutungsanamnese** und **klinische Untersuchung** (Ganzkörperstatus) mit Größe, Gewicht, Blutdruck, Puls
2. <u>Routinelabor:</u> Blutbild, BSG, Elektrolyte, Blutgerinnung (Quick/INR, PTT), Leberwerte, Nierenretentionswerte, Gesamteiweiß, Blutzucker, HIV-Test (mit Einwilligung des Patienten), Urin-Status, Blutgruppe und ggf. Kreuzprobe für Konserven je nach Op.
3. <u>Röntgen:</u> Thorax in 2 Ebenen (bei Pat. >30. Lj. oder je nach Klinik)
4. <u>Ruhe-EKG</u> (bei Pat. >30. Lj. oder je nach Klinik)
5. Sonographie-Abdomen empfehlenswert

<u>Indikationseinteilung für operative Eingriffe:</u>

Notfalleingriff = absolute Op-Indikation (dringlicher Eingriff ohne Alternativen)
Elektiveingriff (Wahleingriff) = relative Op-Indikation (Alternativen mögl.)
Palliativeingriff = lebensverlängernde Maßnahme/Beseitigung bestimmter Symptome, ohne Beseitigung des Grundleidens
Kontraindikation = fehlende Op-Fähigkeit, Inoperabilität

Daneben gibt es noch eine diagnostische Indikation (Eingriff zur Diagnostik, z.B. Staging-Laparotomie bei malignen Tumoren), prophylaktische Operationen (z.B. Herdsanierung vor Chemotherapie) und kosmetische Eingriffe (z.B. Schönheitsoperationen).

<u>Allgemeine Maßnahmen</u> vor der Operation:
- **Aufklärung** und Einwilligung des Patienten in den operativen Eingriff (mind. einen Tag vor der geplanten Operation [BGH, 1992], Ausnahme bei einer Notoperation)
- Rasur des Operationsfeldes nur bei starker Behaarung (Haarflaum und Kurzhaar werden heute entgegen früherer Empfehlungen belassen!), Zeitpunkt: möglichst unmittelbar vor der Op.
- **Nahrungskarenz** ab Vorabend der Operation, kohlenhydratreiche Trinklösungen können bis 2 Std. prä-op. gegeben werden, ebenso können Medikamente noch am Morgen des Operationstages eingenommen werden
- Anlage eines Blasenkatheters bei größeren Eingriffen
- Diabetiker müssen je nach Stoffwechsellage präoperativ auf Insulin umgestellt werden.
- **Thromboseprophylaxe** peri-/postoperativ (außer bei Thoraxeingriffen, dort erst postoperativ) und bei jeder Immobilisation mit **Low-dose-Heparinisierung** mit 3 x 5.000 I.E./Tag Heparin s.c. (oder auch 2 x 7.500 I.E.) oder **1 x tgl. mit niedermolekularen Heparinen** s.c. (3.000-5.000 I.E. Anti-Xa/Tag, je nach Herstelleranweisung), z.B. Enoxaparin (Clexane®), Nadroparin (Fraxiparin®), Certoparin (Mono-Embolex®NM), Dalteparin (Fragmin®), Reviparin (Clivarin®1.750) od. mit dem vollsynthetischen Xa-Hemmstoff Fondaparinux (1 x tgl. 2,5 mg s.c., Arixtra®)

Für elektive Hüft- und Kniegelenksersatzoperationen sind jetzt auch **orale** Antithrombotika zugelassen (1 x 10 mg/Tag Rivaroxaban, Xarelto® od. 2 x 2,5 mg/Tag Apixaban, Eliquis®).

Antithrombosestrümpfe (ab Tag der Operation)!

Bei Patienten unter Antikoagulation: Absetzen des Phenprocoumon (Marcumar®) ca. 4 Tg. vor Op, bei Risikopatienten Heparinperfusor und Vollheparinisierung (200-600 I.E./Std. unter tgl. Laborkontrolle, Ziel: 2fache PTT), sonst Low-dose-Heparinisierung beginnen ab Quick >40 %; bei Notfalleingriffen Anheben des Quick (Prothrombinzeit) mit Frischplasma (FFP) auf mind. 40 %.

Bei Pat. mit ASS- od. NSAR-Medikation oder v.-WILLEBRAND-JÜRGENS-Syndrom: Antagonisierung der Thrombozytendysfunktion mit Vasopressinanalogon Desmopressin i.v. (Minirin® parenteral, 0,3 µg/kgKG) ½ Std. vor Op oder falls erforderlich Thrombozyten- od. Faktor-VIII-/vWF-Konzentrat-Substitution; bei einer niedrig dosierten ASS-Gabe (100 mg/Tag) ist ein Absetzen meist nicht erforderlich.

Kontrazeption und operative Eingriffe: 4 Wo. vor elektiven großen Operationen (mit erhöhtem Thromboserisiko) sollten östrogenhaltige Kontrazeptiva abgesetzt werden und erst nach vollständiger Mobilisation wieder verordnet werden.

Spezielle Maßnahmen bei einzelnen Eingriffen vor der Operation:

- Je nach Größe des Eingriffs kreuzen und anfordern von ausreichend **Blutkonserven**, als Anhalt (je nach Symptomatik, Op-Technik und Krankenhaus verschieden) gilt bei folgenden Eingriffen:

Lunge	4 Konserven	Akutes Abdomen, Ileus	4 Konserven
Pneumothorax	2 Konserven	Splenektomie	2 Konserven
Herz	6 Konserven	Nephrektomie	4 Konserven
Aortenaneurysma	10 Konserven	Hüfte, TEP	4 Konserven
Ösophagus	6 Konserven	Amputationen	4 Konserven
Magen-Darm-Trakt	4 Konserven	Kraniotomie	6 Konserven

Die Anzahl der **Erythrozytenkonzentrate** ist als Sicherheitsmaßnahme zu sehen, meist wird bei elektiven, operativen Eingriffen kein Fremdblut benötigt.

Bei **elektiven** (= planbaren) Eingriffen wird außerdem die **Eigenblutspende** bevorzugt (max. 2 Liter = 4 Konserven mögl.).
Vorgehen: 4 Wo., 3 Wo., 2 Wo. und 1 Wo. vor dem geplanten Eingriff jeweils 500 ml Blutspende. Die Konserven sind max. 7 Wo. lagerungsfähig, <5 Tage vor dem Eingriff keine Spende mehr, damit dem Körper Zeit zur Regeneration bleibt, ab 1. Spende oder besser 1 Woche zuvor sollte Eisen substituiert werden, 300 mg Eisen-(II)-Sulfat/Tag (z.B. 1x1 Tbl./Tag Eryfer®100 od. ferro sanol®duodenal 100), neuerdings wird auch rekombinantes humanes Erythropoetin gegeben.
Über die Möglichkeit der Eigenblutspende muss jeder Pat. aufgeklärt werden!

K-Ind. für eine Eigenblutspende sind: instabile Angina pectoris, koronare Hauptstammstenose, dekompensierte Herzinsuffizienz, kritisches Aortenklappenvitium (Druckgradient >70 mmHg), Anämie, Malnutrition, hochgradige Karotisstenose und kürzlich aufgetretene TIA

- Anlage eines **ZVK** bei allen großen Eingriffen im Magen-Darmtrakt ca. 2-3 Tage präoperativ und Vorbereitung mit hochkalorischer Infusion (z.B. 2 l Combiplasmal®/Tag) u. Humanalbumin (je nach Gesamteiweiß, 3 x 50 ml 20%ig/Tag)
- **Lungenfunktionsprüfung** (Vitalkapazität, Tiffeneau-Test) und Blutgasanalyse bei Thoraxeingriffen sowie Atemtraining prä- und postoperativ
- **Perioperative Antibiotikaprophylaxe**:

  Allgemein: Der ideale Zeitpunkt der (einmaligen) prophylaktischen Antibiotikagabe ist **½-2 Std. präoperativ i.v.** (z.B. bei Einleitung der Narkose). Dauert der Eingriff länger als 3 Std. wird eine zweite Dosis gegeben.

  Ind:
  - Traumatologie: Septische Wunden, offene Frakturen und Implantation von Fremdmaterial, z.B. endoprothetischer Gelenkersatz, prothetische Netze, Gefäßprothesen (z.B. 1,5 g Cefuroxim [Zinacef®] od. 1,0 g Oxacillin [InfectoStaph®])
  - Alle Darmoperationen, Darmverletzung (z.B. 2,0 g Cefotaxim [Claforan®] od. 2,0 g Ceftriaxon [Rocephin®] + 0,5 g Metronidazol [Clont®])
  - Ösophagus-, Magen-, Gallenblase/-wege-Op (z.B. 2,0 g Ceftriaxon [Rocephin®])
  - Herzoperationen (z.B. 2,0 g Cefotaxim [Claforan®])
  - Lungenoperationen (z.B. 2,0 g Cefotaxim [Claforan®] od. 4,0 g Mezlocillin [Baypen®])
  - Neurochirurgie: alle Kraniotomien (z.B. 2,0 g Cefotaxim [Claforan®])

Anästhesiologische Maßnahmen:

- Beurteilung des Risikos nach der ASA-Klassifikation (American Society of Anaesthesiology)

ASA I	Normaler, gesunder Patient
ASA II	Pat. mit leichter Allgemeinerkrankung
ASA III	Pat. mit schwerer Allgemeinerkrankung und Leistungsminderung
ASA IV	Pat. mit inaktivierender Allgemeinerkrankung, ständige Lebensbedrohung
ASA V	Moribunder Pat., kein Überleben ohne Operation
ASA VI	Hirntoter Pat., der für eine Organspende vorgesehen ist

- Prämedikation: Meist am Abend vor dem Eingriff (z.B. Dikaliumclorazepat, Tranxilium® 50 mg) und am Morgen des Eingriffs (z.B. Promethazin, Atosil® 50 mg + Buprenorphin, Temgesic® 0,2 mg od. Piritramid, Dipidolor® i.m. 15-30 mg); durch den Einsatz der Prämedikation lässt sich der Bedarf an Narkotika intraoperativ verringern.

Op. K-Ind:
- Herzinfarkt innerhalb der letzten 6 Monate
- Nicht rekompensierbare Herzinsuffizienz
- Lungenfunktion mit Vitalkapazität VK <2 l, Tiffeneau-Test (FEV_1) <1 l
- Bei Elektiveingriffen: Infektionen des Respirationstraktes
- Relativ: Adipositas permagna bei Elektiveingriffen ⇨ Gewichtsreduktion präop.

AUFKLÄRUNG

Je weniger dringlich der Eingriff (elektive Operation, s.o.), umso gründlicher und ausführlicher muss die ärztliche Aufklärung und deren Dokumentation sein! Bei Notfalleingriffen (vitale Indikation) kann die Aufklärung auf ein Minimum beschränkt werden. Bei bewusstlosen Patienten gilt eine 'Geschäftsführung ohne Auftrag' und eine Einwilligung des Patienten ist anzunehmen. Ein ärztlicher Eingriff ohne Einwilligung des Patienten ist eine strafbare Körperverletzung! Über die Einwilligung sollten schriftliche Unterlagen angefertigt werden (z.B. perimed®-Aufklärungsbögen).

Folgende Punkte muss die Aufklärung beinhalten:

- **Art des durchzuführenden Eingriffs** und Aufklärung über die **Diagnose** (Art und Bedeutung der Krankheit) des Patienten
- **Alternative Behandlungsmöglichkeiten** (z.B. konservative Therapieverfahren)
- **Eventuelle Erweiterung** des Eingriffs mit dem Patienten besprechen und dokumentieren (z.B. Erweiterung einer Knotenexstirpation auf eine Ablatio mammae bei intraoperativem Mammakarzinomnachweis von großer Größe)
- Hinweise zum normalen **postoperativen Verlauf** (z.B. Anlage von Drainagen, Kathetern, Intensivstation, Infusionstherapie, Nahrungskarenz, postoperative Medikamenteneinnahme), Aufklärung über notwendige postoperative **Verhaltensregeln** (z.B. kein Sport für eine bestimmte Zeit)
- Bei Elektiveingriffen Aufklärung über die Möglichkeit einer **Eigenblutspende** vor dem operativen Eingriff, bzw. Aufklärung über die Risiken der Fremdblutspende (Hepatitis C ⇨ 0,005 % Risiko, HIV ⇨ 0,0001 % Risiko), Urteil des BGH v. 17.12.1991
- Bei Elektiveingriffen muss dem Patienten genügend Zeit zwischen Aufklärung und der geplanten Operation verbleiben, um Nutzen und Risiken des Eingriffes abwägen zu können (mindestens ein Tag vor der geplanten Operation, Urteil des BGH v. 7.4.1992).
- **Allgemeine Operationskomplikationen**
  - Wundinfektion
  - Gefäßverletzungen, Blutung, Nachblutung, Hämatom, Durchblutungsstörungen
  - Narbenbildung, Keloid
  - Sensibilitätsstörungen im Wundgebiet
  - Mögliche Reoperation bei akuten Komplikationen (z.B. Nachblutung)
  - Rezidivrisiko
  - Thrombose, Embolie

- **Typische spezielle Operationskomplikationen**, unabhängig davon ob diese häufig oder sehr selten vorkommen (es müssen nur für den Eingriff typische Komplikationen sein), z.B.:
  - Kompartmentsyndrom bei Umstellungsosteotomien od. Fraktur mit großem Weichteilschaden
  - Milzverletzung bei allen Oberbaucheingriffen
  - Andere spezielle Komplikationen ⇨ siehe in den jeweiligen einzelnen Kapiteln
- Außerdem muss eine Aufklärung durch den **Anästhesisten** bezüglich der **Narkose** am Vorabend der Operation (bei Elektiveingriffen) erfolgen.

Kinder: Bei unter 14-Jährigen müssen die Eltern einwilligen (bei schwerwiegenden Eingriffen beide Elternteile). Bei Jugendlichen zw. 14-18 J. sollten die Eltern mit aufgeklärt werden und zustimmen.

SCHMERZTHERAPIE

Ind:
- **Akutes Trauma**
- **Postoperative** Schmerztherapie
- **Palliative** Schmerztherapie bei **finaler Tumorerkrankung**, Tumorrezidiv, Knochenmetastasen, pathologischer Fraktur, Tumornekrose an den Schleimhäuten (Ulzeration)
- **Nervenkompression** durch Tumoren
- Viszerale Tumorinfiltration/Metastasen (⇨ intestinale Obstruktion) oder Weichteilinfiltration
- Leberkapselschmerz, Aszites, Hirnödem, Lymphödem, venöse Ödeme
- Phantomschmerz nach Extremitätenamputation
- SUDECK-Syndrom
- Iatrogen: Op-Narben, Nervenläsionen, Postthorakotomiesyndrom, postoperative Kontrakturen, Strahlenfibrose (Plexusfibrose, Osteoradionekrose, Mukositis, Neuropathie), Tumorembolisation, Chemotherapie

Diag:
1. Anamnese (Grunderkrankung, Krankheitsstadium, Begleiterkrankungen), **Schmerztagebuch** führen lassen (Schmerzdauer, Intensität [Skala von 1-10], Lokalisation und Ausstrahlung, beeinflussende Faktoren, Begleitbeschwerden)
2. Klinische und neurologische Untersuchung: neurologische Ausfälle, DMS
3. Je nach Form und Lokalisation der Schmerzen erforderliche spezifische Diagnostik durchführen (z.B. zur Klärung Rezidiv, Metastasierung, kausale Behandlungsmöglichkeit durch Bestrahlung od. Op mögl.?)

Allgemein:
- Mit der Schmerztherapie frühzeitig beginnen. Chronische Schmerzen führen zur Ausbildung eines sog. „Schmerzgedächtnisses“, das dazu führt, dass die Schmerzen dann therapeutisch schwerer zu beeinflussen sind.
- Behandlung gem. dem Stufenschema (s.u., Tab.)
- Bei Dauerschmerzen **regelmäßige Medikation** (Einnahmeplan für den Pat. erstellen), keine Einnahmepause oder Verordnung „nur bei Bedarf“ (außer für Zusatzmedikation zum Abfangen von extremen Schmerzspitzen)
- **Langwirksame** Präparate (Retardpräparate) und orale, rektale od. transdermale Applikation bevorzugen
- Ausreichend **hohe Dosierung** (keine Scheu vor hohen Dosen, Maximaldosis ausschöpfen bevor eine Kombinationstherapie begonnen wird), keine Kombination von Medikamenten aus der selben Wirkstoffgruppe
- Psychoonkologische Betreuung des Pat. (Krisenintervention, Gesprächstherapie, menschliche Zuwendung)

Stufenschema gem. WHO zur Behandlung von chronischen Tumorschmerzen

Stufe 1	normale Analgetika			
Stufe 2	normale Analgetika	schwache Opioide		
Stufe 3	(±)		starke Opioide	
Stufe 4	(±)	(±)		invasive Schmerztherapie

<u>Stufe:</u> 1. **Normale Analgetika** (Nichtopioidanalgetika): oral od. rektal appliziert
2. Stufe 1 **+ schwache Opioide**: oral od. rektal appliziert
3. **Starke Opioide** ± Stufe 1: oral, rektal od. transdermal appliziert
4. Invasive Schmerztherapie: **intravenös, intramuskulär, subkutan, epidural, intrathekal** appliziert oder regionale Schmerzblockade

<u>Präp:</u>
- <u>Normale Analgetika</u> (in Klammern Handelsname und übliche Dosierung/Tag für Erwachsene [in eckiger Klammer max. Tagesdosis]): **Acetylsalicylsäure** (Aspirin®, 3 x 500-1.000 mg [6.000 mg]), **Paracetamol** (Benuron®, 3 x 500-1.000 mg [4.000 mg]), **Metamizol** (Novalgin®, 3 x 625-1.000 mg = 25-40 Trpf. [5.000 mg]), nichtsteroidale Antirheumatika (NSAR) wie **Diclofenac** (Voltaren®, 3 x 25-50 mg [300 mg]), **Ibuprofen** (Imbun®, 2-3 x 400 mg [2.400 mg]), Indometacin (Indomet®, 1-3 x 50 mg [200 mg]), Flupirtin (Trancopal®Dolo, 3 x 100 mg [600 mg]), Naproxen (Proxen®, 2-3 x 250 mg [1.250 mg]), Piroxicam (2 x 10 mg [40 mg]), COX-2-Inhibitoren (Ind. bei Arthrose od. Arthritis, Celecoxib 2 x 100-200 mg/Tag, Celebrex® od. Etoricoxib 1 x 30-90 mg/Tag, Arcoxia®)
- <u>Schwache Opioide:</u> **Tramadol** (Tramal®, 4 x 50-100 mg = 20-40 Trpf. [600 mg]), Nalbuphin (Nubain®, i.v. od. i.m., 4 x 0,15-0,30 mg/kgKG [2,4 mg/kgKG]), Meptazinol (Meptid®, i.v. od. i.m., 50-100 mg alle 2-4 Std.), Dihydrocodein (Remedacen®, 2 x 30 mg [360 mg])
- <u>Starke Opioide</u> (unterliegen der BtMVV und erfordern ein BtM-Rezept): **Morphin** (MST® Retardtabletten od. Granulat, 2 x 10-200 mg [900 mg oral]), **Buprenorphin** (Temgesic® sublingual Tabletten, 3 x 0,4 mg [1,8 mg], Norspan® Transdermales Pflaster, 5-20 µg/h alle 7 Tage), **Fentanyl** (Durogesic®-Membranpflaster, 50-100 µg/h alle 72 Std. [700 µg/h alle 72 Std., frühestens alle 48 Std. Pflasterwechsel], für kurzfristige Schmerzspitzen Fentanyl-Lutschtabletten 200-1.600 µg, Actiq® od. Nasenspray, PecFent®, Instanyl®), Pethidin (Dolantin® Tropfen od. Supp., 1-3 x 50-100 mg [500 mg]), Kombination von **Tilidin + Naloxon** als Trpf. (Valoron®, 4 x 50-100 mg [600 mg]), Kombination von Oxycodon + Naloxon (2 x 10/5 mg oral, [40/20 mg], Targin®, Vorteil: weniger opiatbedingte NW)
- <u>Zusätzliche Medikamente</u> (Adjuvantien): Antiemetika (Metoclopramid, Paspertin® od. Dimenhydrinat, Vomex A®) bei Übelkeit/Erbrechen (bei Chemotherapie stark wirksame, wie Ondansetron [Zofran®] od. Granisetron [Kevatril®], ggf. + Dexamethason und Aprepitant [Emend®], bei therapierefraktärer Übelkeit u. Erbrechen auch cannabishaltige Med. [Dronabinol, Marinol®])

  Quellstoffe od. Laxanzien (Bisacodyl, Dulcolax®) bei Obstipation, Spasmolytika (Butylscopolamin, Buscopan®, Metamizol wirkt auch spasmolytisch) bei kolikartigen Schmerzen

  Antidepressiva: insb. **Amitriptylin** (Saroten® retard Kapseln, mit 25 mg zur Nacht beginnen, steigerbar bis 25-25-50-50 mg, NW: sedierend, Gewichtszunahme ⇨ die NW sind z.B. bei Tumorpat. aber eher positiv zu sehen), Nortriptylin (Nortrilen®, NW: antriebssteigernd) od. Duloxetin (1 x 60 mg/Tag, Cymbalta®) ⇨ modulieren das Schmerzempfinden und bessern die oft gleichzeitig vorhandene depressive Symptomatik; od. Neuroleptika, z.B. Levomepromazin (Neurocil®, einschleichend bis max. 300 mg/Tag)

  Antikonvulsiva: Pregabalin (Lyrica®), Gabapentin (Neurontin®) od. Carbamazepin (Tegretal®) bei neuropathischen Schmerzen/Phantomschmerzen

  Tizanidin, Sirdalud® od. Methocarbamol, Ortoton® bei Myogelosen

  Glukokortikoide bei entzündlichem Prozess/Hirnödem/Rückenmarkkompression/Subileus

  Calcitonin (Karil® s.c., i.m. od. i.v.) od. Bisphosphonate (Zoledronat, Zometa® od. Clodronat, Ostac®) bei Knochenmetastasenschmerzen

  H_2-Blocker (Ranitidin, Sostril®) od. Sucralfat (Ulcogant®) als Magenschutz
- <u>Invasive Schmerztherapie</u> (wird meist vom Anästhesist/**Schmerztherapeut** durchgeführt):
  - I.v., i.m. od. s.c. angewendete Opiate: Morphin (MSI®-Ampullen, max. 50 mg alle 4 Std.), Piritramid (Dipidolor®, max. 22,5 mg alle 6 Std.), Pethidin (Dolantin®, max. 100 mg alle 4 Std.) zur Behandlung von Schmerzspitzen; längere Applikation auch mittels s.c. Katheter und einer Pumpe (z.B. Pegasus light) mögl.
  - Epidurale Opiatanalgesie (Morphin, MSI®-Ampullen) über subkutan getunnelten Katheter oder subkutan implantierten Port (evtl. auch mit subkutan implantierter Pumpe, z.B.

Medtronic SynchroMed®): 1-4 mg verdünnt mit physiolog. Kochsalzlösung
- Intrathekale Opiatanalgesie mit Morphin (MSI®-Ampullen): 0,5-1 mg verdünnt mit 1-4 ml physiologischer Kochsalzlösung über Katheter mit implantiertem Port od. Pumpe; bei opiatrefraktären Pat. ist auch der neue Wirkstoff Ziconotid (Prialt®) intrathekal mögl.
- Regionale Schmerzblockaden: Plexus coeliacus und Interkostalblockade als chemische Neurolyse (5%iges Phenol), Intrapleuralblockade mit Bupivacain (Carbostesin® 0,5%ig)
- Epidurale elektrische Hinterstrangstimulation mit implantierten Elektroden und einem externen od. implantierten Generator (Ind: fehlendes Ansprechen auf andere Verfahren)

- Unterstützende Maßnahmen: Krankengymnastik, physikalische Therapie, Lymphdrainage, TENS (transkutane elektrische Nervenstimulation), Neuraltherapie mit Hautinfiltration eines Lokalanästhetikums ("quaddeln" z.B. mit Lidocain, Xyloneural®) im Bereich von Myogelosen, Aufkleben eines großflächigen Lidocain-/Prilocain-Hautpflasters (EMLA®) über dem betroffenen Dermatom, Akupunktur
- Operativ: Ind: finale Erkrankung und Versagen aller anderen analgetischen Methoden
  - DREZ-Läsion (dorsal root entry zone): Koagulation od. Chemoneurolyse (mit Phenol-Glyzerin) der afferenten Schmerzbahn im Bereich der Hinterwurzel am Rückenmark od. auch operative Durchtrennung der Hinterwurzelnerven (Rhizotomie, FOERSTER-Operation) mögl.
  - Chordotomie: offene operative Durchtrennung od. perkutane Thermoläsion/Radiofrequenzablation des Tractus spinothalamicus im Rückenmark in Höhe C1/C2
  - Intrathekale Neurolysen, Thermokoagulation des Ganglion trigeminale GASSERI
- Radiatio: punktuelle Bestrahlung bei Knochenmetastasen
- Informationen für Ärzte und Patienten: Informationsdienst Krebsschmerz beim KID, Im Neuenheimer Feld 280, 69120 Heidelberg, Tel.: 0800 4203040, Internet: www.ksid.de und www.schmerzliga.de

Kompl:
* Nichtopioidanalgetika: Magenschmerzen, Gastritis, Ulcus ventriculi, Ulkusperforation
* Metamizol: selten Agranulozytose, Anaphylaxie
* Opioide: Limitierend in der Dosissteigerung ist die **Obstipation**, daneben Miktionsstörungen mit Harnverhalt, Übelkeit, Erbrechen, Sedation, Verminderung des Reaktionsvermögens (Aufklärung: kein Autofahren!), Schwindel, Miosis, Atemdepression (Antidot bei Intoxikation: Naloxon). Das Abhängigkeitspotential spielt bei der Behandlung chronischer Tumorschmerzen keine Rolle.

SCHULTERGÜRTEL

STERNOKLAVIKULARGELENKLUXATION

<u>Ät:</u> Direkte oder indirekte (seitliche) Gewalteinwirkung auf die Klavikula, ICD-10: S43.2 (insg. sehr seltene Verletzung)

<u>Etlg:</u> # Luxatio praesternalis (häufigste Form): nach vorne oben
Luxatio suprasternalis: nach oben
Luxatio retrosternalis: nach hinten unten
Einteilung nach ALLMANN (1967) bez. Klinik und Röntgenbefund

Grad I	Kontusion oder Distorsion des Gelenkes ohne wesentliche Dislokation
Grad II	Subluxation des Gelenkes durch **Teilzerreißung** der sternoklavikulären Bänder
Grad III	Komplette **Zerreißung aller Bandstrukturen**, deutliche Stufenbildung, radiologisch leere Gelenkpfanne

<u>Klin:</u> ⇒ Bewegungsschmerz, Druckschmerz über dem Sternoklavikulargelenk
⇒ Luxatio praesternalis: tastbarer Vorsprung am Sternalrand
⇒ Luxatio retrosternalis: tastbare Eindellung am Sternalrand

<u>Diag:</u> 1. Anamnese und klinische Untersuchung
2. <u>Röntgen:</u> normale p.a. Thoraxübersicht u. Seitenbild (oft kein sicherer Nachweis ⇨ ggf. Tomographie)
Rö. nach ROCKWOOD: Bei liegendem Patienten, Aufnahme in 40°-Winkel auf das Sternum (s. Abb.):
⇨ Luxatio praesternalis projiziert sich nach oben,
⇨ Luxatio retrosternalis projiziert sich nach unten.

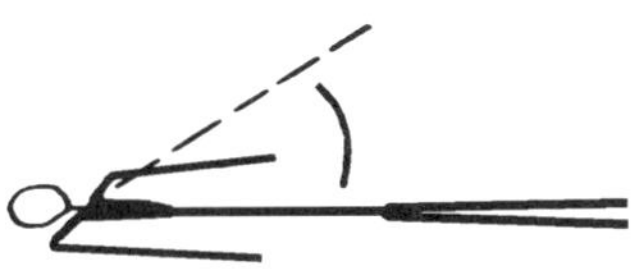

<u>Ther:</u> • <u>Konservativ:</u> 1.) Reponieren in Lokalanästhesie (gelingt meist gut)
2.) **Rucksackverband** für 4-5 Wochen (dieser übt Zug nach hinten aus), frühfunktionelle Behandlung (gute Mitarbeit des Pat. erforderlich)
• <u>Operativ:</u> Ind: Versagen der konservativen Therapie, funktionelle Beeinträchtigung, retrosternale Luxation
- Op nach BUNNELL: Fixation von Sternum und Klavikula, heute modifiziert mit **PDS-Banding** (Kordel, die sich nach ca. 3-5 Monaten selbst auflöst), früher durchgeführt mit Draht und Faszienstreifen, entsprechend des Verlaufes des Lig.sternoclaviculare
- Resektion und Arthrodese als Ultima ratio bei sehr alten Patienten

<u>Kompl:</u> * Verletzung von Trachea, Ösophagus, Duct.thoracicus, Aorta, V.cava, Lunge, Contusio cordis, Myokardverletzung insb. bei der Luxatio retrosternalis
* Mitverletzung des Akromioklavikulargelenks
* Reluxation ⇨ ggf. Operation notwendig

KLAVIKULAFRAKTUREN

<u>Syn:</u> Schlüsselbeinbruch, ICD-10: S42.0-

<u>Ät:</u> – Meist **indirekte Gewalteinwirkung**: Sturz auf Schulter/Arm ⇨ eher **Klavikulaschaftfraktur**

- Direkte Gewalteinwirkung: Stoß, Schlag, Schuss ⇨ eher laterale Frakturen
- Perinatal (schwierige **Geburt** bei Schulterdystokie = nach Geburt des Kopfes bleibt die vordere Schulter an der Symphyse hängen) bei ca. 5/1.000 Geburten vorkommend

Epid: ◊ Inzidenz: 64/100.000/Jahr
◊ Eine der häufigsten Frakturen im Kindes- und Erwachsenenalter (3-5 % aller Frakturen)

Etlg: # Mediale Fraktur (nahe am Sternum, selten)
Clavicula-Fraktur in **Schaftmitte** (am häufigsten, ca. 80 % d.F.)
Laterale Fraktur (lateral des Lig.coracoclaviculare, 15-20 % d.F.)
Offene Fraktur (sehr selten)

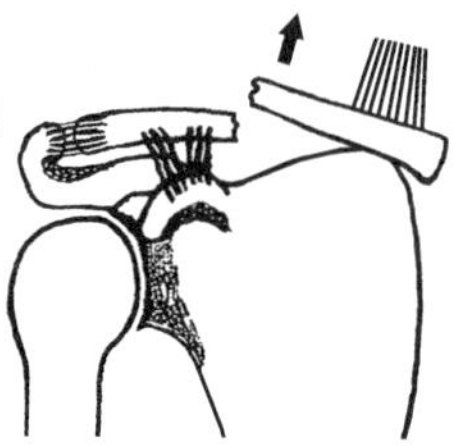

Klin: ⇒ Weichteilschwellung, Schmerz
⇒ Functio laesa des Schultergürtels (Schonhaltung), Krepitation
⇒ **Fehlstellung**: Mediales Fragment steht durch den Zug des M.sternocleidomastoideus **nach oben** ab (laterales Fragment ist fixiert durch das Lig.coracoclaviculare, s. Abb.).

Diag: 1. Anamnese und klinischer Befund: DMS prüfen!, Auskultation der Lungen
2. Röntgen: Klavikula a.p. und tangential (wie Rö. nach ROCKWOOD, s.o.)

Ther:
- Konservativ:
  Frakturen in Schaftmitte u. mediale: redressierender **Rucksackverband** für ca. 3-4 Wo.
  Evtl. geschlossene Reposition bei starker Dislokation in Bruchspaltanästhesie
  Perinatale Fraktur: meist Grünholzfraktur mit nur geringer Dislokation ⇨ keine Ther. notwendig
- Operativ: Ind: selten gegeben (früher nur bei 1-2 % d. Klavikulafrakturen, heute häufiger)
  1. Offene Fraktur od. drohende Durchspießung der Haut
  2. Hämato-, Pneumothorax, Begleitverletzung des Plexus brachialis oder A.,V.subclavia
  3. Sehr weit laterale Fraktur mit AC-Gelenkinstabilität (Fraktur im Bereich des Ansatzes des Lig.coracoclaviculare) od. gleichzeitige Skapulahalsfraktur (floating shoulder)
  4. Kinder od. Jugendliche: Herauslösung des lat. Drittels der Klavikula aus dem Periostschlauch
  5. Fehlende Heilung unter konservativer Ther nach 6 Wo.
  6. Bei dislozierter Fraktur Op-Entscheidung individuell (z.B. bei >2 cm), der Trend geht heute bei Erwachsenen eher zur Op u. frühfunktionellen Behandlung, für Kinder eher konservatives Vorgehen.
  - Fraktur in Schaftmitte u. med. Frakturen:
    Plattenosteosynthese mit kleiner winkelstabiler Platte (s. Abb., auch als eingeschobenes MIPPO-System)

    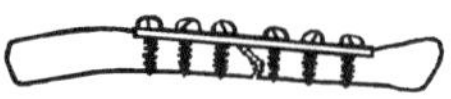

    Zunehmend häufiger wird auch ein minimalinvasives Verfahren angewendet: **ESIN** (= elastic stable intramedullary nailing), hierbei wird in den Markraum ein elastischer 2,5-3 mm dünner Titannagel, über eine kleine Bohrung von medial, eingebracht. Nach 8 Wo. wird dieser dann wieder entfernt.
  - Laterale Fraktur: Spickdrähte und Zuggurtung (s. Abb.)

    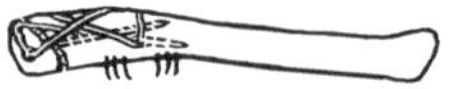

  - Metallentfernung nach 18 Mon.

Prog: Sehr gute Heilungstendenz

Kompl: * Pseudarthrosenbildung (am ehesten bei Frakturen in Schaftmitte) ⇨ operative Revision
* Plexus- und Gefäßirritationen durch zu starke Kallusbildung od. hypertrophe Pseudarthrose
* Gleichzeitige Fraktur der Scapula (am Scapulahals) ⇨ floating shoulder (s.u.)

DD: – Perinatal: kongenitale Pseudarthrose (intrauterine Entwicklungsstörung)
– Kleidokraniale Dysostose: durch erbliche membranöse Knochenbildungsstörung Lücken in

der Klavikula (selten fehlt diese auch ganz)
- Pathologische Fraktur (Bagatelltrauma): Tumormetastase in der Klavikula
- ACG-Luxation als DD zur lat., Sternoklavikulargelenkluxation als DD zur med. Fraktur
- Epiphysenfugenfraktur bei Kindern und Jugendlichen als DD zur med. Fraktur (die Epiphysenfuge der Klavikula schließt sich erst ca. im 20. Lj.)

AKROMIOKLAVIKULARGELENKLUXATION

Syn: Luxatio acromioclavicularis, Schultereckgelenkluxation, ACG-Verletzung, ICD-10: S43.1

Anatomie: Lig.coracoclaviculare übernimmt 80 % der Kraft im Schultereckgelenk, das Lig.acromioclaviculare nur 20 %. Bei Ruptur des Lig.coracoclaviculare ist meist auch das Lig. acromioclaviculare rupturiert (= TOSSY III) und es resultiert eine größere Instabilität.

Ät: Sturz auf die Schulter bei abduziertem Arm ⇨ starke Hebelwirkung am Schultergürtel

Etlg:

TOSSY I:	**Überdehnung** oder Zerrung der Ligg.acromioclaviculare u. coracoclaviculare
TOSSY II:	**Ruptur** des Lig.acromioclaviculare u. Überdehnung des Lig.coracoclaviculare ⇨ **Subluxation** im Schultereckgelenk
TOSSY III:	**Ruptur** der Ligg.acromioclaviculare **und** coracoclaviculare ⇨ **Luxation** im Schultereckgelenk

TOSSY I TOSSY II TOSSY III mit Klaviertastenphänomen

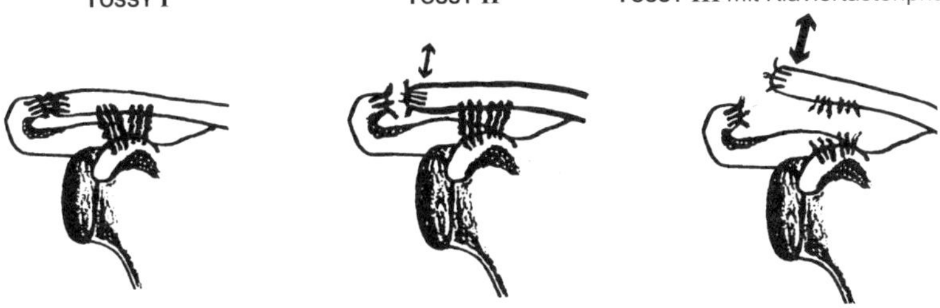

Nach ROCKWOOD werden noch 3 weitere Formen unterschieden:
Typ I-III wie bei TOSSY
Typ IV: wie bei TOSSY III, die Clavicula ist zusätzlich nach dorsal disloziert
Typ V: wie bei TOSSY III, Abriss des M.deltoideus u. trapezius vom distalen Klavikulaende, AC-Gelenkspalt 2-3 x so weit wie auf der Gegenseite, radiologisch sind der Arm und die Scapula nach inferior disloziert
Typ VI: wie bei Typ V, die Clavicula ist unter das Coracoid od. Acromion disloziert

Luxationsmöglichkeiten:
- Luxatio supraacromialis (häufigste) ⇨ nach oben
- Luxatio infraacromialis (selten) ⇨ nach unten
- Luxatio retrospinata (selten) ⇨ nach hinten

Klin:
⇒ Schmerz im Schultereckgelenk bei Bewegung, evtl. Schwellung
⇒ "Klaviertastenphänomen" (TOSSY III): federnder Widerstand der nach oben abstehenden Klavikula mit sichtbarer Stufenbildung (gering auch bei TOSSY II mögl.)

Diag:
1. Anamnese (Traumamechanismus) und klinischer Befund, Prellmarke über dem ACG
2. Röntgen: Schultergürtel a.p. zum Frakturausschluss, dann Aufnahme mit Belastung (sog. Panorama-Stressaufnahme) = mit einem Gewicht von je 5 kg an den Armen ⇨ Subluxation und Luxation werden im Seitenvergleich sichtbar.

Ther: • Konservativ: Ruhigstellung bei TOSSY I, II ggf. auch bei III, z.B. mit DESAULT-/GILCHRIST- oder Tapeverband für 3 Wochen sowie Krankengymnastik

• Operativ: Ind: ab TOSSY III (ROCKWOOD IV + V), junge (<35. Lj.) Pat. mit Überkopfarbeit
- Op nach BUNELL ⇨ heute modifiziert mit **PDS-Banding** (= Zuggurtung mit resorbierbarer 1 mm starker Polydioxanon-Kordel) zwischen Akromion und Klavikula u. Korakoid und Klavikula und **Naht der Bänder**
- Auch als arthroskop. Op mit speziellen Anker-/Fadenkombinationen (TightRope®)
- Alternativ Bandnaht und temporäre Arthrodese des ACG mit Spickdraht für 6 Wochen oder Hakenplatte nach BALSER od. WOLTER-Platte (dann ist aber später eine 2. Op. zur Metallentfernung nötig)
- Postoperativ: GILCHRIST-Verband (Abb. s.u.) für eine Woche, danach krankengymnastische funktionelle Mobilisation bis 90° für 6 Wochen (kein Gips)

Prog: I.d.R. gleich gutes funktionelles Ergebnis nach konservativer od. operativer Therapie, daher wird die Op mit Zurückhaltung empfohlen.

Kompl: * Nach Ther. bleibender Hochstand der lateralen Klavikula
* Persistierende Schmerzen, Arthrose des AC-Gelenkes
* Bewegungseinschränkung oder Instabilität im Schultereckgelenk
* Osteolyse der lateralen Clavicula

SKAPULAFRAKTUREN

Syn: Schulterblattfrakturen, engl. fracture of the scapula, ICD-10: S42.1-

Ät: – Starke direkte Gewalteinwirkung: Sturz auf die Schulter
– Indirektes Trauma: Sturz auf den Arm
– Luxationen des Schultergelenkes, insb. nach unten ⇨ Pfannenrandausbruch

Epid: Seltene Fraktur (Scapula ist muskulär gut geschützt u. mobil) ⇨ bei Skapulafraktur aufgrund der dafür notwendigen hohen Energie **häufig Begleitverletzungen**! (s. Kompl.)

Etlg: # Stück- oder Trümmerfraktur der Skapula (Skapula-**Körperfrakturen**)
Abrissfraktur des Akromions
Abrissfraktur des Proc.coracoideus
Frakturen durch die Pfanne (Glenoidfraktur) = Gelenkfrakturen
Stauchungsfraktur der Pfanne
Pfannenrandausbrüche (kommen bei Schultergelenkluxation vor, BANKART-Läsion, s.u.)
Skapulahalsfraktur mit dislozierter (nach vorne unten abgekippter) Pfanne ⇨ >40° abgekippt = Op-Ind.
Skapulahalsfraktur + ACG-Luxation od. Klavikulafraktur ⇨ instabile Schulter (**floating shoulder**, s. Abb.) ⇨ immer Op

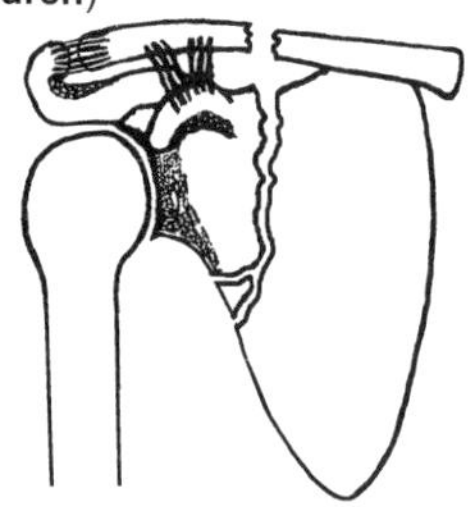

Klin: ⇒ Schmerzen bei Bewegung im Schultergelenk, lokaler Druckschmerz
⇒ Bewegungseinschränkung
⇒ Evtl. Absinken der Schulter ⇨ sichtbare Veränderung der Schulterkontur

Diag: 1. Anamnese (Unfallhergang) und klinischer Befund
2. Röntgen: Schultergelenk in 2 Ebenen, evtl. Schrägaufnahmen und Röntgen-Thorax (Ausschluss von Begleitverletzungen) und CT zum Ausschluss Gelenkbeteiligung

Ther: • Konservativ: Bei Körperfrakturen Ruhigstellung für 14 Tage im DESAULT-Verband od. GILCHRIST-Verband, danach Mobilisation

• Operativ: Ind: Pfannenbeteiligung, z.B. dislozierte Pfanne, Pfannenrandausbruch, starke Akromiondislokation, floating shoulder

- Fragmentreposition und Schrauben- od. Plattenosteosynthese
- Floating shoulder: Meist ist die Reposition und Versorgung der Klavikulafraktur mit einer Plattenosteosynthese ausreichend.

Prog: Skapulafrakturen haben eine sehr gute Heilungstendenz.

Kompl: * Verletzung des N.axillaris, N.suprascapularis od. Plexus brachialis
* Thoraxverletzung: Hämato- od. Pneumothorax, Rippenfrakturen
* Humeruskopffraktur, Schultergelenkluxation

SCHULTERGELENKLUXATION

Syn: Oft nur Schulterluxation genannt, engl. shoulder dislocation, ICD-10: S43.0-

Ät: – Traumatische Luxation: indirekt bei hebelnder Bewegung des Humerus (Außenrotation + Abduktion), z.B. **Sturz** auf den (nach hinten) ausgestreckten Arm
Typische Sportarten: Handball, Basketball, American Football, Lacrosse, Judo
– Habituelle Luxation (ohne Gewalteinwirkung, gewohnheitsmäßige Luxation): Erstluxation **ohne adäquates Trauma**; Ursachen: angeborene Dysplasie oder Fehlstellung der Gelenkpfanne, Muskel-Kapsel-Band-Schwäche, Torsionsfehler des Humerus, angeborene Bindegewebserkrankung (EHLERS-DANLOS-Syndrom)
– Rezidivierende Luxation = nach adäquatem Ersttrauma durch dann prädisponierende Faktoren: Verletzung des Pfannenrandes (BANKART-Läsion), Erweiterung der Gelenkkapsel, Schädigung des Kapsel-Bandapparates, Impression am Humeruskopf. Besonders gefährdet für eine rezidivierende Luxation sind sportlich aktive, junge Patienten (<30. Lj., 50 % d.F., m>w).

Epid: ◊ **Häufigste Luxation** des Menschen! (50 % aller Luxationen)
◊ Inzidenz: ca. 400/100.000/Jahr

Etlg: # **Luxatio anterior/subcoracoidea** ⇨ nach **vorne**, der Kopf steht ventral unter dem Proc. coracoideus (häufigste Form, 80 % d.F.).
Luxatio inferior/axillaris ⇨ nach unten (15 %)
Luxatio posterior/infraspinata ⇨ nach hinten (5 %)

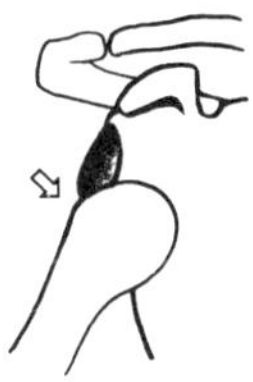
Luxatio anterior

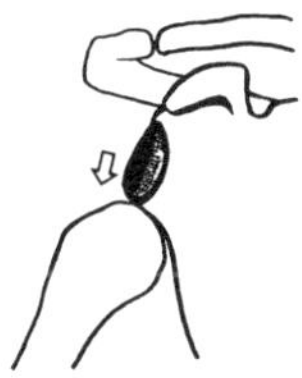
Luxatio inferior

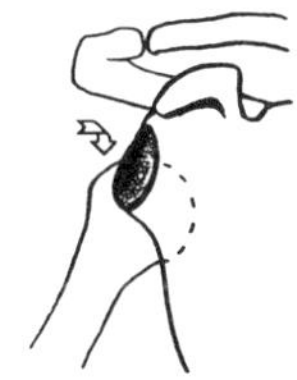
Luxatio posterior

Luxatio superior ⇨ nach oben, bei Abbruch des Akromions
Luxatio erecta ⇨ Kopf steht kaudal der Pfanne mit fixiertem eleviertem Arm
Luxatio intrathoracica (bei extremem Trauma mit Fraktur mehrerer Rippen) ⇨ Kopf ist in den Thoraxraum luxiert

Klin: ⇒ Federnde Fixation im Schultergelenk, Spontan- und Bewegungsschmerz
⇒ Leere Gelenkpfanne, tastbarer Oberarmkopf außerhalb der Pfanne, sicht-/tastbare Einziehung zwischen Akromion u. Oberarmkopf (Sulcus-Zeichen n. NEER)
⇒ Abgeflachte Kontur des M.deltoideus, hervorstehendes Akromion

Diag: 1. Anamnese (Unfallmechanismus, rezidivierende Luxation?) und klinischer Befund (**DMS** dokumentieren!), immer auch Gegenseite auf eine vorliegende Hyperlaxität untersuchen

(Translationstest n. HAWKINS, dazu wird bei hängendem Arm der Oberarmkopf des Pat. umfasst und nach vorne u. hinten geschoben)

2. Röntgen: immer in mind. zwei Ebenen:
   - **Schultergürtel a.p.** (Frakturausschluss)
   - **Transskapuläre Aufnahme** (Kopf projiziert sich normalerweise genau auf die Pfanne ⇨ ideal zur Beurteilung einer Luxation)
   - 45° verdreht (glenoidal-tangential): Gelenkspalt genau einsehbar
   - Transthorakal (Luxationsbeurteilung nur eingeschränkt möglich, wird heute nur noch durchgeführt wenn die transskapuläre Aufnahme nicht mögl. ist)
   - Axial-axillär: Rö. bei abduziertem Arm ⇨ nur bei intaktem Schultergelenk durchführen!
   - Nach Reposition bei jungen Pat. (<50. Lj.): Arthro-CT im Doppelkontrastverfahren oder Arthro-MRT in Abduktion u. Außenrotation (beste Beurteilung des Labrum glenoidale mögl.) zum Ausschluss von Dysplasien, Labrum- od. Glenoidläsionen

Ther:
- Konservativ: Wichtig! **VOR REPOSITION IMMER RÖNTGENKONTROLLE!** um Frakturen oder Fissuren auszuschließen. Vor und nach der Reposition DMS (wegen Gefäß- od. Nervenschäden) kontrollieren und dokumentieren!
  Die sofortige Reposition sollte unter **Sedierung** und **Analgesie**, evtl. auch unter Narkose durchgeführt werden (die relaxierte Muskulatur erleichtert das Reponieren). Die eigentliche Reposition muss langsam und schonend durchgeführt werden.
  Methoden:
  - Reposition nach ARLT: Dauerzug am Arm über eine gepolsterte Stuhllehne als Hypomochlion (= Umlenkpunkt)
  - Reposition nach STIMSON: Pat. liegt auf der Untersuchungsliege in Bauchlage und lässt den Arm mit 5-7 Kg Gewicht nach unten hängen ⇨ oft spontane Reposition innerhalb von einigen Minuten
  - Reposition nach HIPPOKRATES: Zug und Rotation am Arm, gegenstemmen mit der Ferse auf dem Brustkorb des Pat. oder Festhalten des Pat. durch einen Zweithelfer
  - Reposition nach KOCHER (nur Lux. anterior): reponieren durch Außenrotation ⇨ Gefäß-/Nervenläsionen mögl., daher kaum noch angewendet
  - Selbsteinrichtung n. ISELIN (dies wenden die Pat. insb. bei häufiger habitueller Luxatio anterior selbst an): durch Zug u. Rotation an einem fixierten Gegenstand
- Nach der Reposition: für 2 Wochen (junge Pat. <40. Lj.) Ruhigstellung mit **GILCHRIST-** (s. Abb.) oder DESAULT-Verband, mit speziellen Schienen auch Ruhigstellung in Außenrotation möglich
  Merke: **Je älter** der Pat., **umso kürzer** die Ruhigstellung (>40. Lj. nur 1 Wo. wegen Gefahr der Schultergelenk-Einsteifung), anschließend frühfunktionelle Behandlung.
  Allgemeine Nachbehandlung: Krankengymnastik zur Stärkung der schulterstabilisierenden Muskulatur (Rotatorenmanschette), Meidung von extremen Bewegungen, Vollbelastung n. 2-3 Mon.

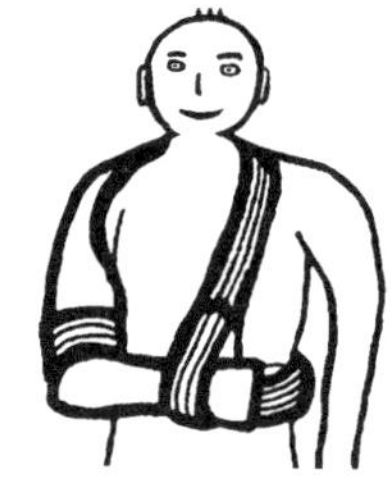

- Operativ: Ind: offene Reposition bei Gefäß-Nerven-Verletzungen, bei Nicht-Gelingen des konservativen Repositionsversuches und bei rezidiv. Luxationen
  - Pat. <50. Lj. mit hoher sportlicher Aktivität (= relative Op-Ind. schon bei der Erstluxation): primär Op n. BANKART od. EDEN-HYBBINETTE (s.u.), auch arthroskopisch mögl.
  - Rezidivierende Luxation: verschiedene Operationen mögl., je nach zugrundeliegendem luxationsfördernden Faktor ⇨ z.B. arthroskopische Labrumfixierung mit Ankern, Sehnen- und Faszienplastiken, Gelenkkapselraffung od. Rotationsosteotomie des proximalen Humerus

Prog: Hohe Rezidivneigung, insb. bei Sportlern (2/3 d. Pat. mit einer Erstluxation <30 J. erleiden bei kons. Ther. ein Rezidiv); nach Op. Reluxationsrate ca. 5-10 %

Kompl: * **BANKART-Läsion:** Abriss des Labrum glenoidale inferior (Limbus) ⇨ Hauptrisikofaktor für die spätere **rezidivierende Schultergelenkluxation**
Etlg: nur Abriss des knorpeligen Labrums od. zusätzlich auch knöcherner Defekt des Glenoidrandes (in 85 % d.F.)
Ther: Op nach BANKART: Bei kleinem Defekt Refixation des Limbus (heute meist als ar-

throskopische Op.): Refixation des Labrum glenoidale inferior am Pfannenrand (arthroskopische Naht mit Fäden an bioresorbierbaren Knochenankern, die in den Pfannenrand eingebracht werden), postop. GILCHRIST-Verband für 2 Wo.
Op nach EDEN-HYBBINETTE: Anlagerung eines Knochenspans (vom Beckenkamm) am vorderen unteren Pfannenrand und Raffung des M.subscapularis bei größerem Defekt
Op nach BRISTOW u. LATERJET: Anlagerung eines Knochenstücks, das aus ca. 1,5 cm Knochen des durchtrennten Coracoids besteht.

* S.L.A.P.-Läsion (superiorer Labrum-Schaden von anterior bis posterior), typisch bei Sturz auf den ausgestreckten Arm od. Wurfsportarten (z.B. Speerwerfen, Handball)
  Ther: arthroskopische Op. mit Refixation des Labrum superior, ggf. kombiniert mit einer Bizepstenodese (Lösung der Bizepssehne vom Labrum u. Fixation am Humeruskopf)
* **HILL-SACHS-Läsion:** dorso-kraniale keilförmige Knochen-Knorpel-Impression am Humeruskopf, entsteht bei der Luxatio anterior durch Druck/Einschlag des Pfannenrandes
  Ther: subkapitale Derotationsosteotomie nach WEBER: 25-30° Außenrotation des Schaftes (zum Kopf) verhindert das Einrasten der Kerbe am Pfannenrand
* Reverse HILL-SACHS-Läsion (Syn: MALGAIGNE-Impression): ventro-kraniale keilförmige Knochen-Knorpel-Impression am Humeruskopf, bei der Luxatio posterior
* Komplette Oberarmkopfluxationsfraktur ⇨ kann zur Kopfnekrose führen (NEER VI, s.u.).
* **Rotatorenmanschettenruptur** (s.u.) od. Abrissfraktur des Sehnenansatzes am Tuberculum majus (NEER VI, s. Kap. Humeruskopffraktur) bei der Luxatio anterior oder des Sehnenansatzes des M.subscapularis am Tuberculum minus (NEER VI) bei der Luxatio posterior
* Multidirektionale Schulterinstabilität (inferiore Instabilität/Luxation + in einer weiteren Richtung, z.B. nach dorsal) durch angeborene Hyperlaxität od. Gelenkpfannendysplasie oder nach rezidivierenden traumatischen Luxationen
* Verletzung des N.axillaris (⇨ Parese des M.deltoideus), Ther: neurochirurgische Wiederherstellung nach 4-6 Monaten
* Plexus-brachialis- od. A./V.axillaris-Verletzung, insb. bei Lux. inferior und erecta
* Einsteifung oder Bewegungseinschränkung der Schulter bei zu langer Ruhigstellung!
* Entwicklung einer späteren Schultergelenkarthrose (Syn: Omarthrose)

ROTATORENMANSCHETTENRUPTUR

Syn: Periarthropathia humeroscapularis pseudoparetica, engl. rotator cuff rupture, ICD-10: S46.0

Anatomie: Die Rotatorenmanschette (Muskelsehnenhaube) besteht aus 4 vom Schulterblatt kommenden Muskeln: **M.supraspinatus, M.infraspinatus, M.teres minor** u. **M.subscapularis**, die zusammen mit ihren Sehnen den Oberarmkopf umschließen (s. Abb.) und in der Pfanne zentrieren/halten.

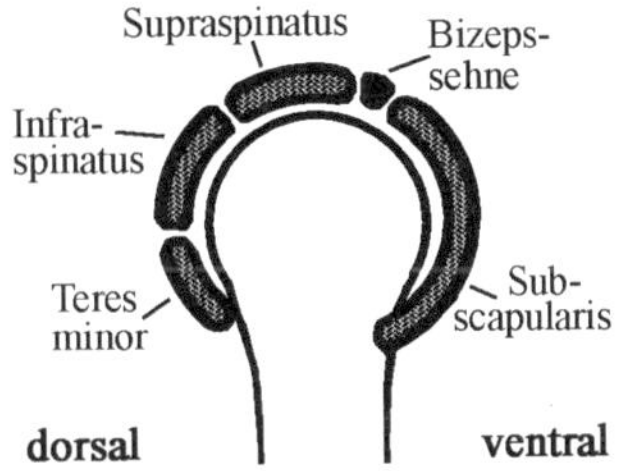

re. OA-Kopf v. lat. gesehen

Ät: – **Degenerativ** (>50. Lj.) bei Bagatelltraumen („Gelegenheitsursache")
– **Traumatisch**/Sportverletzung: gewaltsame passive Bewegung des Armes ⇨ Schultergelenkluxation (s.o.)

Path: ♦ Lok: meist Zerreißung der **Supraspinatussehne** oder Abrissfraktur am Tuberculum majus des Humerus (Ansatz der Muskeln der Rotatorenmanschette [außer M.subscapularis ⇨ dieser kommt von der Ventralseite der Scapula, kreuzt unter dem Oberarmkopf und setzt am ventral gelegenen Tuberculum minus humeri an])
♦ Bei Hochrasanztrauma auch Riss mehrerer Sehnen mögl. (sog. Massenruptur). Ist eine Sehne komplett rupturiert, zieht sich diese durch den Muskelzug weit zurück.

Etlg: # Nach BATEMAN (1963): Ausmaß der Defektbreite bei kompletter Ruptur: Grad I: klein, <1 cm (= eigentlich nur eine Teilruptur); Grad II: mittel, 1-3 cm (ungefähr die Breite der Supraspinatussehne); Grad III: groß, 3-5 cm; Grad IV: massiv, >5 cm (= mind. 2 Sehnen betroffen)

Es gibt noch eine große Anzahl weiterer Einteilungen (z.B. n. PATTE, ELLMAN, SNYDER, GOUTALLIER od. HABERMEYER), die nach Lok. u. Ausmaß der Läsion unterscheiden.

Klin: ⇒ "Pseudoparese" des Armes: Abduktion nicht möglich, bzw. kraftloses Herabfallen des passiv gehaltenen Armes bei 90° Abduktion (drop arm syndrome), evtl. schmerzbedingte Schultersteife

⇒ Druckschmerz über dem Tuberculum majus und im Bereich der Supraspinatussehne

⇒ Falls Abduktion möglich (Teilruptur): Abduktionsschmerz

Diag: 1. Anamnese und klinische Untersuchung: Abduktion (Null-Grad-Abduktionstest ⇨ testet den M.supraspinatus), Innenrotation (⇨ M.subscapularis) u. Außenrotation (⇨ M.infraspinatus u. teres minor) gegen Widerstand prüfen

Weitere Einzeltests: Lift-off-Test u. Lift-off-Lag-Zeichen (testet den M.subscapularis ⇨ den innenrotierten im Ellenbogengelenk flektierten Arm hinter dem Rücken abheben bzw. hinter dem Rücken halten) sowie Belly-press-Test (testet den M.subscapularis ⇨ den im Ellenbogengelenk flektierten Arm vor dem Bauch halten und den Ellenbogen nach vorne bringen = Innenrotation des OA)

HORNBLOWER-Test (testet M.infraspinatus u. M.teres minor ⇨ Hand zum Mund führen lassen, bei Insuffizienz der Außenrotatoren hebt dabei der Ellenbogen vom Thorax ab)

2. **Sonographie** (erfahrener Untersucher): Verschmälerung der Rotatorenmanschette, Hämatom, Dehiszenz

3. Bildgebung: Rö.-Schulter in zwei Ebenen (a.p. u. axillär) zum Ausschluss einer knöchernen Abrissfraktur; bei älterer Ruptur evtl. Hochstand des Humeruskopfes sichtbar (da die rupturierte Rotatorenmanschette den Kopf nicht mehr in der Pfanne hält und der M.deltoideus den Oberarm nach oben zieht, verringert sich der Akromion-Humerus-Abstand ⇨ pathologisch ist ein AHA <7 mm)

   Arthro-CT oder **MRT** (insb. T2-gewichtet und mit Kontrast)

   Die konventionelle Arthrographie des Schultergelenkes ist weitgehend durch die MRT abgelöst.

4. Auch Arthroskopie möglich

Ther: • Konservativ: Bei Teileinrissen oder alten inaktiven Patienten frühfunktionelle Behandlung (Pendeltraining, passive Dehnung, Krafttraining und Koordinationsschulung), Antiphlogistika (NSAR), Infiltrationen mit Lokalanästhetika, Kryotherapie, Elektrotherapie

• Operativ: Ind: akute traumatische Ruptur

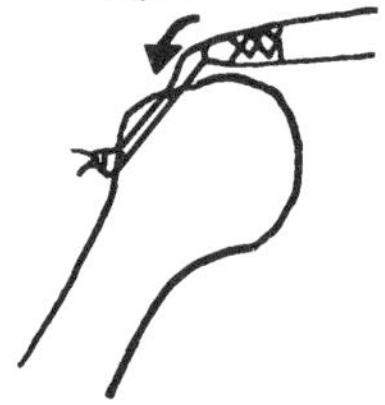

- Bei Sehnenruptur: Fixierung der Sehne an (bioresorbierbaren) **Knochenankern** und daran angehefteten Fäden, an denen die Sehne angeschlungen wird (Zugang: mini open repair durch den M.deltoideus hindurch [sog. Deltasplit] od. auch arthroskopisch)

  oder Befestigung der Sehne mittels **Durchflechtungsnaht** und transossäre Fixierung an einer Knochenkerbe am Tub.majus durch zwei Bohrkanäle (s. Abb.).
- Ausrissfraktur des Tuberculum majus: ohne Dislokation Ruhigstellung mit GILCHRIST-Bandage, sonst Osteosynthese mittels Zugschraube/Zuggurtung
- Postop.: Ruhigstellung für 4-6 Wo. mit Schulterkissen in 15°-Abduktionsstellung und passive Krankengymnastik, dann funktionelle krankengymnastische Behandlung (aktiv-assistiert unter Beachtung von Einschränkungen, z.B. keine forcierte Außenrotation od. Elevation). Volle Belastbarkeit nach 3 Monaten.

Prog: Mit Op. in 75 % d.F. gutes Ergebnis (schlechter bei Massenruptur u. Alter >60 J.).

Kompl: * Schultergelenkarthrose: bei älterer Ruptur durch anteriore und superiore Subluxation Knorpelverlust beginnend am kranialen Humeruskopf (durch Kontakt zum coracoacromialen Bogen)

Op: * Infektion, **Reruptur** (bis 20 % d.F.), Schultersteife (sehr selten)

DD: – Periarthropathia humeroscapularis (degenerative Veränderungen der Sehnen, Bursae und Bänder, ggf. mit Verkalkungen bis zur fibröse Schultersteife = frozen shoulder)
– Schultergelenkarthrose
– Schultergelenkluxation ohne Rotatorenmanschettenruptur
– Impingement-Syndrom (Einengung des Recessus subacromialis, s. Kap. Orthopädie - Obere Extremität)
– Bizepssehnenruptur

PLEXUS-BRACHIALIS-LÄSION

Syn: Armplexusparese, engl. brachial plexus paralysis, ICD-10: G54.0, traumatisch T14.4

Anatomie: **Plexus brachialis** (C4-Th1): 3 Primärstränge: Truncus sup. (C5-6), med. (C7) und inf. (C8-Th1), aus denen sich in Höhe der Clavicula 3 Faszikel (Sekundärstränge, Fasciculus post., lat. u. med.) aufzweigen. Diese ergeben dann den N.axillaris, N.musculocutaneus, N.radialis, N.medianus u. N.ulnaris.

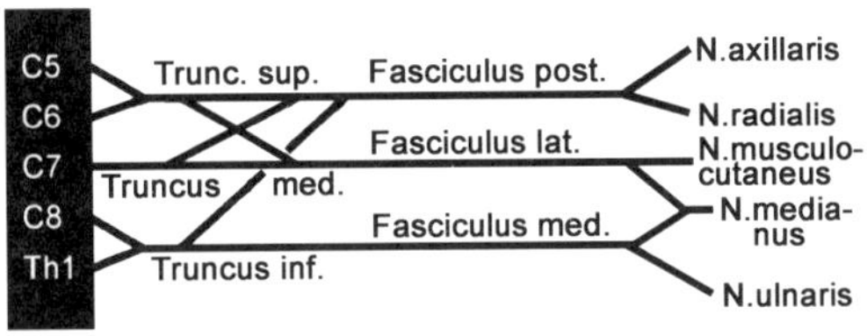

Weiterhin entspringen die Nerven des Schultergürtels (= Pars supraclavicularis des Plexus brachialis, diese ziehen aber nicht durch die Axilla) dem Plexus brachialis: N.thoracodorsalis, N.subscapularis, N.suprascapularis, N.dorsalis scapulae, N.thoracicus longus, Nn.pectorales med. u. lat., N.subclavius

Etlg: # **Obere Plexuslähmung** (Erb-Lähmung/Duchenne-Erb-Lähmung, häufigste Lähmung mit 70 % d.F.): C5-6
Untere Plexuslähmung (Klumpke-Lähmung/Déjerine-Klumpke-Lähmung): C8-Th1
Komplette Plexuslähmung = Kombination aus oberer und unterer Plexuslähmung

Ät: – Traumatisch: typischer **Motorradunfall** (Arm bleibt in der Leitplanke hängen ⇨ Traktionsverletzung des Nervengeflechts), Sturz auf die Schulter, **Schultergelenkluxation**, Klavikulafraktur, Stich- od. Schussverletzung, Tragen schwerer Lasten auf der Schulter, Rucksacklähmung, Krückenlähmung (durch Gehhilfen mit Abstützung in der Axilla)
– Neurogenes Thoracic-outlet-Syndrom: **Skalenussyndrom** (⇨ untere Plexuslähmung, Engpasssyndrom der Skalenuslücke zwischen Mm.scaleni u. Costa I oder durch eine Halsrippe, auch Durchblutungsstörungen der A. u. V.subclavia mögl.), Hyperabduktionssyndrom
– **Pancoast-Tumor** (peripheres Bronchialkarzinom ⇨ Infiltration des unteren Armplexus)
– Lk-Metastasen, z.B. bei Mammakarzinom, Lymphome
– Neugeborene (obere > untere): durch Zug/Druck am Arm während der Geburt, bei Lageanomalien (Beckenendlage), Zangengeburt (sog. **Geburtslähmung**, engl. birth palsy)
– Iatrogen: **Bestrahlungstherapie** (z.B. Radiatio der Axilla bei Mammakarzinom mit einer Latenz von ½ bis 5 J.), Verletzung bei Leitungsanästhesie, Repositionsmanöver bei Schultergelenkluxation

Path: ♦ **Zug** am Plexus kann zur (peripheren) Nervenverletzung oder auch zum Ausriss aus dem Spinalmark (= **Wurzelausriss**) führen
♦ Wurzelausriss: Motorische Parese (Radix ventralis), Sensibilitätsausfall (Radix dorsalis) aber erhaltene sensible Nervenerregbarkeit (Spinalganglion erhalten), erhaltene Schweißsekretion (Ggl.trunci sympathici sind erhalten, Zuflüsse erfolgen bei Th5-7)
♦ Wurzelausriss bei Th1-2 ⇨ vegetativ sympathische Fasern zum Ganglion cervicothoracicum (Stellatum) betroffen ⇨ Horner-Syndrom

Klin: ⇒ Obere Plexuslähmung: Parese des M.deltoideus, M.biceps brachii (BSR ausgefallen), M.brachioradialis (RPR ausgefallen), M.supinator ⇨ **Arm hängt schlaff**, kann nicht gehoben od. im Ellenbogengelenk gebeugt werden (Hand bleibt beweglich). Sensibel: Außenseite OA u. dorsoradialer UA + Hand

Bei Mitbeteiligung von C7 M.triceps-Parese (TSR ausgefallen), Handextensoren ⇨ UA und Hand können nicht gestreckt werden.

Bei Mitbeteiligung von C4 N.phrenicus mitbetroffen mit Zwerchfellparese und Dyspnoe

⇒ Untere Plexuslähmung: Parese der **kleinen Handmuskeln** und der Handflexoren (TRÖMNER-Reflex ausgefallen) ⇨ **Pfötchenstellung**. Sensibel: ulnarer UA + Hand

Vegetativ: HORNER-Syndrom bei Th1-Läsion ⇨ Ptosis, Miosis, Enophthalmus

⇒ Bei weit proximaler Plexuslähmung (supraklavikuläre Läsion) od. Wurzelausriss fällt zusätzlich die **Schultergürtelmuskulatur** aus.

Diag:
1. Anamnese (Geburtsmodus, Trauma, Tumorerkrankung, iatrogene Läsion?) und klinische Untersuchung: **Reflexverlust** BSR, TSR, RPR, TRÖMNER, motorische Ausfälle, Sensibilitätsstörungen, HOFFMANN-TINEL-Zeichen zur Beurteilung der Regeneration

   ADSON-Test bei V. a. Skalenussyndrom: Kopf nach hinten geneigt und zur kranken Seite rotiert + tiefe Inspiration ⇨ Pulsabschwächung (A.radialis)
2. Neurologische Diagnostik: Liquorpunktion zeigt blutigen Liquor bei Vorliegen eines Wurzelausrisses, bei Wurzelausriss fehlende SEP (sensibel evozierte Potentiale), EMG: pathologische Spontanaktivität (frühestens 3 Wo. nach Trauma aussagefähig) bei vorhandener Regenerationsfähigkeit. Ist der Muskel stumm ist die Prog. schlecht, Schweißsekretionstest (Ninhydrintest): bei Wurzelausriss Schweißsekretion erhalten, bei weiter peripherer Plexus-/Nervenverletzung: Anhidrose
3. Röntgen: bei V. a. Skalenussyndrom Dopplersonographie/Angiographie der A.subclavia in Provokationsstellung (Elevation) des Armes
4. MRT (insb. T2-gewichtet) bei unklarem Befund zur Beurteilung der Nervenwurzeln

Ther:
- Konservativ: Armlagerung auf **Abduktionsschiene**, Physiotherapie mit passiver Bewegung der Gelenke, Elektrostimulation der paretischen Muskulatur
- Neugeborene: lockere Fixierung des Arms vor dem Bauch, Krankengymnastik
- Operativ: Ind: konservative Therapie ohne Erfolg (3-6 Mon. nach Trauma) und Ausschluss eines Wurzelausrisses (dann inoperabel)
  - Nervennaht bei Schnittverletzung, evtl. kann bei oberer Plexusläsion auch eine Nerveninterposition/-transplantation versucht werden.
  - Dekompression bei Raumforderung oder Engpasssyndrom (Skalenotomie, Resektion einer Halsrippe)

Prog: Bei komplettem traumatischem Wurzelausriss keine Remission. Druckläsionen u. Geburtslähmungen haben gute Prog., Rückbildung in bis zu 90 % d.F. innerhalb von 2-3 J. mögl.

Kompl:
* Therapieresistente Schmerzen bei Ausrissen der dorsalen Wurzel
* Synkinesen (pathologische Mitbewegungen) bei Reinnervation
* Kind: Unterarmdeformitäten, Radiusköpfchenluxation, Innenrotationskontraktur

DD:
- Schulter-Syndrome: Schultergelenkluxation, Schultersteifen (Frozen shoulder), Periarthropathia humeroscapularis, Impingement-Syndrom des Supraspinatussehnenfaches, Rotatorenmanschettenruptur
- Kind: CHASSAIGNAC-Lähmung = schmerzbedingte Schonhaltung/Pseudoparese durch Radiusköpfchenluxation (entsteht durch Zug am Arm des Kindes)
- Isolierte periphere Nervenläsionen:

  N.radialis (durch Humerusfraktur, Radiusköpfchenfraktur, Supinatorsyndrom) ⇨ Fallhand, Sensibilitätsstörung radialseitig am dorsalen Unterarm und Handrücken (Dig. I-III)

  N.medianus (durch distale Humerusfraktur, distale Radiusfraktur, Handwurzelfraktur/-luxation, Karpaltunnelsyndrom) ⇨ Schwurhand bei prox. Läsion, Thenaratrophie, Sensibilitätsstörung palmar Dig. I-III

  N.ulnaris (durch distale Humerusfraktur, Ellenbogenluxation, Sulcus-ulnaris-Syndrom, GUYON-Logensyndrom am Handgelenk) ⇨ Krallenhand, Sensibilitätsstörung (Dig. IV-V)

N.suprascapularis (durch Schultertrauma, Skapulafraktur oder sog. „Rucksacklähmung" durch Einengung des Nerven in der Incisura scapulae inferior) ⇨ Ausfall der Mm.supra- u. insb. infraspinatus, Arm kann nicht nach außen rotiert werden.

N.dorsalis scapulae (durch Skapulafrakturen) ⇨ Ausfall M.levator scapulae u. Mm.rhomboidei, Schulterblatt kann nicht mehr angehoben werden.

N.thoracicus longus (durch Druck- od. Zerrungslähmung beim Heben schwerer Lasten) ⇨ Ausfall M.serratus ant., Schulterblatt ist medial nicht mehr fixiert und steht flügelartig ab (Scapula alata) und kann nicht nach außen gedreht werden.

N.thoracodorsalis (durch Schultertrauma) ⇨ Ausfall M.latissimus dorsi, Arm kann nicht mehr nach hinten und unten geführt werden.

N.axillaris (durch Schultergelenkluxation, insb. bei der Luxatio inferior gefährdet, Drucklähmung im Schlaf) ⇨ Ausfall M.deltoideus, M.teres minor, Arm kann nicht mehr bis 90° abduziert werden, sensibel: Anästhesie im Areal über dem M.deltoideus am OA.

N.musculocutaneus (durch Schultergelenkluxation, subkapitale Humerusfraktur) ⇨ Ausfall M.biceps u. M.brachialis, UA kann nicht mehr gebeugt werden.

- Ischämische Muskelkontraktur (= Kompartmentsyndrom, VOLKMANN-Muskelkontraktur am UA, DD insb. zur unteren Plexuslähmung), z.B. bei Verletzung der A.axillaris, A.cubitalis, zu enger Gips
- SUDECK-Syndrom (insb. am UA) = sympathische Reflexdystrophie
- Thrombose der V.axillaris od. V.subclavia (PAGET-V.SCHROETTER-Syndrom)
- Zervikaler Bandscheibenvorfall = Wurzelkompressionssyndrom, Syringomyelie, spinale Multiple Sklerose, Rückenmarktumoren
- Neuralgische Schulteramyotrophie (PARSONAGE-TURNER-Syndrom, entzündlich/immunologisch/viraler Infekt?, meist obere Plexuslähmung, re. > li.)

OBERE EXTREMITÄT

HUMERUSKOPFFRAKTUR

Syn: Oberarmkopffraktur, subkapitale Humerusfraktur (unpräzise Bezeichnung), proximale Humerusfraktur, ICD-10: S42.2-

Anatomie: Früher wurde zwischen anatomischem und chirurgischem Hals unterschieden. Heute wird der Oberarmkopf n. CODMAN od. NEER in 4 Segmente (Kalotte, Tub. majus, Tub. minus, Schaft) eingeteilt.
Wichtig ist die Kenntnis der **Blutversorgung:** Sie erfolgt über die Sehnenansätze am Tub.majus und minus und über die A.arcuata (die bei den Frakturen häufig zerrissen ist).
Die Richtung der möglichen Segmentdislokationen ist mit Pfeilen eingezeichnet (s. Abb.).

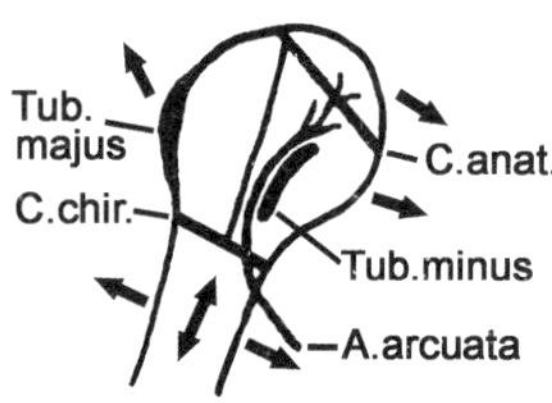

Def: Typische Fraktur des **alten Menschen** (>70 J., w > m = 2:1), meist liegt eine **subkapitale Humerusfraktur** in Höhe des Collum chirurgicum (Humerushals) vor.

Ät:
- Junge Pat.: Hochrasanztrauma durch Verkehrs- od. Sportunfall
- Alte Pat.: meist indirektes Trauma durch Sturz auf die ausgestreckte Hand oder Ellenbogen
  Ausgeprägte **Osteoporose**, Tumormetastasen, primäre Knochentumoren oder maligne Lymphome im Kopfbereich ⇨ pathologische Fraktur ohne adäquates Trauma mögl.

Epid:
◊ Inzidenz: 70/100.000/Jahr, typische Fraktur des **alten Menschen** mit **Osteoporose** (w > m = 2-3:1, mit dem Alter ansteigend, z.B. Frauen >70 Lj.: 400/100.000/Jahr)
◊ Macht 5 % aller Frakturen aus

Etlg: # Nach NEER (1970): Teilt die Frakturen in 6 Gruppen und differenziert innerhalb der Gruppen nach der Anzahl der betroffenen Segmente:
- Gruppe I: **Minimale Verschiebung** (Kopf <45° abgekippt bzw. Fragmente <1 cm verschoben)
- Gruppe II: Disloziertes Fragment 1 (>1 cm disloziert) = Fraktur am **Collum anatomicum** ⇨ Kopfkalotte wegen fehlender Durchblutung stark gefährdet! ⇨ bei jungen Menschen und unverzüglicher Op ⇨ Prog. gut
- Gruppe III: Fraktur am **Collum chirurgicum** mit Dislokation, >45° abgekippt bzw. Fragmente >1 cm verschoben
  a) Aufgestaucht und >45° abgekippt ⇨ konservative Therapie, junge Pat. Op
  b) dislozierter Kopf ⇨ instabil ⇨ Reposition und Spickdrahtfixierung
  c) Trümmerzone im Oberarmhalsbereich (Zone 4) ⇨ intramedulläre Nagelung
- Gruppe IV: **Tuberculum-majus-Abrissfraktur** (= 2 Segmente), zusätzlich können noch weitere Frakturen vorliegen (⇨ 3-4 Segmente)
- Gruppe V: **Tuberculum-minus-Abrissfraktur** (und 2-4 Segmente)
- Gruppe VI: **Luxationsfrakturen**
  Lux.anterior: Tub.majus-Abriss
  Lux.posterior: Tub.minus-Abriss (und 2-4 Segmente)

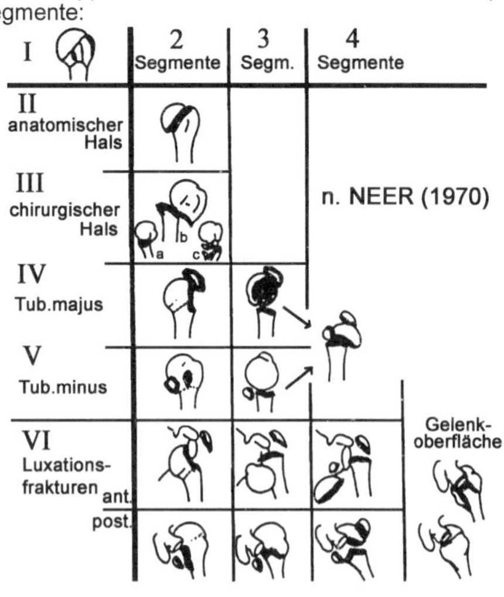

Es gibt eine ganze Reihe weiterer gebräuchlicher Einteilungen, z.B. n. HABERMEYER od. n. HERTEL die LEGO-CODMAN-Klassifikation, teilweise mit hoher Komplexität.

AO-Klassifikation: 11-A(1-3): extraartikuläre, unifokale Frakturen; 11-B(1-3): extraartikuläre, bifokale Frakturen (Collum chirurgicum + Tub.majus od. min.); 11-C(1-3): Gelenkfrakturen (Collum anatomicum beteiligt)

Epiphysenfugenbeteiligung (bei Kindern und Jugendlichen): nur als AITKEN I vorkommend (Epiphysenfugenlösung mit metaphysärem Keil)

Klin: ⇒ Schmerzhafte Bewegungseinschränkung, Pat. stützt seinen Arm mit der Hand der gesunden Seite meist eng am Brustkorb.
⇒ Druckschmerz über dem Oberarmkopf
⇒ Evtl. Hämatom in der Axilla, an der lateralen Thoraxwand od. medial/lateral am Oberarm

Diag: 1. Anamnese und klinischer Befund (DMS prüfen und dokumentieren)
2. Bildgebung: Röntgen in 2 Ebenen (a.p. und transskapuläre Aufnahme) sowie CT (ggf. mit 3D-Rekonstruktion)

Ther: • **Konservativ** (in 60-80 % d.F. mögl., insb. bei den alten Pat.):
Ind: bei eingestauchter, nicht bis wenig dislozierter Fraktur (<45° Abkippung, <1 cm Dehiszenz) im Collum chirurgicum = **subkapitale Humerusfraktur** ⇨ **keine Reposition!**
GILCHRIST- oder DESAULT-Verband für 1-2 Wo., bzw. bis zur Schmerzfreiheit und regelmäßige Röntgenkontrolle, danach funktionelle Behandlung mit Pendelbewegungen und zunehmend aktiven Bewegungsübungen für insg. 6 Wo.

• Operativ (20 %): Ind: irreponible dislozierte Fraktur, Luxationsfraktur, Abrissfrakturen des Tuberculum majus mit subakromialer Interposition, offene Frakturen, Paresen des N.radialis

– Offene Reposition und Fixation je nach Befund mit **winkelstabiler Platte** (z.B. LPHP od. PHILOS® bei Mehrfragmentfrakturen, s. Abb.) oder einem winkelstabilen proximalen, **intramedullären Nagel** (z.B. PHN, MultiLoc® od. Targon® bei subkapitaler Humerusfraktur)

– Bei irreversibler Zerstörung des Kopfes (nicht rekonstruierbare Trümmerfraktur, Knochennekrose, Tumormetastasen) ⇨ **Oberarmkopfprothese**, die modernen Prothesen sind dabei durch Drehung und Neigung genau anpassbar oder inverse Schulterprothese (Kopf u. Pfanne vertauscht, Bild s.u., Kap. Schultergelenkarthrose)

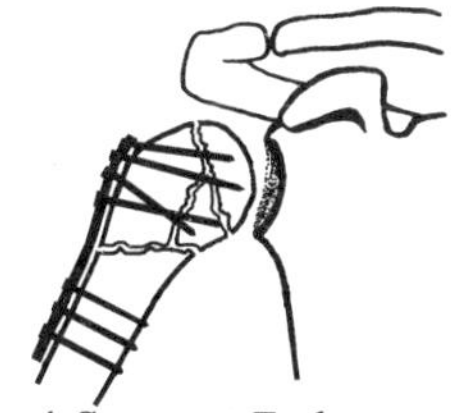
4-Segment-Fraktur
winkelstabile Platte

• *Kinder* / Epiphysenfugenbeteiligung: in der Regel konservativ mit geschlossener Reposition und Ruhigstellung im DESAULT-Verband.
Bei instabiler Fraktur perkutane Spickdraht-Fixierung, bei Interposition der Bizepssehne zwischen die Fragmente offene Op mit Reposition und Spickdrahtosteosynthese

Prog: Eingestauchte Fraktur ⇨ konservative Therapie mit guter Prognose.
Mehrsegmentfrakturen, Trümmerfrakturen und Luxationsfrakturen ⇨ Prognose hängt von der Güte der Operation ab und **verschlechtert sich mit der Anzahl der Segmente** (4-Segment-Frakturen haben eine zweifelhafte Prognose wegen der möglichen Störung der Blutversorgung des Kopfes ⇨ Kopfnekrose, dann Prothese erforderlich)

Kompl: * Begleitverletzung des Plexus brachialis, N.axillaris oder der A.axillaris
* Rotatorenmanschettenruptur (s.o.)
* **Kopfnekrose** bei zerstörter Blutversorgung od. **posttraumatische Arthrose** im Schultergelenk (Syn: Omarthrose) ⇨ Ther: Oberarmkopfprothese (s.u., Kap. Schultergelenkarthrose)
* Schmerzhafte Schultersteife (frozen shoulder)
* Pseudarthrose
* *Kinder:* bei Epiphysenfugenfrakturen/-lösungen ⇨ Wachstumsstörung bei Schädigung der Wachstumsfuge (selten)

Op: * Varisches Abkippen des Humeruskopfes, Schraubenperforation

HUMERUSSCHAFTFRAKTUR

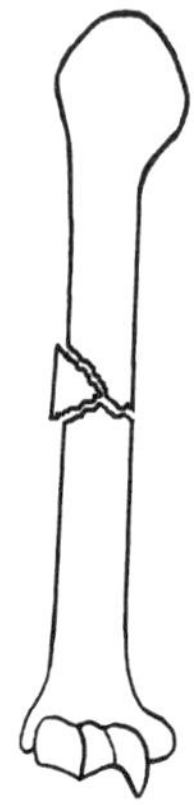

12-B2-#

Syn: Oberarmschaftfraktur, Humerusfraktur, Oberarmbruch, engl. fracture of the humerus, ICD-10: S42.3

Ät: – Direktes Trauma: Schlag auf den Oberarm
– Indirektes Trauma: Sturz auf den Arm, Ellenbogen od. Hand ⇨ Spiralfrakturen

Etlg: # Nach der Lok: proximales Drittel (subkapitale Humerusfraktur, s.o.)
mittleres Drittel: häufigste Lok. (s. Abb.), hier insb. Gefährdung des kreuzenden N.radialis
distales Drittel
AO-Klassifikation: 12-A(1-3): einfache Frakturen; 12-B(1-3): Keilfrakturen; 12-C(1-3): komplexe Frakturen, Trümmerfrakturen

Klin: ⇒ Druckschmerz und Bewegungsschmerz
⇒ Schonhaltung (Pat. hält u. unterstützt den Arm am Ellenbogen mit der anderen Hand)
⇒ Evtl. neurologische Ausfallzeichen einer N.radialis-Läsion (Fallhand, Sensibilitätsstörung im zugehörigen Dermatom am dorsalen Unterarm und Handrücken, Dig. I-III)

Diag: 1. Anamnese und klinischer Befund: DMS, insb. auf die **N.radialis-Funktion** achten.
2. Röntgen: Oberarm in 2 Ebenen mit den angrenzenden Gelenken

Ther:
- Konservativ: Desault-/Gilchrist-Verband oder breite Baycast-Manschette (Sarmiento-Brace) für 3 Wo. ⇨ konservativ insg. gute Heilungstendenz (insb. auch bei Kindern)
  Funktionell: nach Specht = lediglich manuelle Schienung der Fraktur (durch KG) bei funktioneller Beübung des Armes (Patienten-Compliance wichtig), nach Pölchen = milde Extension und KG
- Operativ: Ind: 1.) II.- u. III. gradig offene Frakturen
  2.) N.radialis- oder Gefäßbeteiligung
  3.) bds. Oberarmschaftfraktur, Rippenserienfraktur, Polytrauma
  4.) Muskelinterponat im Frakturspalt
  5.) relative Ind: Fraktur im distalen 1/3
  - Marknagelung mit UHN = unaufgebohrter Humerusnagel (auf- = retrograd, s. Abb. od. absteigend = anterograd eingebracht, mit Verriegelung) od. T2-Nagelsystem (Möglichkeit der interfragmentären Kompression)
  - Plattenosteosynthese mit dorsaler Verplattung, mind. 6-Loch-breite LC-DC-Platte (bei N.radialis-, Gefäßbeteiligung od. offener Fraktur)
  - Fixateur externe unilateral (z.B. bei Polytrauma)
  - *Kinder:* Intramedulläre Schienung mit zwei leicht gebogenen Nägeln, sog. ESIN (= elastic stable intramedullary nailing), die über eine frakturferne Inzision eingebracht werden. Diese werden nach ca. 3 Mon. wieder entfernt.

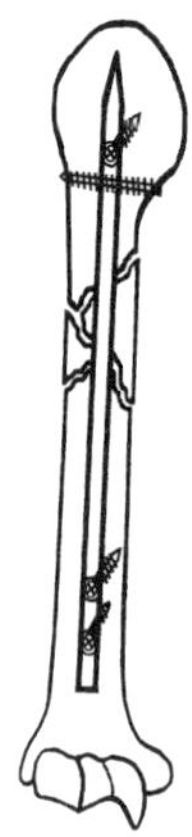

UHN

Prog: Im allgemeinen sehr gute Heilungstendenz der Oberarmschaftbrüche; starke Bildung von Fixationskallus schon nach kurzer Zeit, der sich dann teilweise wieder zurückbildet = Knochenremodellierung.

Kompl: * **N.radialis-Verletzung** ⇨ Fallhand (der M.triceps brachii ist meist nicht betroffen, da der innervierende Ast schon zuvor in der Axillaregion abgezweigt ist), Sensibilitätsstörung dorsal auf der Radialseite des Unterarmes
Ther: Bei Nervendurchtrennung primäre Naht (u. operative Osteosynthese); Nervenschäden durch Kompression (z.B. minimal versetzte Fraktur) erholen sich in 80-90 % d.F. spontan.
* Verletzung der A.axillaris oder A.brachialis
* Pseudarthrose ⇨ operative Revision

DISTALE HUMERUSFRAKTUR

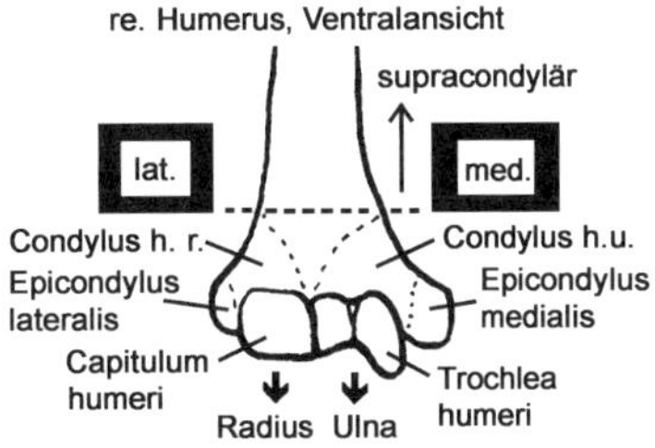

Syn: Distale Oberarmfraktur, ICD-10: S42.4-

Anatomie: Die Gelenkfläche am Humerus für die Ulna wird gebildet durch die **Trochlea** (Teil des Condylus humeri ulnaris [medial]), für den Radius durch das **Capitulum humeri** (Teil des Condylus humeri radialis [lateral]).
Die Epikondylen dienen als Muskelsehnenansätze und liegen außerhalb der Gelenkfläche (s. Abb.).

Ät: – Indirektes Trauma: Sturz auf den gestreckten Arm ⇨ **Extensionsfraktur**
– Direktes Trauma: Sturz oder Schlag auf den Ellenbogen ⇨ Flexionsfraktur (selten)

Etlg: # Nach MÜLLER (AO-Klassifikation):
13-A(1-3): Extraartikulär ⇨ **Supra-** oder **perkondyläre Fraktur** ohne Gelenkbeteiligung, Abrissfrakturen der Epikondylen
13-B(1-3): Intraartikulär unikondylär ⇨ Condylus-humeri-radialis-(lateralis)- oder -ulnaris-(medialis)-Fraktur
13-C(1-3): Intraartikulär bikondylär ⇨ **"Y"-förmiger Gelenkbruch**, Gelenktrümmerfraktur

Trochlea- oder Capitulum-humeri-Absprengung (bei Überstreckungstrauma, alle sehr selten): Fraktur nach HAHN-STEINTHAL, Fraktur nach KOCHER-LORENZ, Fraktur nach KRÖSL (s. Abb.) ⇨ = tangentiale Abscherfrakturen

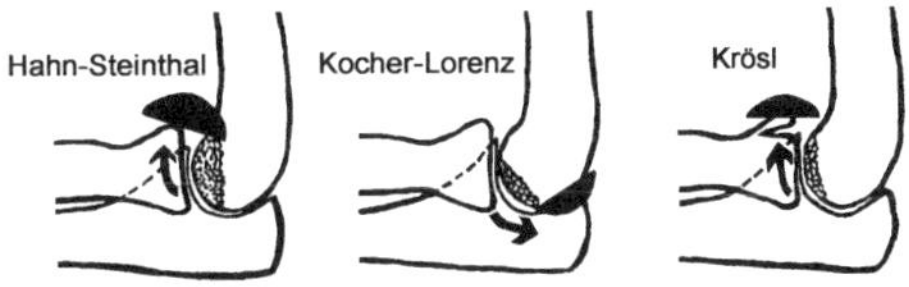

Kind: - **Suprakondyläre Extensionsfraktur** (häufigste kindliche Oberarmfraktur, Häufigkeitsgipfel zw. 5. u. 10. Lj.) oder Flexionsfraktur
- Abrissfraktur des Epicondylus medialis (⇨ N.ulnaris Läsion mögl.) mit und ohne Dislokation nach unten oder in den Gelenkspalt oder in Kombination mit einer Ellenbogengelenkluxation
- Abrissfraktur des Knochenkerns des Capitulum humeri (KOCHER-Fraktur) = Aitken III (Fraktur meta-epiphysär)

Klin: ⇒ Schmerzhafte Bewegungseinschränkung des Ellenbogengelenkes, rasche Schwellung
⇒ Starkes Blutungshämatom bei Verletzung der A.radialis möglich
⇒ Nervenbeteiligung von N.ulnaris, N.medianus (insb. bei Dislocatio ad peripheriam) und N.radialis möglich

Diag: 1. Anamnese und klinischer Befund
2. Bildgebung: Röntgen a.p. und 2 zusätzliche Ebenen (je 45° versetzt) um mögliche Trochlea- oder Capitulum-humeri-Absprengungen nicht zu übersehen, ggf. beim Erwachsenen CT durchführen
Röntgenzeichen: **positives Fettkörperzeichen** (fat pat sign) = sichtbare Vorwölbung der ventralen oder dorsalen Fettlamelle/Gelenkkapsel durch intraartikuläre Flüssigkeit bei suprakondylären/intraartikulären Frakturen als indirektes Zeichen für eine Fraktur (auch bei Radiusköpfchenfraktur sichtbar), **suprakondyläre Nase** (Syn. Rotationssporn)**:** bei Rotationsfehlern Überstehen des prox. Fragments
Schweregrad suprakondylärer Frakturen nach BAUMANN (bezgl. radiologischer Kriterien):
I.° Fissur, minimale Verschiebung ⇨ konservative Therapie
II.° Verschiebungen mit gegenseitigem Kontakt der Bruchstücke ⇨ Reposition und perkutane Spickdrahtosteosynthese
III.° Fragmente ohne Kontakt ⇨ Reposition und perkutane Spickdrahtosteosynthese, falls dies nicht gelingt, offene Reposition und Spickdrahtosteosynthese

3. Bei Frakturen mit Gelenkbeteiligung: ggf. Arthroskopie zur Beurteilung der Gelenkstufe

Ther:
- Konservativ:
  Nur bei **nicht dislozierten und stabilen Frakturen** indiziert ⇨ Oberarmgips für 4-6 Wo.
  Kind: nicht dislozierte suprakondyläre Frakturen ⇨ Fixierung des Armes mit einer Halsschlinge in maximaler Flexionsstellung im Ellenbogengelenk (=BLOUNT-CHARNLEY-Schlinge)
- Operativ: Ind: dislozierte Frakturen
  - Unikondyläre Frakturen ⇨ Schraubenosteosynthese
  - Bikondyläre Frakturen ("Y"-Fraktur) ⇨ Osteosynthese mit speziell vorgeformter, **winkelstabiler Platte** der Kondylen + Zugschraube zur Trochlea ⇨ nur kurze Ruhigstellung (Abschluss der Wundheilung), Metallentfernung nach ca. 2 J. (Abb.-Bsp.: re. Arm von ventral, 13-C1-Fraktur, mediale Platte, lat. Schrauben)

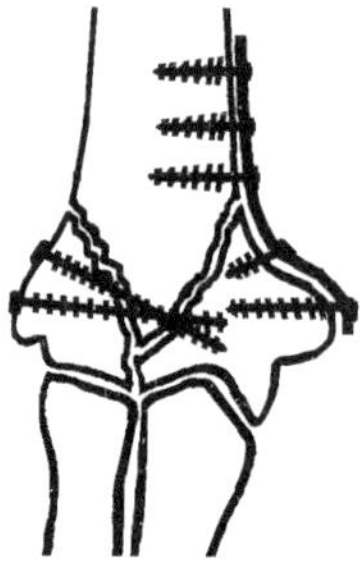

  - Trochlea- oder Capitulum-humeri-Absprengungen: Reposition und Fixation der Fragmente mittels Minischraubenosteosynthese ⇨ OA-Gips für 4 Wochen
  - Bei alten osteoporotischen Pat. mit nichtrekonstruierbarer Trümmerfraktur: endoprothetischer Ersatz (Cave: dann später keine Lasten >5 kg tragen, keine Schlagsportarten wie Squash, Tennis od. Golf)
  - *Kind:* bei allen dislozierten Frakturen od. Epiphysenfugenbeteiligung: wenn mögl. geschlossene Reposition u. Fixation der Fragmente mit **Spickdrähten** von den Epikondylen aus, evtl. + Vicryl-Zuggurtung ⇨ OA-Gips für 4 Wochen, dann Spickdrahtentfernung

Kompl:
- ∗ Begleitverletzungen:
  A.brachialis bei supra- oder perkondylären Frakturen, insb. des Kindes
  N.ulnaris bei Frakturen im Bereich des Condylus oder Epicondylus humeri ulnaris
  N.medianus bei supra- oder perkondylären Frakturen
  N.radialis bei supra- oder perkondylären Frakturen
- ∗ Cubitus valgus (X-Stellung) bei Capitulum humeri Abrissfraktur, PANNER-Krankheit = aseptische Knochennekrose des Capitulum humeri
- ∗ Starke Verkalkungstendenz und Kallusbildung in diesem Gelenk ⇨ Bewegungseinschränkung, Irritation von Nerven
- ∗ VOLKMANN-Muskelkontraktur (ischämische Kontraktur), Kompartmentsyndrom
- ∗ *Kind:* Fehlwachstum bei Epiphysenfugenbeteiligung, Rotationsfehler

BIZEPSSEHNENRUPTUR

Anatomie: Proximal:
- M.biceps brachii caput longum (lange Bizepssehne, ICD-10: S46.1): Ursprung am Tuberculum supraglenoidale scapulae, zieht durch das Schultergelenk durch den Sulcus intertubercularis humeri am Oberarm
- M.biceps caput breve (kurze Bizepssehne, ICD-10: S46.2): Ursprung am Proc.coracoideus scapulae

Distal: gemeinsamer Ansatz beider Bizepsköpfe an der Tuberositas radii und Fascia antebrachii, ICD-10: S46.2

Ät:
- Lange Bizepssehne (proximale Ruptur): fast immer **degenerative Veränderungen** ⇨ Ruptur bei Bagatelltrauma
- Distale Bizepssehne: traumatische Ruptur (sehr starkes Trauma erforderlich, z.B. Auffangen einer schweren Last mit gebeugtem und angespanntem Unterarm) od. degenerativ (Sport: Gewichtheben, Kraftsport)

Etlg:
Ruptur der **langen Bizepssehne** (proximal), selten der kurzen Bizepssehne
Ruptur der Bizepssehne am distalen Ansatz (selten, 5 % d.F.)

Klin: ⇒ Ruptur der langen (proximalen) Bizepssehne: **sichtbarer Muskelbauch**/-wulst kurz oberhalb der Ellenbeuge (= distaler Oberarm) zu sehen
⇒ Ruptur der distalen Bizepssehne: sichtbarer Muskelbauch am proximalen Oberarm
⇒ Verminderte Kraft für die Flexion im Ellenbogengelenk, bei dist. Bizepssehnenruptur zusätzlich eingeschränkte Kraft für die Supination

Diag: 1. Anamnese und klinischer Befund: im Palms-up-Test verminderte Kraft
2. Sonographie od. MRT: gute Darstellbarkeit des Muskelbauches
3. Röntgen: Ausschluss knöcherner Verletzungen

Ther: • **Konservativ:** Bei proximaler Ruptur der langen Bizepssehnen ist die grobe Kraft auf Dauer nur gering vermindert ⇨ funktionelle Ther.
• Operativ: Ind: Bei distaler Ruptur meist, bei Ruptur der langen Bizepssehne nur selten gegeben (Beschwerden od. sehr starke Minderung der groben Kraft)
- Distale Ruptur: transossäre Fixation der dist. Bizepssehne an der Tuberositas radii mit Durchzug durch ein Bohrloch od. mit Knochenankern
- Proximale Ruptur: "Schlüsselloch"-Op nach FROIMSON: Bizepssehne wird in einem Bohrloch im Sulcus intertubercularis des Humerus fixiert oder
Versetzung der langen Bizepssehne auf den Proc.coracoideus oder
Adaptation der langen Bizepssehne an die kurze Bizepssehne
- Postoperativ: Schonung mit Armschlinge für 5-6 Wo., volle Belastbarkeit nach ca. 3 Monaten

DD: – Bizepssehnentendinitis
– Rotatorenmanschettenruptur

ELLENBOGENLUXATION

Anatomie: Das Ellenbogengelenk setzt sich aus zwei Gelenkkomplexen zusammen:
1. Humero-ulnar-Gelenk = Scharniergelenk ⇨ Flexion und Extension (150 - 0 - 5°) Stabilisation durch med. u. lat. Seitenband und Muskelsehnenmantel
2. Radio-ulnar- und Humero-radial-Gelenk = Kugelgelenk für Flexion u. Extension und Pro- und Supination (⇨ Rotation 90 - 0 - 90°). Stabilisation des Radio-ulnar-Gelenks durch das Lig.anulare radii um das Radiusköpfchen herum (s. Abb.)

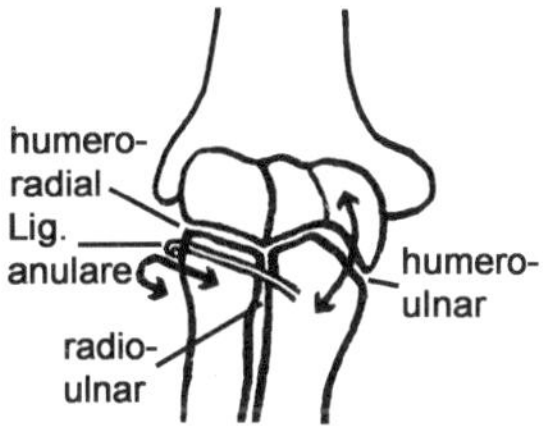

Def: Luxation im Humero-ulnar- (häufigste) od. im Radio-ulnar-humeral-Gelenk, ICD-10: S53.1-

Ät: – Indirektes Trauma: **Sturz** auf den abstützenden **ausgestreckten** (oder leicht gebeugten) **Arm**
– Sportverletzung: Handball, Speerwerfen, Baseball
– *Kleinkind:* Hochziehen des Kindes am Arm ⇨ Subluxation des Radiusköpfchens

Epid: ◊ Zweithäufigste Luxation des Menschen (nach der Schultergelenkluxation)
◊ Subluxation des Radiusköpfchens meist im 2.-6. Lj.

Etlg: # Humero-ulnare Luxation: - **dorsale** = hintere Luxation (häufigste Form)
- dorso-laterale (radiale) = seitliche Luxation ⇨ nach radial
- ulnare (dorso-mediale) Luxation ⇨ nach ulnar
- ventrale = vordere Luxation
- divergierende Luxation ⇨ Ruptur der Membrana interossea

Radio-ulnare Luxation: isolierte Luxation des Radiusköpfchens ⇨ meist mit proximaler Ulnaschaftfraktur kombiniert (sog. MONTEGGIA-Fraktur)

Subluxation des Radiusköpfchens (bei Kindern) = **Pronatio dolorosa**, **CHASSAIGNAC-Lähmung** ⇨ teilweises Herausluxieren des Radiusköpfchens aus dem Lig.anulare radii ⇨ Einklemmung des Bandes zwischen Radius und Capitulum humeri, Pseudoparese

Klin: ⇒ Tastbares Hervorstehen des Olekranons, federnde Fixation im Gelenk
⇒ Schmerzhafte Bewegungseinschränkung oder -blockade (Streck- oder/und Beuge-/Rotationshemmung)
⇒ MONTEGGIA-Fraktur: tastbares Radiusköpfchen in der Ellenbeuge, Achsenknickung der Ulna

Diag:
1. Anamnese und klinischer Befund, DMS prä- und postoperativ, neurologischer Status!
2. Röntgen: Ellenbogengelenk in mind. 2 Ebenen zum Ausschluss knöcherner Verletzungen (besser a.p., seitl. und in 45°), posterior Fat-pat-Zeichen als Hinweis auf eine Läsion
3. CT in dünnen Schichten bei fraglicher Gelenksstellung, Instabilität, V.a. Interponat, Ausschluss Proc.coronoideus-Fraktur (wichtig für die Stabilität)

Ther:
- Konservativ: Geschlossene Reposition in Plexusanästhesie durch Zug am U-Arm bei fixiertem O-Arm ⇨ danach Rö-Kontrolle der Stellung und zum Ausschluss knöcherner Begleitverletzungen. Wenn das Ellenbogengelenk dann zwischen 30° u. 90° stabil und ohne Luxationstendenz ist ⇨ Bewegungsorthese für 3 Wo. mit Beweglichkeitsgrad 0-30-90°, dann 3 Wo. 0-0-frei

  Kind: Subluxation des Radiusköpfchens: Reposition durch Zug am U-Arm, Rotation und gleichzeitigem Druck auf das Radiusköpfchen
- Operativ: Ind: offene Luxation, Luxationsfrakturen, Repositionshindernis od. Reluxationsneigung
  - Reposition in Narkose, Bandrekonstruktion, erforderliche Osteosynthese bei Frakturen
  - Postoperativ: Ruhigstellung im O-Armgips od. ggf. Anlage eines Bewegungsfixateurs (= Fixateur, der Extension u. Flexion über ein Gelenkscharnier erlaubt)

Kompl:
* Luxation + Fraktur: **Radiusköpfchenfraktur**, Proc.coronoideus-Fraktur, Epicondylus-ulnaris- od. -radialis-Abrissfraktur (insb. bei Kindern u. Jugendlichen), MONTEGGIA-Fraktur, Olekranonfraktur ⇨ immer zum Frakturausschluss in mind. 2 Ebenen röntgen!
  Terrible-triad-Verletzung: Ellenbogenluxation + Proc.coronoideus- + Radiusköpfchenfraktur ⇨ Instabilität des Ellenbogengelenkes
* Verletzung des N.radialis od. N.ulnaris, A.brachialis-Läsion
* Evtl. bleibende Bewegungseinschränkung, Reluxation, Gelenkinstabilität
* Radiusköpfchennekrose
* Periartikuläre Verkalkung und Verknöcherung, Proph: NSAR, z.B. 2 x 50 mg Indometacin (Amuno®) für 14 Tage

OLEKRANONFRAKTUR

Syn: Ellenhakenbruch, ICD-10: S52.01, AO-Klassifikation: 21-B1

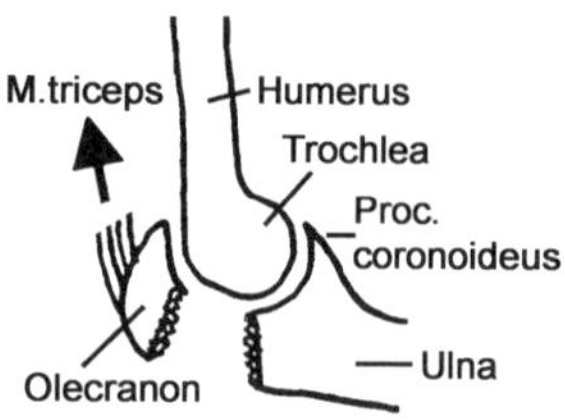

Ät:
- Direktes Trauma: Schlag oder **Sturz** auf das gebeugte Ellenbogengelenk
- Indirektes Trauma: Schermechanismen (selten)

Path: Olekranon bricht von der Ulna ab und wird durch den Zug des M.triceps brachii nach **kranial disloziert** (⇨ 99 % der Frakturen sind disloziert, s. Abb.).

Klin: ⇒ Tastbarer Spalt durch Zug des M.triceps brachii
⇒ Fehlende Kraft bei Streckung des Armes (Prüfung gegen Widerstand)
⇒ Schmerzhafte Bewegungseinschränkung

<u>Diag:</u> 1. Anamnese (Unfallhergang?) und klinischer Befund: Ellenbogen kann nicht aktiv gestreckt werden, Prüfung der N.ulnaris-Funktion.
2. <u>Röntgen:</u> Ellenbogengelenk in 2 Ebenen (a.p. u. seitl.)

<u>Ther:</u> • Konservativ: nur bei nicht dislozierter Fraktur (Kindesalter) mit Oberarmschiene in 90°-Beugestellung im Ellenbogengelenk für 7-10 Tage
• <u>Operativ:</u> Ind: (fast) obligat durch die meist vorliegende Dislokation gegeben
- Zugang von radial aus, um den N.ulnaris zu schonen
- Abrissfraktur ⇨ **Zuggurtungsosteosynthese** oder Schraube
- Trümmerfraktur ⇨ spezielle, anatomisch vorgeformte, winkelstabile Platte (s. Abb.), evtl. in Kombination mit einer Zuggurtung

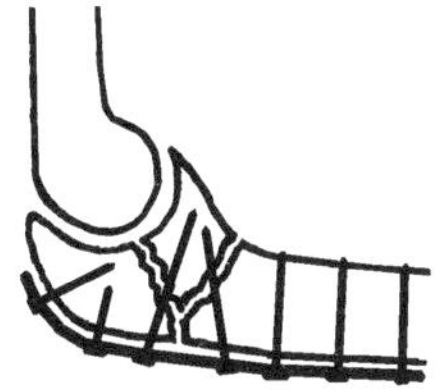

<u>Kompl:</u> * Transolekranische Luxationsfraktur: humeroulnare Ellenbogenluxation + Olekranonfraktur + Fraktur des Radiusköpfchens
* Zuggurtung/Platten: Hautreizung, Durchspießung der Haut
* Persistierendes Bewegungsdefizit (Streckhemmung), Pseudarthrose, Arthrose im Ellenbogengelenk

PROC.CORONOIDEUS-FRAKTUR

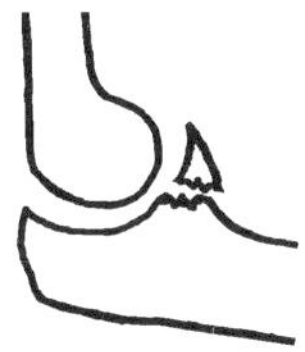

<u>Syn:</u> Koronoidfraktur, ICD-10: S52.02, AO-Klassifikation: 21-B1

<u>Ät:</u> Meist als Begleitverletzung bei der **Ellenbogenluxation** vorkommend. Typischer Unfallmechanismus: Sturz auf die ausgestreckte Hand bei gestrecktem Ellenbogen

<u>Klin:</u> ⇒ **Instabilität** des Gelenkes, Schmerz und Schwellung des Ellenbogengelenkes
⇒ Evtl. Blockierung des Gelenkes bei Interposition des Fragmentes in den Gelenkspalt

<u>Diag:</u> 1. Anamnese und klinischer Befund
2. Röntgen: Ellenbogengelenk in 3 Ebenen (a.p., seitl. und in 45°), ggf. CT

<u>Ther:</u> • <u>Konservativ:</u> Ind: bei nicht dislozierter Fraktur, kleines Fragment nur der Spitze
• <u>Operativ:</u> Reposition und Kirschner-Draht-Fixierung od. Mini-Zugschraubenosteosynthese. Wichtig: Die **Gelenkfläche muss wiederhergestellt** werden!

<u>Kompl:</u> * Übersehene Fraktur des Proc.coronoideus ⇨ Instabilität des Ellenbogengelenkes
* Terrible-triad-Verletzung: Proc.coronoideus-Fraktur, Radiusköpfchenfraktur, Ruptur des med. Seitenbandes, Ellenbogenluxation ⇨ völlige Instabilität des Ellenbogengelenkes
* Ellenbogensteife, Arthrose

RADIUSKÖPFCHENFRAKTUR

<u>Syn:</u> ICD-10: S52.1-

<u>Ät:</u> – Sturz auf die ausgestreckte Hand
– Stressfraktur bei Wurfsportarten (z.B. Baseball - Pitcher´s elbow)

<u>Epid:</u> ◊ Häufigste Fraktur am Ellenbogengelenk

<u>Etlg:</u> # <u>Etlg. nach MASON (1954, Typ I-III) u. JOHNSTON (1962, Typ IV)</u>

Typ I: Fissur, nicht dislozierte Fraktur
Typ II: Meißelfraktur = dislozierter Spaltbruch (s. Abb.)
Typ III: Mehrfragment- od. Trümmerfraktur
Typ IV: Fraktur in Kombination mit einer Ellenbogenluxation

\# *Kind:* epiphysäre Fraktur (Aitken I) = Radiushalsfraktur

\# <u>*AO*-Klassifikation:</u> 21-A2: ohne Gelenkbeteiligung
21-B2: typische Meißelfraktur

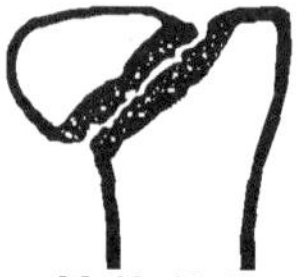

Meißelfraktur

<u>Klin:</u> ⇒ Druckschmerzen unterhalb des Epicondylus lateralis
⇒ Schmerz bei Rotation des Unterarms, ggf. eingeschränkte Unterarmrotation
⇒ Schwellung, Hämatom
⇒ Evtl. Instabilität im Ellenbogengelenk

<u>Diag:</u> 1. Anamnese (Unfallhergang?) und klinischer Befund
2. <u>Röntgen:</u> Ellenbogengelenk in 2 Ebenen, evtl. Fettkörperzeichen (s. Kap. distale Humerusfraktur), ggf. Radiusköpfchenzielaufnahme od. CT

<u>Ther:</u>
- <u>Konservativ:</u> nicht dislozierte und gut reponible Frakturen (keine Fraktur in der Gelenkfläche) ⇨ OA-Gipsschiene für 5(-10) Tage, dann KG / funktionelle Behandlung
- <u>Operativ:</u> Ind: >1/3 der Gelenkfläche abgebrochen od. Dislokation >2 mm
  - Meißelfraktur ⇨ kleine Zugschraube von lateral
  - Mehrfragment- od. Trümmerfraktur ⇨ Versuch der Rekonstruktion mit winkelstabiler Radiuskopfplatte, sonst Resektion des Radiusköpfchens (bei Instabilität durch zusätzliche Zerstörung der Seitenbänder Implantation einer Radiusköpfchenprothese)
  - *Kind:* Radiusköpfchen >30-40° gekippt oder um mehr als die Hälfte disloziert ⇨ retrograder Mini-Nagel nach METAIZEAU od. offene Reposition und Spickdrahtosteosynthese

<u>Kompl:</u>
* Begleitverletzung des N.radialis
* Bewegungseinschränkung (Pro- und Supination), Synostose, heterotope Ossifikationen
* Instabilität im Ellenbogengelenk: Fraktur mit zusätzlicher Seitenbandruptur u./od. übersehener Proc.coronoideus-Fraktur (Terrible-triad-Verletzung) oder mit Ruptur der Membrana interossea (ESSEX-LOPRESTI-Läsion) oder nach Köpfchenresektion
* Radiuskopfnekrose, posttraumatische Arthrose, Pseudarthrose
* *Kind:* Wachstumsstörungen

UNTERARMFRAKTUREN

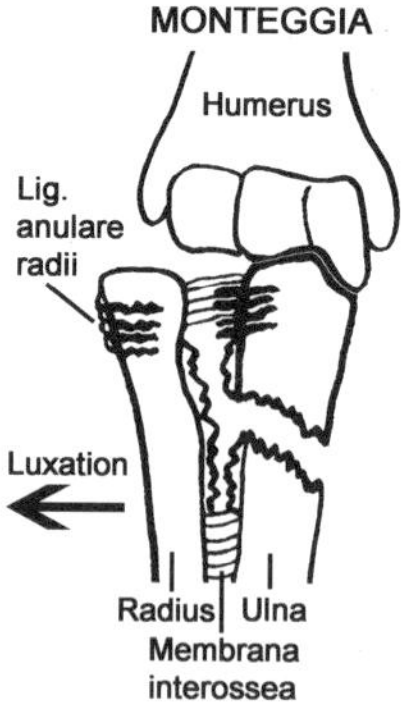

<u>Ät:</u> – Direkte (Parierfraktur) oder indirekte Gewalteinwirkung
– *Kind:* Unterarmprellung

<u>Etlg:</u> # Nach der Lokalisation: Fraktur im proximalen, mittleren und distalen Drittel

\# Fraktur von **Radius**, ICD-10: S52.3- od. Ulna, ICD-10: S52.2- = Parierfraktur isoliert od. Fraktur von beiden = (komplette) **Unterarmschaftfraktur**, ICD-10: S52.4

\# <u>Luxationsfrakturen:</u>
1. MONTEGGIA-Fraktur (prox. Ulnafraktur + Radiusköpfchenluxation, s. Abb.)
2. GALEAZZI-Fraktur (distale Radiusfraktur + Ulnaluxation, s.u.)

\# <u>Offene Frakturen</u> gerne an der **Ulna**, da an der Streckseite des UA kaum ein Weichteilmantel vorhanden ist (die Fraktur entsteht z.B. bei Parier-/Abwehrbewegungen)

\# *Kind:* häufig **Grünholzfrakturen** (= inkomplette Fraktur, Kortikalis ist einseitig gebrochen, die Kortikalis-Gegenseite ist verbogen), Bowingfraktur (Knochen ist nur verbogen)

\# AO-Klassifikation: 22-A1: einfache Fraktur der Ulna, A2 = Radius, A3 = Radius + Ulna
22-B1: Keilfraktur der Ulna, B2 = Radius, B3.(1-3) = Radius + Ulna
22-C1: Mehrfragmentfraktur Ulna + einfache Radiusfraktur, C2 = Mehrfragmentfraktur Radius + einfache Ulnafraktur, C3 = Mehrfragment-/Trümmerfraktur Radius + Ulna

Klin: ⇒ Ist nur ein Knochen frakturiert, können klinische Zeichen völlig fehlen.
⇒ Schmerzhafte Bewegungs-/Rotationseinschränkung
⇒ Druckschmerz, Schwellung, Hämatom

Diag: 1. Anamnese (Unfallhergang?) und klinische Untersuchung
2. Röntgen: Unterarm in 2 Ebenen inkl. Abbildung von Hand- u. Ellenbogengelenk zum Ausschluss von Begleitverletzungen

Ther:
- Konservativ:
  Erwachsene: nicht dislozierte und stabile Fraktur der Ulna (selten): Orthese (SARMIENTO-Brace) für 4 Wochen und funktionelle Behandlung ⇨ Arm beüben
  Kind: Bowing- u. Grünholzfrakturen ⇨ OA/UA-Gips (90 % der kindlichen Frakturen können konservativ behandelt werden) für 3 Wo., leichte Achsenfehlstellungen werden durch das Wachstum ausgeglichen (nicht allerdings Rotationsfehlstellungen)
  Häufige Rö-Kontrollen, da die Gefahr einer späteren Dislokation erheblich ist.
- Operativ: Ind: dislozierte Frakturen, Trümmerfrakturen
  - Radius-Fraktur: DC-Platte (dorso-radial angebracht, damit die Rotation nicht eingeschränkt wird)
  - Ulna-Fraktur: DC-Platte (dorso-ulnar angebracht)
  - Komplette Unterarmfraktur: Plattenosteosynthese an Ulna und Radius (Abb.-Bsp.: Ulna-Keilfraktur, Radiusschrägfraktur, AO: 22-B3.1)
  - MONTEGGIA-Fraktur: an der Ulna eine DC-Platte + Naht des Lig.anulare radii ⇨ Gips in Supinationsstellung
  - Trümmer-/Defektfraktur: evtl. Fixateur externe, Spongiosaplastik
  - *Kind:* Op bei erheblicher Achsenfehlstellung (>10°) od. Dislokation ⇨ offene Reposition u. Fixation mit Kirschner-Drähten od. elastische Markraumschienung mit Titanstift (ESIN), Entfernung nach 3 Monaten.
    Bei Grünholzfrakturen mit starker Achsenfehlstellung kann das Brechen der nicht-frakturierten Gegenkortikalis ggf. für eine achsengerechte Reposition erforderlich sein.
  - **Cave!:** Immer Rö-Kontrolle nach Reposition: Das Spatium interosseum muss frei bleiben ⇨ sonst später Hemmung der Rotationsbewegung mögl.

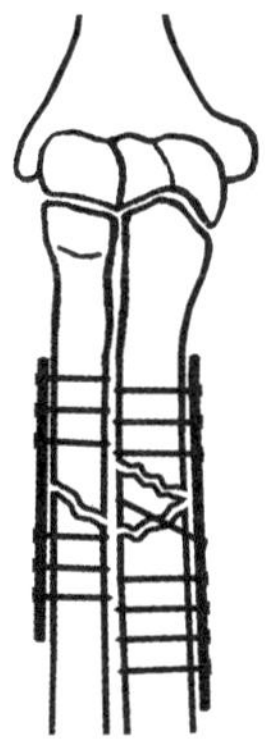

Kompl: ∗ Cave: **Kompartmentsyndrom**, ischämische Muskelnekrosen
∗ Einschränkung der Rotation (Pro- u. Supination) bei Alteration (z.B. durch Schrumpfung, Kallus) der Membrana interossea od. Synostose (bei Fraktur beider Knochen)
∗ MONTEGGIA-Fraktur: radio-ulnare Synostose mit Einschränkung der Rotation
∗ Refraktur, Pseudarthrose

DISTALE RADIUSFRAKTUR

Syn: Speichenbruch, Fractura radii loco typico sive classico, engl. radial fracture at typical location, ICD-10: S52.5-

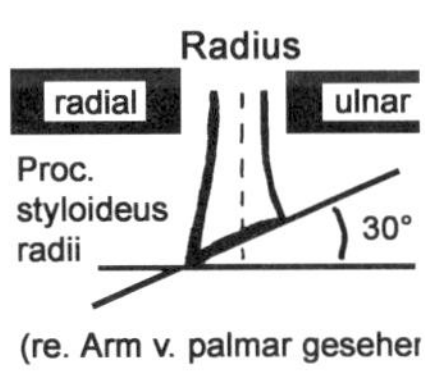

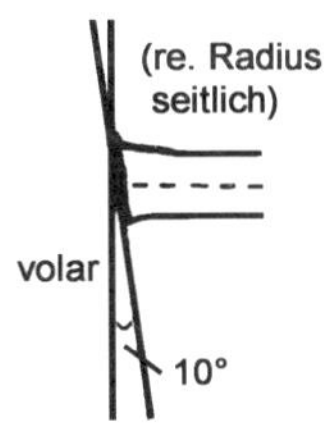

Anatomie: Bei der Reposition muss die Anatomie beachtet werden. Die **BÖHLER-Winkel** des dist. Radius (s. Abb.) sollen nach Reposition in beiden Ebenen wieder in physiologischer Stellung stehen (Rö-Kontrolle intraoperativ).

<u>Ät:</u> – Sturz auf die 40-90° dorsalflektierte (= extendierte) Hand ⇨ **Extensionsfraktur** (COLLES, s. Abb.) mit Dislokation des distalen Fragments nach radial und dorsal

– Sturz auf die flektierte Hand ⇨ Flexionsfraktur (n. SMITH, s. Abb.) mit Dislokation des distalen Fragments nach radial und volar

– Luxationsfraktur (GALEAZZI-Fraktur, s. Abb.) ⇨ Fraktur des distalen Radiusschaftes + Luxation des distalen Ulnaköpfchens ⇨ völlige Instabilität des distalen Unterarmes

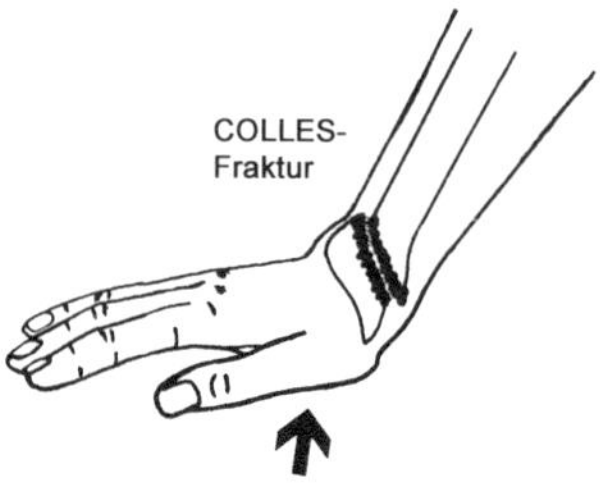

<u>Epid:</u> ◊ **COLLES-Fraktur = <u>häufigste Fraktur des Menschen</u>** (macht 15 % aller Frakturen überhaupt aus)

◊ Inzidenz: 200-300/100.000/Jahr

◊ <u>Altersgipfel:</u> 6.-10. Lj. und 60.-80. Lj. (**Osteoporose!**, **w** > m)

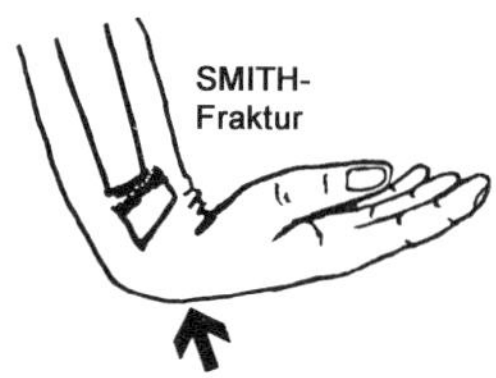

<u>Etlg:</u> # **COLLES**-Fraktur = Extensionsfraktur, Fraktur loco typico

SMITH-GAYRAND-Fraktur = Flexionsfraktur

Distale Radiustrümmerfraktur

GALEAZZI-Fraktur = Luxationsfraktur

CHAUFFEUR-Fraktur = Fraktur des Proc.styloideus radii

BARTON-Fraktur = intraartikuläre Fraktur der distalen dorsalen Radiuskante, reversed BARTON-Fraktur = intraartikuläre Fraktur der distalen palmaren Radiuskante

<u>AO-Klassifikation:</u>
23-A(1-3) = Frakturen ohne Gelenkbeteiligung
23-B(1-3) = partiell-artikuläre Frakturen
23-C(1-3) = artikuläre Mehrfragment-/Trümmerfrakturen

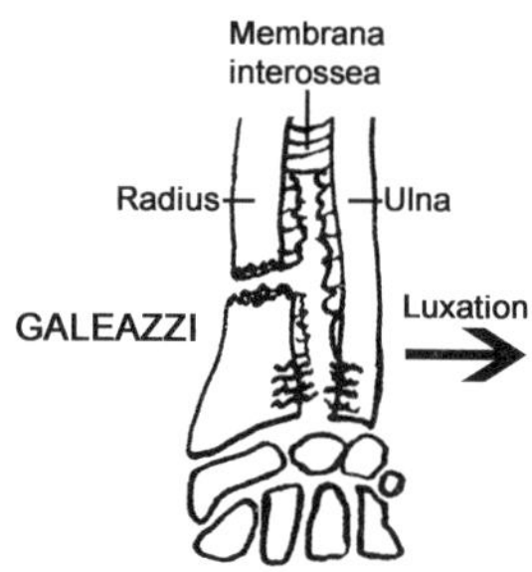

<u>Klin:</u> ⇒ Weichteilschwellung, Druckschmerz

⇒ Eingeschränkte Beweglichkeit im Handgelenk

⇒ <u>Fehlstellungen (ggf. nur im Röntgenbild sichtbar):</u>
- COLLES-Fraktur: Bajonett-Stellung infolge der radialen Abknickung, Fourchette-Stellung = Gabel-Stellung infolge der dorsalen Abknickung
- SMITH: vermehrte Abknickung nach volar

<u>Diag:</u> 1. Anamnese (Unfallhergang?) und klinische Untersuchung

2. <u>Röntgen:</u> Unterarm (mit Ellenbogen) in 2 Ebenen + Handgelenk mit Handwurzelknochen
⇨ Stellung des distalen Radius beurteilen:
Abkippung nach dorsal ⇨ COLLES-Fraktur
nach volar ⇨ SMITH-Fraktur
⇨ Mögl. Zusatzverletzungen: Os-scaphoideum-Fraktur, Luxationen der Handwurzelknochen od. Abriss des Proc.styloideus ulnae ausschließen
⇨ Luxation von Radius oder Ulna?
Im Zweifel zusätzlich CT durchführen (intraartikuläre Fraktur?)

3. Bei alten Pat. nach einer Fraktur: **Osteoporosediagnostik** u. -therapie durchführen (s.u., Kap. Osteoporose)

<u>Ther:</u> • <u>Konservativ:</u>

– COLLES-Fraktur: Geschlossene Reposition in Lokalanästhesie durch axialen Zug an der Hand und volare Flexion, ggf. dorsaler Druck auf das distale Fragment ⇨ Stellungskontrolle unter dem Bildwandler, dorsale Unterarmgipsschiene für 4-6 Wochen
Wichtig: regelmäßige Rö-Kontrolle zur Erkennung erneuter Dislokation! am 1. Tag, 3. Tag, 1. Woche, 2. Woche, 4. Woche und nach 6 Wochen

– *Kind:* meist AITKEN-I-Fraktur oder Epiphysenfugenlösung (Aitken 0) ⇨ Gips für 3-4 Wo.

- <u>Operativ:</u> Ind: 2./3.-gradig offene Frakturen, konservativ nicht zu stabilisierende Reposition (ausgeprägte Trümmerzone, starke Dislokation), SMITH-, GALEAZZI- und Trümmerfrakturen müssen operativ versorgt werden.
  - COLLES-Fraktur: Reposition + Osteosynthese mit anatomisch vorgeformter, volarer **winkelstabiler Platte** (z.B. 2,4 mm LCP = <u>L</u>ocking <u>C</u>ompression <u>P</u>late, Abb.-Bsp.: re. Hand von palmar gesehen, Radius-Mehrfragmentfraktur, AO: 23-C1)
    Die Spickdrahtosteosynthese vom Proc.styloideus radii aus in Regionalanästhesie, mit Gips und Entfernung der Spickdrähte nach 6 Wo. wird wegen Gefahr der Infektion nur noch selten durchgeführt.
  - SMITH-Fraktur: volare winkelstabile Platte
  - GALEAZZI-Fraktur: DC-Platte + Radio-ulnar-Gelenk-Bandnaht und Gips in Pronationsstellung
  - Offene Trümmerfrakturen: Fixateur externe prox. und dist. der Fragmente (sehr weit distal gelegen: dann gelenküberbrückend vom Radius auf das Os metacarpale II) für 6-8 Wo. mit früh beginnender Krankengymnastik, evtl. auch mit einem Bewegungsfixateur
  - *Kind:* Spickdrahtosteosynthese bei konservativ nicht stabilisierbarer Reposition

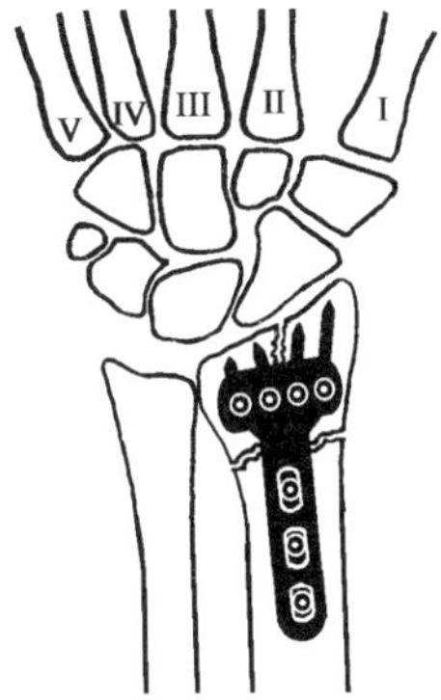

<u>**Prog:**</u> Der Trend geht heute eher zu den operativen Verfahren, um Fehlstellungen zu vermeiden. In 90 % d.F. wird damit ein gutes Ergebnis erzielt.

<u>**Kompl:**</u>
* Infektion von großen Hämatomen oder bei offenen Frakturen
* Verletzung des N.medianus
* Gleichzeitige Os-scaphoideum-Fraktur (s.u.), scapholunäre Dissoziation (Ruptur der Bänder zwischen Kahn- u. Mondbein), Handgelenkdistorsion/-luxation, Impingement am Handgelenk, Daumenstrecksehnenruptur
* Posttraumatisches Karpaltunnelsyndrom
* Sekundäre **Dislokation** (bis 2 Wochen nach der Reposition trotz Gips möglich, daher Rö-Kontrollen durchführen)
* SUDECK-Syndrom: insb. nach brüsker Reposition od. häufigen Nachrepositionen
* Bleibende Bewegungseinschränkung
* Posttraumatische Arthrose ⇨ Ther: konservativ, nur bei Pat. mit schwerer körperlicher Arbeit ist eine Arthrodese zu empfehlen
* *Kind:* überschießendes Wachstum (⇨ Radiusvorschub), aber auch vermindertes Wachstum mögl. (Zurückbleiben des Radius ⇨ relativer Ulnavorschub)

<u>Op:</u>
* Verletzung des N.radialis (sensibel), N.medianus
* Spickdrahtosteosynthese: hohe Infektions- und Dislokationsgefahr
* Volare Platten: fehlerhafte Schraubenlage, SUDECK-Syndrom, Karpaltunnelsyndrom, Sehnenreizung

HAND UND HANDWURZEL

Anatomie

Die Handwurzel (= **Carpus**) besteht aus 8 Knochen, die die Beweglichkeit im Handgelenk sicherstellen (Bezeichnung der Handwurzelknochen s. Abb., Os scaphoideum = wird in der Klinik oft auch Os naviculare genannt).

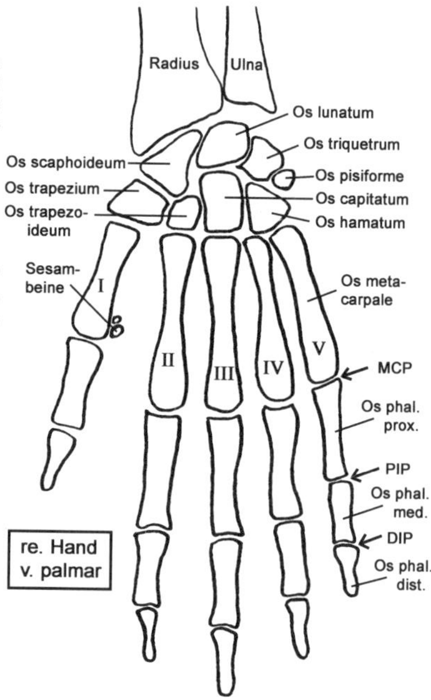

re. Hand
v. palmar

Bewegungsmaße der Handwurzel:

Dorsalextension/ Palmarflexion 60 - 0 - 60°

Radial-/Ulnarabduktion: 25 - 0 - 40°

Der **Karpaltunnel** (Canalis carpi) ist ein Kanal, der sich durch das über die Handwurzelknochen gespannte Lig.carpi transversum (= Retinaculum flexorum) bildet. In ihm verlaufen die langen Beugesehnen und der N.medianus.

Gelenke der Phalangen:

Bewegungsmaße s. Anhang

1.) MCP = Metacarpo-Phalangealgelenk

2.) PIP = proximales Interphalangealgelenk

3.) DIP = distales Interphalangealgelenk

OS-LUNATUM-LUXATION

Syn: Mondbeinluxation, **perilunäre Luxation**, ICD-10: S63.0-

Def: Luxation des Os lunatum selbst oder Verrenkungen der übrigen Handwurzelknochen in Beziehung zum Mondbein = perilunäre Luxation

Ät: Indirektes Trauma: Sturz auf die Hand

Epid: Seltene Verletzung mit schwerer funktioneller Beeinträchtigung, wenn sie übersehen wird.

Etlg:
- # Perilunäre Luxation nach dorsal
- # Perilunäre Luxation nach volar
- # Transstylo-perilunäre Luxation (mit Abriss des Proc.styloideus radii)
- # Transnaviculo-transcapitato-perilunäre Luxation
- # Perilunäre Luxation + Os-scaphoideum-Fraktur = DE QUERVAIN-Fraktur
- # Os-lunatum-Fraktur + Kahnbeinluxation

Klin:
- ⇒ Schmerzhafte Bewegungseinschränkung im Handgelenk
- ⇒ Parästhesien N.medianus (Dig. I-III) mögl.
- ⇒ Evtl. Bajonettstellung der Hand (nach dorsal abgekippt)

Diag:
1. Anamnese (Unfallhergang) und klinischer Befund
2. Röntgen: Handgelenk in zwei Ebenen ⇨ Vorspringen des Os lunatum nach dorsal oder volar (im Seitenbild), Ausschluss knöcherner Verletzungen

Ther:
- Konservativ: Reposition in Leitungsanästhesie (vertikaler Dauerzug der Hand gegen den Oberarm für 15 Min., dann Druck v. palmar bei volarer Luxation) ⇨ Gipsschiene für 6 Wo.
- Operativ: Ind: N.medianus-Beteiligung oder Nichtgelingen der Reposition
  - Offene Reposition und temporäre Spickdrahtfixation

Kompl:
* Schädigung des N.medianus, posttraumatisches Karpaltunnelsyndrom
* Os-lunatum-Nekrose (Kienböck-Krankheit, aseptische Knochennekrose, meist junge Männer betroffen)

OS-SCAPHOIDEUM-FRAKTUR

Syn: Kahnbeinfraktur, Os-naviculare-Fraktur (Os naviculare ist eigentlich nicht korrekt, das Kahnbein wird in der Klinik aber oft so wie der Fußwurzelknochen bezeichnet), ICD-10: S62.0

Ät: Indirektes Trauma: **Sturz** auf die **ausgestreckte** (extendierte) **Hand**

Epid: Häufigste Fraktur der Handwurzel (macht 50-80 % aller Karpalknochenfrakturen aus)

Etlg: # Nach Böhler:
- Horizontaler **Schrägbruch** (schräg zur Navicularelängsachse = senkrecht zur Radiuslängsachse, s. Abb.)
- Querbruch (senkrecht zur Navicularelängsachse)
- Vertikaler Schrägbruch (schräg zur Navicularelängsachse, parallel zur Radiuslängsachse, ist selten)

Lok: proximales Drittel (20-30 % d.F.), **mittleres Drittel** (60-80 %, s. Abb.), distales Drittel (selten, diese heilen jedoch am besten, da die Blutversorgung von distal aus erfolgt)

De Quervain-Fraktur: mit zusätzlicher Luxation des Os lunatum

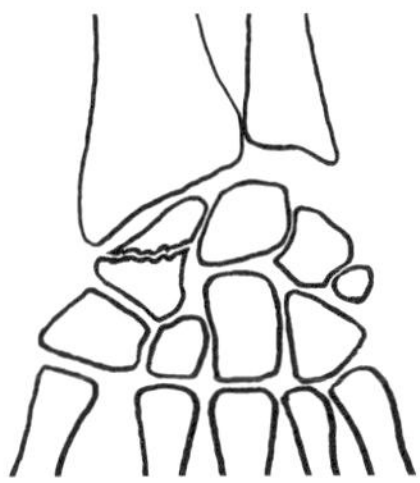

Klin:
⇒ **Druckschmerz** in der Tabatière (Syn: Fovea radialis) und Tabatièrenkontur verstrichen
⇒ Bewegungsschmerz im Handgelenk

Diag:
1. Anamnese und klinische Untersuchung: Stauchungsschmerz entlang des Daumenstrahls
2. Röntgen: Handgelenk in 2 Ebenen, Stecher-Aufnahme (Handgelenk p.a. in maximaler Ulnarabduktion), Skaphoidquartett (2 Ebenen + 2 Schrägaufnahmen) u. evtl. konventionelle Tomographie des Kahnbeins
   Oft ist der **Nachweis initial schwierig** ⇨ Hand ruhigstellen und Kontrolle nach 8-10 Tagen, evtl. Szintigraphie, CT od. hochauflösendes Extremitäten-MRT (E-MRI).

Ther:
- Konservativ: Ind: Nicht dislozierte Frakturen ⇨ Böhler-Gips: OA-Gips mit Einschluss von Daumen- u. Zeigefingergrundgelenk für 4-6 Wochen, dann für 4-6 Wo. UA-Gips; wegen der Gefahr der Pseudarthrose wird heute aber zunehmend operativ vorgegangen.
- Operativ: Ind: dislozierte Frakturen
  - Zugang von der Tabatière aus (zwischen der Sehne des M.abductor pollicis longus u. M.extensor pollicis brev. et long.)
  - Dislozierte Frakturen: Reposition und Schraubenosteosynthese (ggf. + Spongiosaplastik, insb. bei verzögerter Bruchheilung oder Op einer Pseudarthrose)
  - De Quervain-Fraktur: Reposition des Os lunatum und Zugschraubenosteosynthese (Spezialschraube nach Herbert) des Os scaphoideum
  - Postoperativ: OA-/UA-Gips für 4-8 Wo., evtl. Magnetfeld- od. Ultraschallstoßwellenbehandlung zur Beschleunigung der Knochenheilung

Prog: Die Os-scaphoideum-Frakturen heilen nur **sehr langsam** und neigen zur Pseudarthrosenbildung. Häufig sind Zweitoperationen notwendig.

Kompl:
* Os-scaphoideum-Fraktur + Luxation des Os lunatum = De Quervain-Fraktur
* Gleichzeitige Fraktur des Os capitatum

* **Pseudarthrose!**, besonders gefährdet sind prox. Frakturen (1/3 d.F.), da die Blutversorgung des Os scaphoideum retrograd (von distal) erfolgt.
  Ther: immer Op erforderlich, MATTI-RUSSE-I-Plastik ⇨ Resektion avitaler Fragmente, Einfalzen eines kortikospongiösen Spanes und Schraubenosteosynthese, postoperative Ruhigstellung für 1-3 Monate
  Durch Pseudarthrose später auch **sekundäre Arthrose** der Handwurzelknochen (SNAC-wrist = scaphoid-nonunion-advanced collapse) ⇨ Ther: Entfernung des Kahnbeins und Versteifung der übrigen Metakarpalknochen (Mediokarpalarthrodese)
* **Verzögerte Bruchheilung** (kann bis zu 1 Jahr dauern!), **Kahnbeinnekrose** (bzw. Nekrose eines Fragmentes), insb. bei Frakturen im proximalen Drittel
* Instabilität des karpalen Gelenkes, weitere Handwurzelfrakturen

DD: Fraktur anderer Karpalknochen (von prox. nach distal):
- Os-lunatum-Fraktur: bei nicht dislozierter Fraktur Gips für 4-6 Wo., bei Gelenkstufe offene Reposition und Minischraube, Kompl: aseptische Mondbeinnekrose (KIENBÖCK-Krankheit)
- **Os-triquetrum-Fraktur** (zweithäufigste Fraktur der Handwurzel): meist Abrissfraktur der dorsalen Ligg.intercarpea dorsalia u. Lig.radiocarpeum dors., Ther: Gips für 4-6 Wo.
- Os-pisiforme-Fraktur: Das Erbsenbein liegt als Sesambein in der Sehne des M.flexor carpi ulnaris, Ther: bei nicht dislozierter Fraktur Gips für 4 Wo., bei Sehnenruptur durch die Fraktur Sehnennaht (und ggf. Entfernung des Sesambeines).
- Os-trapezium-Fraktur: direkte Kraftüberleitung des I. Strahls, Ther: bei nicht dislozierter Fraktur Gips für 4-6 Wo., bei Gelenkstufe offene Reposition und Minischraube
- Os-trapezoideum-Fraktur: selten betroffen, Ther: bei nicht dislozierter Fraktur Gips für 4-6 Wo., bei Gelenkstufe offene Reposition und Minischraube
- Os-capitatum-Fraktur: selten (wenn betroffen, dann meist kombiniert mit Kahnbeinfraktur), Ther: bei nicht dislozierter Fraktur Gips für 6 Wo., bei Gelenkstufe offene Reposition und Minischraube
- Os-hamatum-Fraktur: Abrissfraktur des M.flexor carpi ulnaris, Stressfraktur (Tennis), Ther: Gips für 4-6 Wo., bei Abrissfraktur der Hamulusspitze Resektion, bei Basisfraktur Osteosynthese

MITTELHANDFRAKTUREN

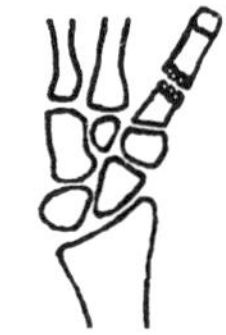

Winterstein

Syn: Os-metacarpale-Fraktur, ICD-10: Dig. I: S62.2-, Dig. II-V: S62.3-, multiple Dig.: S62.4

Ät:
- Direkte Gewalteinwirkung
- Indirekte Gewalteinwirkung: z.B. Sturz auf die Hand, Faustschlag (am häufigsten **MC V** betroffen)

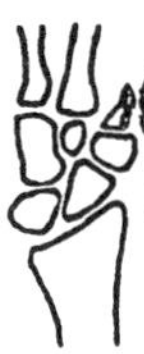

Bennett

Etlg:
Frakturtyp: Stauchungsfraktur, Schräg-, Biegungsfraktur, Gelenkfraktur, Mehrfragment- od. Trümmerfraktur
Lok: Basis-, Schaft- und Köpfchenfraktur, mit od. ohne Beteiligung der Gelenkflächen
Os-metacarpale-I-Basisfrakturen (am Daumensattelgelenk = an der Basis MC I mit oder ohne Beteiligung der Gelenkfläche des Os MC I zum Os trapezium):
- ***WINTERSTEIN-Fraktur:*** extraartikuläre (= ohne Gelenkbeteiligung), basisnahe Schrägfraktur
- ***BENNETT-Luxationsfraktur:*** intraartikuläre (= mit Gelenkbeteiligung), basisnahe Schrägfraktur mit **Subluxation im Daumensattelgelenk** (Dislokation nach radial und proximal durch Muskelzug)
- ***ROLANDO-Fraktur:*** intraartikuläre, basisnahe "Y"- oder "T"-Fraktur (= 3 Fragmente) mit Subluxation im Daumensattelgelenk (Dislokation nach radial und proximal durch Muskelzug)

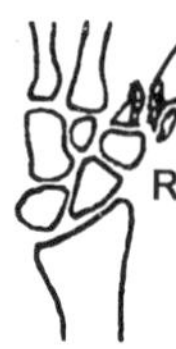

Rolando

Klin: ⇒ Druckschmerzhaft, Bewegungsschmerz, Schwellung
⇒ Tast- oder sichtbare Deformität

Diag: 1. Anamnese und klinische Untersuchung: Faustschluss prüfen (alle Langfinger müssen beim Faustschluss auf das Scaphoid zeigen ohne zu überkreuzen ⇨ bei Verkürzung od. Drehfehlern Op-Ind.)
2. Röntgen: Hand in zwei Ebenen (mit Handwurzel), ggf. Schrägaufnahme (in 60° Supination) für Beurteilung MC V

Ther: • Konservativ:
- Extraartikuläre basisnahe Frakturen: Unterarm-Daumengipsschiene für 4 Wo.
- Nicht dislozierte Schaftfrakturen: volare Unterarm-Gipsschiene für 3-4 Wo.

• Operativ: Ind: Dislozierte Frakturen, Rotationsfehler od. Verkürzung
- Dislozierte Schaft- od. WINTERSTEIN-Frakturen: Schrauben, Miniplatte od. perkutane Kirschnerdrahtosteosynthese
- Subkapitale Frakturen bei starker Abkippung und intraartikulären Köpfchenfrakturen: Mini-T-Platte
- BENNETT- und ROLANDO-Fraktur: Op obligat, kleine Zugschraube, Kirschner-Draht od. Miniplatte (bei BENNETT-Fraktur auch Op n. ISELIN ⇨ Fixation des MC I mit 2 Spickdrähten am MC II); Abb.-Bsp.: re. Hand v. dorsal, BENNETT-Fraktur mit Zugschraube, MC-V-Fraktur mit Miniplatte

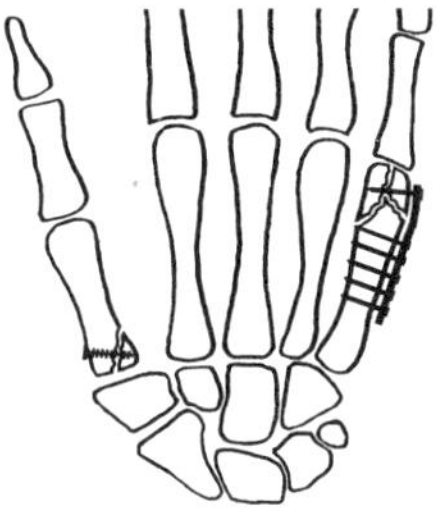

Kompl: * **Rotationsfehler** (Test: Bei Beugung der Finger müssen diese in Richtung auf das Os scaphoideum stehen), Achsenknick, Verkürzung
* Gelenkkontrakturen
* Pseudarthrose

SEITENBANDRUPTUR HAND

Def: Wichtigste: Ruptur des ulnaren Seitenbands in Höhe des Daumengrundgelenks, daneben noch Ruptur der radialen Seitenbänder am Zeigefinger, ICD-10: S63.4

Ät: Indirektes Trauma: gewaltsame **Abscherung des Daumens** nach radial (z.B. Skistock-Verletzung = sog. Ski-Daumen od. beim Handball)

Etlg: # Ulnares Seitenband am Daumengrundgelenk (MCP I), radiales Seitenband selten
Seitenbänder der Langfinger am Grundgelenk (MCP), PIP- od. DIP-Gelenk

Klin: ⇒ Druckschmerz, Weichteilschwellung, Hämatom
⇒ Gelenkinstabilität

Diag: 1. Anamnese und klinische Untersuchung: kein Schlüsselgriff zw. Daumen und Zeigefinger mögl., bei partieller Ruptur bleibt ein fester Bewegungsendpunkt.
2. Röntgen: Hand in 2 Ebenen, betroffenen Gelenkabschnitt in 2 Ebenen, zusätzlich gehaltene Aufnahme od. Funktionsaufnahme ⇨ vermehrte Aufklappbarkeit

Ther: • Funktionell: bei partieller Ruptur Schienung durch Pflasterverband mit dem benachbarten Finger für 4 Wo.
• Konservativ: Daumen- u. Langfinger-Sehnenbandruptur ⇨ Gipsverband für 4 Wo. in Funktionsstellung
• Operativ: Ind: knöcherne Bandausrisse, Seitenbandausriss am Dig. I und II
- Durchflechtungsnaht der Sehne und transossäre Fixation

Kompl: Ohne Therapie: Wackeldaumen mit Instabilität

PHALANGENFRAKTUR

Syn: ICD-10: Dig. I: S62.5-, Dig. II-V: S62.6-, multiple: S62.7

Ät: – Direktes Trauma: Schlag, Stoß, Quetschung
– Pathologische Fraktur: Enchondrom (benigner Knochentumor, macht 2/3 der Knochentumoren an der Hand aus)

Epid: ◊ Häufige Fraktur, Inzidenz: 100-150/100.000/J., m > w

Etlg: # Basis-, Schaft- und Köpfchenfraktur, mit oder ohne Gelenkbeteiligung
Nagelkranzfraktur (insb. bei Quetschung): Teil der Endphalanx unter dem Nagel
Offene Fraktur IV. Grades = subtotale bis totale **Amputation**: Fingerspitze (= Weichteil), Nagel + Nagelkranz, Teil des Digitus (am DIP = Endglied, PIP od. MCP = ganzer Finger)

Klin: ⇒ Schwellung, Druckschmerz, Hämatom
⇒ Bewegungseinschränkung

Diag: 1. Anamnese (Unfallhergang?) und klinische Untersuchung: Tastbefund, Sensibilität
2. Röntgen: Finger in 2 Ebenen, ggf. Schrägaufnahme am MCP-Gelenk

Ther:
- Konservativ: dorsale 2-Finger-Gipsschiene in leichter Beugestellung für 2-3 Wochen oder BÖHLER-Schiene in Funktionsstellung
  Nagelkranzfraktur: bei Hämatom Nageltrepanation zur Hämatomentlastung (Nagel nicht entfernen, da dieser als Schiene dient), Mini-Schienung (PIP kann frei bleiben)
- Operativ: Ind: instabile Frakturen, Amputationen
  - Fraktur: geschlossene Reposition u. Fixation mit Spickdraht od. offen mit Miniaturplatte
  - Amputation: bei ganzem Daumen, Finger od. Mehrfachamputation ⇨ Replantation (Bei Zerquetschung von mehreren Fingern ggf. heterotope Replantation, sodass zumindest ein Ersatz-„Daumen“ u. ein „Mittelfinger" hergestellt werden.)
  - Bei Teilamputation (z.B. nur Endglied): primärer Wundverschluss über dem Defekt, ggf. dazu Verkürzung der knöchernen distalen Phalanx od. Lappenplastik erforderlich (z.B. Cross-Finger-Lappen: Umschlaglappen von der benachbarten Mittelphalanx, der auf das gebeugte Fingerende genäht wird, der Finger wird 2 Wo. so belassen und der Lappen dann von der Mittelphalanx getrennt)

Kompl: Rotationsfehlstellung

PHALANGENLUXATION

Syn: Fingerluxation, ICD-10: S63.1-

Ät: Direktes Trauma: Schlag oder Stoß auf den gestreckten Finger

Klin: ⇒ Federnde Fixation, Bajonett-Stellung
⇒ Knopflochdeformität (bei Strecksehnenruptur)

Diag: 1. Anamnese (Unfallhergang?) und klinische Untersuchung: typische Fehlstellung
2. Röntgen: Betreffendes Gelenk in zwei Ebenen (Frakturausschluss)

Ther:
- Konservativ: Reposition des Fingers in OBERST-Leitungsanästhesie, Prüfung der Seitenbandführung ⇨ Ruhigstellen für 2-3 Wochen in Funktionsstellung, z.B. mit Faustverband od. Böhler-Schiene
- Operativ: Ind: Interposition von Beugesehne oder Kapselanteilen, insb. am Fingergrundgelenk (MCP)

- Operative Revision mit offener Reposition
- Postoperativ: Schienung für 2-3 Wo.

HAND-SEHNENVERLETZUNGEN

Syn: ICD-10: S63.4

Anatomie: **MCP** = Metacarpophalangealgelenk
PIP = proximales Interphalangealgelenk
DIP = distales Interphalangealgelenk
Die Strecksehnen haben eine gegenseitige kreuzende Verbindung (Connexus intertendineus). Die Beugesehnen kreuzen untereinander und werden durch Ringbänder am Knochen fixiert.

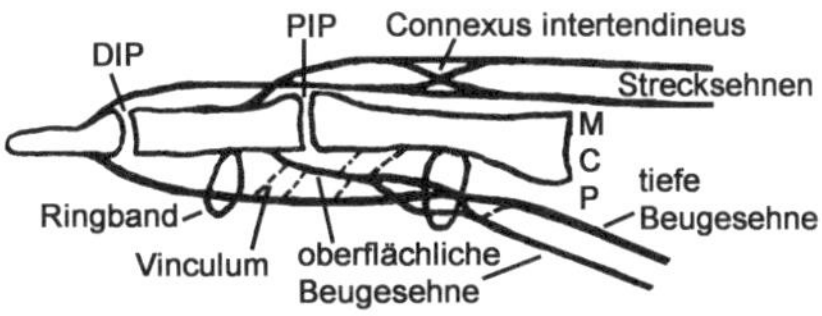

Ät: – **Trauma** (geschlossene Verletzung): Sport, z.B. typisch beim Volleyball ⇨ Strecksehnenabriss am Fingerendgelenk
Überstreckung der Finger ⇨ Beugesehnenriss
Luxationstraumen, Begleitverletzung bei Frakturen
– Scharfes Trauma mit **direkter Durchtrennung** (z.B. Messerverletzung, Glasscherben, Bisswunde) = offene Verletzung
– Degenerativ: Rheuma, Ischämie bei Durchblutungsstörungen

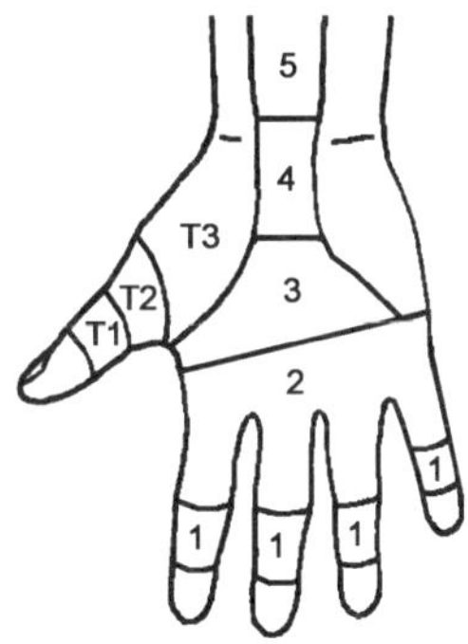

Etlg: # **Beugesehnenverletzung** ⇨ schwierig zu behandeln wegen der Sehnengleitkanäle, Ringbänder, bindegewebigen Bänder mit Blutversorgung (Vincula tendinum) und der schlecht verschieblichen Haut (⇨ Hilfsschnitte notwendig), Etlg. der Abschnitte s. Abb. (Zonen re. Hohlhand)
Strecksehnenverletzung (oft mit knöchernem Ausriss = BUSCH-Fraktur)

Klin: ⇒ Durchtrennung der oberflächlichen Beugesehnen: fehlende Beugung im Fingermittelgelenk (PIP)
⇒ Durchtrennung der tiefen Beugesehnen: Fehlende Beugung im Fingerendgelenk (DIP)
⇒ Durchtrennung der oberflächlichen u. tiefen Beugesehnen: keine Beugung mögl.
⇒ Strecksehnenausfälle zeigen nicht immer eine deutliche Klinik wegen der Kreuzung im Connexus intertendineus (Kompensationsmöglichkeit)
⇒ Strecksehnendurchtrennung am Endglied: fehlende Endgliedstreckung
⇒ Strecksehnendurchtrennung am Mittelgelenk: Knopflochdeformität (s. Abb.) wegen fehlendem Zug am PIP und Zug am DIP ⇨ Überstreckung im DIP und Beugung im PIP (s. Abb.)

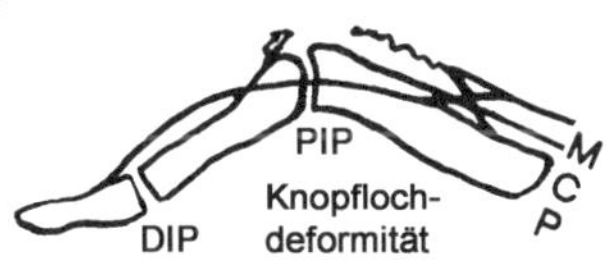

⇒ Strecksehnendurchtrennung am Grundgelenk: Streckung aufgehoben

Diag: 1. Anamnese und **Wichtig!:** klinische Untersuchung mit Funktionsprüfungen (**DMS** dokumentieren!), Bewegung gegen Widerstand prüfen
2. Röntgen: Hand, Finger in zwei Ebenen zum Ausschluss knöcherner Verletzungen und Diagnose knöcherner Sehnenausrisse
3. Bei jedem scharfen Trauma (Schnittverletzung) darstellen des Wundgrundes ⇨ Sehnenverletzungen, Nervenverletzung?

Ther: • Konservativ: Bei knöchernem Strecksehnenausriss ⇨ STACK-Schiene für 6 Wochen in Streckstellung; gelingt die Adaptation nicht, operative Fixation des Kleinfragments mit einem KIRSCHNER-Draht.

- Operativ: **Sehnennähte** erfordern eine sehr gute, **atraumatische Operationstechnik!**
  - Wenn mögl. **primäre Naht** (bei verzögerten Eingriffen, z.B. nach Wochen, ist eine primäre Adaptation durch die Sehnenretraktion nicht mehr mögl.)
  - Primäre Naht: BUNNELL- od. KIRCHMAYR-KESSLER-Naht (s. Abb.) = End-zu-End-Adaptation der Sehnenstümpfe

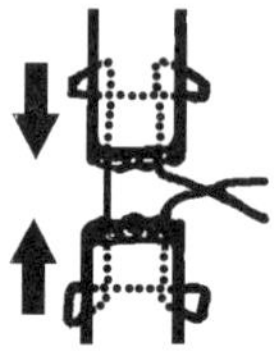

  - Transossäre Ausziehnaht: Durchflechtungsnaht an der Sehne und Fixation durch einen transossären Bohrkanal, der Faden wird dabei weiter durch die Haut gezogen und dort fixiert.
  - PULVERTAFT-Naht: Durchflechtung einer Sehne durch eine andere Sehne (z.B. bei Sehnentransplantation)
  - Z-Sehnenverlängerung (bei großen Sehnendefekten)
  - LENGEMANN-Naht: Das proximale Ende der Sehne wird durch die Haut fixiert mit einer Drahtnaht mit kleinen Widerhaken (⇨ verhindert Belastung der Sehne).
  - Sehnentransposition: Verlagerung einer weniger wichtigen Sehne an eine wichtigere Stelle (z.B. Dig.-IV-Sehne als Ersatz für fehlende Daumensehne)
  - Sehnentransplantation: autologe Transplantation von Sehnen (z.B. Sehne des M.palmaris long., M.plantaris) bei alten Rupturen
  - Postoperativ: bei Beugesehnen-Op ⇨ **Frühmobilisation** (ab 1. postop.-Tag), um die Gleitfähigkeit der Sehne im Sehnenlager zu sichern ⇨ **dynamische Schiene** nach KLEINERT mit Fixierung der Finger in Beugestellung an Gummizügeln (Streckung aktiv mögl., Beugung erfolgt passiv durch die Zügel) für 3-6 Wo., Belastung beginnend ab der 6. Wo., volle Belastung nach 3 Mon. mögl.
  - Strecksehnen-Op ⇨ Ruhigstellung mit STACK-Schiene oder Gipsverband für ca. 6 Wochen (30° Extension im Handgelenk, 10° Flexion im MCP-Gelenk) od. evtl. temporäre Arthrodese (mit K-Draht, verhindert Flexion = Zug auf die Sehne)

Kompl:
* Verwachsungen zwischen Sehne und Sehnengleitlager ⇨ Bewegungseinschränkung, Beugekontraktur ⇨ Ther: Tendolyse nach ca. 6 Monaten
* Sehnennekrose bei Beschädigung der sehr feinen Blutversorgung
* Ruptur im Anastomosenbereich (insb. in den ersten Wochen postop.)

SUBUNGUALES HÄMATOM/FREMDKÖRPER

Syn: Nagelhämatom, Nagelbettverletzung, ICD-10: S60.1

Ät:
- **Quetschverletzungen** durch Hammerschlag, Finger zwischen einer Tür, Autotür
- Einspießung von Fremdkörpern (in das Nagelbett, meist durch das Hyponychium, s. Abb.)

Path:
- Quetschung des Fingers ⇨ subunguale Blutungen aus dem Nagelbett durch Gefäßeinrisse
- Schmerz durch Druckanstieg im subungualen Raum (Selbsttamponade der Blutung im begrenzten subungualen Raum)

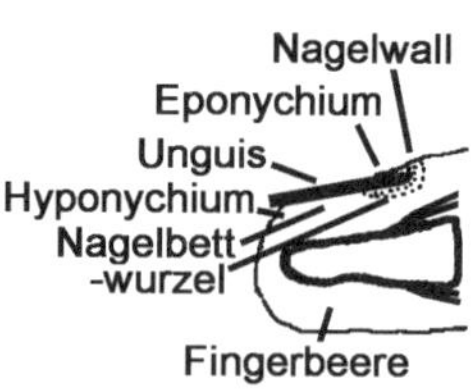

Klin:
⇒ Starke Schmerzhaftigkeit
⇒ Blaufärbung von Nagelbett und Nagelmatrix
⇒ Fremdkörper: Rötung, Schwellung, Schmerzen

Diag:
1. Anamnese (Trauma, Fremdkörper?) und klinische Untersuchung
2. Röntgen: Finger/Hand, um eine Phalangenfraktur durch die Quetschverletzung auszuschließen, Fremdkörper sichtbar?

Ther:
- Nagelhämatom: **Nageltrepanation** mit einer glühenden Büronadel od. einer 1er-Kanüle od. einem dünnen Bohrer ⇨ Perforation des Nagels und somit Entlastung des Hämatoms (der Nagel wird belassen!)
- Fremdkörper: Oberflächliche Fremdkörper können direkt gezogen werden.

- Tiefe Fremdkörper: OBERST-Leitungsanästhesie und Fremdkörperentfernung durch Nagelkeilexzision, offene Wundversorgung
- Tetanusprophylaxe!

Kompl: * Fraktur der Endphalanx bei der Quetschverletzung oder Fremdkörpereinspießung
* Fremdkörper: Wundinfektion, Tetanus
* Wachstumsstörung des Nagels bei Verletzung der Nagelwurzel (= germinative Nagelmatrix, der normale Nagel wächst ca. 0,1 mm/Tag) ⇨ **Nageldeformation**

DD: – Subungualer Naevuszellnaevus, Cave: subunguales malignes Melanom!
– Glomustumor (Syn: MASSON-Tumoren, Glomangiome, Angiomyoneurome = arterio-venöse Anastomose)
– Chronische Onychomykose (Nagelpilz) mit Verfärbung des Nagels

PANARITIUM

Syn: Fingereiterung, Nagelkrankheit, Nagelgeschwür, ICD-10: L03.01

Ät: – Kleine **Hautverletzungen** als Eintrittspforte (insb. im Nagelgebiet, z.B. zu häufige Maniküre, Nägelkauen, Daumenlutschen, chronische Feuchtarbeiten, chemische Reizstoffe, Unguis incarnatus)
– Stichverletzungen
– **Bisswunden** (Tier- od. Menschenbisse)
– Offene Phalangenfraktur

Path: ♦ Volarseitige Fingerinfektion mit Gewebeeinschmelzung, streckseitige Abszedierungen (Handrücken) sind seltener
♦ Keime: meist Staphylokokken, Streptokokken Grp. A oder Mischinfektion
Menschenbisse: Eikenella corrodens, Staphylokokken
Hunde- od. Katzenbisse: Pasteurella canis, multocida od. septica, Staphylokokken

Etlg: # **Oberflächliche Panaritien der Finger**
Panaritium cutaneum, Panaritium subcutaneum, Kragenknopfpanaritium (= kutaner Befall mit kleiner Verbindung zur subkutanen Schicht, die ausgedehnt befallen ist), meist an der Fingerbeere
Panaritium periunguale, parunguale und subunguale (= Nagelpanaritium, Syn: **Paronychie**, Nagelumlauf, Nagelfalzentzündung), häufigste Infektion an der Hand
Tiefe Panaritien der Finger (als Komplikation der oberflächlichen Panaritien)
Panaritium periostale, Panaritium ossale (meist Endphalangen), Panaritium articulare
Panaritium tendinosum (= Sehnenscheidenphlegmone), meist der Beugesehnen
Panaritium der Hand: **Hohlhandphlegmone** (im Bereich der Palmaraponeurose oder der Beugesehnenfächer oder noch darunter), Interdigitalphlegmone (Zwischenfingerraum), Thenarphlegmone (Daumenballen) oder **V-Phlegmone** (Daumen- + Kleinfingerpanaritium in den Sehnenscheiden, Verbindung über den Karpaltunnel)
Cave: Ausbreitung auf Handwurzelgelenk und Unterarm mögl.

Klin: ⇒ Rötung, Überwärmung, Schwellung, Ödem, **pulsierender Schmerz**, Schonhaltung
⇒ Panaritium tendinosum: Druckempfindlichkeit der Sehnenscheide, **Schonhaltung** des betroffenen Fingers (Beugestellung), Bewegungsschmerz
⇒ Bei fortgeschrittenem Krankheitsbild (z.B. Hohlhandphlegmone): Fieber, Schüttelfrost, Leukozytose

Diag: 1. Anamnese und klinische Untersuchung: Auf Druck- und Klopfschmerzhaftigkeit der Beugesehnen achten (Entwicklung einer Phlegmone), DMS prüfen.
2. Röntgen: Hand, bei ossärer Beteiligung eines Panaritiums subperiostale Einschmelzungen und Knochensequestrierung, bei Gelenkbeteiligung verbreiterter Gelenkspalt
3. Intraoperativer Abstrich: Keim- und Resistenzbestimmung

Ther:
- Operativ: Ind: immer gegeben, um eine Ausbreitung zu verhindern
  - ***Panaritium cutaneum:*** Inzision der oberflächlichen Eiterblase (Inspektion, ob ein Fistelgang nach subkutan besteht = Kragenknopfpanaritium?)
    Offene Wundbehandlung mit Abszesssalbe (z.B. Furacin®) und Rivanol®-Verband
  - ***Panaritium subcutaneum:*** Seitliche Inzision (Schonung der Fingerbeere), Ausräumung, evtl. Gummilasche, Drainage, Ruhigstellung (Böhler-Schiene)
  - ***Panaritium subunguale:*** Nagelinzision/-fensterung
  - ***Paronychie*** (Panaritium periunguale): Inzision, Salbenverband, EMMERT-Plastik bei Unguis incarnatus
    Bei chronischer Paronychie durch Candidabefall: lokal Phenol, lokal Antimykotika, lokale Steroide, Vermeidung der chronischen Exposition (z.B. Geschirrspülen)
  - ***Interdigitalphlegmone:*** Palmare Inzision im Interdigitalraum (prox. der Interdigitalfalte ohne diese zu durchtrennen) und dorsale Gegeninzision, Drainage
  - ***Panaritium tendinosum:*** **sofortige/frühzeitige Operation!** Prox. u. distale Darstellung der Sehnenscheide und Spülung, Spüldrainage über kleine Katheter in den Sehnenfächern
  - ***V-Phlegmone:*** **sofortige/frühzeitige Operation!** Spaltung d. Karpaltunnels zur Druckentlastung und weiteres Vorgehen wie bei Panaritium tendinosum
  - ***Hohlhandphlegmone:*** **sofortige/frühzeitige Operation!** Inzision, evtl. Resektion der Palmaraponeurose, Spülung, Drainage
  - ***Panaritium ossale:*** Curettage des Knochens, bei Knochennekrosen (Knochensequester) Entfernung des nekrotischen Teils, Drainage
  - ***Panaritium articulare:*** Inzision und Spülung der Gelenkhöhle, Drainage, bei Therapieresistenz als ultima ratio Arthrodese (= Gelenkversteifung)
- Liegen schon Nekrosen vor, muss ein sorgfältiges Débridement vorgenommen werden.
- Möglichst bei allen Panaritien einen Abstrich zur Keim- und Resistenzbestimmung (Antibiogramm) durchführen
- Bei allen tieferen Panaritien zusätzlich zur operativen Sanierung **systemische Antibiose** (z.B. mit einem Cephalosporin, bzw. gezielt nach Resistenzbestimmung) und konsequente Ruhigstellung der Hand für einige Tage

Kompl:
* **Ausbreitung** und Entwicklung einer Hohlhandphlegmone, Unterarmphlegmone aus jedem Panaritium möglich!, Erysipel
* Panaritium tendinosum: Ischämische Sehnennekrose durch Ödem (⇨ Druck auf die versorgenden Gefäße), Spätfolgen durch die Entzündung können Verklebungen der Sehne mit der Sehnenscheide und Vernarbungen sein ⇨ Funktionsbeeinträchtigung.
* V-Phlegmone: Kompression des N.medianus im Karpaltunnel
* Lymphangitis (Volksmund: "Blutvergiftung")
* Osteomyelitis

DD:
- Gangränöse Veränderungen bei arterieller Durchblutungsstörung
- Schädigung des Halsmarks (z.B. Syringomyelie) ⇨ schmerzlose Fingereiterungen (Panaritium analgicum) = MORVAN-Syndrom

BECKEN

BECKENVERLETZUNGEN

<u>Syn:</u> Engl. pelvic fractures, ICD-10: S32.83

<u>Ät:</u> – Sehr **heftiges Trauma** (sog. Hochrasanztrauma) od. Gewalteinwirkung: Verkehrsunfälle, Überrolltrauma, Sturz aus großer Höhe (Suizidversuch), Verschüttung unter schweren Lasten (Hauseinsturz)
– Bagatelltrauma bei ausgeprägter **Osteoporose** (pathologische Fraktur)

<u>Etlg:</u> # <u>Beckenrandfrakturen:</u> Beckenschaufelfraktur, Steißbeinfraktur, Sitzbeinfraktur, Abrissfrakturen an den Muskelsehnenansätzen: Tuber ischiadicum (Adduktoren), Spina iliaca anterior superior (M.sartorius), Spina iliaca anterior inferior (M.rectus femoris)

<u>Beckenringverletzungen (s. Abb.):</u>

- Einseitige Beckenfraktur am vorderen Beckenring (Schambein + Sitzbein) oder hinteren Beckenring (Os ilium)
- Beidseitige vordere Beckenringfraktur = Schmetterlingsfraktur
- Komplette Beckenringfraktur (MALGAIGNE-Fraktur) = vorderer und hinterer Beckenring auf einer Seite vertikal frakturiert
- Symphysenruptur (meist in Verbindung mit Verletzung des hinteren Beckenringes)
- Iliosakralgelenkruptur
- Sakrumfraktur

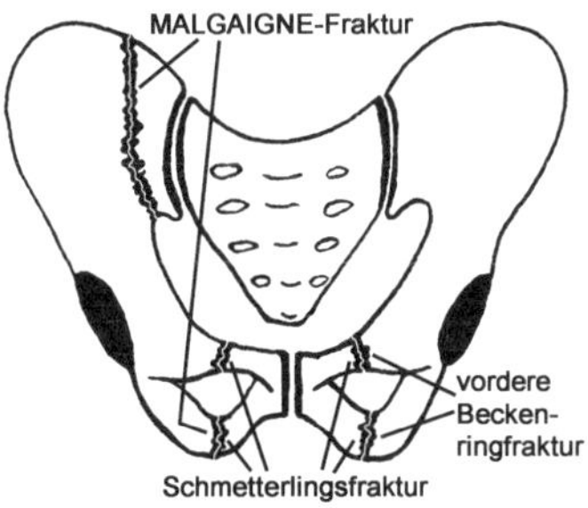

<u>Beckenfrakturen</u>, Einteilung nach MÜLLER (1978), Kriterium: Stabilität im Becken

Typ I	**Stabile Beckenringverletzung:** Einseitige vordere Beckenringfraktur oder nicht dislozierte Schmetterlingsfraktur oder Symphysenlockerung
Typ II	**Instabile inkomplette Beckenringverletzung:** Doppelseitige dislozierte Beckenringfraktur mit oder ohne Symphysensprengung oder Symphysensprengung + einseitige vordere Beckenringfraktur
Typ III	**Instabile komplette Beckenringverletzung:** MALGAIGNE-Fraktur oder hintere Beckenringfraktur + Symphysensprengung oder vordere Beckenringfraktur + Iliosakralgelenkruptur oder Symphysen- + Iliosakralsprengung (= "totale Beckenluxation")

<u>ABC-Klassifikation nach AO u. TILE</u> (AO: 61-A/B/C1-3) der Beckenfrakturen, Kriterium: Beckenstabilität und vertikaler Kraftfluss von der LWS auf die Hüftgelenke:

Typ A: **Stabile** Beckenfrakturen, hinterer Beckenring intakt, vertikaler Kraftfluss stabil (z.B. Randfrakturen, Beckenschaufelfraktur, tiefe Os-sacrum-Fraktur)

Typ B: Teilweise Verletzung am hinteren Beckenring, Rotationsinstabilität einer Beckenseite ⇨ Asymmetrie d. Beckenringes, aber vertikaler Kraftfluss stabil (z.B. einseitige Os-sacrum-Fraktur/Iliosakralgelenk**teil**ruptur + vordere Beckenringfraktur, sog. Open-book-Fraktur)

Typ C: **Komplette Instabilität** durch Verletzung des vorderen u. hinteren Beckenringes ⇨ Rotationsinstabilität einer Beckenseite, Asymmetrie des Beckenringes und vertikaler Kraftfluss unterbrochen (z.B. ein- od. beidseitige Iliosakralverletzung + vordere Beckenringfrakturen)

Epid: ◊ Prädisp.alter: 20.-30. u. 45.-60. Lj. (**Polytrauma**-Pat. haben in 20 % d.F. Beckenverletzungen) sowie >70. Lj. bei Frauen (Bagatelltrauma bei vorbestehender Osteoporose)
◊ Inzidenz: 35/100.000/Jahr (bei Frauen >80 J. bis 450/100.000/Jahr)

Klin: ⇒ Isolierte einseitige vordere Beckenringfraktur häufig asymptomatisch
⇒ Prellmarken, Stauchungs-, Kompressions-, Bewegungsschmerz
⇒ Eingeschränkte Hüft- und Hüftgelenkbeweglichkeit
⇒ Asymmetrische Beckenkontur, Beckenschiefstand, Beinlängendifferenz
⇒ Hämatom: perineal, inguinal, Skrotalhämatom
⇒ **Cave** bei **Miktionsstörungen** od. Hämaturie ⇨ kein transurethraler Katheterismus (Gefahr zusätzlicher Verletzung), wenn Ableitung nötig, dann suprapubischer Katheter

Diag: 1. Anamnese und klinische Untersuchung: periphere Pulse, Sensibilität und Motorik von Becken/Beinen, rektal-digitale Untersuchung, RR- und **Hb-Kontrolle** bei V.a. Blutung (mehrere Liter Blutverlust mögl.!)
2. Bildgebung: Röntgen-Beckenübersicht a.p., Inlet- und Outletaufnahme (karniokaudal / kaudokranial gekippte Aufnahmen), ggf. Obturator- und Ala-Aufnahme (bei V.a. Azetabulum-Beteiligung, s.u.)
CT zum Ausschluss weiterer Verletzungen, z.B. Iliosakralgelenksprengung
Sonographie: retroperitoneales Hämatom?
3. Labor: Hb-Kontrolle, Urinstix (Hämaturie?)
4. Bei V.a. Verletzung der ableitenden Harnwege ⇨ **Ausscheidungsurographie** od. retrograde Urethrographie durchführen!

Ther:
- Konservativ: einseitige, stabile vordere Beckenringfraktur ⇨ 1 Wo. Bettruhe, Schmetterlingsfraktur ⇨ 2 Wo. Bettruhe, dazu immer KG, Analgesie, Thromboseprophylaxe
  Symphysenruptur: frühfunktionelle Behandlung
  Abrissfrakturen: frühfunktionelle Behandlung
  (Früher wurde bei Diastase die RAUCHFUß-Beckenschwebe angewendet = Hüfte schwebt in der Luft an überkreuzenden Aufhängern ⇨ Druck auf die Fragmente.)
- Operativ: Ind: offene od. instabile Frakturen, urologische Komplikationen, starke Blutung
  - Notfall-Op: Blutstillung am Becken, ggf. Laparotomie u. Beckentamponade oder Angiographie und Embolisation erforderlich, akut Stabilisierung mit Beckenzwinge / Fixateur externe, damit kann eine Reposition und Adaptation der instabilen Fragmente erreicht werden (Abb.-Bsp.: Fixateur externe bei instabiler, einseitiger Fraktur des hinteren Beckenrings + Symphysenruptur, AO: 61-C1)
  - MALGAIGNE-Fraktur: bei nicht ausreichender Reposition = Diastase der Fragmente ⇨ Plattenosteosynthese
  - Symphysenruptur: bei konservativ nicht reponierbarer Diastase oder Begleitverletzungen ⇨ Plattenosteosynthese, evtl. auch Fix. externe
  - Instabile Os-sacrum-Fraktur od. Iliosakralgelenkruptur: transiliosakrale Schraubenfixation oder Plattenosteosynthese
  - Abrissfrakturen: bei Dislokation Zugschraube zur Fragmentfixation

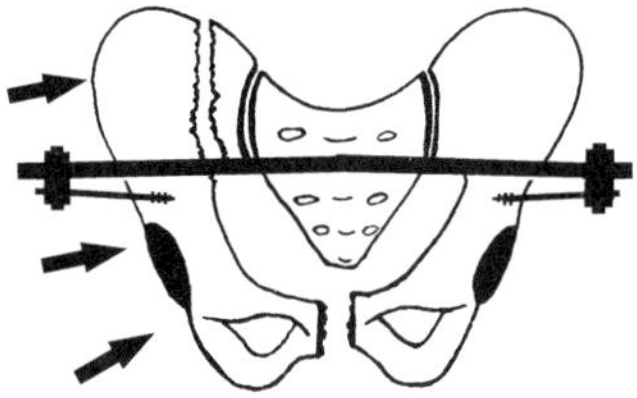

Prog: Abhängig von der Schwere der Begleitverletzungen, Letalität bei offenen Frakturen bis 50 %

Kompl: * Schwere intra- und retroperitoneale **Blutungen** (A. und V.iliaca com. und ihre Äste, präsakraler Venenplexus, A. und V.femoralis sowie aus dem spongiösen Knochen) ⇨ **hämorrhagischer Schock**, Kompartmentsyndrom des Beckens (im Bereich der Faszienräume des M.psoas und der Glutealmuskulatur)
* Da meist heftiges Trauma ⇨ häufig Zusatzverletzungen: **Polytrauma**, SHT und insb. intrapelvine Verletzungen: **Blasen-** (meist extraperitoneal) und/oder **Harnröhrenverletzung** (Urethra meist im Bereich der 1-2 cm langen Pars membranacea rupturiert), Darmperforationen, septische Komplikationen
* Hohe Thrombosegefahr ⇨ immer **Thromboseprophylaxe** durchführen
* Pseudarthrosenbildung (selten)

AZETABULUMFRAKTUR

Syn: Hüftpfannenfraktur, engl. acetabular fracture, ICD-10: S32.4

Ät: – Schweres direktes Trauma (z.B. Sturz od. Schlag auf die Hüfte ⇨ senkrechte Kraftübertragung über den Trochanter major des Femurs auf das Azetabulum)
- Indirektes Trauma: Knieanprall bei gebeugter Hüfte (z.B. Anprall am Armaturenbrett bei Auffahrunfall = **dashboard-injury**) ⇨ Kraftübertragung über den Femur auf das Azetabulum
- Häufig in Verbindung mit od. durch eine **Hüftgelenkluxation** = Luxationsfraktur mit Verletzung entsprechender Struktur (z.B. dorsale Luxation ⇨ dorsale Pfannenrandfraktur)

Etlg: # Nach JUDET u. LETOURNEL (1964)

Typ 1:	Dorsaler Pfannenrand frakturiert (häufigste Form)
Typ 2:	Dorsaler Pfeiler frakturiert
Typ 3:	Pfannenbodenquerfraktur (= Fraktur beider Pfeiler)
Typ 4:	Ventraler Pfeiler frakturiert

(nach WEISE u. WELLER (1987) gibt es noch Typ 5-8 = kombinierte Frakturen)

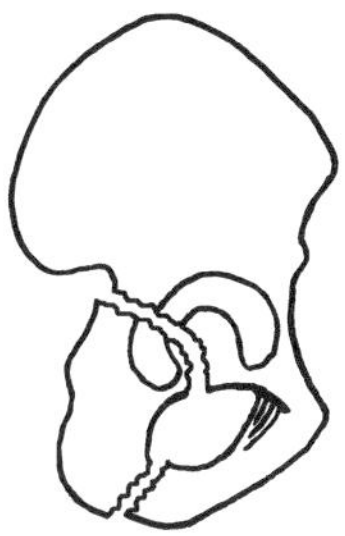

Abb.-Bsp.: dislozierte Azetabulumfraktur, dorsaler Pfeiler, AO: 62-A-2

Fraktur des Pfannendaches/kranialer Pfeiler

AO-Klassifikation 62-A/B/C(1-3)

Typ A: Partielle Gelenkfraktur, nur ein Pfeiler betroffen
Typ B: Querfraktur, Acetabulum aber noch mit dem Os ilium verbunden
Typ C: Komplette Gelenkfraktur, beide Pfeiler durchtrennt

Klin: ⇒ Stauchungs-, Zug-, Druckschmerz, Bewegungseinschränkung
⇒ Hämatom
⇒ Bei Luxationsfrakturen: fixierte Rotationsfehlstellung, Beinverkürzung

Diag: 1. Anamnese und klinische Untersuchung
2. Röntgen: Beckenübersicht a.p. und Hüftgelenk a.p.
Obturator-Aufnahme (45° angehobenes Becken auf der kranken Seite) ⇨ Beurteilung des dorsalen Pfannenrandes + vorderen Pfeilers mögl.
Ala-Aufnahme (45° angehobenes Becken auf der gesunden Seite) ⇨ Beurteilung des vorderen Pfannenrandes + hinteren Pfeilers mögl.
Heute alternativ oder zusätzlich immer **CT** (mit 3D-Rekonstruktion)

Ther:
- Konservativ: nicht dislozierte, stabile Frakturen ⇨ frühfunkt. Behandlung für 6-8 Wo.
- Operativ: Ind: junge Patienten, dislozierte Frakturen mit Stufenbildung in der Gelenkfläche (>2 mm), Fragment im Gelenk
  - Zugang: meist ilio-inguinaler Zugang nach JUDET od. dorsal (je nach Fraktur)
  - Hinterer Pfeiler: Reposition und Plattenosteosynthese
  - Luxationsfrakturen: Reposition der Luxation u. Rekonstruktion d. Pfanne/Pfannenrands
  - Postop.: für 3 Monate nur Teilbelastung des Hüftgelenkes mit 10 kg

Prog: Sehr schwerwiegende Fraktur, die in einer Spezialklinik versorgt werden sollte.

Kompl:
* Läsion des N.ischiadicus/N.peroneus (durch Fragmente des hinteren Pfeilers od. Überdehnung)
* Zusätzliche Beckenringverletzung
* Hüftkopffraktur, **Hüftkopfnekrose** (bei Zerstörung der A.lig.capitis femoris), insb. bei Luxationsfrakturen, z.B. Typ 3 durch zentrale Luxation des Hüftkopfs, da das Azetabulum aufgesprengt ist
* Heterotope Ossifikationen (periartikuläre Verkalkungen) ⇨ Bewegungsbehinderung, Proph: ggf. Indometacin 50 mg/Tag (Nutzen ist umstritten) od. Radiatio (1 x 7 Gy)
* Unbehandelt **posttraumatische Arthrose!** (insb. bei Stufenbildung in der Gelenkfläche), Knorpelkontusionsschäden

HÜFTGELENKLUXATION

Syn: Luxatio coxae, engl. hip joint dislocation, ICD-10: S73.0-

Anatomie: Das Hüftgelenk wird gebildet aus Acetabulum und dem Femurkopf. Stabilisiert wird das Gelenk durch die Ligg.iliofemorale, ischiofemorale und pubofemorale, die am Pfannenrand ansetzen. Durch die tiefe Gelenkpfanne besteht eine gute Knochenführung.

Gefäßversorgung des Hüftkopfes: A.circumflexa femoris lat. et med. und A.ligamentum capitis femoris

Bewegungsmaße: Flex-/Extension 130 - 0 - 20°, Ab-/Adduktion 40 - 0 - 30°, Außen-/Innenrotation 40 - 0 – 50°

Ät:
- Sehr heftiges Trauma (**Hochrasanztrauma**): Stauchung oder hebelnde Bewegung am Femur, indirektes Trauma durch Knieanprall bei gebeugter Hüfte (z.B. Anprall am Armaturenbrett bei Auffahrunfall = **dashboard-injury** ⇨ Kraftübertragung über den Femur auf das Hüftgelenk führt zur dorsalen Luxation)
- Neugeborene: Hüftdysplasie ⇨ angeborene Hüftluxation (s.u., Kap. Hüfterkrankungen)

Etlg:
Hintere (dorsale / posteriore) Luxation: (75 % d.F.) Klin: Bein innenrotiert
Luxatio iliaca ⇨ hinten, oben (s. Abb.)
Luxatio ischiadica ⇨ hinten, unten

Vordere (anteriore) Luxation: Klin: Bein außenrotiert
Luxatio pubica ⇨ vorne, oben
Luxatio obturatoria ⇨ vorne, unten

Zentrale Luxation ⇨ nach innen (nur möglich bei Fraktur des vorderen + hinteren Pfeilers) durch das Azetabulum

Luxation + Fraktur an der Gelenkpfanne (Azetabulumfraktur) oder am Femur (Femurkopfimpressionsfraktur, PIPKIN-Fraktur, Oberschenkelhalsfraktur)

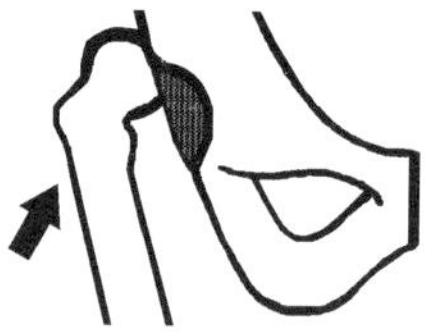
Luxatio posterior

Klin: ⇒ **Federnde Fixation** des Gelenkes, Beinfehlstellung („Beinverkürzung“)
⇒ Bewegungsschmerz

Diag:
1. Typische Anamnese (Auffahrunfall, Sturz aus großer Höhe) und klinische Untersuchung
2. Röntgen: Hüftgelenk in mindestens 2 Ebenen!
   Ala- und Obturator-Aufnahme, insb. auch nach der Reposition zum Ausschluss einer knöchernen Verletzung am Azetabulum
   CT zum Ausschluss einer Femurkopffraktur

Ther: Die **Reposition** einer Hüftgelenkluxation ist wegen der Durchblutung des Kopfes **dringlich!**
- Konservativ: geschlossene Reposition in Vollnarkose und mit Muskelrelaxanzien ⇨ frühfunktionelle Behandlung mit KG, Teilbelastung für 2 Wo., Vollbelastung mit Sport ab 3. Monat
- Operativ: Ind: Misslingen der geschlossenen Reposition, Interponat im Gelenk, dislozierte Azetabulumfrakturen, zentrale Luxation, gleichzeitige Femurfraktur
  - Bei Interponat im Gelenk ⇨ offene Mobilisation des Interponates
  - Zentrale Luxation: Extension suprakondylär nach außen unten zur Entlastung des Gelenkes u. Rekonstruktion der Pfanne
  - Postop.: Teilbelastung für 3-6 Wo.

Prog: In 10-50 % d.F. Hüftkopfnekrose, **frühe Reposition** bessert die Prognose!

Kompl:
* Luxationsfrakturen mit Beteiligung des **Pfannenrandes** (Abriss des Labrums) oder des Femurkopfes (= PIPKIN-Fraktur, s. Kap. Hüftkopffrakturen)
* **Hüftkopfnekrose** bei Gefäßzerreißung (Diag: MRT im Verlauf)
* Dehnungsschädigung des **N.ischiadicus** od. N.femoralis
* Hüftkopfknorpelschäden, freier Gelenkkörper ⇨ Gefahr posttraumatischer Arthrose

UNTERE EXTREMITÄT - FEMUR

HÜFTKOPFFRAKTUREN

Syn: Femurkopffraktur, Caput-femoris-Fraktur, ICD-10: S72.08

Ät: – Begleitverletzung bei einer Hüftgelenkluxation, Azetabulumfraktur
– Indirekte Gewalteinwirkung (Stauchung)

Etlg: # Nach PIPKIN (1957): Frakturverlauf in Bezug auf das Lig.capitis femoris

Typ I:	Horizontale Fraktur distal des Lig.cap.femoris
Typ II:	Vertikale Fraktur, Lig.capitis femoris im abgesprengten Knochenfragment enthalten
Typ III:	Typ I od. II + Schenkelhalsfraktur
Typ IV:	Typ I od. II + dorsokraniale Pfannenrandfraktur

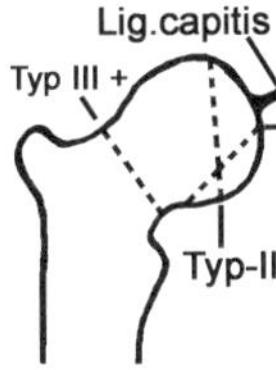

Impressionsfrakturen am Kopf
AO-Klassifikation: 31-C(1-3)

Klin: ⇒ Beinfehlstellung, federnde Fixation im Gelenk wie bei Hüftgelenkluxation
⇒ Bewegungsschmerz, evtl. Hämatom

Diag: 1. Anamnese und klinische Untersuchung
2. Röntgen: Beckenübersicht und Hüftgelenk a.p., Ala- und Obturator-Aufnahme (s.o., Kap. Azetabulumfraktur)

Ther:
- Konservativ: Bei kaudalen Kopffrakturen, Gelenkstufe <2 mm ⇨ Entlastung für 6 Wo.
- Operativ:
  - Sehr schwierig, wegen Kopfdurchblutung ⇨ offene Reposition und Schraubenfixierung von Fragmenten, bei Typ III zuvor Osteosynthese der Schenkelhalsfraktur
  - Sekundär: **prothetischer Gelenkersatz** als HEP [Hemiendoprothese = nur Femurkopfprothese] oder Kopf- + Pfannenprothese = TEP [Totalendoprothese])
- Thromboseprophylaxe: mit Heparin (z.B. Nadroparin, Fraxiparin®) od. mit dem vollsynthetischen Xa-Hemmstoff Fondaparinux (1 x tgl. 2,5 mg s.c., Arixtra®) od. neu mit einem oralen Antithrombotikum (1 x 10 mg/Tag Rivaroxaban per os, Xarelto® od. 2 x 2,5 mg/Tag Apixaban, Eliquis®) für 5 Wo.

Prog: Problematisch wegen der Kopfdurchblutung durch das Lig.capitis femoris

Kompl: * Kopfnekrose (insb. bei Typ III) ⇨ MRT-Kontrolle nach 3 Mon.
* Posttraumatische Arthrose (Koxarthrose)
* Knorpelschäden, heterotope Ossifikationen

SCHENKELHALSFRAKTUREN

Syn: Femurhalsfraktur, Oberschenkelhalsfraktur, engl. fracture of the femur neck, ICD-10: S72.00

Ät: – Direktes Trauma durch Sturz auf den Oberschenkel od. Hüfte
– Bagatelltrauma bei **Osteoporose** im höheren Alter (95 % d. Pat. sind >50 J.)

Path: ♦ Adduktionsfrakturen ⇨ Varusstellung (O) der Fragmente ⇨ fehlende Verkeilung der Bruchfragmente ⇨ **Op-Indikation**
♦ Abduktionsfrakturen ⇨ Valgusstellung (X) der Fragmente ⇨ **Einstauchung** der Bruchfragmente ⇨ **konservative** frühfunktionelle Therapie mögl.

Epid: ◊ Prädisp.alter: Fraktur des alten, **osteoporotischen** Menschen (**>70. Lj.**)
◊ **W** >> m (= 4 : 1), bei **Frauen** nach der **Menopause** verdoppelt sich das Risiko für eine Oberschenkelhalsfraktur durch die zunehmende Osteoporose alle 5-10 J. (bei 90-jährigen hat jede 5. Frau bereits eine Schenkelhalsfraktur erlitten).
◊ Inzidenz: 90/100.000/Jahr in Deutschland, >70. Lj. **sehr häufig**: 500/100.000/Jahr, in Deutschland ca. 60.000 Pat./Jahr

Etlg: # **Mediale Oberschenkelhalsfrakturen** (liegen **innerhalb** der Gelenkkapsel):
- **Adduktionsfrakturen** (80-90 % d.F.)
- **Abduktionsfrakturen** (selten, meist stabil mit Einstauchung des Kopfs)

Einteilung nach PAUWELS (1935): nach dem Winkel zwischen der Horizontalen und der Frakturlinie im a.p. Röntgenbild (s. Abb.)

PAUWELS Grad I: PAUWELS-Winkel <30° keine Scherkräfte, gute konservative Heilungstendenz
PAUWELS Grad II: PAUWELS-Winkel 30-50°
PAUWELS Grad III: PAUWELS-Winkel >50° erhebliche Scherkräfte, instabile Fraktur

Teilweise wird in Einteilungen statt 50° auch 70° angegeben.

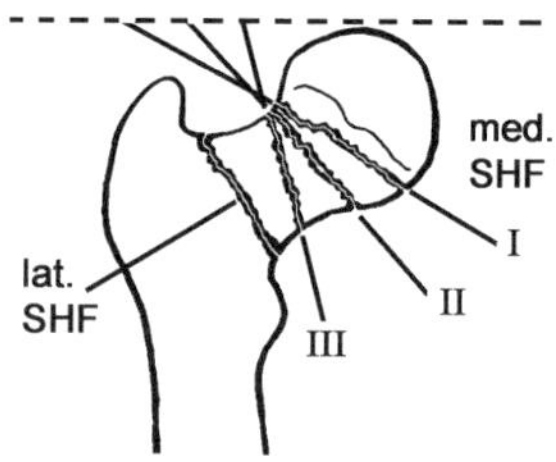

Laterale Oberschenkelhalsfraktur (selten, liegt außerhalb der Gelenkkapsel)
AO-Klassifikation: 31-B(1-3)

Klin: ⇒ Adduktionsfrakturen ⇨ keine Einstauchung ⇨ schmerzhafte Bewegungseinschränkung, Beinverkürzung (je nach Dislokation der Fragmente), Außenrotationsfehlstellung
⇒ Abduktionsfraktur ⇨ Einstauchung ⇨ wenig klinische Symptome, evtl. Stauchungs- und Klopfschmerz der Hüfte

Diag: 1. Anamnese und klinische Untersuchung
2. Bildgebung: Röntgen-Beckenübersicht a.p. und Hüftgelenk in 2 Ebenen (seitl. u. axial = LAUENSTEIN-Aufnahme), bei unklarem Befund CT oder MRT

Einteilung nach GARDEN (1964): Dislokationszustand der Fraktur im Röntgenbild

Stadium 1: unvollständige oder eingestauchte Fraktur (Valgusstellung, Abduktionsfraktur)
Stadium 2: vollständige Fraktur aber nicht dislozierte Fragmente
Stadium 3: teilweise Dislokation der Fragmente, dorsale Kortikalis nicht zertrümmert
Stadium 4: vollständige Dislokation, Kortikalis vollständig unterbrochen

3. Sonographie: insb. bei jüngeren Pat. u. Kindern zum Ausschluss eines Hämarthros

Ther: • Konservativ: Bei Abduktionsfrakturen (eingestaucht, stabil) sofortige Mobilisation, KG und kurzfristige Röntgenkontrollen (bei sekundärer Instabilität/Dislokation ⇨ Op)
• Operativ: Ind: Adduktionsfraktur, Dislokation, instabile Frakturen (II-III)
- Junge Pat. mit med. SHF: **Kopferhaltende** Osteosynthese mit 2-3 kanülierten **Zugschrauben** (s. Abb.), bei Kindern nur mit Spickdrähten. Op. möglichst innerhalb von 6 Std. nach dem Trauma (frühe Op wichtig für den Erhalt der Kopfdurchblutung!) + Eröffnung der Gelenkkapsel zur Entlastung eines intrakapsulären Hämatoms.

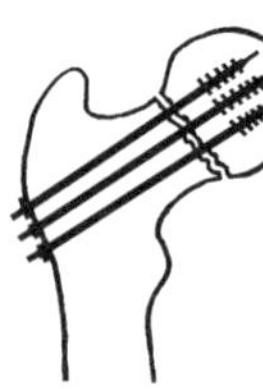

- Alte Patienten (>65. Lj.) mit med. SHF: **Femurkopfprothese** (HEP = Hemiendoprothese, heute als sog. Duokopfprothese = die 2 enthaltenen Kopfschalen können gegeneinander laufen) od. **TEP** (bei zusätzlich arthrotisch veränderter Pfanne)
- Bei lat. Schenkelhalsfraktur DHS = Dynamische Hüftschraube (POHL-Laschenschraube, engl. sliding hip screw, s. Abb.) od. Gamma-Nagel (s.u.): Durch das Gleiten der Schraube in der Führung der Platte erfolgt Kompression auf den Frakturspalt ⇨ Vorteil: sofort belastungsstabil.
- Thromboseprophylaxe bis zum Erreichen der freien Mobilisation

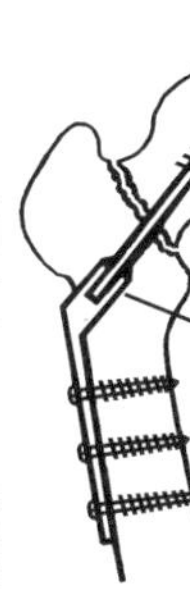

Prog: Die Prognose hängt davon ab, ob der Bruch eingestaucht (⇨ konservative Therapie) oder disloziert ist. Bei den med. Schenkelhalsfrakturen ist die Frakturheilung umso schlechter, je größer der PAUWELS-Winkel ist (schlechtere Kompression der Fragmente).
Für das Ergebnis (Stabilität) ist letztlich nicht so sehr das Osteosyntheseverfahren sondern die Knochenqualität (Osteoporose) entscheidend. 20 % der Pat. mit osteoporotischer Fraktur erleiden innerhalb eines Jahres eine erneute Fraktur.
Perioperative Letalität: bis 6 % (bedingt durch das meist sehr hohe Alter)

Kompl:
* Osteoporotische Fraktur ⇨ Kompl. durch die Immobilisierung, bei den meist schon sehr alten Pat. kann es zum endgültigen Verlust der Gehfähigkeit kommen.
* **Hüftkopfnekrose** (insb. bei der medialen Schenkelhalsfraktur wegen gestörter Blutversorgung, GARDEN III-IV mit einem Risiko beim alten Patienten von 50-80 %)
* Schenkelhalspseudarthrose (insb. PAUWELS III)
* Luxationsneigung des Hüftgelenkes
* Prothesen (s.u., Kap. Koxarthrose), Pfannenprotrusion bei HEP

Proph:
♥ Osteoporoseprophylaxe durch regelmäßige **körperliche Aktivität**, ausreichende **Kalzium-** (1.200 mg/Tag, z.B. 1 l Milch, kalziumreiches Mineralwasser) u. **Vit.-D-Zufuhr** (Colecalciferol 800-1.000 I.E./Tag, Vigantoletten®), Alkohol-, Koffein- u. **Nikotinkarenz**, Vermeidung von Untergewicht. Bei bereits manifester Osteoporose zusätzlich **Bisphosphonate** (weiteres s.u., Kap. Osteoporose).
♥ Bei alten, sturzgefährdeten Pat. Tragen eines Protektors (gepolsterte Kunststoffschalen um die Hüftgelenke, integriert in einer Baumwollunterhose, Safehip®), Training von Balance und Koordination (z.B. bei speziellen Osteoporose-Sportgruppen).

FEMURFRAKTUREN

Syn: Oberschenkelfraktur, engl. fracture of the femur, ICD-10: S72.3

Ät:
- Direktes Trauma: Sturz auf die Hüfte
- Abrissverletzungen: z.B. Sportverletzung (Stoß, Überbelastung)
- Bagatelltrauma bei **Osteoporose** im höheren Alter

Epid: Prädisp.alter: Pertrochantäre und subtrochantäre Oberschenkelfraktur sind die typischen Frakturen des **alten Menschen** (Osteoporose).

Etlg:
Pertrochantäre Oberschenkelfraktur: einfach, stabil (AO: 31-A1) oder instabil (Mehrfragmentfraktur, medialer Tragpfeiler zerstört ⇨ keine stabile Kraftableitung (AO: 31-A(2-3))
Abrissfrakturen des Trochanter major oder minor ⇨ dislozieren durch die Muskel-Sehnen-Ansätze (AO: 31-A2)
Subtrochantäre Oberschenkelfraktur (AO: 32-A/B/C(1-3).1)
Diaphysäre Oberschenkelfraktur = **Oberschenkelschaftfraktur** (AO: 32-A/B/C(1-3))

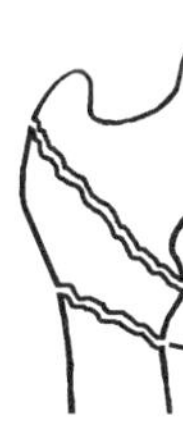

<u>Klin:</u> ⇒ **Beinverkürzung, Außenrotation**
⇒ Schmerzhafte Bewegungseinschränkung, lokaler Druckschmerz
⇒ Oberschenkelschaft: Schwellung, Hämatom, Bewegungsschmerz, evtl. abnorme Beweglichkeit, Crepitatio, Functio laesa ⇨ Cave: **Blutverlust!** (2-3 l möglich ⇨ Schockgefahr)

<u>Diag:</u> 1. Anamnese und klinische Untersuchung
2. <u>Röntgen:</u> Beckenübersicht a.p., Hüftgelenk, Oberschenkel u. Kniegelenk in 2 Ebenen (= **Femur ganz**, da auch zwei Frakturen mögl., z.B. Schaftfraktur + Schenkelhalsfraktur)

<u>Ther:</u> • <u>**Operativ:**</u> Ind: In der Regel wird heute eine operative Osteosynthese durchgeführt.
- <u>Per-/subtrochantäre Frakturen:</u>
  - **DHS** = <u>d</u>ynamische <u>H</u>üft<u>s</u>chraube (POHL-Laschenschraube, Abb. s.o.) = extramedullärer Kraftträger, die Kompression auf den Frakturspalt erfolgt durch das Gleiten der Schraube in der Führung der Platte, Ind: A1-Frakturen ⇨ Vorteil: sofort belastungsstabil.
  - **Gamma™-Verriegelungsnagel** (Syn: prox. Femurnagel, s. Abb.): Durch das Gleiten der Schraube in der Führung des intramedullären Kraftträgers im Femur (ggf. auch mit einem langen Schaft bei weit nach distal verlaufender subtrochantärer Fraktur), der zusätzlich verriegelt wird, erfolgt die Kompression auf den Frakturspalt, Ind: A(2-3)-Frakturen ⇨ Vorteil: sofort belastungsstabil.

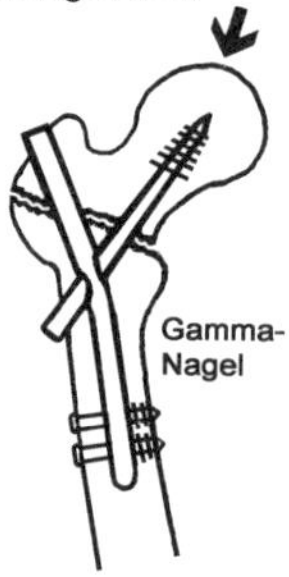

- <u>Dislozierte Abrissfraktur:</u> Zuggurtungsosteosynthese, Zugschraube
- <u>Oberschenkelschaftfrakturen:</u>
  - **Marknagel** (insb. bei Frakturen im mittleren 1/3) vorgebohrt od. als **UFN** = <u>u</u>nreamed <u>f</u>emoral <u>n</u>ail = unaufgebohrter Femurnagel ⇨ dynamische intramedulläre Verklemmung (= Kompression des Bruchspaltes)

    Verriegelungsnagel (für Frakturen im proximalen oder distalen 1/3, s. Abb.) ⇨ beidseitige Verriegelung ⇨ statische intramedulläre Verklemmung + Sicherung gegen Rotationsfehler, kann nach 6 Wo. durch Entfernen der (meist) prox. Verriegelung auch dynamisiert werden.

    Die Nägel können anterograd (vom Trochanter major aus, s. Abb.) od. retrograd (vom Kniegelenk aus) eingebracht werden.
  - Plattenosteosynthese selten (z.B. bei Kindern mit offener Epiphysenfuge): breite laterale Platte

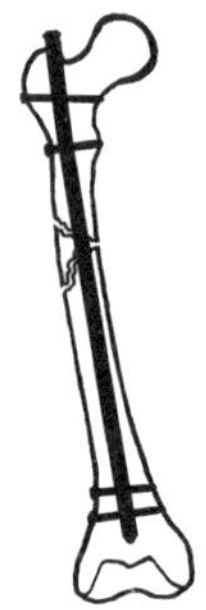

- <u>Trümmerfrakturen:</u> **Fixateur externe** (insb. bei offenen Frakturen) oder UFN/Verriegelungsnagelung mit beidseitiger Verriegelung ⇨ statische Verklemmung (ggf. werden die Nägel heute auch bei offenen Frakturen eingesetzt, Risiko: Markraumosteomyelitis, kommt aber nur selten vor)

• <u>*Kinder:*</u> bis 4. Lj. Overhead-Extension für 4 Wo. (schnelle Bruchheilung), bis 6. Lj. Extensionsbehandlung u. Lagerung auf BRAUN-Schiene od. WEBER-Tisch für 4 Wo.
Op: bei II.- od. III.-gradig offenen Frakturen, Gefäß- od. Nervenschäden, Muskelinterponat, Kinder >6 J. ⇨ Reposition und 2 dünne PREVOT-Pins/ESIN (anterograd-subtrochantär od. retrograd eingebracht) od. Plattenosteosynthese od. Fixateur externe

<u>Prog:</u> I.d.R. gut

<u>Kompl:</u> * **Blutverlust** in den Oberschenkel durch ausgedehnte Hämatome aus dem Frakturspalt und Muskelzerreißung, bis zu 3 Liter mögl. ⇨ **Schockgefahr!** (⇨ immer Infusion anlegen und Kontrolle von RR und Hb)
* Kompartmentsyndrom

<u>Op:</u> * Rotationsfehler, Verkippung des Hüftkopfes, Implantatbruch, Pseudarthrose

SUPRA-/DIAKONDYLÄRE OBERSCHENKELFRAKTUREN

<u>Syn:</u> **Distale Femurfraktur**, ICD-10: S72.41

Ät: Direktes, starkes Trauma: Knieanprall (z.B. Armaturenbrett = dashboard-injury)

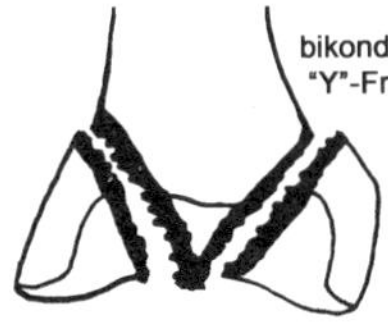

Etlg: # **Suprakondylär** = ohne Gelenkbeteiligung (AO: 33-A1)
Diakondylär ohne Gelenkbeteiligung (AO: 33-A2-3)
Diakondylär **mit Gelenkbeteiligung**:
- **Monokondylär** (AO: 33-B1-3)
- **Bikondylär** (AO: 33-C1-3) ⇨ "Y"- (sieht aus wie ein Y, s. Abb.), "T"-Fraktur, Trümmerfrakturen
- HOFFA-Fraktur = dorsale tagentiale Kondylenfraktur (selten)

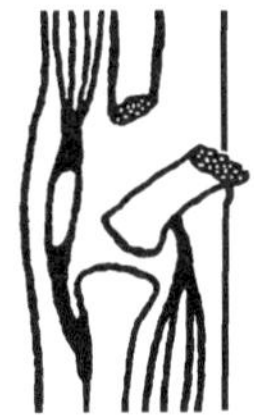

Klin: ⇒ Bewegungsschmerz, Druckschmerz
⇒ Evtl. Hämatom in der Kniekehle, häufig blutiger Kniegelenkerguss
⇒ Fehlstellung: proximales Fragment luxiert nach medial durch Zug der Adduktoren, das distale Fragment nach dorsal durch Zug des M.gastrocnemius ⇨ Durchspießung der Fragmente durch den Weichteilmantel mögl. (s. Abb.)

Diag: 1. Anamnese und klinische Untersuchung
2. Röntgen: Oberschenkel + Kniegelenk in 2 Ebenen + Beckenübersicht

Ther: • Konservativ: nur bei suprakondylärer, stabiler Fraktur mit Gipsruhigstellung mögl.

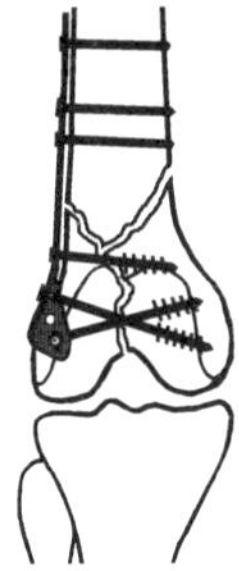

• Operativ: Ind: bei Gelenkbeteiligung obligat!
- Spezielle anatomisch vorgeformte Platte (z.B. LISS®-, NCB®-DF-, Ax-SOS®-Platte, s. Abb. T-Fraktur, AO: 33-C1), die über eine kleine Stichinzision eingeschoben wird, die Schrauben werden perkutan eingedreht (MIPPO-System) und sind winkelstabil ⇨ geringe Traumatisierung, bessere Durchblutung
  od. 90°-Winkelplatte (sog. Kondylenabstützplatte).
- Retronail (distaler Femurspezialnagel, der retrograd eingebracht wird und als intramedullärer Kraftträger wirkt), suprakondylär auch normaler Marknagel möglich
- "Y"-Fraktur: 2 Zugschrauben zur Adaptation des Kondylenmassivs + 90°-Kondylenplatte zur Fixierung am Femurschaft
- HOFFA-Fraktur: ventrodorsale Verschraubung

• *Kind:* Spickdraht- u. Zugschraubenosteosynthese ⇨ Metallentfernung nach ca. 6-8 Wo.

Kompl: * Knieanpralltrauma ⇨ häufig kombiniert mit Hüftgelenkverletzungen!
* Verletzung der A.poplitea und des N.tibialis möglich (durch Zug des M.gastrocnemius am distalen Fragment ⇨ Fragment kippt nach dorsal ab)
* Posttraumatische Arthrose bei Gelenkbeteiligung
* Bewegungseinschränkung im Kniegelenk durch Kapselschrumpfung und Muskelverwachsungen

DD: Fabella (= Sesambein oberhalb des lateralen Oberschenkelkondylus)

UNTERE EXTREMITÄT - KNIEGELENK

KNIE-BANDVERLETZUNGEN

<u>Syn:</u> ICD-10: S83.4-, Zerrung und Überdehnung = Distorsion; Zerreißung = Ruptur

<u>Ät:</u>
- Trauma: Abduktions- (valgus), Adduktions- (varus), Rotationstrauma des US gegen den OS (typische Verletzungen beim Skifahren, Fußball!)
- Kniegelenkluxation (Hochrasanztrauma)

<u>Epid:</u> Inzidenz der Kreuzbandrupturen: ca. 32/100.000/Jahr in Deutschland

<u>Klin:</u>
⇒ Schmerzhafte Bewegungseinschränkung
⇒ Instabilitätsgefühl („Giving-way-Symptomatik“, insb. bei Stopp-Bewegungen)
⇒ Weichteilschwellung, Druckdolenz an den Kollateralbändern
⇒ Evtl. Erguss/Hämarthros (⇨ Hinweis für Kreuzbandverletzung)

<u>Diag:</u>
1. Anamnese (Unfallhergang, frühere Knieverletzungen) und klinische Untersuchung (<u>Wichtig:</u> zur Beurteilung der Pathologie immer **im Seitenvergleich!**)
   - ***Seitenbänder:*** seitliche **Aufklappbarkeit** bei Ab- (⇨ med. Seitenband) und Adduktionsprüfung (⇨ lat. Seitenband) in Streckstellung (0°) und 30° Beugung
   - ***Vorderes Kreuzband (LCA):*** **vordere Schublade**
     Hinteres Kreuzband (LCP): **hintere Schublade**
     (ausgeprägt zeigt sich das Schubladenphänomen jedoch erst bei Mitverletzung der Seitenbänder)
     Durchführung der Tests: in 60-90° Beugestellung durch Zug am US nach vorne bzw. hinten, s. Abb. (auch als sog. LACHMAN-Test in 20-30° Beugestellung). Angabe der Stabilität mit dem LACHMAN-Test:
     normal: 1-2 mm Seitendifferenz des Schubladenphänomens
     + (einfach pos.): Seitendifferenz 3-5 mm, leichte Instabilität
     ++: Seitendifferenz 6-10 mm, mäßige Instabilität
     +++: Seitendifferenz >10 mm, schwere Instabilität

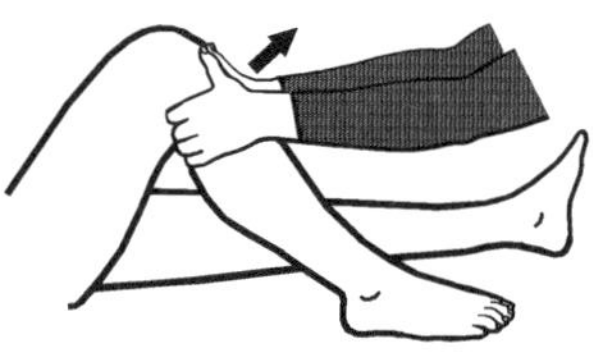

vordere Schublade

   - Pivot-shift-Test positiv (in Streckstellung luxiert bei LCA-Insuffizienz die Tibia nach ventral, bei Beugung bei ca. 30° dann ruckartige Rückverlagerung nach dorsal)
   - ***Rotationsinstabilität:*** Schublade in Außen- oder Innenrotationsstellung (<u>Formen:</u> anterolat., anteromed., posterolat., posteromediale Instabilität)
2. <u>Bildgebung:</u> Rö-Kniegelenk in mind. 2 Ebenen (a.p., seitl., in 30° Beugung) zum Ausschluss knöcherner Begleitverletzungen, Abrissfragmente in der Interkondylargrube (bei Kreuzbandausriss) od. laterale Kantenabrisse am Tibiaplateau (bei Seitenbandausriss, HUGHSTON-Kapselzeichen)
   <u>MRT:</u> **sehr gute Beurteilbarkeit** der Kreuzbänder, Zusatzverletzungen?
3. <u>Kniegelenkpunktion:</u> Hämarthros, Fettaugen im Punktat ⇨ V.a. Knorpel-Knochenläsion
4. **<u>Arthroskopie:</u>** Beurteilung von Kreuzbändern, Menisken, Knorpelflächen, Seitenbändern und Kapselapparat (auch arthroskopische Op der Kreuzbänder dann mögl.)

<u>Ther:</u>
- <u>Konservativ:</u> Bei Distorsionen od. Ruptur eines Kreuzbandes **ohne Instabilität**: kurzfristige Entlastung und intensives **muskuläres Aufbautraining** (M.quadriceps femoris und Ischiokruralmuskulatur = dorsal gelegene Muskulatur des OS)

  Seitenbandruptur (ohne Begleitverletzungen, meist med. Seitenbandverletzung, lat. sind sehr selten): Kühlung, seitenbandstabilisierende Knieorthese (z.B. DONJOY®-Schiene) für ca. 4 Wo., Quadrizepstraining, Sport nach 1-2 Mon. wieder mögl.

- Operativ: Ind: komplexe Bandrupturen (Kreuz- + Seitenbänder), Instabilität des Kniegelenkes (Giving-way-Symptomatik), Kreuzbandruptur bei sportlich aktiven Patienten (Fußball, Ski, Tennis, Squash)
  - Kreuzbandrupturen: **Kreuzbandersatzplastik** mit autologer Sehne, der Ersatz kann mit mehrfachen Pes-anserinus-Sehnen (engl. hamstrings) des M.semitendinosus und/oder des M.gracilis oder mit dem mittleren Drittel des Lig.patellae erfolgen. Die Fixierung erfolgt (auch als arthroskopische Op mit dem Einsatz von Zielgeräten für die Bohrung in Tibia und Femur) mit Spezialschrauben, sog. Interferenzschrauben (Abb.-Bsp.: vordere Kreuzbandplastik) oder speziellen Implantaten (z.B. RIGIDFIX®, TransFix®, TightRope®). Meist wird das vordere Kreuzband ersetzt (hinteres Kreuzband technisch schwierig).

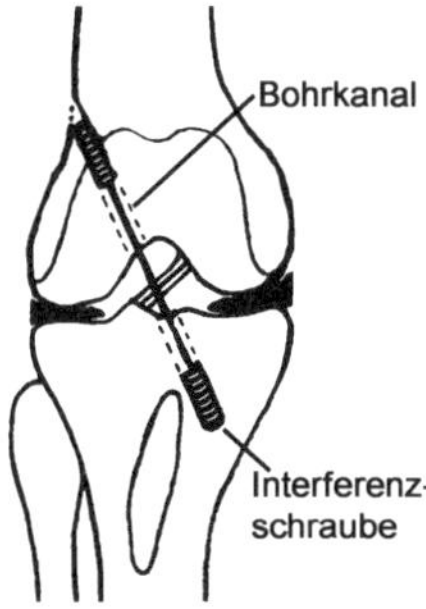

  - Postoperativ: bei Semitendinosus-/Gracilis-Plastik Orthese-Schiene für 4 Wo. in Streckstellung, bei Patellarsehnenersatz ohne Schienung
    Ab 1. postop. Tag: Auftrainieren des M.quadriceps und volle Belastung in Abhängigkeit von Schwellung und Schmerzen, Schwimmen ab 4. Wo., Lauftraining ab 3 Mon., kein rotationsbelastender Sport für 6 Mon.!

Prog: 1/3 der Patienten mit Kreuzbandverletzung kompensieren durch Muskeltraining sehr gut, 1/3 müssen Aktivitäten einschränken, 1/3 entwickeln Komplikationen.
Mit Op erreichen 80 % d. Pat. das vorherige Aktivitäts-/Sportniveau.

Kompl: * Unhappy-Triad-Verletzung: vordere Kreuzbandruptur + mediale Seitenband-Zerreißung + mediale Meniskusläsion (⇨ antero-mediale Instabilität), Op-Indikation!
* **Meniskusläsion**
* **Knorpel**-, Knorpel-Knochen-Schäden ⇨ **posttraumatische Arthrose** mögl.
* Nekrose des Kreuzbandapparates bei ausgedehnter Zerreißung
* MAISONNEUVE-Fraktur: knöcherner Ausriss des Lig.collaterale fibulare am Knie od. subkapitale Fibulafraktur + Längsriss der Membrana interossea + Innenknöchelfraktur (= Sonderform einer hohen WEBER-C-Sprunggelenkfraktur, s.u.)
* Überdehnung od. Ausriss des Trac.iliotibialis
* Kniegelenkluxation (s.u.), Gefäß- (A.poplitea) und Nervenschäden (N.tibialis)

Op: * Arthrofibrose, Zyklopsentwicklung (Pseudotumor)
* Bewegungseinschränkung (zu kurze Ersatzsehne, Fehllage der Bohrkanäle)
* Ruptur der Restpatellarsehne nach Entnahme des mittleren Teils der Patellarsehne (7-12 mm in der Breite werden entnommen), Patellafraktur

KNIEGELENKLUXATION

Syn: Engl. luxation of the knee, ICD-10: S83.1-

Ät: – Starke direkte, entgegenwirkende Gewalteinwirkung auf OS und US
– Angeborene laterale Subluxation (Missbildungen, Lageanomalie in utero), sehr selten

Path: Verrenkung zwischen Oberschenkelrolle und Tibiakopf nach ventro- od. posterolateral ⇨ meist mit Ruptur der Kreuzbänder u. des medialen Seitenbandes, häufig auch Begleitverletzung von A.poplitea und N.peroneus od. N.tibialis

Epid: Kniegelenkluxationen sind sehr selten (2 % aller Luxationen).

Etlg: Unterschieden werden eine vordere, hintere u. mediale/laterale Luxation.

Klin: ⇒ Selten federnde Fixation, meist **totale Instabilität**
⇒ Fehlstellung, Deformität

Diag: 1. Anamnese und klinische Untersuchung: auf Durchblutungsstörungen und neurologische Ausfälle achten (DMS)! ⇨ Fußpulse?
2. Bildgebung: Röntgen-Kniegelenk in 2 Ebenen, ggf. MRT (Kniebinnenschaden?)
3. Doppleruntersuchung der Gefäße, ggf. DAS

Ther: • Operativ: Ind: fast immer gegeben, da Begleitverletzungen von Nerven, Gefäßen und **Bandläsionen** (Komplexinstabilität) oft vorhanden sind
- Sofortige offene Reposition, Versorgung der Begleitverletzungen
- Postop.: je nach erreichter Stabilität bewegungslimitierte Schiene od. OS-Gips in leichter Flexion, später Krankengymnastik zur Mobilisierung

Prog: Durch das ausgeprägte Hochrasanztrauma mit Begleitverletzungen meist nur mäßige Wiederherstellung möglich u. häufig Komplikationen.

Kompl: * Begleitverletzungen: **Bandläsionen** sind fast obligat zu erwarten!, Kapselzerreißung, Knorpel-Knochenläsionen, Meniskusläsionen, Tibiakopffraktur od. distale Femurfraktur
* **Gefäß-** (A.poplitea) und **Nervenschäden** (N.peroneus) beachten!
* Kompartmentsyndrom bei A.poplitea-Verschluss und anschließender Rekanalisation
* Bei ausgedehnten Begleitverletzungen können eine **Instabilität** oder neurologische Ausfälle (**N.peroneus-Lähmung**) bleiben.
* Bei Knorpelläsionen ⇨ posttraumatische Arthrose möglich

MENISKUSVERLETZUNGEN

Syn: Meniskusläsion, Meniskusriss, engl. meniscus tear, ICD-10: S83.2

Ät: – **Degenerativ** (häufigste Ursache, Pat. >50. Lj.) ⇨ ein Bagatelltrauma kann zur Läsion führen, Prädisp: kniende Tätigkeit (z.B. Fliesenleger, Bergbau), Leistungssportler
– Akutes Trauma: **Torsionstrauma**, insb. beim Sport (z.B. typisches Verdrehen des gebeugten Kniegelenkes beim Fußball) ⇨ Dreh- und Scherkräfte an den Menisken
– Als Begleitverletzung bei Kreuzbandruptur, "Unhappy-Triad-Verletzung" (s.o., Knie-Bandverletzungen) od. Tibiakopffraktur
– Angeboren: Scheibenmeniskus (insb. lat. Meniskus) ⇨ Beschwerden im Kindesalter

Anatomie: Die Menisken sind Zwischenknorpel im Kniegelenk, sie bestehen aus Faserknorpel (90 % Typ-I-Kollagen).
Funktion: **Ausgleich der Inkongruenz** der Gelenkflächen, vergrößern die Kontaktfläche und vermindern damit die Belastung der Knorpelfläche.
Meniscus lateralis (halbkreisförmig, nach lateral frei, bei 50 % d. Menschen mit einem Lig. HUMPHREY und bei 2/3 mit einem Lig. WRISBERG vom Hinterhorn mit dem hinteren Kreuzband zum Femur verlaufend, Syn: Lig.meniscofemorale ant. u. post.), **Meniscus medialis** (halbmondförmig, fixiert am medialen Seitenband, s. Abb.)

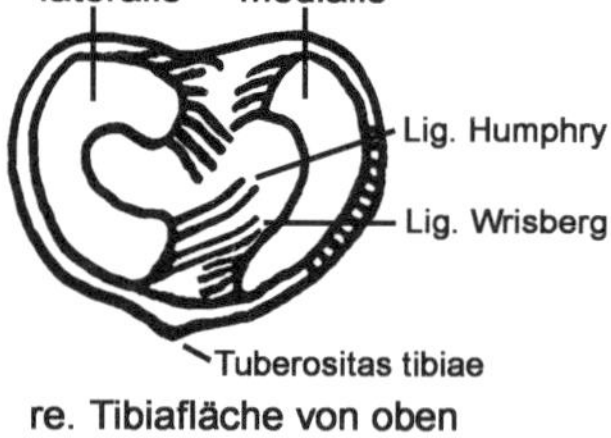

re. Tibiafläche von oben

Path: ♦ Kreiselbewegungen (insb. Außenrotation) im Kniegelenk bei fixiertem Unterschenkel führen im Kniegelenk zu Dreh- und Scherkräften an den Menisken. Durch die Fixierung des **medialen Meniskus** am tibialen Seitenband ist dieser besonders gefährdet für Einrisse (95 % der Meniskusverletzungen betreffen den Innenmeniskus) oder kann komplett abreißen.
♦ Häufig sind Längsrisse im Meniskus = sog. **Korbhenkelriss** (s. Abb.), seltener Querrisse, bei degenerativen Veränderungen auch Teileinrisse und Ausfransungen am Meniskusinnenrand.

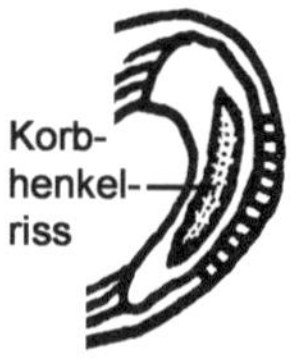

- Meniskuszyste (Syn: Meniskusganglion): zystisch-degenerative Veränderung meist am lateralen Meniskus mit Prolabieren des zystischen Gewebes aus dem Gelenkspalt (meist kombiniert mit od. nach Meniskusriss)

Epid: ◊ Inzidenz: 70/100.000/Jahr, **m** > w (= 3:1)
◊ Prädisp.alter: 20.-30. Lj. (Sportler) und >50. Lj. (degenerativ, im Alter von 50 J. hat ca. 1/3 der Bevölkerung Meniskusschäden, meist jedoch ohne Beschwerden)

Klin: ⇒ **Schonhaltung** des Knies in Beugestellung, Streckungsschmerz
⇒ Kniegelenkschwellung, evtl. rezidivierende Kniegelenkergüsse ⇨ "tanzende Patella"
⇒ Federnde **Streckhemmung** bei 20-30° bei eingeklemmten Meniskusanteilen im Gelenk mögl.
⇒ Evtl. Hämarthros

Diag: 1. Anamnese (Unfallhergang, berufliche Belastung?) und klinische Untersuchung:
- Druckschmerz über dem betreffenden Gelenkspalt
- **STEINMANN-Zeichen I:** Rotation des US in unterschiedlich starker Beugestellung (0-130°) führt zu Schmerzen im Gebiet des geschädigten Meniskus (s. Abb.): Außenrotationsschmerz ⇨ Zeichen für Innenmeniskusschädigung
Innenrotationsschmerz ⇨ Außenmeniskus

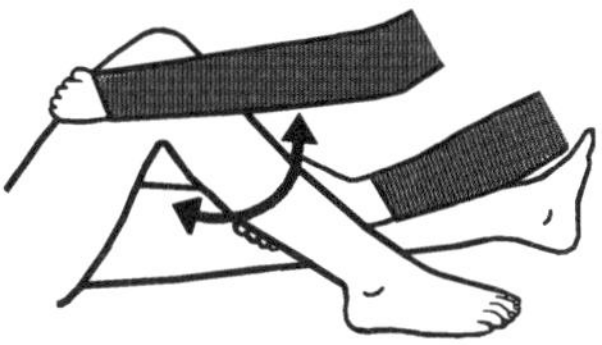

Steinmann I

- **STEINMANN-Zeichen II:** Wanderung des Schmerzes und der Druckempfindlichkeit im Kniegelenkspalt von ventral nach dorsal bei Beugung im Kniegelenk
- BÖHLER-Zeichen: Schmerz bei Abduktion (= Valgusstress ⇨ Außenmeniskus) oder Adduktion (= Varusstress ⇨ Innenmeniskus) im Kniegelenk bei gestrecktem Bein
- MCMURRAY-Test: langsame Streckung des max. gebeugten Kniegelenkes + außenrotierten Unterschenkels ⇨ Schmerz über dem med. Gelenkspalt, ggf. auch Schnappen bei Innenmeniskusläsion
- APLEY-Zeichen: Pat. in Bauchlage, Knie 90° angewinkelt ⇨ Kompressions- und Rotationsschmerz (wie Steinmann I) im Kniegelenk
- PAYR-Zeichen: im Yoga-Sitz (= Varusstress) Schmerz im Kniegelenk (⇨ Innenmeniskus, typisch für Hinterhorn)

2. Röntgen: Kniegelenk in 2 Ebenen (a.p. u. seitl.) ⇨ Ausschluss knöcherner Verletzungen
3. MRT: gute Darstellbarkeit der Menisken
4. **Arthroskopie** ⇨ sichere Diagnosestellung und gleichzeitig Ther. möglich

Ther:
- Konservativ: erstmalige Einklemmung: Versuch der Reposition durch "Ausschütteln" bei aufgeklapptem Gelenkspalt der betroffenen Seite
Bei nur geringen Beschwerden: Krankengymnastik, gleichmäßige Belastung, ggf. intraartikuläre Glukokortikoidinjektion, NSAR
- Operativ: Ind: relativ bei Alltagsbeschwerden, Versagen der kons. Ther, Gelenkblockierungen (eine absolute Op.-Ind. ist selten gegeben)
  - **Arthroskopische Op**: je nach Situs Entfernung von veränderten Meniskusanteilen, z.B. Entfernen eines kleinen Korbhenkels (partielle Meniskektomie), bei degenerativen Veränderungen Glättung des Meniskusrandes mit dem Shaver, Naht bei Abriss des med. Meniskus vom med. Kapselbandapparat
  Bei frischem Korbhenkelriss (und jungem Pat.) arthroskopische Refixation des Korbhenkels durch Meniskusnaht (U-Nähte mit resorbierbarem PDS-Faden in Inside-out oder Outside-in-Technik) od. All-inside-Technik mit speziellem Nahtsystem (Meniscal Cinch™) oder mit Meniscus-Arrows (kleine resorbierbare Pins mit Widerhaken) mögl., postop. Bewegungsorthese (0-0-30°) für 3 Wo.
  - Im Versuchsstadium: bei jungen Pat. mit völliger Meniskuszerstörung Implantation eines kollagenen Meniskusimplantates
  - Postoperativ: schmerz- und schwellungsadaptierte Entlastung mit Unterarmgehstützen für einige Tage, isometrische Übungen für M.quadriceps, danach zunehmende Belastung und Beugung im Kniegelenk, Sport nach 3 Mon.

Kompl: * Rezidivierende Kniegelenkergüsse bei verbliebenem Restmeniskus (insb. Hinterhorn nach partieller Meniskektomie)
* Bleibender Meniskusschaden od. nach Meniskektomie: spätere konsekutive **Knorpelschäden** ⇨ Gonarthrose (bei kompletter Meniskektomie am häufigsten!, daher sollte eine komplette Entfernung vermieden werden)
* BAKER-Zyste: dorsale Synovialis-Ausstülpung infolge einer (meist med.) Meniskusläsion

Op: * Verletzung v. A.poplitea (dorsal), N.peroneus (lat.), N.saphenus (med.), Kniegelenkinfektion, tiefe Beinvenenthrombose

DD: – **Scheibenmeniskus** (Meniscus disciformis, anatomische Normvariante bei bis zu 2,5 % der Kinder, vermehrt bei Asiaten vorkommend). Etlg. n. WATANABE (1979):
Typ I (komplett) = gesamtes Tibiaplateau wird von einem (verdicktem, meist lateralen) Meniskus abgedeckt
Typ II = <80 % Abdeckung
Typ III = laterale Scheibe ohne dorsale Fixation an der hinteren Kapsel ⇨ hypermobiler Meniskus, sog. WRISBERG-Typ (s. Abb.)
Diag. MRT (durchgehender Meniskus darstellbar)
Ther: nur bei Beschwerden (Beginn meist schon im Kindesalter), z.B. bei Meniskusriss oder -zyste ⇨ arthroskopische Teilresektion (zur halbkreisförmigen Form), bei Hypermobilität (Blockierung u. Schnappphänomen) ⇨ Teilresektion und Nahtfixation an der Gelenkkapsel

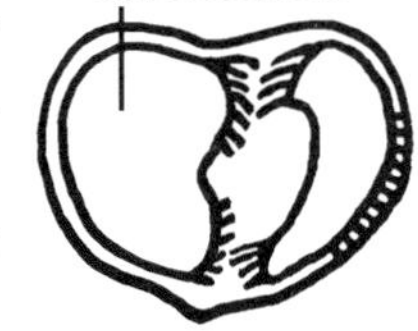

– Hypertropher HOFFA-Fettkörper (Hyperplasie des subpatellaren Fettkörpers)
– Knorpel-Knochenverletzungen
– Plica-Syndrom: Einklemmung der Plica mediopatellaris
– **Chondropathie**, Gonarthrose

PATELLALUXATION

Syn: Engl. dislocation of the patella, ICD-10: S83.0

Ät: – Traumatisch (grobe Gewalt) ⇨ kombiniert meist mit Knochen-, Knorpel-, Muskel- und/oder Bandverletzungen, rezidivierend traumatisch
– Habituell: konstitutionelle Bindegewebsschwäche, angeborene Formveränderung der Patella (meist beidseitig, Abflachung, Hypoplasie der Patella), Patellahochstand, Genu valgum (X-Beine), abgeflachter lateraler Femurkondylus ⇨ (rezidiv.) Luxation durch Bagatelltrauma
– Neurogen: bei infantiler (spastischer) Zerebralparese
– Erworben: Wachstumsstörungen durch Trauma, Osteomyelitis, Tumor, Knie-Op

Klin: ⇒ Knieschmerz mit Ergussbildung
⇒ "Deformität" des Gelenkes: tastbare, **meist nach lateral** luxierte Kniescheibe

Diag: 1. Anamnese und klinische Untersuchung
2. Röntgen: Knie in 2 Ebenen zum Ausschluss knöcherner Begleitverletzungen
Nach Reposition: Patella axial zum Ausschluss von Knorpel-/Knochenschäden
3. Evtl. Arthroskopie: zur Feststellung, ob Knorpelschäden an der Retropatellarfläche durch das Trauma od. die Reposition entstanden sind

Ther: • Konservativ: Reposition in Überstreckung des Kniegelenkes ⇨ funktionelle Behandlung mit Patellaluxationsbandage, KG: **Muskelaufbautraining** des M.quadriceps (insb. des M.vastus med.)
• Operativ: Ind: rezidivierende Luxationen
- Laterales Release: Spaltung des lateralen Retinakulums (heute meist arthroskopisch) und Raffnähte des medialen Retinakulums
- MPFL-Rekonstruktion (mediales patello-femorales Ligament): Verpflanzung der M.gracilis-Sehne an die mediale Seite der Patella ⇨ Zug nach medial

- Für die habituelle Patellaluxation gibt es eine große Zahl von Operationsverfahren (s.o., Kap. Orthopädie - Patellare Instabilität).

Kompl: * Bei heftiger Luxation: Ruptur des fixierenden seitlichen Bandes (= Retinaculum patellae) der Patella an den Femurkondylen, meist Zerreißung medial (s. Abb.), Ther: Bandnaht
* Osteochondrale Fragmente, Knorpelschäden ⇨ später Arthrose im femoropatellaren Gleitlager

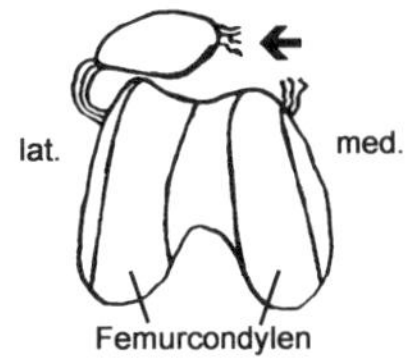

DD: – Hypermobile Patella, Ther: KG, Muskelaufbautraining
– Angeborene patellare Instabilität (s.o., Kap. Orthopädie)

PATELLAFRAKTUR

Syn: Fraktur der Kniescheibe, engl. fracture of the patella, ICD-10: S82.0

Ät: – Direktes Trauma: Anpralltrauma (z.B. PKW-Unfall) oder Sturz auf das Knie
– Indirekte Gewalteinwirkung durch extreme Kontraktion des M.quadriceps femoris

Path: ♦ Durch den Zug des M.quadriceps dislozieren die frakturierten Patellaanteile (Querfraktur, s. Abb. od. Abrissfraktur) = Traktionsfraktur ⇨ klassische Indikation für Zuggurtungsosteosynthese
♦ Durch die Retinacula patellae (beidseits seitlich der Kniescheibe von M.vastus lat./Tractus iliotibialis und M.vastus med. zu den Tibiakondylen ziehend) und den Pes anserinus ist noch eine geringe Unterschenkelstreckung mögl. (sog. Reservestreckapparat)

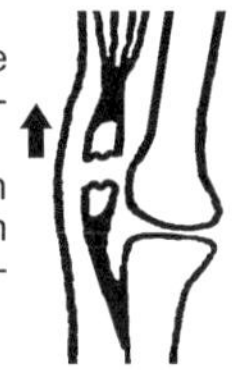

Etlg: # Obere od. untere Polabrissfrakturen = knöcherner Ausriss
Fissuren oder osteochondrale Absprengungen (auch bei Luxation)
Querfraktur (häufigste, 80 % d.F.), Längsfraktur, Schrägfraktur
Mehrfragmentbruch, Sternfraktur, Trümmerfraktur, offene Fraktur
AO-Klassifikation: 34-A(1-2): einfache Frakturen ohne Beteiligung der Gelenkfläche, 34-B(1-2): Längsfraktur, 34-C1: Querfraktur, 34-C(2-3): Mehrfragmentfrakturen

Klin: ⇒ Weichteilschwellung, tastbarer Frakturspalt
⇒ Schmerzhafte, stark **eingeschränkte Kniestreckung** (Zerreißung des Streckapparates)
⇒ Hämarthros

Diag: 1. Anamnese und klinische Untersuchung: Streckdefizit
2. Röntgen: Knie in 2 Ebenen + Patella axial (tangential) mit Gleitlager

Ther: • Konservativ: Bei nicht dislozierten Frakturen (Fissuren, Längsfraktur, subaponeurotische Frakturen, Kantenabsprengungen) **bewegungslimitierte Orthese** (blockierte Streckung) für 4-6 Wo.
• Operativ: Ind: Jede dislozierte Fraktur muss operiert werden, da durch den Zug des M.quadriceps sonst keine Knochenadaptation möglich ist.
– Querfraktur: stufenfreie Reposition, **Zuggurtungsosteosynthese** = Einbringen von 2 Spickdrähten in Längsrichtung, über deren Enden wird eine 8er-förmige Zerklage gelegt ⇨ Adaptation (s. Abb.)
– Längsfraktur und Schrägfraktur: Zugschraubenosteosynthese
– Trümmerfrakturen: Spickdrähte und umlaufende Zerklage + 8er-förmige Zerklage oder Adaptation der Fragmente mit resorbierbarem Nahtmaterial über Bohrkanäle; Bei völliger Zertrümmerung evtl. auch partielle Patellektomie erforderlich.
– Postoperativ: Frühmobilisation, Teilbelastung mit Knieorthese in Streckstellung

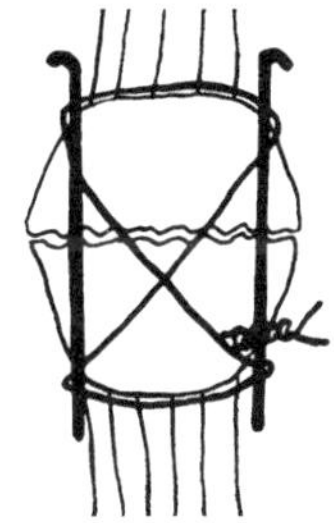
Zuggurtungs-osteosynthese

Kompl: * Knorpelverletzungen der Femurkondylen, Verletzung der Bursa
* Posttraumatische Chondropathie d. Retropatellarfläche (⇨ Arthrose)

Op: * Lockerung der Zerklage, Ausbleibende knöcherne Fusion, Pseudarthrose
* Streckdefizit

DD: – **Patella bipartita** und tripartita meist im oberen äußeren Quadranten (DD zur Längsfraktur)
– Ruptur der Quadrizepssehne, Zerreißung des Lig.patellae, Abrissfraktur der Tuberositas tibiae (= Streckapparatverletzung, s.u.)

STRECKAPPARATVERLETZUNG

Syn: ICD-10: S76.1

Anatomie: Der Streckapparat besteht aus dem **M.quadriceps femoris**, seiner Sehne, die zur Patella zieht, aus der Patella selbst und dem Lig.patellae, das von der Patella bis zum Ansatz an der Tuberositas tibiae zieht.
Die Retinacula patellae beidseits seitlich der Kniescheibe (von M.vastus lat./Tractus iliotibialis und M.vastus med. zu den Tibiakondylen ziehend) sind an der Streckung im Kniegelenk ebenfalls etwas beteiligt (sog. Reservestreckapparat).

Ät: – Quadrizepssehnenruptur: meist degenerativ bedingt + bei starker Anspannung des M.quadriceps
– Extrem starke Anspannung des M.quadriceps ⇨ Lig.patellae-Ruptur (Sport: jumper´s knee), Patellafraktur oder Abrissfraktur der Tuberositas tibiae möglich

Path: Durch den Zug des M.quadriceps führt eine komplette Zerreißung des Streckapparats an einer Stelle zu starker **Dehiszenz** ⇨ Op-Indikation stets gegeben

Etlg: # Quadrizepssehnenruptur
Patellaquerfraktur (s.o.)
Zerreißung des Lig.patellae (meist direkt am distalen Patellapol, s. Abb.)
Abrissfraktur der Tuberositas tibiae (insb. bei Kindern vorkommend)

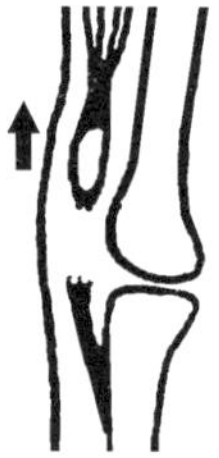

Klin: ⇒ Streckausfall = aktive Streckung im Kniegelenk eingeschränkt od. nicht mögl.
⇒ Tastbare Dehiszenz im Bereich der Quadrizepssehne oder des Lig.patellae
⇒ Weichteilschwellung und Bluterguss

Diag: 1. Anamnese und klinische Untersuchung: Streckdefizit, Patellastand tasten
Quadrizepssehnenruptur ⇨ **Patellatiefstand**
Lig.patellae-Ruptur od. Abrissfraktur an der Tuberositas tibiae ⇨ **Patellahochstand**
2. Röntgen: Kniegelenk a.p. und seitlich
3. Sonographie: Darstellung muskulärer oder ligamentärer Dehiszenzen

Ther:
- Konservativ: Bei inkompletter Ruptur funktionelle Behandlung mit Orthese mögl.
- Operativ: Ind: bei kompletter Ruptur durch die Dehiszenz obligat gegeben
  - Frische Quadrizepssehnenruptur: End-zu-End-Naht + Augmentation mit PDS-Kordel
  - Bei ausgeprägter Degeneration: plastische Rekonstruktion
  - Lig.patellae-Zerreißung: End-zu-End-Naht bei interligamentärer Ruptur, transossäre Reinsertion bei Riss nahe an der Tuberositas tibiae + Augmentation mit PDS-Kordel
  - Abrissfraktur der Tuberositas tibiae: Zuggurtungsosteosynthese über Spickdrähte, Trümmerfragment ⇨ transossäre Reinsertion des Lig.patellae
  - Postoperativ: Orthese mit Bewegungslimitierung (0-0-30°, 0-0-60°, 0-0-90° für jeweils 2 Wo.), krankengymnastische Mobilisation, volle Belastbarkeit nach 3-4 Mon.

DD: OSGOOD-SCHLATTER-Krankheit = aseptische Knochennekrose der Tuberositas tibiae (= Schienbeinkopfapophyse) im Kindesalter (kann zur Abrissfraktur führen) ⇨ konservative Therapie mit Entlastung oder BECK-Bohrung

UNTERE EXTREMITÄT - UNTERSCHENKEL

TIBIAKOPFFRAKTUR

Syn: Proximale Tibiagelenkfraktur, ICD-10: S82.18

Ät:
- Indirektes Trauma durch Sturz auf das Bein (z.B. von der Leiter ⇨ führt zur Plateaufraktur)
- Direktes Trauma auf das Kniegelenk (⇨ führt zu Trümmer- und Luxationsfrakturen)

Path: Meist Stauchungskräfte entlang der Längsachse des Beines durch Sturz auf das Bein ⇨ **Impression** und Frakturierung der Kondylen, die nach seitlich abgesprengt werden können (das **laterale Plateau** ist häufiger betroffen, da geringere Knochendichte als das mediale)

Etlg: nach TSCHERNE (berücksichtigt den Unfallmechanismus)

Plateaufrakturen (durch Kräfte entlang der Beinlängsachse)
- Spaltbruch (Meißelfraktur) ohne Dislokation
- Spaltbruch mit Dislokation = Depressionsfraktur: mono- / bikondylär ("V"- / "Y"-Fraktur)
- Impressionsfraktur
- Kombiniert: Impressionsfraktur + Depressionsspaltbruch (s. Abb.)

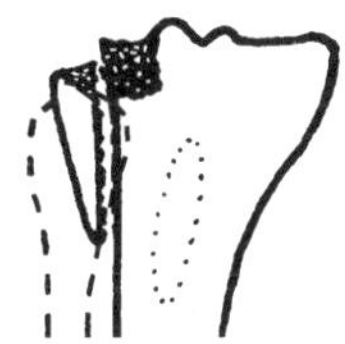

Trümmerfrakturen (durch Rasanztrauma)
Luxationsfrakturen (durch Rotations- und Scherkräfte)
AO-Klassifikation: 41-A(1-3): Kopffraktur ohne Gelenkbeteiligung, 41-B(1-3): mit einfacher Gelenkbeteiligung/Spaltbrüche, 41-C(1-3): komplexe Gelenkfrakturen

Klin:
⇒ Weichteilschwellung und Hämatom, fast immer **Hämarthros** ⇨ Abpunktieren! (evtl. sichtbare Fettaugen im Punktat)
⇒ Schmerzhafte Bewegungseinschränkung, Druckschmerz

Diag:
1. Anamnese (Unfallhergang?) und klinische Untersuchung
2. Röntgen: Kniegelenk in 2 Ebenen, zur sicheren Diagnose u. Op-Vorbereitung bei Impressionsfrakturen ist ein **CT** des Tibiakopfes notwendig.
3. Ggf. Arthroskopie zum Ausschluss Gelenkflächenbeteiligung od. intraartikulärer Verletzung

Ther:
- Konservativ: Ein Hämarthros sollte auf jeden Fall abpunktiert werden.
- Operativ: Ind: alle dislozierten Frakturen
  Wichtig ist, dass nach der Reposition die Gelenkfläche exakt steht! (Einige Kliniken kombinieren daher die Op. mit einer Arthroskopie zur Kontrolle der Gelenkfläche.)
  - Impressionsfrakturen >3 mm: Anhebung und Unterfütterung der Impression mit Spongiosa von einem Knochenfenster aus + Einbringen zweier Abstützschrauben, evtl. unter gleichzeitiger arthroskopischer Kontrolle (bessere Beurteilung der Gelenkfläche)
  - Kondylenfrakturen: Plattenosteosynthese mit T-Abstützplatte
  - Impressions-Depressionsbruch: Anhebung u. Unterfütterung der Impression + Plattenosteosynthese mit T-Platte als Fixations- und Abstützplatte
  - Trümmerfrakturen: Fixateur externe, evtl. auch Hybridfixateur
  - Postoperativ: frühfunktionelle Mobilisation unter Entlastung des Kniegelenkes für 6-8 Wo. mit KG, Bewegungsschiene

Kompl:
* Zusätzliche traumatische Kapsel-Band-Rupturen, Knorpelläsionen, Meniskusquetschung
* Zusätzliche Fibulaköpfchenfraktur, Läsion des N.peroneus
* Postoperativer Infekt mit Osteomyelitis und Gelenkempyem

* Kompartmentsyndrom
* **Posttraumatische Arthrose** bei bestehendem Gelenkflächendefekt

UNTERSCHENKELFRAKTUREN

Syn: Schaftfrakturen des Unterschenkels, ICD-10: S82.-

Anatomie: Durch die **geringe Weichteildeckung** (insb. am med. Anteil der Tibia) kommt es häufig zu **offenen Frakturen** und postoperativen Komplikationen. Der Unterschenkel wird eingeteilt in ein proximales, mittleres und unteres Drittel.

Ät: Trauma: Anprall (Stoßstangenverletzung) ⇨ Biegungsbruch, Stauchung, Torsion (Skiunfall)

Etlg: # Isolierte Fibulafraktur
Isolierte Tibiafraktur
Fraktur von Tibia und Fibula = (komplette) Unterschenkelschaftfraktur
AO-Klassifikation: 42-A(1-3): einfache Frakturen, 42-B(1-3): Keil-/Spiralfrakturen, 42-C(1-3): Trümmerfrakturen, Etagenfraktur
Abb.-Bsp.: Tibia-Trümmerfraktur, Fibulafraktur, Einriss der Membrana interossea, Achsenfehler 15°, AO: 42-C3

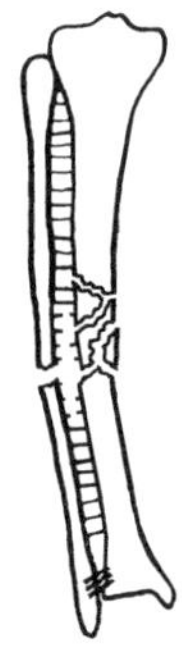

Klin: ⇒ Häufig Weichteilschäden ⇨ **offene Fraktur** mit Hautwunde, Hämatom, Weichteilschwellung, sichtbare Knochenenden, Knochensplitter
⇒ Gut tast- und sichtbare Fehlstellung, Krepitation, Schmerz bei Bewegung

Diag: 1. Anamnese und klinische Untersuchung
2. Röntgen: US in 2 Ebenen inkl. Kniegelenk und Sprunggelenk

Ther:
* Funktionell: isolierte Fibulafraktur (ohne OSG-Beteiligung) evtl. mit Unterschenkelzinkleimverband oder Unterschenkelgehgips für 4 Wo. od. ohne Verband und Entlastung bis Pat. beschwerdefrei
* Konservativ: isolierte nicht dislozierte Tibiafraktur u. nicht dislozierte Unterschenkelschaftfrakturen: Fixation im gespaltenen Oberschenkelliegegips (= OS + US) od. OS-Gipsschiene für 10 Tg., dann zirkulärer Gips für 2-4 Wo., danach Gehgips für 4 Wo. oder besser mit SARMIENTO-Brace (Beweglichkeit im Kniegelenk mögl.), Thromboseprophylaxe
* Operativ: Ind: 2.- + 3.-gradig offene Frakturen, dislozierte Frakturen (Achsenfehler >5°), Trümmerfrakturen, Polytrauma (zur Pflegeerleichterung), fehlende Knochenbruchheilung (>4 Mon.)

  In der Regel wird nur die Tibia operativ versorgt, ggf. muss die Fibula mit einer Platte versorgt werden (bei Tibiafraktur + Fibulafraktur im distalen 1/3 od. mit OSG-Beteiligung, zur korrekten Einstellung der US-Länge u. Rotation).

  - Schaftfrakturen im proximalen Drittel: Marknagelung, meist mit Verriegelung; auch laterale + mediale winkelstabile Platte für Tibia od. Fixateur externe mögl.
  - Schaftfrakturen im mittleren Drittel: besonders gut geeignet für die (gebohrte) **Marknagelung** der Tibia, postoperativ: Belastung schon nach wenigen Tagen mögl.
  - Schaftfrakturen im distalen Drittel: Marknagelung, meist mit Verriegelung; auch mediale winkelstabile Platte für die Tibia mögl.
  - Etagenfraktur: **Verriegelungsnagel** (= Marknagel und Verriegelung mittels Schrauben proximal **+** distal ⇨ statische Verriegelung, s. Abb., AO: 42-C2) für Tibia od. Fixateur externe
  - Trümmerfraktur und 2.-/3.-gradig offene Frakturen: Fixateur externe als unilateraler Klammerfixateur, Monofixateur od. V-förmiger Fixateur oder zeltförmiger Fixateur (Nachteil: muss durch die lateralen Weichteile geführt werden), evtl. zusätzliche Versorgung der Fibula mit Plattenosteosynthese.

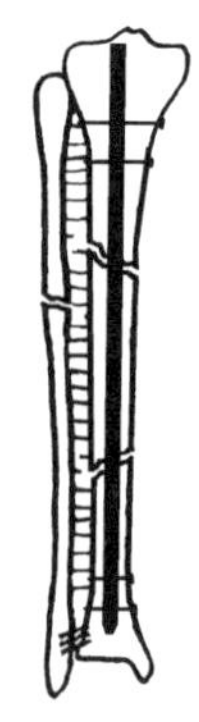

Ggf. auch unaufgebohrter Tibianagel mit Verriegelung.
Sekundär ist bei verzögerter Heilung eine Reosteosynthese (Nagel, Platten, offene Spongiosaplastik) erforderlich, bei großen Defekten ggf. Kallusdistraktion.

- Plattenosteosynthese postoperativ: 4 Wo. Entlastung, danach Teilbelastung, Thromboseprophylaxe, Vollbelastung nach ca. 10-12 Wochen
- *Kinder:* Bei Achsenfehler <10° u. Rotationsfehler <10° kons. Ther. mit Gips, sonst ESIN (= elastic stable intramedullary nailing) mit zwei dünnen, gebogenen Nägeln, die sich im Markraum abstützen (werden med. u. lat. der Tuberositas tibiae eingebracht).

Kompl: * Cave! **Kompartmentsyndrom** durch Raumforderung in den straffen Muskellogen des Unterschenkels (s.u. Traumatologie - Komplikationen), tiefe Beinvenenthrombose
* Verletzung des N.peroneus
* Verzögerte Knochenbruchheilung und Pseudarthrosenbildung, insb. bei devitalen Fragmenten
* Achsenfehler ⇨ Arthrose durch Fehlbelastung

Op: * Implantatbruch (bei Marknägeln od. Platten)
* Rotationsfehler bei der Nagelung ⇨ Arthrose durch Fehlbelastung
* Kinder: Reizung der Wachstumsfuge ⇨ Beinverlängerung (Kleinkinder) od. vorzeitiger Wachstumsfugenverschluss (ab. 10. Lj.) ⇨ Beinverkürzung

PILON-TIBIALE-FRAKTUR

Syn: Pilonfraktur (französisch: pilon = Stößel, pilonner = zerstampfen), distale Tibiagelenkfraktur, engl. intra-articular fracture of distal tibia, ICD-10: S82.38

Ät: Heftiges Trauma: Sturz aus großer Höhe = hochenergetische Stauchungsfraktur

Path: **Axiale Gewalteinwirkung** auf das distale Tibiaplateau ⇨ Kompressions- / **Stauchungsfraktur** im Bereich des Pilon tibiale mit Beteiligung der Gelenkfläche (Knorpelkontusion, Spongiosadefekt, Absprengung eines Kantenfragments od. Trümmerfraktur)

Etlg: # Nach WEBER

Typ **A**:	Vordere + hintere Absprengung der distalen Tibia, zentrale Kompression der Spongiosa
Typ **B**:	Vordere Absprengung der distalen Tibia
Typ **C**:	Hintere Absprengung der distalen Tibia

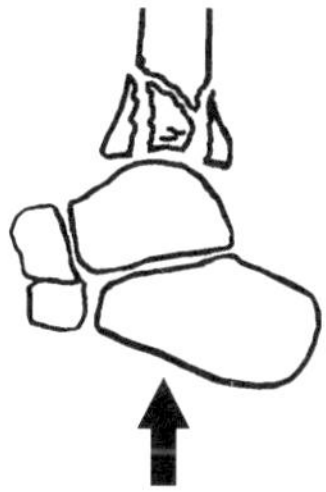

AO-Klassifikation: 43-A(1-3): distale Fraktur ohne Gelenkbeteiligung, 41-B(1-3): mit einfacher Gelenkbeteiligung/Spaltbrüche, 41-C(1-3): komplexe Gelenkfrakturen
Abb.-Bsp.: Pilon-Trümmerfraktur, Weber A, AO: 41-C3

Klin: ⇒ Bewegungs-, Druck- und Stauchungsschmerz, schmerzhafte Bewegungseinschränkung
⇒ Meist starke Weichteilschwellung, Hämatom

Diag: 1. Anamnese (typischer Unfallhergang) und klinische Untersuchung
2. Röntgen: Unterschenkel und Sprunggelenk in 2 Ebenen, CT der Gelenkfläche, ggf. weitere Frakturen ausschließen (s.u., Kompl.)

Ther: • Konservativ: geschlossene, nicht dislozierte, stabile Frakturen **ohne** Gelenkflächenbeteiligung ⇨ Gips für 6-8 Wochen mit Entlastung des Gelenkes, dann KG und steigende Belastung oder alternativ frühfunktionelle Behandlung mit Sprunggelenkschiene und Vollbelastung ab dem 3. Tag, Röntgenkontrollen

• Operativ: Ind: dislozierte Frakturen, Beteiligung der Gelenkfläche, offene Frakturen
- Offene Reposition, **anatomische Wiederherstellung der Gelenkfläche**, evtl. Spongiosaunterfütterung (mit Beckenkammspongiosa), Stabilisierung mit Zugschrauben und

Hybridfixateur, je nach Befund auch Plattenosteosynthese (sog. Pilon-Platten od. DC-Platte).

Bei gleichzeitiger Fibulafraktur wird diese mit einer Plattenosteosynthese versorgt.

Bei ausgedehnten Weichteilschäden kann es erforderlich sein, erst eine Reposition u. Ruhigstellung mit Fixateur durchzuführen und dann in einer 2. Op nach 7-10 Tagen die definitive Wiederherstellung des Gelenkes durchzuführen.

- Postoperativ: Ruhigstellung durch den Fixateur od. im Gips für 4-6 Wochen, frühfunktionelle Beübung ohne Belastung, nach 8 Wochen Beginn mit Teilbelastung, Vollbelastung nach 10-14 Wo.
- Bei völlig irreponiblen Frakturen (Trümmerfrakturen) oder posttraumatischer Arthrose kann eine sekundäre Arthrodese (= Versteifung des Gelenkes) notwendig werden.
- *Kind:* Aitken 0 und I: geschlossene Reposition und Gips für 4 Wochen

  Aitken II und III: offene Reposition und Spickdrahtosteosynthese, Entfernung der Drähte nach ca. 4 Wochen, Gips für insg. 6 Wochen

Prog: Schwierige Fraktur wegen schlechter Weichteildeckung, sehr häufig Komplikationen

Kompl:
* Durch das ursächliche starke Unfalltrauma häufig Mitverletzung von **Fibula** (in 75 % d.F.), Talus, Calcaneus, Tibiakopf, Becken od. Wirbelsäule
* Probleme macht die oft erhebliche **Weichteilschädigung**.
* Gefäßverletzung, Kompartmentsyndrom
* Vordere u. hintere Syndesmose sind oft mitverletzt (knöcherner Ausriss), die Außenbänder bleiben meist intakt.
* Infektion bei offenen Frakturen (Weichteilinfektion, Knocheninfektion)
* *Kind:* Bei nicht exakter Reposition der Epiphysenfuge ⇨ Wachstumsstörungen

Op:
* **Wundheilungsstörungen**, Pin-Infekt bei Fixateur
* **Posttraumatische Arthrose** durch verbliebene Gelenkflächeninkongruenz, Knorpelverletzung (Flake fracture = osteochondrale Fraktur), Varusfehlstellung, Pseudarthrose

SPRUNGGELENKFRAKTUREN

Syn: Knöchelfrakturen, **Malleolarfrakturen**, malleoläre Frakturen, ICD-10 Innenknöchel: S82.5, Außenknöchel: S82.6

Ät: Trauma mit Rotationskomponente und Luxation durch "**Fußumknicken**" od. Tritt gegen den Unterschenkel bei fixiertem Fuß (typisch für Fußball)
- Supinations-/Adduktionstrauma ⇨ Innenknöchelfrakturen und eher WEBER A, B
- Pronations-/Abduktionstrauma ⇨ eher WEBER C
- Distorsionstrauma ⇨ MAISONNEUVE-Fraktur

Etlg: # Nach WEBER bzw. DANIS (1949): Außenknöchelfraktur im Verhältnis zur Syndesmose

WEBER A:	Fraktur **unterhalb der Syndesmose** / unterhalb des Gelenkspaltes, Syndesmose intakt
WEBER B:	Fraktur **in Höhe der Syndesmose**, meist Teilruptur der Syndesmose
WEBER C:	Fraktur **oberhalb** der Syndesmose, **Syndesmose immer zerrissen**, Membrana interossea bis zur Fraktur rupturiert

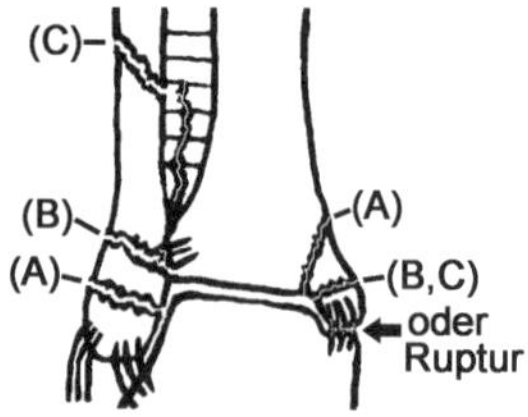

Die Frakturen sind häufig kombiniert mit Abscher- (A) oder Abrissfraktur (B, C) des unteren Teils des Innenknöchels oder Zerreißung des Lig.deltoideum (s. Abb.)

und/oder einer Abscher-/Abrissfraktur (B, C) an der dorsalen Tibiakante (hinterer Teil des

Innenknöchels) durch den Zug der hinteren Syndesmose = sog. hinteres **VOLKMANN-Dreieck** (s. Abb.), klinisch „trimalleolare“ Fraktur genannt.

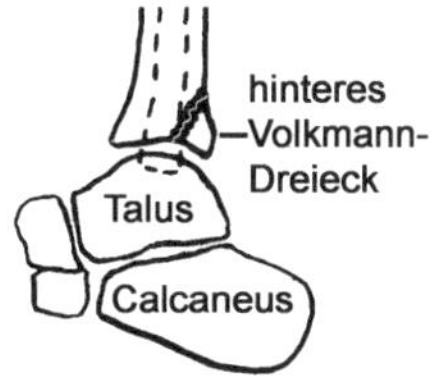

MAISONNEUVE-Fraktur: Sonderform der WEBER-C-Fraktur = hohe WEBER-C-Sprunggelenkfraktur als hohe (subkapitale) Fibulafraktur (oder knöcherner Ausriss des Lig.collaterale fibulare am Knie) + Längsriss der Membrana interossea und Ruptur der Syndesmosen + Innenknöchelfraktur oder Riss des Lig.deltoideum

Sprunggelenkluxationsfraktur = bimalleoläre Fraktur ⇨ Sprengung der Sprunggelenkgabel, Talusluxation, völlige Instabilität

AO-Klassifikation: 44-A(1-3): WEBER-A-Frakturen, 44-B(1-3): WEBER-B-Frakturen, 44-C(1-3): WEBER-C-Frakturen, MAISONNEUVE-Fraktur

Epid: Häufigste Fraktur an der unteren Extremität

Klin: ⇒ Hämatom und Druckschmerz über dem Außen- und evtl. Innenknöchel
⇒ Schmerzhafte Bewegungseinschränkung
⇒ Sprengung der Sprunggelenkgabel ⇨ Fuß ist seitlich versetzt zum US

Diag: 1. Anamnese (Unfallhergang?) und klinische Untersuchung
2. Röntgen: Sprunggelenk in 2 Ebenen, evtl. gehaltene Aufnahmen zum Ausschluss von Bandverletzungen (nicht bei Frakturen!), im Zweifel zum Ausschluss von proximalen Frakturen ganzen Unterschenkel in 2 Ebenen röntgen.

Ther:
- Konservativ: WEBER A (= ohne Syndesmosenruptur) u. ohne Dislokation ⇨ Unterschenkelgips für ca. 6 Wochen
- Operativ: Ind: WEBER B + C (dislozierte WEBER A-Frakturen)
  - Außenknöchel: Osteosynthese mit Zugschraube u. dorsolateral angebrachter 1/3 Rohr-Platte od. spezieller winkelstabiler Platte oder nur mit Schrauben, Naht der Syndesmose u. anderer Bandrupturen. Bei WEBER-C-Fraktur Fixation der Stellung der Syndesmose durch eine temporäre Stellschraube für 6 Wo. (nach 6 Wo. wird dann nur die Stellschraube entfernt).
  - Innenknöchel: Abscherfraktur od. VOLKMANN-Dreieck mit Zugschraube, Abrissfraktur mit Zuggurtungsosteosynthese
  - Sprunggelenkgabelsprengung: Osteosynthese der Frakturen wie oben und temporäre Stellschraube (fixiert Fibula an die Tibia) für ca. 6 Wochen
  - Bei offenen Frakturen: Débridement u. Fixateur externe
  - Postoperativ: Ruhigstellung für ca. 6 Wochen (wegen der Bandrupturen), Bewegungsübungen ohne Belastung (Dorsalflexion im Gips), dann Teilbelastung ab 6. Woche, Vollbelastung ab 8. Woche

Kompl:
* Knorpelabscherungen am Talus = Flake fracture, Abrissfraktur des VOLKMANN-Dreieckes ⇨ posttraumatische Arthrose
* Gelenkinstabilität bei nicht versorgten Bandrupturen
* Fibulapseudarthrose
* Gefäß- und/oder Nervenläsionen (N.peroneus superf. od. N.saphenus)
* Posttraumatische Sprunggelenkarthrose bei Knorpelschäden oder Fehlstellung

SPRUNGGELENKDISTORSION/AUßENBANDRUPTUR

Ät: Typisches **Umknicktrauma** (Fußball, Volleyball, Basketball oder Stolpern)

Path: ♦ Trauma i.d.R. in Supination und Adduktion ⇨ **Überdehnung** bis **Ruptur** des Außenbandapparates (lateral) am OSG

Als erstes rupturiert das Lig.fibulotalare anterius (90 % d.F.), als nächstes dann meist das Lig.fibulocalcaneare (60 % d.F.).

- Trauma in Pronation ⇨ WEBER-Frakturen, evtl. mit Riss des Lig.deltoideum
- Trauma in Außenrotation (z.B. Tritt gegen den feststehenden Fuß beim Fußball) ⇨ Syndesmosenruptur

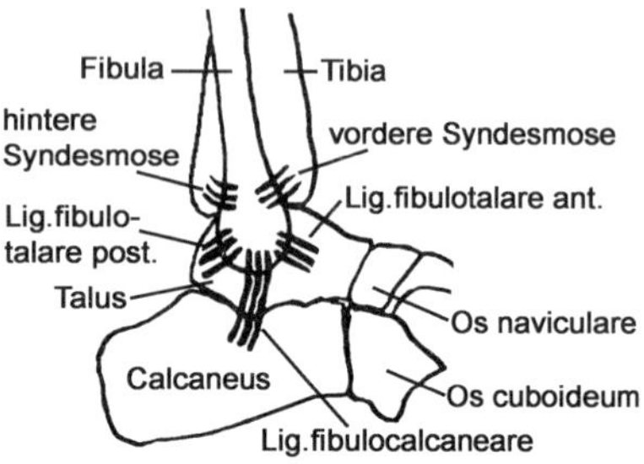

Epid: Häufigste Bandverletzung des Menschen

Etlg: # Akute **OSG-Distorsion** = Überdehnung und Zerrung, ICD-10: S93.40

Chronisch rezidivierende Distorsion = Außenbandapparatinsuffizienz

Ligamentruptur = Bandriss (als Einband-, Zweibandverletzung od. komplette Außenbandverletzung), ICD-10: S93.2

Klin: ⇒ **Weichteilschwellung**, **Bewegungseinschränkung** und **Hämatom** (bei Verletzung der Bänder und/oder Gelenkkapsel)

⇒ Druckschmerz über dem Außenknöchel und Überdehnungsschmerz (Supination)

⇒ Chronische Instabilität: Rezidivierendes Umknicken, Instabilität, Belastungsschmerzen

Diag: 1. Anamnese und klinische Untersuchung: Prüfung des Talusvorschubes (= vordere Schublade, pathologisch >5 mm im Vergleich zur Gegenseite) und der seitlichen Aufklappbarkeit (immer im Vergleich zur Gegenseite), Druckschmerz über dem Verlauf der Bandstrukturen, Hämatom

2. Röntgen: **Sprunggelenk in 2 Ebenen nativ** zum Ausschluss knöcherner Verletzungen
Die gehaltenen Aufnahmen sind heute obsolet (das Gelenk wurde hierzu in ein Haltegerät eingespannt und in 2 Ebenen geröntgt, pathologisch: a.p. >8° laterale Aufklappbarkeit [Taluskippung], im Seitenbild >8 mm Talusvorschub, Untersuchung ist schmerzhaft).
Ggf. Arthrographie bei unklarem Befund

3. OSG-Sonographie: indirekter Nachweis von Bandläsionen durch Darstellung von Hämatomen mit/ohne Gelenkraumverbindung, evtl. inhomogene Bandstruktur sichtbar

Ther:
- Akut: Kühlung, Kompression, Hochlagerung und Entlastung der Extremität
- **Konservativ/Funktionell:** Distorsionen ohne Instabilität ⇨ elastischer Stützverband, sofortige Vollbelastung, Sport nach 2 Wo. wieder mögl.
Bei geringer Instabilität: Ruhigstellung des Gelenkes mit einer **Orthese** (Aircastschiene, MHH-Schiene n. ZWIPP usw.) für ca. 6 Wo. (Tag u. Nacht, ersetzt die früher angewendete Gipsbehandlung) mit Vollbelastung, Danach für 1 Monat noch pronierende Stützverbände (z.B. Malleotrain®, Elodur®), Schuhaußenranderhöhung, Krankengymnastik (Muskelaufbautraining, Schulung der Koordination und Eigenreflexe = Propriozeptionstraining)
Nachteil der kons. Ther.: hohe Pat.-Compliance nötig, evtl. verbleibende Restinstabilität ⇨ dann ggf. Op.
- *Kinder:* Verletzung typischerweise meist mit knöchernem Ausriss ⇨ Ruhigstellung im Gips/US-Schiene für 3 Wo. meist ausreichend
- Operativ: Ind: gravierende Instabilität des Sprunggelenkes (chronische Instabilität, Reruptur), osteochondraler Bandausriss, knöcherne Begleitverletzungen, erhebliches Hämatom mit drohender Perfusionsstörung
  - Zeitpunkt: bei Begleitverletzungen Op sofort (bis 6-8 Stunden) oder nach ca. 4-6 Tagen (Abschwellung des Op-Gebietes durch Hochlagerung und Ruhigstellung)
  - Op: Adaptation der Bänder: interligamentäre Ruptur ⇨ **End-zu-End-Naht**, knochennaher Riss ⇨ Naht an Bandstumpf/Periost; mit kleinem knöchernem Ausriss (insb. Jugendliche) ⇨ Minischraube od. **transossäre Refixation**
  - Chronische Bandinstabilität: **Bandplastik** als Periostzügelplastik nach KUNER (mit einem Perioststreifen von der Fibula, der umgeschlagen und als Bandersatz verwendet wird) oder mittels autologer Sehne (Peroneus brevis) nach WATSON-JONES oder Plantarissehnentransplantation nach WEBER

- Postoperativ: Ruhigstellung im Unterschenkelliegegips (Steigbügel) für ca. 1-2 Wo. in Dorsalflexion- und leichter Pronationsstellung (⇨ Bänder entlastet), dann Unterschenkelgehgips für weitere 3-4 Wochen, danach für 1 Monat pronierende Stützverbände (s.o.), volle Belastung (Sport) erst nach insg. 3 Monaten mögl.

Prog: Mit der konservativen Ther. in 80-90 % d.F. gutes Ergebnis (auch bei Sportlern), bei bleibender Instabilität Op mit ebenfalls guten Ergebnissen möglich.

Kompl:
* Supinationstrauma ⇨ Abscherfraktur am Innenknöchel ausschließen
* Ausriss der Sehne des M.peroneus brevis am Ansatz des 5. Mittelfußknochens oder Peroneus-Sehnen-Luxation am Außenknöchel nach ventral
* **Syndesmosenruptur**, Ther: temporäre Stellschraube (fixiert Fibula an die Tibia) und Gips für ca. 6 Wochen, dann ME, Bandage für ½-1 J.
* Schlottergelenk / **chronische Instabilität**
* Weichteil-Impingement-Syndrom (⇨ Engensymptomatik)
* Second-stage-Ruptur (= erneute Ruptur bei schlechter Ausheilung einer früheren Ruptur)
* Posttraumatische Sprunggelenkarthrose bei Knorpelschäden oder Fehlbelastung

Op:
* Reruptur = Ruptur eines früher operativ versorgten und gut ausgeheilten Bandes
* Schmerzen bei Belastung, Instabilitätsgefühl

DD:
- **Sprunggelenkfraktur**, MAISONNEUVE-Fraktur
- Peronealsehnenluxation (die Sehne des M.peroneus longus u. brevis laufen unter dem lat. Malleolus im Sulcus malleolaris fibulae und werden dort vom Retinaculum peroneorum superius gehalten. Bei Luxation Schmerz dorsal am SG (im Gegensatz zur Lig.fibulotalare-anterius-Ruptur). Ther: Gips od. Tapeverband oder operative Raffung des Retinaculums.
- Sehnenruptur der kurzen Peroneussehne od. Abrissfraktur am Os metatarsale V

ACHILLESSEHNENRUPTUR

Syn: Achillessehnenriss, engl. Achilles' tendon rupture, ICD-10: S86.0

Anatomie: Die Achillessehne (= Tendo calcaneus) verbindet den M.triceps surae (M.gastrocnemius, M.soleus) mit dem Tuber calcanei. Sie ist die **stärkste Sehne** des Menschen, unter (physiologischer) Belastung treten Kräfte vom 6- bis 8-fachen des Körpergewichts auf (≥500 kg).
Länge: reine Sehne 10-12 cm (bis 25 cm mit der Muskulatur verwoben), Durchmesser an der dünnste Stelle: 0,5-1 cm (ca. 4 cm vom Ansatz am Calcaneus entfernt)

Ät:
- **Indirektes Trauma**: extreme Muskelanspannung, z.B. Sportverletzung beim Fußball, Tennis od. Badminton (es ist aber eher keine typische Verletzung des Hochleistungssportlers), Abrutschen von einer Treppe
- **Degenerative Veränderungen + indirektes Trauma**
  Prädisp.: Hyperurikämie, chronische Polyarthritis, längere Glukokortikoidmedikation, Immunsuppressiva ⇨ Bagatelltrauma reicht für eine Ruptur aus (Spontanruptur).
- Selten direktes Trauma: Schnittverletzung, Stoß, Schlag
- Iatrogen: seltene Med.-NW bei Ciprofloxacin-Gabe (Gyrasehemmer, Ciprobay®)

Epid:
◊ **M** >> w (5 : 1)
◊ Prädisp.alter: sportlich aktive Männer (30-50. Lj.) und degenerativ (>50. Lj.)
◊ Inzidenz: 20/100.000/Jahr, für Deutschland 16.000/Jahr geschätzt

Etlg:
Komplette Ruptur (meist 2-6 cm über dem Kalkaneusansatz, „Achillessehnentaille“, dies ist die Region mit der schlechtesten vaskulären Versorgung) od. Sehnenteilruptur (selten)
Abrissfraktur der Achillessehne am Kalkaneus = sog. Entenschnabelfraktur (selten)

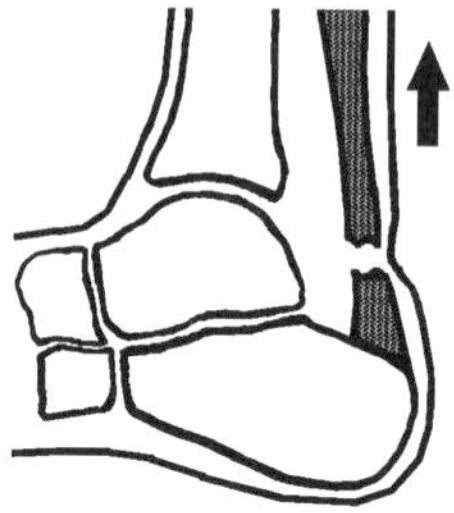

Klin: ⇒ **Peitschenartiger reißender Schmerz** im Augenblick der Ruptur, ggf. hörbares Rupturgeräusch
⇒ **Tastbare Dehiszenz** im Verlauf der Sehne (Delle, s. Abb.), Druckschmerzhaftigkeit, Schonhinken
⇒ Schwellung/Hämatom im Bereich der Sehne

Diag:
1. Anamnese (Hergang der Verletzung) und klinische Untersuchung: Zehenspitzenstand / Plantarflexion kann am betroffenen Bein nicht mehr durchgeführt werden, tastbare Lücke im Achillessehnenverlauf.
   THOMPSON-Test: Zusammenkneifen der Wade in Bauchlage führt zur (mechanischen) Plantarflexion bei intakter Sehne ⇨ die Plantarflexion fehlt bei rupturierter Sehne.
2. **Sonographie:** Darstellung der Achillessehne (die Ruptur imponiert als Lücke)
3. Röntgen: Fersenbein in 2 Ebenen zum Ausschluss eines knöchernen Ausrisses oder anderer Begleitverletzungen

Ther:
- Konservativ: Die funktionelle Ther. wird immer häufiger durchgeführt ⇨ Gips in **Spitzfußstellung** für 1 Woche (sonographische Kontrolle, ob in der 20°-Spitzfußstellung die Sehnenenden aneinanderliegen), dann (oder gleich von Anfang an) **Spezialschuh** (mit ventraler Verstärkung, hohem Schaft und interner Absatzerhöhung um 3 cm ⇨ verhindert die Dorsalflexion, z.B. Orthotech®Vario-Stabil) für 6 Wochen Tag + Nacht u. dann noch 2 Wo. nur tagsüber (wöchentliche Sono-Kontrolle), Thromboseprophylaxe bis zur freien Mobilisation, ab 4. Wo. KG mit isometrischem Krafttraining, Sportfähigkeit nach 3-4 Mon.
- Operativ: Ind: Wenn in der Sono in Spitzfußstellung keine Annäherung der Sehnenenden erfolgt ⇨ unverzügliche Versorgung!
  - Sehnenruptur: perkutane Naht über 4-6 kleine Stichinzisionen an den Rändern der Achillessehne (Vorteil: geringes Op-Trauma)
    Ebenfalls möglich ist eine zusätzliche (oder auch alleinige) Fibrinklebung.
    Sind die minimalinvasiven Methoden nicht erfolgreich, dann offene Op: medialer Zugang, feinadaptierende Naht oder **Durchflechtungsnaht** (8er-förmige Gänge durch die beiden Sehnenenden mit PDS = resorbierbare Polydioxanon-Kordel), evtl. + Umkippplastik bei alten Pat. (ein Teil der proximalen Sehne wird gestielt, umgekippt und auf das distale Ende aufgenäht)
  - Entenschnabelfraktur: Reposition und Verschraubung oder Zuggurtung
  - Postoperativ: frühfunktionelle Nachbehandlung mit Orthese (Spezialschuh, z.B. VACO®ped, Orthotech®Vario-Stabil) in 30° Plantarflexion (Spitzfußstellung ⇨ Entlastung der Sehne, Tag u. Nacht tragen) und KG für 4 Wochen, dann noch 15° für 2-4 Wo., danach Erhöhung des Absatzes (1 cm) zur Entlastung der Sehne für einige Mon. und propiozeptives Training, Thromboseprophylaxe bis zur freien Mobilisation.
    Volle Alltagsbelastung nach ca. 3 Monaten (Extrembelastungen, wie z.B. Fußball, aber noch vermeiden ⇨ Kontakt- od. Ballsportarten erst nach ca. 6 Mon.)
  - Alte Sehnenrupturen: Sehnenplastik und längerfristige Ruhigstellung

Prog: Die konservative (ambulante) **frühfunktionelle Therapie** hat eine fast gleich gute Prognose wie die operative Therapie und wird daher überwiegend angewendet. Bei Leistungssportlern wird noch die operative Ther. bevorzugt (in perkutaner Technik).
Nach Ausheilung bleibt die Sehne an der Ruptursstelle ungefähr doppelt so dick im Vergleich zur gesunden Gegenseite.

Kompl:
* Reruptur (2 % d.F., meist in den ersten 3 Monaten, etwas höheres Risiko bei der konservativen Ther.)
* Tiefe Beinvenenthrombose
* Tendinosis calcanei mit Verkalkungen

Op:
* Nervenläsion
* Wundheilungsstörung (sehr wenig umgebendes Gewebe) ⇨ kann zur Achillessehneninfektion u. Reruptur mit schlechter Heilungstendenz führen.

DD:
– **Achillodynie**: Schmerzen im Bereich der Achillessehne od. am Achillessehnenansatz (Tuber calcanei) bei chronischer Belastung/Überlastung
– Sprunggelenkfraktur

UNTERE EXTREMITÄT - FUß

TALUSLUXATION

Syn: ICD-10: S93.3-

Def: Luxation im **OSG** (zwischen Talus und Tibia/Fibula = eingelenkig), subtalare Luxation im **USG** (zwischen Talus und Calcaneus/Os naviculare = zweigelenkig) oder Kombination von OSG- + USG-Luxation = dreigelenkige totale Talusluxation

Path:
- ♦ Trauma mit extremer Plantarflexion ⇨ hintere Luxation im OSG
- ♦ Sturz aus großer Höhe: Luxation nach innen hinten im USG

Etlg:
- # Vordere und hintere Luxation
- # Seitliche Luxationen sind wegen der straffen Führung des Talus in der Malleolengabel nur als **Luxationsfrakturen** (mit Sprunggelenkfraktur, s.o.) möglich.
- # Subtalare Luxation: Talus verbleibt in der Malleolengabel, es luxieren alle subtalaren Anteile des Fußes (Calcaneus, Os naviculare).

Klin:
- ⇒ Federnde Fixation, Deformität
- ⇒ Schwellung, schmerzhafte Bewegungseinschränkung

Diag:
1. Anamnese (Unfallhergang?) und klinische Untersuchung
2. Röntgen: Sprunggelenk und Fußwurzel in 2 Ebenen zum Ausschluss knöcherner Verletzungen, ggf. zusätzlich CT (Ausschluss intraartikulärer Talusfraktur)

Ther:
- Konservativ: Reposition in Analgesie und Muskelrelaxation, evtl. Narkose ⇨ Entlastung des Sprunggelenkes für 4 Wo., passive Mobilisation
- Operativ: Ind: Begleitverletzungen von Knochen oder Bändern

Kompl:
- * Durch Gefäßschaden ⇨ avaskuläre **Talusnekrose** (insb. bei dreigelenkiger Luxation)
- * **Posttraumatische Arthrose** bei Knorpelläsionen

TALUSFRAKTUR

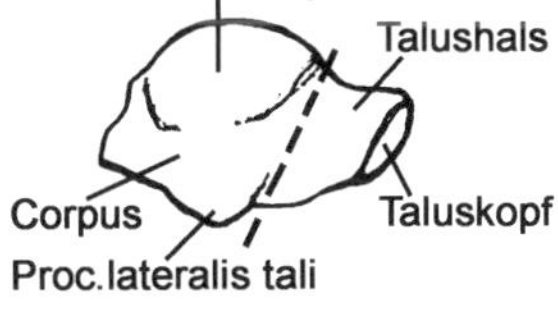

Syn: Sprungbeinfraktur, ICD-10: 92.1

Anatomie: Gefäßversorgung des Talus (Sprungbeins): A.sinus tarsi aus der A.dorsalis pedis und A.canalis tarsi aus der A.tibialis posterior ⇨ die posttraumatische Durchblutung ist wichtig für das Risiko der Entstehung einer Talusnekrose.

Ät:
- – Heftiges Trauma: **axiale** Gewalteinwirkung (z.B. Sturz von Leiter, Auffahrunfall)
- – Abschertrauma, evtl. mit Luxation im OSG und/oder USG

Klin: Schwellung und Hämatombildung, schmerzhafte Bewegungseinschränkung

Diag:
1. Anamnese (Unfallhergang?) und klinische Untersuchung
2. Röntgen: Sprunggelenk in 2 Ebenen, CT (evtl. mit 3-D-Rekonstruktion)
3. Evtl. Arthroskopie nach Frakturkonsolidierung zur Beurteilung der Gelenk-/Knorpelfläche

Etlg: Nach HAWKINS, 1970 (bezüglich der Nekrosegefahr)

Gruppe I:	vertikale Fraktur im Halsbereich, nicht disloziert, keine Luxation
Gruppe II:	dislozierte vertikale Fraktur im Halsbereich, Luxation des Corpus (mit OSG) nach dorsal, Subluxation od. Luxation im subtalaren Gelenk (USG)
Gruppe III:	vertikale Fraktur des Talus mit Luxation im OSG und USG ⇨ am meisten gefährdet für eine Talusnekrose

Ther:
- Konservativ: Frakturen ohne Dislokation und Gelenkflächenbeteiligung ⇨ Ruhigstellung und Entlastung im Unterschenkelgips für 6 Wo.
- Operativ: Ind: dislozierte Frakturen mit **Stufenbildung** der Gelenkfläche, offene Fraktur
  - Schwieriger Zugang: Osteotomie des Innenknöchels als Zugang zum Talus, dann Reposition und **Schraubenosteosynthese** des Talus, anschließend Wiederherstellen des Innenknöchels mittels Zuggurtung od. Zugschraube, ggf. je nach Fraktur Verschraubung auch von ventral od. dorsal mögl. (spart die Osteotomie)
  - Schwere Trümmerfrakturen ⇨ Entfernung des Talus und Arthrodese zwischen Tibia und Calcaneus
  - Postoperativ: Entlastung für 6 Wo., ggf. länger bei Nekrosegefahr

Kompl:
* Aufgrund des Pathomechanismus Sturz ist eine zusätzliche Kompressionsfraktur der **Wirbelsäule** möglich und muss ausgeschlossen werden!
* Zusätzlich Kalkaneusfraktur (s.u.)
* Knorpelfrakturen/-impressionen (Flake fracture) am Talus ⇨ posttraumatische Arthrose
* Gefäß (A.tibialis posterior) und Nervenverletzung
* Aufgrund der relativ schlechten Blutversorgung und Revaskularisation des Talus ist dieser für eine **posttraumatische Knochennekrose** stark gefährdet! ⇨ Pseudarthrose, höher Rate an Infektionen

KALKANEUSFRAKTUR

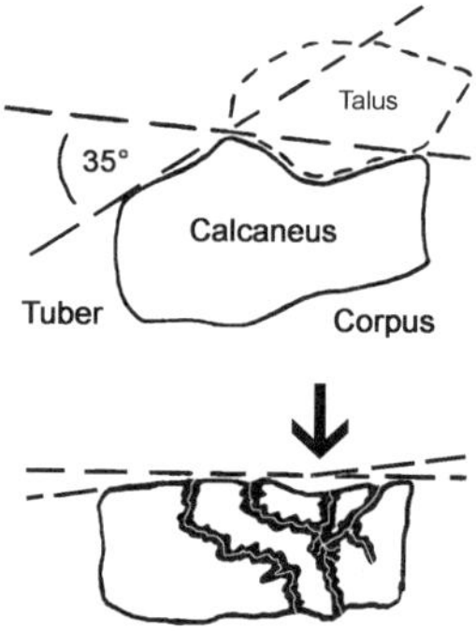

Syn: Fersenbeinfraktur, ICD-10: S92.0

Ät: Trauma: Sturz aus **großer Höhe** auf das Bein (z.B. Leitersturz)

Path:
- Absturztrauma ⇨ axiale Stauchung ⇨ **Kompressionsfraktur** des relativ weichen Calcaneus durch den härteren Talus
  Ausmaß der Kompression kann an dem Tubergelenkwinkel (nach BÖHLER, s. Abb.) abgelesen werden: physiologisch sind 35° (20°-40°) ⇨ bei Kompression Abflachung bis 0° (s. Abb.) oder sogar negativer Tubergelenkwinkel möglich.
- Aufgrund des Pathomechanismus ist eine zusätzliche Kompressionsfraktur der **Wirbelsäule** mögl.!

Etlg: Nach ESSEX-LOPRESTI (1952)

Frakturen **ohne** Beteiligung des subtalaren Gelenks (USG, in Richtung Talus)
- Frakturen des Tuber calcanei, Abrissfraktur (Entenschnabelfraktur mit der Achillessehne)
- Frakturen mit Beteiligung des Kalkaneokuboidgelenks

Frakturen **mit** Beteiligung des subtalaren Gelenks (USG, in Richtung Talus)
- Tongue Type Fracture (vertikale Fraktur unterhalb des Proc.lateralis tali + horizontale Fraktur in Richtung Tuber calcanei ⇨ großes zungenförmiges Tuberfragment)
- Joint Depression Type Fracture (vertikale Fraktur unterhalb des Proc.lateralis tali + konzentrische Frakturen hinter der dorsalen kalkaneotalischen Gelenkfläche, wie in der Abb. oben)
- Frakturen mit massiver Dislokation

Epid: Häufige und schwere Fraktur der Fußknochen

Klin: ⇒ Schwellung, Hämatom, Deformität, schmerzhafte Bewegungseinschränkung
⇒ Druckschmerz, Kompressionsschmerz, Fersenbeinklopfschmerz

Diag: 1. Anamnese (Unfallhergang?) und klinische Untersuchung
2. Röntgen: Sprunggelenk in 2 Ebenen, Fersenbein tangential, CT (evtl. mit 3-D-Rekonstruktion)

Ther:
- Konservativ: Frakturen ohne Dislokation, ohne Gelenkbeteiligung oder wenn eine Wiederherstellung der Gelenkfläche nicht möglich ist (alte Pat., schlechte Weichteilverhältnisse, AVK) ⇨ Entlastung des Gelenkes unter Hochlagerung zur Abschwellung, dann frühfunktionelle Behandlung, Entlastung des Beines für ca. 6 Wo. (z.B. mit ALLGÖWER-Gehapparat: Gewicht wird am Tibiakopf abgefangen od. Calcaneusfraktur-Orthese, Fersen-Entlastungs-Orthese n. SETTNER, die sich im Mittelfuß und Wadenbereich abstützen und die Ferse entlasten), Thromboseprophylaxe.
- Operativ: Ind: Dislokation, Gelenkstufen, negativer BÖHLER-Winkel
  - Op nach Rückgang der Schwellung
  - Lateraler Zugang, Anhebung und Unterfütterung der Gelenkfläche mit Spongiosa, Stabilisierung des Repositionsergebnisses mit Spickdrähten, H-, T- od. speziellen Kalkaneus-Platten od. Schrauben, Gips für 4 Wochen und Entlastung für 2-3 Monate je nach Stabilität
  - Offene Frakturen: zuerst Débridement u. spätere Osteosynthese
  - Bei rezidivierenden therapieresistenten posttraumatischen Beschwerden evtl. subtalare Arthrodese (Versteifung des USG u. ggf. des Kalkaneokuboidgelenks)

Kompl:
* Begleitverletzungen der Wirbelsäule ausschließen!
* Trophische Störung bis hin zur SUDECK-Dystrophie, Kompartmentsyndrom
* Durch Abflachung des Tubergelenkwinkels ⇨ posttraumatischer Plattfuß, **posttraumatische Arthrose**, die Schmerzen verursachen kann ⇨ Anpassen von Einlagen und orthopädischem Schuhwerk notwendig.
* Selten posttraumatische Knochennekrose des Kalkaneus
* Offene Frakturen: häufig Infektion, Osteomyelitis

DD:
- Aseptische Knochennekrose des Kalkaneus (Apophysitis calcanei des Achillessehnenansatzes im Jugendalter, SEVER-Krankheit), Klin: Fersenschmerz, Ther: Fersenpolsterung
- HAGLUND-Ferse: schmerzhafte Exostose der oberen hinteren Ecke des Tuber calcanei

FUẞWURZELFRAKTUREN/-LUXATIONEN

Anatomie: Os naviculare, Os cuboideum, Os cuneiforme mediale, intermedium u. laterale bilden die Fußwurzel (**Tarsus**).

Gelenklinien (gleichzeitig **Amputationslinien**):
CHOPART-Linie: Zwischen Talus / Calcaneus und dem Os naviculare / cuboideum
LISFRANC-Linie: Zwischen Os cuboideum / Ossa cuneiformia und den Ossa metatarsalia

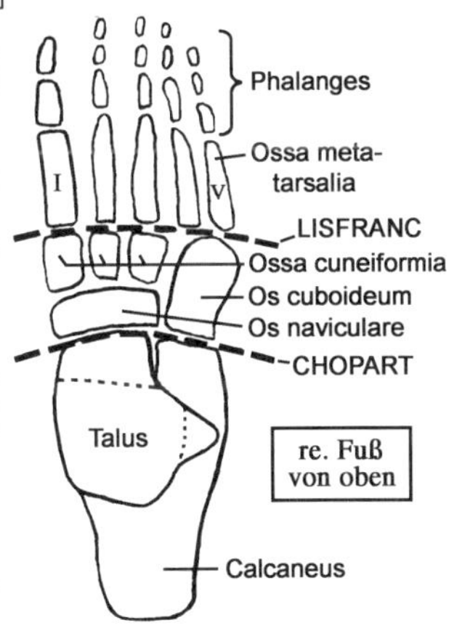

Ät:
- Luxationen: Sturz auf die Fußspitze, ICD-10: S93.31
- Frakturen: direktes Trauma (schwerer Gegenstand, Quetschung) oder indirektes Trauma (Sturz) als Quer-, Schräg- u. Trümmerfrakturen und kombinierte Luxationsfrakturen, ICD-10: S92.28
- Stressfraktur (Leistungssportler)

Klin: ⇒ Luxation: tastbare Deformität, federnde Fixation
⇒ Frakturen: Hämatom, Schwellung, schmerzhafte Bewegungseinschränkung ⇨ Fersengang noch möglich

Diag: 1. Anamnese (Unfallhergang?) und klinische Untersuchung
2. Röntgen: Fußwurzelknochen in 2 Ebenen u. 45° Schrägaufnahme, ggf. auch CT

Ther: • Konservativ: Versuch der geschlossenen Reposition einer Luxation in Vollnarkose (sehr schwierig ⇨ meist offene operative Reposition erforderlich), anschließend Ruhigstellung für 6 Wo. im US-Gips
• Operativ: Ind: dislozierte Frakturen, Luxationsfrakturen sowie ggf. Luxationen
  - Op nach Abschwellung (kann 1-2 Wo. dauern)
  - Anatomisch korrekte Reposition, passagere Gelenkfixation mit K-Drahtosteosynthese oder Schrauben ⇨ postoperativ US-Gips für 6 Wo., dann K-Drahtentfernung und schmerzadaptierte zunehmende Belastung

Kompl: * Fußkompartmentsyndrom
* Posttraumatische Arthrose, Knochennekrose, Plattfuß

DD: - **Verstauchung** der Fußwurzel- u. Mittelfußgelenke (Sportverletzung, z.B. Turnen, Fußball) ⇨ schmerzhafte Bewegungseinschränkung (ohne Bildgebung von einer Fraktur nicht zu unterscheiden)
- Aseptische Knochennekrosen: KÖHLER-I-Krankheit des Os naviculare, v. a. bei Jungen und KÖHLER-II-FREIBERG-Krankheit des Metatarsalköpfchens II [-IV], v. a. bei Mädchen, ISELIN-Krankheit des Os metatarsale V
- Zusätzliche Knochenkerne, meist im Bereich der Sehnenansätze, bei bis zu 15 % der Bevölkerung (ohne pathologische Relevanz) zu finden, z.B. Os peroneum (lateral des Os cuboideum), Os tibiale externum (medial des Os naviculare), Os vesalianum (lateral der Os-metatarsale-V-Basis). Ther: keine, nur bei Beschwerden Resektion des akzessorischen Knochenkerns
- Synostosen im Bereich des Tarsus (Syn: Koalitio)

MITTELFUßFRAKTUREN

Syn: Metatarsalfrakturen, ICD-10: S92.3

Ät: - Direktes Trauma (schwerer Gegenstand, Quetschung, z.B. Überrollen durch ein Auto)
- Indirektes Trauma: forcierte **Supination** (z.B. Abrutschen vom Gehsteig) ⇨ Os metatarsale V: knöcherner Ausriss an der lat. Basis (durch den plötzlichen Zug der ansetzenden M.peroneus-brevis-Sehne und Plantaraponeurose) od. metaphysäre prox. Fraktur V
- **Stressfraktur**/Ermüdungsbruch: Marschfraktur (meist Os metatarsale II-III) od. bei Leistungssportlern (proximales Os metatarsale V, JONES-Fraktur)

Etlg: # Quer-, Schräg- und Trümmerfrakturen
Serienfrakturen (= mehrere Mittelfußknochen frakturiert)

Klin: ⇒ Schwellung, Hämatom
⇒ Bewegungsschmerz, Belastungsschmerz
⇒ Schonhinken bei Kindern

Diag: 1. Anamnese und klinische Untersuchung
2. Röntgen: Fuß in 2 Ebenen, ggf. Schrägaufnahmen
Bei V.a. auf Marschfraktur ohne Frakturnachweis im Rö. ggf. Szintigraphie od. Röntgen-Wiederholung nach 2 Wo. durchführen.

Ther: • Konservativ: Nicht dislozierte Frakturen, Stressfrakturen: Unterschenkelgehgips od. Orthese (z.B. VACO®pedes) für 6 Wochen mit Teilbelastung

- Operativ: Ind: dislozierte und offene Frakturen, Luxations-, Serienfrakturen
  - Dislozierte Einzel- oder Serienfrakturen: Nur die Randstrahlen (Os metatarsale I und V) werden mit Miniplatten versorgt, II-IV erhalten axiale Spickdrähte.
  - Os-metatarsale-V-Fraktur mit Gelenkbeteiligung ⇨ Zugschraube od. Zuggurtungsosteosynthese
  - Postoperativ: Gipsruhigstellung für 4-6 Wo.

Kompl: * Ausgeprägte Weichteilschwellung od. Infektion, insb. bei Verletzungen durch Quetschung ⇨ Gefahr eines Kompartmentsyndroms oder einer SUDECK-Dystrophie, dies kann bis zur Amputation führen!
* Senk-/Spreizfuß mit Belastungsschmerzen, posttraumatische Arthrose
* Pseudoarthrose (insb. bei JONES-Fraktur)

ZEHENFRAKTUREN/-LUXATIONEN

Syn: Distorsion u. Luxation, ICD-10: S93.10
Frakturen: ICD-10: Dig. I: S92.4, Dig. II-V: S92.5

Ät: – Distorsion u. Luxation: Hängenbleiben, Aufsprung auf die Zehenspitze
– Fraktur: direktes Trauma (schwerer Gegenstand od. Überfahren ⇨ Quetschung), indirektes Trauma (Gegentreten)

Klin: ⇒ Luxation: Deformität (Bajonettstellung), federnde Fixation, betroffen insb. Dig. I (der 1. Strahl trägt 50 % des Körpergewichts u. ist beim **Sport** besonders gefährdet, z.B. bei allen Kampfsportarten)
⇒ Fraktur: Schwellung, Bewegungsschmerz, Hämatom, Krepitation

Diag: 1. Anamnese und klinische Untersuchung: sichtbare Zehenverletzung, Hämatom?
2. Röntgen: Vorfuß in 2 Ebenen

Ther:
- Konservativ: Luxation ⇨ Reposition, anschließend Dachziegelverband für 2-3 Wo.
  Nicht dislozierte Frakturen ⇨ Dachziegelverband mit benachbartem Zeh für 2-3 Wo.
- Operativ: Ind: dislozierte oder offene Frakturen, Gelenkbeteiligung
  - Spickdrahtosteosynthese oder Kleinstfragmentplatte (T-Platte)
  - Ausgedehnte Trümmerbrüche: Entfernung der Trümmer (kommt einer Miniamputation gleich)
  - Postoperativ: Ruhigstellung im US-Gehgips für 4 Wo.

Kompl: * Distorsion u. Luxation: Ruptur des Kapselbandapparates ⇨ sehr schmerzhaft
* Subunguales Hämatom (bei Quetschung häufig) sollte frühzeitig entlastet werden (Anbohren des Nagels oder Punktion mit glühender Nadel ⇨ Hämatom kann abfließen)
* Nekrosen, Infektion bei fehlender Durchblutung ⇨ können zur Amputation führen

DD: – Hammerzehen, Krallenzehe, Klauenzehe, Hallux valgus (s.o., Kap. Orthopädie - Fußerkrankungen)
– Trophische Störungen, Weichteildefekte an den Zehen

RUMPFSKELETT

WIRBELSÄULENFRAKTUREN

Syn: ICD-10: T08.-, möglich sind Wirbelkörperfrakturen, Wirbelkörperkompressionsfrakturen (= crush fracture), Wirbelbogenfrakturen, Wirbelgelenkfortsatzfrakturen, Quer- und Dornfortsatzbrüche, Luxationsfrakturen sowie zusätzlich Wirbelluxationen, Bänder- u. Bandscheibenverletzungen.

Ät:
- Indirektes Trauma: Sturz auf die ausgestreckten Beine, Gesäß (**Sturz aus großer Höhe**) oder den Kopf (**Badeunfall** mit Kopfsprung in zu flaches Wasser oder herabfallende Lasten) ⇨ Stauchung der Wirbelsäule
- Extreme Verbiegung/Überbiegung der Wirbelsäule, z.B. **Verkehrsunfall** mit Lenkradanprall (Hochrasanztrauma)
- Direktes Trauma: Schlag, Stich-, Schussverletzung
- **Pathologische Frakturen** (= Fraktur ohne adäquates Trauma): bei manifester **Osteoporose** od. **Knochenmetastasen**, Plasmozytom, Myelosen, Leukämien, Knochentumoren

weitere Risikofaktoren: Morbus BECHTEREW, rheumatoide Arthritis, KLIPPEL-FEIL-Syndrom

Path:

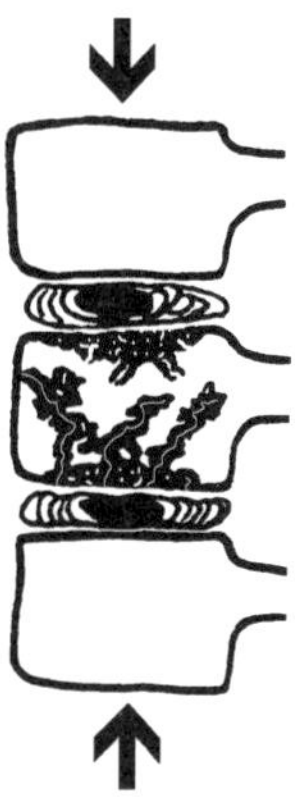

♦ **Stauchungsfrakturen:** betreffen die Wirbelkörper ⇨ **Wirbelkörperkompressionsfraktur** (s. Abb., Beispiel: Typ-A1.3-Fraktur n. AO)
Lok: **L1** und Th12, seltener L2, C5-7 und untere LWS

♦ **Überbiegungen** (Distraktionsverletzung): nach ventral (Hyperflexion) können zu Wirbelkörperfrakturen, Ruptur des Lig.longitudinale posterius mit und ohne Wirbelluxationen führen.
Nach dorsal (Hyperextension) können zu Wirbelbogen- oder Wirbelgelenkfortsatzfrakturen, Ruptur des Lig.longitudinale anterius mit und ohne Wirbelluxationen führen.
Tear-drop-Fraktur: Absprengung eines Knochenfragments bei extremer Überbiegung aus der Wirbelkörpervorder- oder -hinterkante
Lok: C4-6 (aber meist nur HWS-Distorsion ohne Frakturen, s.o.)

♦ **Spezielle Frakturen der HWS:**
JEFFERSON-Fraktur: Atlasberstungsfraktur (C1)
Hang-man-Fraktur (bei Erhängen oder Hochgeschwindigkeitsunfällen): Abriss der Axisbogenwurzel (C2) u. Luxation des Axiskörpers nach ventral

Densfrakturen (C2, Etlg. n. ANDERSON u. D´ALONZO, 1974)
- Typ I: Kleines Fragment an der Densspitze (keine Op erforderlich, DD: Os odontoideum, s.u.)
- Typ II: Fraktur der Densbasis (hohe Pseudarthroserate, absolute Op.-Ind. bei Fragmentverschiebung >6 mm od. neurologischen Ausfällen)
- Typ III: Fraktur des Dens bis in den Wirbelkörper C2 (guter Spongiosakontakt, eher keine Op)

♦ **Pathologische Frakturen:**
Entstehen durch Bagatelltrauma (Niedrigenergietrauma) bei **vorgeschädigtem Knochen** (z.B. ausgeprägte Osteoporose, Metastase, Knochentumor)

Epid: Verteilung: **osteoporotisch** (80 % d.F., **w** > m), Tumormetastasen und traumatisch

Etlg:
Wirbelfrakturen können als Wirbelkörperfrakturen, Wirbelbogenfrakturen od. Wirbelfortsatzfrakturen auftreten ⇨ diese können stabil (90 %) oder instabil (10 %) sein.
Frakturen mit Beteiligung von Bandscheiben od. **Ligamentzerreißungen** und Luxationen
Os-sacrum-Frakturen

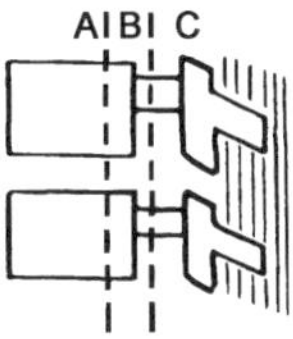

\# 3-Säuleneinteilung der Wirbelsäule nach DENIS (s. Abb.), die Etlg. der Wirbelsäulenverletzung n. WOLTER (1985) benutzt diese Buchstaben für die Verletzungsregion und 0-3 für die Einengung des Spinalkanals (0=keine; 1=1/3; 2=2/3; 3=>2/3)

A Ventrale Säule: Wirbelkörper
B Mittlere Säule: Wirbelkörperhinterwand u. Bogenwurzel
C Hintere Säule: Wirbelbögen und Fortsätze
(Bei der WOLTER-Etlg. gibt es noch D = diskoligamentäre Strukturen)

\# **AO-Klassifikation** der Wirbelfrakturen (modifiziert n. MAGERL, 1994)

- Typ A: **Kompressionsverletzung** (meist durch axiale Druckkräfte, stabil, selten neurologische Begleitverletzung)
  A1: Impaktionsbruch (A1.1 Deckplatte, A1.2 Keil-#, A1.3 gesamter Wirbelkörper)
  A2: Spaltbruch (A2.1 sagittal, A2.2 frontal, A2.3 Kneifzangenfraktur)
  A3: Berstungsbruch (A3.1 inkomplett, A3.2 sagittal, A3.3 komplett)
- Typ B: **Distraktionsverletzung** (instabil, zu 30 % neurologische Begleitverletzung)
  B1: dorsale Zerreißung v. Ligamenten od. Fortsätzen (Flexionsverletzung)
  B2: dorsale Zerreißung durch den Wirbelbogen (Flexionsverletzung)
  B3: ventrale Zerreißung durch die Bandscheibe (Hyperextensionsscherbruch)
- Typ C: **Rotationsverletzung** (instabil, zu 50 % neurologische Begleitverletzungen)
  C1: Typ-A-Verletzung mit Rotation
  C2: Typ-B-Verletzung mit Rotation
  C3: Rotationsscher- od. -schrägbrüche (hochgradig instabil)

Klin:
⇒ Cave: Bei **polytraumatisierten Patienten** od. Schädel-Hirn-Trauma werden Wirbelsäulenfrakturen häufig übersehen!
⇒ Stabile Verletzungen können völlig symptomlos sein!
⇒ Evtl. sichtbarer Gibbus (= Buckelbildung), tastbare Lücke in der Dornfortsatzreihe, paravertebrales Hämatom
⇒ Druck-, Klopf- und **Stauchungsschmerz** im betroffenen Abschnitt
⇒ Neurologisches Defizit: unterhalb der Läsion pathologische Reflexe, motorische und sensible Ausfälle bis hin zum kompletten Querschnittsyndrom, schmerzbedingte Bewegungseinschränkung, Schonhaltung, Myogelosen (Muskelhartspann)
⇒ Die weitere Klinik wird von den möglichen Komplikationen (s.u.) und von den Begleitverletzungen bestimmt.

Diag:
1. Anamnese (Unfallhergang, Richtung des Traumas) und orientierende neurologische Untersuchung, wichtig: neurologischer Status (Motorik, Sensibilität, Reflexe) dokumentieren!
2. Bildgebung: **Gesamte Wirbelsäule** (a.p. und seitlich) und **Becken**, evtl. Schrägaufnahmen der HWS (= 3. u. 4.-Ebene ⇨ zeigen Foramina intervertebralia), Zielaufnahmen (z.B. transorale Aufnahme bei V.a. Densfraktur) und ggf. konventionelle Tomographie des betroffenen Segments
   CT zur Beurteilung von Frakturlinien, Alter der Fraktur (osteoporotische Fraktur) und des ***Wirbelkanals*** (Kalibereinengung durch Fragmente, Protrusionen, intraspinale Blutung?) ⇨ diagnostische Methode der Wahl zur Beurteilung der Indikation und Dringlichkeit einer Operation
   MRT: Gute Beurteilung des Myelons (Kontusion, Einblutung, Ischämie) und begleitender Weichteilschädigung mögl., bei Osteoporose gute Beurteilbarkeit von Knochenzustand und Frakturverlauf mögl.

Ther:
- Akut am Unfallort: vitale Funktionen sichern, **HWS-Schutz** mit Stiff-neck-Orthese (z.B. Tricodur®Vertebrace), Lagerung auf der Vakuummatratze, schonender Transport (Rettungshubschrauber) Die Gabe von Glukokortikoiden, Methylprednisolon 30 mg/kgKG (zum Schutz des Myelons vor sekundärem Schaden) noch am Unfallort ist umstritten und wird nicht mehr allgemein empfohlen.
- Konservativ: Ind: Wirbelsäulenvorderkantenabbruch, frühbelastbare Frakturen in guter Stellung ohne Dislokation, Densfraktur an der Spitze oder tief im Wirbelkörper ohne Dislokation ⇨ funktionelle Therapie, Frühmobilisierung, Stützkorsett, Rucksackorthese, 3-

Punkt-Mieder, im HWS-Bereich evtl. Extensionsbehandlung (Halo-Fixateur/Weste) und regelmäßige radiologische Stabilitätskontrolle

- Interventionell: Bei Wirbelkörperfraktur durch **Osteoporose** od. Metastase minimalinvasive **Vertebroplastie** = Auffüllen des Wirbelkörpers mit Knochenzement (PMMA od. CaP) über eine transkutan-transpedikulär eingeführte Nadel; dies kann zuvor mit einer Aufrichtung des komprimierten Wirbelkörpers durch einen aufblasbaren Ballon (sog. **Kyphoplastie**) kombiniert werden, periinterventionelle Antibiotikaprophylaxe.
- Operativ: Ind: Wirbelsäulenverletzung mit **neurologischem Defizit** (zunehmende Lähmungen), Verlegung des Spinalkanales um mehr als 1/3 (meist bei Frakturen der Wirbelsäulenhinterkante), grobe Dislokationen (Luxationen und Luxationsfrakturen, Kyphose >20°, Kompression >50 % der Wirbelhöhe) oder Instabilität, basale Densfraktur (Typ II), offene Rückenmarkverletzung
  - Allgemeines Ziel: **Stellungskorrektur** und **Stabilisierung der Wirbelsäule**, Revision, Dekompression und **Rekalibrierung des Wirbelkanals**. Bei HWS-Verletzungen möglichst endoskopische Intubation, um ein zusätzliches Trauma zu vermeiden.
  - Methoden: Vordere (ventrale) oder/und hintere (dorsale) Fusion (= **Spondylodese**, je größer die Instabilität, umso eher muss ventral und dorsal fusioniert werden) durch **Spanverblockung** (Knochen vom Beckenkamm, nach Entfernen der zerstörten Bandscheibe bei ventraler Fusion) + Plattenosteosynthese (an den Wirbelkörpern), Spongiosaanlagerung, Drahtcerclage (an den Fortsätzen) oder Wirbelsäulenfixateur (als Fixateur interne mit transpedikuklär eingebrachten Schrauben)

    Ein Wirbelsäulenfixateur kann bei osteoporotischer Fraktur auch mit der Knochenzementaugmentation (Kypho- u. Vertebroplastie) kombiniert werden (sog. Hybridstabilisierung).

    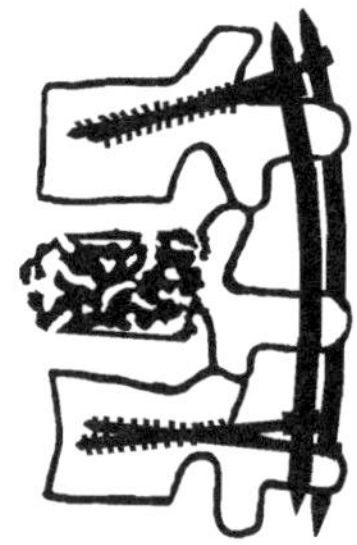

    Abb.-Bsp.: Fixateur int. bei LWK-1-Fraktur, Typ A3.3 nach AO

    Bei völliger Zerstörung eines Wirbelkörpers auch minimal-invasive thorakoskopische Implantation aufspreizbarer Titanimplantate od. expandierbarer Cages als Wirbelkörperersatz (von BWK_3 bis LWK_3 mögl.)
  - Densfrakturen: Verschraubung von ventralem (anterolateralem) Zugang aus, ist dies nicht möglich werden die HWK C_1 + C_2 miteinander von dorsal verschraubt (= atlantoaxiale Fusion durch transartikuläre Verschraubung + Anlagerung autologer Knochenspäne zwischen den beiden Dornfortsätzen), ggf. kann auch eine Fusion von C_0 bis $C_{3/4}$ mit dorsalem Stabilisationsystem (CerviFix®) erforderlich sein.
  - Mobilisierung so früh wie mögl., isometrische Krankengymnastik, Bewegungsbad, bei HWS-Frakturen weiche Halskrawatte für 2-3 Wo.
- Nachbehandlung durch frühzeitige und umfassende Rehabilitation, z.B. in einem Querschnittgelähmten-Zentrum
- Selbsthilfegruppen: Bundesverband Selbsthilfe Körperbehinderter e.V., Postfach 20, 74236 Krautheim/Jagst, Tel.: 06294 4281-0, Fax: -79, Internet: www.bsk-ev.org

Prog: Das Ergebnis ist stark von den vorhandenen neurologischen Ausfällen abhängig. Rückbildung eines primär kompletten Querschnitts in ca. 20 % d.F. unabhängig von der Therapie (operativ oder konservativ) möglich. Mit den operativen Verfahren können heute fast alle instabile Frakturen versorgt werden.

Kompl:
* Commotio, Contusio spinalis, spinaler Schock: **neurologische Ausfälle** (ca. 1/3 d.F.) bis komplette Querschnittlähmung, Vasodilatation distal der Querschnittläsion, Priapismus, schlaffe Blasen-/Mastdarmlähmung (akuter Harnverhalt, sog. „Schockblase"), s. Kap. Neurotraumatologie - Rückenmarktrauma
* C_1/C_2: Fraktur des Dens axis, Ruptur des Lig.transversum atlantis, Verrenkung des Atlas/Axis = atlantookzipitale Dislokation od. atlantoaxiale Dislokation ⇨ **Kompression des Myelons** (schwerwiegende Kompl. mit hoher Letalität, Atemlähmung!)

  Pseudarthrosenbildung nach Dens-axis-Fraktur (insb. bei basalen Frakturen, Typ II ⇨ Op bei basaler Fraktur auch ohne Dislokation empfohlen)
* Wirbelkörperhinterkantenverletzung ⇨ **Rückenmarkverletzung** mögl.
* Hohe Rückenmarkschädigung (oberhalb von C_4) ⇨ Atemdepression

* Plötzliche Sehstörung (A.vertebralis-Dissektion)
* **Retropharyngeales Hämatom** bei Wirbelkörperfrakturen im Bereich der HWS oder bei HWS-Distorsion ⇨ Schluckbeschwerden möglich
* Intraspinale Blutungen durch Verletzung von Meningeal- und Spinalgefäßen
* Lumbale Querschnittlähmung bei Verletzung der A.radicularis magna (ADAMKIEWICZ-Arterie, kommt direkt aus der Aorta abdominalis in Höhe Th_9)
* **Retroperitoneales Hämatom** bei Wirbelkörperfrakturen im Bereich der BWS/LWS (thorakolumbaler Übergang) ⇨ Irritation des Sympathikus bis hin zum paralytischen Ileus
* Bei Stauchungsfrakturen (Sturz aus großer Höhe): auf zusätzliche Fraktur des Kalkaneus, im Beckenbereich und der Schädelbasis achten!
* Zusätzliche Fraktur des Sternums ⇨ vermehrte BWS-Instabilität
* Gleichzeitiges Schädel-Hirn-Trauma
* Bei Kompressionsfrakturen Ausheilung mit posttraumatischer Höhenminderung od. keilförmiger Deformierung od. Skoliose- und Gibbusbildung (vermehrte Kyphose) mögl., chronische Rückenschmerzen
* Osteoporose: Insb. postmenopausale Frauen betroffen, das Risiko für eine weitere Wirbelkörperfraktur innerhalb eines Jahres beträgt dann 20 %.

Op:
* Schädigung des Myelons (neurologische Verschlechterung), z.B. beim Einbringen der dorsalen Pedikelschrauben ⇨ gute Op.-Planung u. guter Operateur wichtig!, in manchen Kliniken werden zur transpedikulären Schraubenplatzierung auch 3-D-Navigationssysteme benutzt.
* Dorsale Fusionen: Weichteiltrauma, Denervierung der autochthonen Rückenmuskulatur
* Pseudarthrose der Spanverblockung, insb. bei Schraubenlockerung (bei ventraler Fusion mit Gefahr der Ösophagusperforation) oder Implantatbruch
* Vertebroplastie/Kyphoplastie: intraspinaler Knochenzementaustritt, intravasaler Zementübertritt (Gefahr der Lungenembolie)

DD:
- Fehlender angeborener Schluss eines Wirbelbogens, Spina bifida, anlagebedingte Wirbeldeformitäten, Wirbelgleiten = Spondylolisthesis
- Atlantoaxiale Instabilität/Luxation bei rheumatoider Arthritis, Trisomie 21 (DOWN-Syndrom), angeborener Bindegewebserkrankung (EHLERS-DANLOS-Syndrom, LARSEN-Syndrom)
- Os odontoideum = freies Knochenstück an der Stelle der Dens-axis-Spitze (durch früheres Trauma in der Kindheit od. Anlagestörung), bindegewebig mit C_2 verbunden
- Querschnittlähmung: atraumatisch ⇨ Infektion, Tumoren, Gefäßmissbildung, intraspinale Blutung, Karotisdissektion, iatrogene Schäden

HWS-TRAUMA

Syn: HWS-Beschleunigungsverletzung, HWS-Distorsion, engl. whiplash injury = Peitschenschlagverletzung, posttraumatisches Zervikalsyndrom, ICD-10: S13.4

Def: Verbiegung/**Überbiegung** der Wirbelsäule durch Zug- und Scherkräfte mit od. ohne Kopf-Kontakt-Wirkung (z.B. Verkehrsunfälle, per definitionem: Beschleunigungsverletzung, umgangssprachlich "Schleudertrauma" genannt = **Auffahrunfall von hinten**, sonst **HWS-Distorsion** genannt)

Ät:
- **Beschleunigungsverletzung**: z.B. Auffahrunfall von hinten (non-contact injury)
- **Distorsion** der HWS durch direkte Gewalteinwirkung = mit Kopf-Kontakt, z.B. Lenkradanprall, Schlägerei, Sturz aus großer Höhe, Sprung in flaches Wasser

Path: **Überbiegung** (= Distorsion): Nach ventral = **Hyperflexion** und/oder nach dorsal = **Hyperextension** führt zur Distorsion und Subluxation der kleinen Wirbelgelenke ⇨ Schmerz in den Gelenken und daraus resultierende reflektorische Myogelosen (Muskelverspannungen im betroffenen Segment), Lok: insb. $C_4 – C_6$

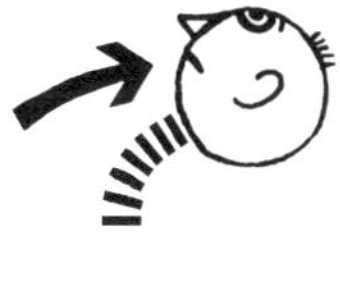

Epid: Inzidenz: mit 70-190 Fällen/100.000/Jahr häufiges Krankheitsbild, meist Grad I u. II

Klin: ⇒ Allgemein: Die Beschwerden haben häufig ihr Maximum erst nach 1-3 Tagen (typischer **Crescendo-Verlauf**) und ein beschwerdefreies Intervall im Durchschnitt von 5 Std. bis zu den ersten Symptomen

⇒ **Nacken-** und **Kopfschmerzen** von dumpf-drückendem/ziehendem Charakter (Spannungskopfschmerz) und Bewegungsschmerz, evtl. in den Hinterkopf, Schulter od. Arme ausstrahlend

⇒ Bewegungseinschränkung (schmerzbedingte Zwangshaltung) und tastbare Myogelosen (Muskelhartspann) in der Schulter-Nacken-Region

⇒ Parästhesien in Armen/Händen

⇒ Schwindel, Übelkeit, Erbrechen, Müdigkeit, Schlafstörungen, Tinnitus, Konzentrationsstörungen

Etlg: Schweregrade nach ERDMANN

Grad I:	**HWS-Distorsion ohne neurologische Ausfälle,** Röntgen: unauffällig, beschwerdefreies Intervall >1 Std.
Grad II:	Gelenkkapselrisse, Muskelzerrungen, retropharyngeales Hämatom ohne neurologische Ausfälle, Röntgen: **HWS-Steilstellung**, beschwerdefreies Intervall <1 Std.
Grad III:	Frakturen, Luxationen, isolierter Bandscheibenriss, Bandrupturen, mit **neurologischen Defiziten!**, Röntgen: abnorme Aufklappbarkeit, Fehlstellung, kein beschwerdefreies Intervall

Diag: 1. Anamnese (typischer Unfallhergang)

2. Neurologische Untersuchung: Druck- und Klopfschmerzhaftigkeit über der HWS, tastbare Myogelosen, eingeschränkte segmentale Beweglichkeit, neurologische Ausfälle und Status dokumentieren!

3. Bildgebung: **HWS** (a.p. und seitlich), evtl. zusätzlich Schrägaufnahmen (Beurteilung der Foramina intervertebralia), Zielaufnahmen und konventionelle Tomographie des betroffenen Segments zum **Frakturausschluss**, ggf. Funktionsaufnahme in In- u. Reklination, Dens-Zielaufnahme (transoral)

   Pathologisch: **Steilstellung**, Gefügestörung, verbreiterter prävertebraler Weichteilschatten (Einblutung!), Luft im Retropharyngealraum

   CT-HWS zur Beurteilung des Wirbelkanals bei neurologischem Defizit (Ausschluss von Kalibereinengungen durch Fragmente, Protrusionen oder intraspinalem Hämatom)

   MRT bei V. a. auf Hämatom, Ödem des Myelons od. discoligamentärer Verletzung

   Doppler-Sonographie bei V.a. Verletzung der Halsgefäße

Ther: • Konservativ: Grad I und II: **krankengymnastische Behandlung** mit detonisierenden Übungen und Kräftigungsübungen (wird in den meisten Studien vorteilhafter als die früher durchgeführte Ruhigstellung mit einem SCHANZ-Verband (= Zervikalbandage) od. PHILADELPHIA-Halskrawatte) angesehen, wenn Ruhigstellung dann max. 7-10 Tage)

  Physikalische Ther: trockene Wärmeanwendung (Rotlicht, Heißluft), Massage

  Med: NSAR (z.B. Diclofenac, Voltaren®) od. Acetylsalicylsäure (Aspirin®), Muskelrelaxanzien (z.B. Sirdalud® od. Methocarbamol, Ortoton®), Neuraltherapie mit Hautinfiltration ("quaddeln" z.B. mit Lidocain, Xyloneural®) im Bereich der Myogelosen bei Bedarf

  Bei chronifiziertem Kopfschmerz: Amitriptylin (Saroten®, 25-100 mg/Tag abends)

• Operativ: Ind: Grad III (Wirbelfrakturen, Bandscheibenriss) ⇨ Ther. s. jeweiliges Kapitel

• Selbsthilfegruppen: Unfallopfer-Netz e.V., Im Kleinfeldele 33, 79336 Herbolzheim, Tel.: 07643 9339994, Internet: www.unfallopfer-netz.de

Prog: Grad I: gut, Ausheilung im Durchschnitt nach 3 Wo., Grad II u. III: oft **lange Ausheilungszeit** von Monaten bis Jahren, 20 % der Betroffenen haben noch nach Jahren Kopfschmerzen.

Kompl: * Hyperflexion (Überbiegung nach ventral) ⇨ **Wirbelkörperfrakturen** (Typ-B1/2-Fraktur nach AO), Ruptur des Lig.longitudinale posterius

* Hyperextension (Überbiegung nach dorsal) ⇨ Wirbelbogen- oder Wirbelgelenkfortsatzfrakturen u. Zerreißung der Bandscheibe (Typ-B3-Fraktur nach AO), Ruptur des Lig.longitudinale anterius
* Dens-axis-Fraktur od. Atlasfraktur, atlantoaxiale Dislokation ⇨ schwerwiegende Kompl. mit hoher Letalität, Ther: s.o., Kap. Wirbelsäulenfrakturen
* Wirbelluxation, traumatische Spondylolisthesis (= mit Fraktur des Wirbelbogens)
* **Bandscheibenverletzung**, Bandscheibenzerreißung
* Commotio spinalis, Contusio spinalis, Quetschungen des Rückenmarks (Compressio spinalis) bis hin zum **spinalen Schock** mit Querschnittlähmung, oberhalb von C_4 zusätzlich mit Atemlähmung mögl.
* Spinalnerv-Verletzung mit neurologischen Ausfällen und meist brennenden Schmerzen
* Retropharyngeales Hämatom ⇨ **Schluckbeschwerden** möglich
* A.vertebralis-Abscher-Syndrom (Dissektion der A.vertebralis) bis hin zum Territorialinfarkt im Versorgungsgebiet ⇨ Klin: Sehstörungen
* A.carotis-int.-Dissektion bis hin zum Territorialinfarkt im Versorgungsgebiet ⇨ Halbseitensymptomatik
* Gleichzeitiges **Schädel-Hirn-Trauma**
* Posttraumatische zervikale Myelopathie
* *Kinder:* sehr mobile Wirbelsäule (u. relativ schwerer Kopf) ⇨ starke Überbiegung (aber ohne Nachweis eines knöchernen Traumas, SCIWORA = spinal cord injury without radiographic abnormality) mit neurologischen Ausfällen mögl.
* Cave: **psychogene Fixierung** der Beschwerden!, ggf. Ausbildung einer Entschädigungs-/Rentenneurose durch erhoffte Schadenersatzansprüche (der Begriff „Schleudertrauma" sollte daher vermieden werden, da er eine nicht vorliegende substantielle Schädigung impliziert und häufig bei den Pat. gleich Erwartungen auf eine Entschädigung weckt)

RIPPEN-/RIPPENSERIENFRAKTUR

Def: Einfache **Rippenfraktur**, ICD-10: S22.3-
Rippenstückfraktur = eine Rippe 2x frakturiert ⇨ frakturiertes Segment frei beweglich
Rippenserienfraktur, ICD-10: S22.4- = Fraktur von mind. **3** Rippen in derselben Ebene

Ät:
- **Stumpfes Trauma** (z.B. Lenkradanprall, Gurtprellung bei Verkehrsunfall)
- Perforierende offene Thoraxverletzung (z.B. Pfählungsverletzung, Schussverletzung)
- Iatrogen: bei Lungeneingriffen (Fraktur durch Rippensperrer, z.B. bei Herz-Op) und Z.n. Reanimation (Thoraxkompression)

Path:
- ♦ Einspießung der Bruchenden bei Rippenfrakturen ⇨ Gefahr v. Gefäß-/Lungenverletzung
- ♦ Lok: meist mittlerer Bereich des Thorax (**Costae 5-9**)

Klin:
- ⇒ **Schmerzen** bei Atmung und Husten, Thoraxkompressionsschmerz, lokaler Druckschmerz
- ⇒ **Schmerzbedingte Schonatmung**, Dyspnoe und evtl. sichtbare Zyanose
- ⇒ Evtl. palpable Stufe, Hautemphysem

Diag:
1. Anamnese (Unfallhergang?) und klinische Untersuchung: seitendifferente Atemexkursionen, paradoxe Atmung?, Prellmarken, Auskultation: seitendifferente AG?
2. Röntgen: Thorax-Übersicht (p.a. und seitlich) zum Ausschluss intrathorakaler Begleitverletzungen (Pneumothorax, Blutungen, Lungenverletzung, Schocklunge, Sternumfraktur), zusätzlich knöcherner Thorax und ggf. Zielaufnahmen einzelner Rippen
   Cave: **Ein zunächst negativer Röntgenbefund schließt eine Rippenfraktur nicht aus!** ⇨ ggf. später Knochenszintigraphie

3. Pulsoxymetrie bereits präklinisch durch den Notarzt (zur Erkennung einer Hypoxie)
4. Sonographie: Ausschluss abdomineller Begleitverletzungen (Milz-, Leberruptur bei Frakturen der unteren Rippen)

Ther:
- Konservativ:
  - bei Rippenfrakturen ohne Komplikationen: ausreichende **Analgesie**
  - Atemgymnastik, Röntgenkontrolle zum Ausschluss eines Pneumothorax
- Operativ: Ind: Begleitverletzungen, z.B. Lungenverletzung, Milzruptur
  - Entfernung von perforierenden Fragmenten

Prog: Einfache Frakturen heilen in ca. 3-6 Wochen aus.

Kompl:
* Rippenserienfraktur, Rippenstückfraktur: **Thoraxinstabilität** und paradoxe Atmung (inspiratorische Einziehung und exspiratorische Auswärtsbewegung des verletzten Thoraxanteiles, insb. bei beidseitigen Frakturen) ⇨ "Pendelluft" (Totraumatmung), respiratorische Insuffizienz
  Ther: BÜLAU-Drainage und Intubation, maschinelle Beatmung mit PEEP (ist eine „interne" Schienung), Op bei ausgeprägter Instabilität des Thorax mit Begleitverletzungen
* **Pleuraverletzung** ⇨ Hämato-, Pneumo-, Spannungspneumo-, Hämatopneumothorax
* Frakturen der unteren Rippen: **Milzruptur, Leberruptur**
* Ausbildung einer Pleuraverschwartung (⇨ respiratorische Insuffizienz mögl.) ⇨ Ther: Frühdekortikation der Verschwartung
* Lungenkontusion ⇨ respiratorische Insuffizienz, hämorrhagischer Lungeninfarkt, ARDS
* Contusio cordis ⇨ zum Ausschluss EKG, Echokardiographie, Labor (CK)
* Pneumoniegefahr durch die Schonatmung

DD:
- **Rippenprellung** (ist genauso schmerzhaft wie eine Fraktur ⇨ ausreichende Analgesie)
- Sternumfrakturen (als Impressions- oder Stückfraktur), Ther: i.d.R. konservativ, EKG- u. Enzym-Kontrolle (Ausschluss einer Contusio cordis), Rö. Thorax u. BWS zum Ausschluss von Begleitverletzungen
- Rippenusuren: bei PANCOAST-Tumor (druckbedingt) oder Aortenisthmusstenose (druckbedingt durch Umgehungskreislauf über die Interkostalarterien, die dabei dilatieren)

GESICHT

GESICHTSSCHÄDELFRAKTUREN

Syn: ICD-10: S02.9

Ät: – **Direktes Trauma** (z.B. Verkehrsunfall, Lenkradanprall, Polytrauma, Tätlichkeitsdelikt, Sportunfall)
– Pathologische Frakturen (bei Tumoren, z.B. Basaliom, Spinaliom, Zungenbodenkarzinom, Mundbodenkarzinom, Parotistumor oder Entzündungen)

Path: ♦ Je nach Unfallmechanismus werden Biegungs-, Stauchungs-, Abscher- oder Abrissfrakturen unterschieden ⇨ Quer-, Längs-, Schräg-, Trümmer- oder Defektfrakturen.
♦ Lok: häufig **Nasenbein, Unterkiefer**, Kiefergelenk, Oberkiefer, Jochbogen/-bein, Orbitaboden, Siebbein

Etlg: # **Nasenbeinfraktur**
Mandibulafrakturen (insb. Collum- u. Kieferwinkelfrakturen)
Kiefergelenk-, Kiefergelenkfortsatzfrakturen, Kiefergelenkluxation
Jochbein-/-bogenfrakturen (häufig zusätzlich bei Mittelgesichtsfrakturen)
Frakturen des Processus alveolaris maxillae (eine komplette Absprengung des Alveolarkamms = LeFort-I-Fraktur)
Orbitawandfrakturen (insb. Orbitaboden = Blow-out-Fraktur, oder bei Jochbeinfrakturen)
Mittelgesichtsfrakturen (Oberkieferfrakturlinien) nach LEFORT

LeFort I:	Fraktur verläuft quer durch die Maxilla u. durch beide Sinus maxillares, Absprengung des Alveolarkamms (auch als GUÉRIN-Fraktur bezeichnet)
LeFort II:	Fraktur verläuft durch den Processus zygomaticus maxillae in die Orbita, von dort durch den Proc.frontalis maxillae auf die Gegenseite, sog. **Pyramidenfraktur**. Die Sinus maxillares sind nicht eröffnet.
LeFort III:	Fraktur verläuft durch die lat. Orbitawand in die Orbita, dann durch den Proc.frontalis maxillae auf die Gegenseite. Jochbogen meist mitfrakturiert, Ethmoidalzellen eröffnet = Abriss des Gesichtsschädels von der Schädelbasis. Evtl. zusätzlich Schädelbasisfrakturen

LeFort I

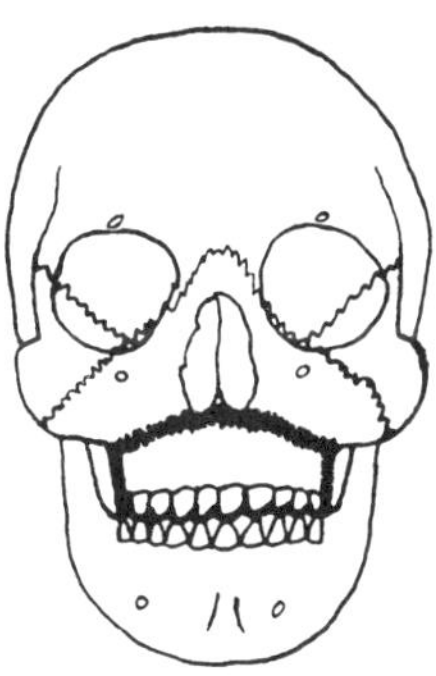

LeFort II

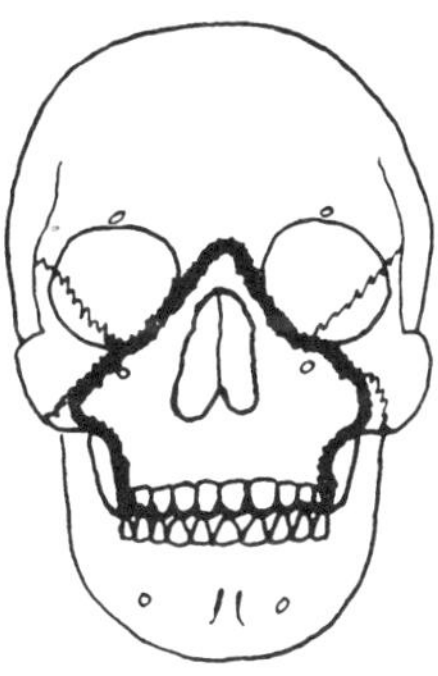

LeFort III

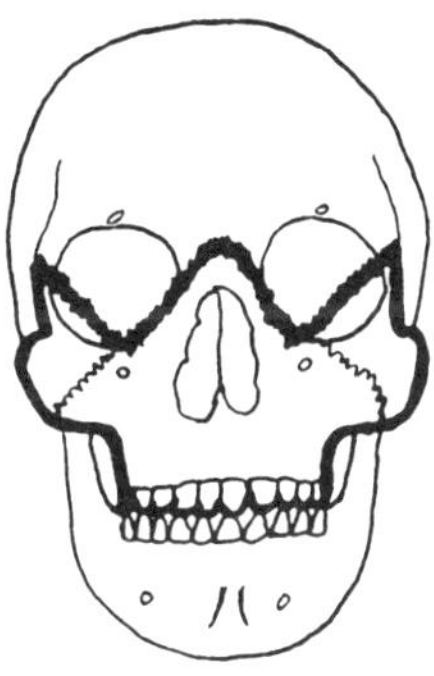

Klin: ⇒ Allgemein: Hämatom, Blutung, Schwellung, Sensibilitätsstörungen

⇒ Nasenbeinfraktur: Schief-, Sattel- oder Plattnasendeformität, abnorme Beweglichkeit, Nasenbluten, behinderte Nasenatmung, Einschränkung des Riechvermögens

⇒ Kieferfrakturen: Frakturzeichen, Stufenbildung, Okklusionsstörung

⇒ Kiefergelenkfrakturen: Funktionsbeeinträchtigung der Kieferöffnung/Schluss ⇨ Kieferklemme, evtl. Blutung aus dem äußeren Gehörgang

⇒ Mittelgesichtsfrakturen: Okklusionsstörungen, Stufenbildung, Abflachung des Mittelgesichts, abnorme Beweglichkeit, Krepitation, evtl. Rhinoliquorrhö

LeFort I: Basale Absprengung der Maxilla

LeFort II: Pyramidale Absprengung der Maxilla + knöcherne Nase

LeFort III: Absprengung des gesamten Mittelgesichtskeletts von der Schädelbasis

⇒ Jochbeinfrakturen: Stufenbildung am Infraorbitalrand, Abflachung der Jochbeinkontur

⇒ Orbitawandfrakturen: Stufenbildung im Bereich der Orbitalränder, Verlagerung des Bulbus ⇨ Doppelbilder

Diag: 1. Anamnese (Unfallhergang) und klinische Untersuchung ⇨ insb. bei polytraumatisierten Patienten an nicht so offensichtliche Begleitverletzungen denken: SHT, stumpfes Thorax- oder Abdominaltrauma, Extremitätenfrakturen

2. Röntgen: **Schädelübersicht** in 2 Ebenen, Spezialaufnahmen z.B. für Kiefergelenk, Orthopantomographie (OPG), Orbita, NNH aufgeblendet, Nasenbein isoliert seitlich
CT bei Augenbeteiligung oder Schädelhirntrauma

Ther:
- Akut: Fremdkörper präklinisch belassen, sterile Abdeckung, bei Augenverletzungen beide Augen steril abdecken.
  Indikation zur Intubation und Beatmung großzügig stellen, wegen der Aspirationsgefahr.
- Konservativ:
  - Kiefergelenkluxation: Reposition in Allgemeinnarkose
  - Nasenbeinfraktur: Reposition und Fixierung mit Nasengips u. Nasentamponade
- Operativ:
  - Unterkieferfrakturen: Drahtbogenkunststoffschiene, die an den Zähnen befestigt wird, Miniplatten-Osteosynthese und Drahtbogenkunststoffschiene bei Mehrfachfrakturen
    Unterkieferfraktur = offene Fraktur ⇨ immer Antibiotikaprophylaxe!
  - Mittelgesichtsfrakturen: Miniplatten-Osteosynthese, Drahtbogenkunststoffschiene mit intermaxillarer Verdrahtung (Immobilisation zur Sicherung der Okklusion), kraniofaziale Aufhängung
  - Jochbeinfrakturen: Miniplatten-Osteosynthese
  - Orbitawandfrakturen: indirekte Reposition bei Korrektur einer gleichzeitigen Jochbeinfraktur
    Blow-out-Fraktur: Reposition des Orbitabodens u. Stabilisierung mit lyophilisierter (gefriergetrockneter) Dura oder Abstützung durch transantrale Tamponade der Kieferhöhle
- Selbsthilfegruppen: TULPE e.V., Amselweg 4, 68766 Hockenheim, Tel.: 06205 2089-21, Fax: -20, Internet: www.gesichtsversehrte.de

Kompl:
* Schädelkalotten-, **Schädelbasisfrakturen**, **intrakranielle Blutungen**, SHT, Commotio oder Contusio cerebri, Ausbildung einer Liquorfistel (s. Kap. Neurotraumatologie)
* Begleitende Weichteilzerstörung
* Arterielle Blutungen aus dem Mittelgesicht (Verletzung der A.maxillaris)
* **Verlegung der oberen Atemwege, Aspiration**
* Okklusionsstörung zwischen Ober- und Unterkiefer
* Doppelbilder bei Orbitawandfrakturen, Augenverletzung/-perforation
* Bruchspaltosteomyelitis (insb. Unterkiefer)
* Polytraumatisierte Patienten ⇨ nicht durch die ggf. entstellenden Gesichtsschädelverletzungen von vital bedrohlichen Verletzungen ablenken lassen!

Op:
* Bei nicht exakter Rekonstruktion ⇨ Okklusionsstörungen, persistierende Doppelbilder, Ausbildung einer Pseudarthrose, Deviationen des Unterkiefers bei Mundöffnung, ästhetische Entstellung

NEUROTRAUMATOLOGIE

SCHÄDEL-HIRN-TRAUMA

Syn: **SHT** = Schädel-Hirn-Trauma, SHV = Schädel-Hirn-Verletzung, engl. head injury, traumatic brain injury, Commotio cerebri, Contusio cerebri, Compressio cerebri, *intrakranielle Verletzung* ICD-10: S06.-

Ät: – **Stumpfe Gewalt** (Sturz, Schlag, Anprall) ⇨ geschlossenes SHT
1/3 d.F. sind **Verkehrsunfälle**, am häufigsten sind es **Stürze** (häuslicher Unfall, Sturz aus größerer Höhe bei der Arbeit) u. Sportunfälle (z.B. Ski- od. Fahrradunfall ohne Helm).
– **Perforierende Verletzung** (Pfählungs-, Schussverletzung, extrem starker Aufprall) ⇨ offenes SHT

Etlg: # Allgemein: **Geschlossenes SHT** (keine Eröffnung des Schädels, Dura intakt)
Offenes SHT ⇨ Mitverletzung der **Dura** mater (= Verbindung zw. Gehirn u. Außenwelt) - **Jede offene Gehirnverletzung ist a priori als infiziert anzusehen!**
Indirekt offenes SHT ⇨ bei Schädelbasisfraktur mit Verbindung nach außen, z.B. über die Nebenhöhlen

Hirntrauma:
– **Commotio** cerebri: Gehirnerschütterung (ohne bzw. mit nur minimalen pathoanatomischen Veränderungen ⇨ evtl. geringgradige Gliaproliferationen), ICD-10: S06.0
– **Contusio** cerebri: Hirnprellung (immer mit pathoanatomisch fassbaren Gewebeschädigungen = sog. *Rindenprellungsherden*), ICD-10: S06.3-
– **Compressio** cerebri: Hirnquetschung, Hirnkompression durch Hämatome oder umschriebene Ödeme, ICD-10: S06.2-

Frakturen des Schädels: **Schädelkalottenfraktur, Schädelbasisfraktur** (insb. der Frontobasis), Frakturformen: Lineare- (Berstfraktur), sternförmige- und **Impressionsfrakturen**

Path: ♦ Contusio cerebri: Beschleunigungs-, Rotations- od. Verzögerungstrauma führt zu **Coup** = Stoßherd durch den Anprall und **Contrecoup** = Gegenstoßherd durch Sog ⇨ **Rindenprellungsherde** (meist frontal, temporal und occipital) ⇨ Parenchymnekrosen, diese werden durch Gliaproliferationen ersetzt ⇨ **Glianarbe**. Daneben entstehen traumatische Ödeme ⇨ Zirkulationsstörungen, Hypoxie mit **sekundären**, reaktiven Gewebsschäden.
♦ Frakturen: Berstfrakturen (Gewalteinwirkung flächig von der Seite)
Impressionsfrakturen (lokale, spitze Gewalteinwirkung, Schussverletzung)
♦ Schädelbasisfrakturen (engl. basal skull fracture): ICD-10: S02.1
– Frontobasale Frakturen ⇨ Eröffnung v. Sinus frontalis, ethmoidalis od. sphenoidalis mögl.
– Laterobasale Frakturen ⇨ Fraktur im Bereich des Felsenbeins (quer, schräg od. längs)

Epid: ◊ Inzidenz: 200-350/100.000/Jahr ⇨ 250.000 SHT in Deutschland pro Jahr, davon 5 % mittelschwere u. 5 % schwere SHT mit ca. 8.000 Toten und ca. 4.500 dauerhaften Pflegefällen
◊ **M** > w, bis zum Alter von 45 J. häufigste Todesursache in Deutschland
◊ 25-30 % der Pat. mit einem SHT haben ein **Polytrauma** (z.B. mit Pneumothorax, intraabdominellen Blutungen und Organverletzungen, Frakturen).

Klin: ⇒ Schädelprellung: Kopfschmerzen, evtl. Schwindel od. Übelkeit, keine Bewusstseinsstörung, keine neurologischen Symptome

⇒ Commotio cerebri: **Bewusstlosigkeit** (für Sekunden bis max. 1 Std.) und posttraumatische = **anterograde Amnesie** (Zeit während und nach dem Unfall, die Erinnerungslücke kann mehrere Stunden umfassen, evtl. auch eine Zeit kurz vor dem Unfall = kurze retrograde Amnesie), Übelkeit, **Erbrechen**, Kopfschmerzen, Schwindel, Nystagmus

⇒ Contusio cerebri: **Bewusstlosigkeit** >1 Std. (bis zu Tagen), amnestischer Dämmerzustand (>24 Std.), **neurologische Ausfälle** je nach Lokalisation der Anprallherde (epileptische Anfälle, Atem- und Kreislaufstörungen, traumatische Anosmie, Paresen, Augenmotilitätsstörungen) bis hin zum Koma

⇒ Schädelkalottenfrakturen: Evtl. tastbarer Frakturspalt, Impression

⇒ Schädelbasisfrakturen: Brillen- od. Monokelhämatom, retroaurikuläre Blutungen, **Liquorrhö** aus Nase (frontobasale Frakturen) od. Ohr (laterobasale Frakturen), Hämatotympanon, Ausfall v. Hirnnerven (z.B. Anosmie, Augenmotilitätsstörungen)

⇒ Tentorielle Einklemmung: Bewusstseinstrübung bis Koma, Pupillenerweiterung, fehlende Lichtreaktion, Pyramidenbahnzeichen, Strecksynergismen, CHEYNE-STOKES-Atmung

Diag:
1. Anamnese (Unfallereignis, Eigenanamnese soweit möglich, Dauer der Amnesie und Fremdanamnese) und klinische Untersuchung: sichtbare äußere Verletzungen, Bewusstseinslage, Neurostatus mit Pupillenreaktion, Untersuchung häufig erschwert bei SHT mit Alkoholeinwirkung
2. Bildgebung: Die Rö-Schädelübersicht in 2 Ebenen + bei Bewusstlosigkeit zusätzlich HWS in 2 Ebenen + Dens axis wird heute meist gleich durch das **CT** ersetzt (bessere Aussagekraft). Bei Kindern ist auch eine Schädelsonographie mögl.

   CCT: bei **Bewusstlosigkeit** od. V.a. intrakranielle Raumforderung immer CCT (nativ) durchführen ⇨ Nachweis von Kontusionsherden (hypodense Läsionen), intrakraniellen Blutungen, Hämatomen, Hirnödem, Schädelbasisfrakturen (⇨ koronares CCT / Knochenfenster fahren), intrakranieller Luft (⇨ Duraverletzung = offenes SHT!)

   Zur Verlaufsbeobachtung bei Bewusstlosigkeit ggf. MRT (je mehr Kontusionsherde umso schlechter die Prog., insb. bei Hirnstamm-, Basalganglien- od. Pons-Läsion)
3. **Neurologisches Konsil** mit genauer Befunddokumentation, ggf. Liquorpunktion (Cave: bei Hirndruck ⇨ Gefahr der Einklemmung): bei Kontusion evtl. blutiger od. xanthochromer Liquor, ggf. Liquornachweis durch ß-Transferrin-Bestimmung (z.B. bei Sekretion aus der Nase), MRT od. Liquorszintigraphie zur Lokalisation einer Liquorfistel

   EEG: Allgemeinveränderung, ggf. Herdbefund, insg. aber sehr unspezifisch und diagnostisch wenig Aussagekraft

   Hirndruckmessung mittels Ventrikelkatheter od. epiduraler Drucksonde bei radiologischen Hirndruckzeichen

⇒ Zur schnellen Einschätzung des Schweregrades eines SHT: **GLASGOW Coma Scale**

Augenöffnen:	Spontan	4 Punkte
	Auf Ansprechen	3 Punkte
	Auf Schmerzreiz	2 Punkte
	Kein Augenöffnen	1 Punkt
Körpermotorik:	Bewegung auf Aufforderung	6 Punkte
	Gezielte Abwehr auf Schmerzreize	5 Punkte
	Flexionsbewegungen auf Schmerzreize	4 Punkte
	Abnormale Flexionsbewegungen auf Schmerzreize und spontan (Dekortikationshaltung = Beugesynergismen)	3 Punkte
	Extension auf Schmerzreize und spontan (Dezerebrationshaltung = Strecksynergismen)	2 Punkte
	Keine (auch nicht auf Schmerzreize)	1 Punkt
Verbale Reaktion:	Pat. orientiert und beantwortet Fragen	5 Punkte
	Pat. desorientiert, beantwortet aber Fragen	4 Punkte
	Inadäquate verbale Antwort auf Ansprechen	3 Punkte
	Unverständliche Laute	2 Punkte
	Keine	1 Punkt

Gesamtpunktzahl der 3 Gruppen = höchster Score ("normal") sind 15, tiefster Score 3 Punkte

- **Leichtes SHT (I. Grades, als Anhalt: Bewusstlosigkeit bis 15 Min.): 15 - 13 Punkte**
- **Mittelschweres SHT (II. Grades, Bewusstlosigkeit bis 1 Std.): 12 - 9 Punkte**
- **Schweres SHT (III. Grades, Bewusstlosigkeit >1 Std.): 8 - 3 Punkte**

⇒ Zur Einschätzung des Schweregrades eines SHT für Kinder (**PGCS** = pediatric GCS, modifiziert nach VERNET, 2004)

Pkt.	<1 Jahr	>1 Jahr	>5 Jahre
	Augenöffnen		
4	spontan	spontan	spontan
3	auf Schreien	auf Anruf	auf Anruf
2	auf Schmerzreiz	auf Schmerzreiz	auf Schmerzreiz
1	fehlend	fehlend	fehlend
	Beste motorische Antwort		
6	Spontanbewegungen	führt Befehle aus	befolgt Aufforderungen
5	gezielte Abwehr	gezielte Abwehr	gezielte Abwehr
4	Zurückziehen auf Schmerz	Zurückziehen auf Schmerz	Zurückziehen auf Schmerz
3	Flexion auf Schmerz	Flexion auf Schmerz	Flexion auf Schmerz
2	Extension auf Schmerz	Extension auf Schmerz	Extension auf Schmerz
1	fehlend	fehlend	fehlend
	Beste verbale Antwort		
5	Plappern, Brabbeln	verständliche Worte	orientiert
4	Schreien, kann beruhigt werden	unverständliche Worte	verwirrt
3	Schreien, kann nicht beruhigt werden	andauerndes Weinen, kann nicht beruhigt werden	unzusammenhängende Worte
2	Stöhnen	Stöhnen	unverständlich
1	keine	keine	keine

Gesamtpunktzahl der 3 Gruppen = höchster Score („normal") 15, tiefster Score 3 Punkte

- **Leichtes SHT (I. Grades, als Anhalt: Bewusstlosigkeit bis 15 Min.): 13-15 Punkte**
- **Mittelschweres SHT (II. Grades, Bewusstlosigkeit bis 1 Std.): 9-12 Punkte**
- **Schweres SHT (III. Grades, Bewusstlosigkeit >1 Std.): 3-8 Punkte**

Ther:
- **Akut:** Sicherung der vitalen Funktionen an der Unfallstelle, **frühzeitige Intubation**, kontrollierte Beatmung und Schockbehandlung (großer Zugang, Infusion)

  Minimierung zerebraler Sekundärschäden durch:
  - **Oberkörperhochlagerung** (bis 30°), nicht bei protrahiertem Schock
  - HWS-Schutz durch Anlage einer **Halskrawatte** (Stiff-neck-Orthese)
  - Blutdruck: Normotension anstreben (sollte nicht 90 mmHg systolisch unterschreiten)
  - Analgosedierung (z.B. mit Benzodiazepin, Midazolam [Dormicum®] + Fentanyl)
  - Fremdkörper präklinisch in situ in der Wunde belassen
  - Anlage eines sterilen Verbandes bei offenen, blutenden Schädel-Hirn-Verletzungen

  Primärtransport in die nächste geeignete Klinik mit Intensivstation, CCT u. ggf. Neurochirurgie (bei polytraumatisierten Pat. ist es evtl. erforderlich, diese erst in das nächstgelegene Akutkrankenhaus zu bringen zur Stabilisierung der Vitalfunktionen und die Patienten sekundär bei Bedarf in ein **neurochirurgisches Zentrum** zu verlegen).

- **Konservativ:**
  - Commotio cerebri: **stationäre Überwachung für 24 Std.**, Bettruhe für einige Tage, symptomatische Therapie bei Kopfschmerzen (Paracetamol, Benuron® od. Metamizol-Natrium, Novalgin®, kein ASS in den ersten Tagen wegen der Möglichkeit einer übersehenen Blutung) und bei Übelkeit od. Erbrechen (Metoclopramid, Paspertin®)
  - Bewusstlose Pat.: kontrollierte Beatmung (ggf. milde Hyperventilation zur Hirndruckprophylaxe, Zielwert: 30-35 mmHg pCO_2), bei Hirndruck Osmotherapie mit 4x tgl. Mannitol (125 ml 20%iges Mannitol über 20 Min. infundieren), parenterale Ernährung, Elektrolyt- und Flüssigkeitssubstitution, gute Blutdruckverhältnisse, Krankengymnastik zur Verhinderung von Gelenkkontrakturen
  - Frakturen: Lineare Frakturen u. Schädelbasisfrakturen ohne Dislokation bedürfen meist keiner Therapie (lediglich stationäre Beobachtung wegen mögl. meningealer Hämatombildung). Otogene Liquorrhö bei Felsenbeinlängsfraktur konservativ (Antibiotikagabe)

- <u>**Operativ:**</u> Ind: **Nach Stabilisierung der vitalen Funktionen** ist eine offene Fraktur immer eine Notfall-Op-Ind., intrakranielle Blutung/Hämatom mit Verdrängung.
  - <u>Großes intrakranielles Hämatom:</u> Notfallkraniotomie zur Entlastung über eine temporoparietale, möglichst große Trepanation innerhalb von 2 Std. (hierzu werden mehrerer Löcher gebohrt und dazwischen der Knochen durchgefräßt, der Knochendeckel wird entnommen und der knöcherne Defekt offen belassen = osteoklastische Trepanation, s. Abb.)

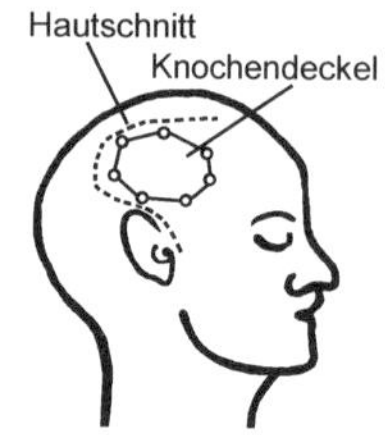

Notfalltrepanation

  - <u>Offene Impressionsfrakturen</u> ⇨ Entfernung stark verschmutzter Fragmente, Deckung des Defektes (= Verschluss der Dura mit lyophilisierter [= gefriergetrockneter] Dura), systemische Antibiose
  - <u>Impressionsfrakturen</u> (geschlossen) ⇨ Hebung der Impression
  - <u>Schädelbasisfrakturen:</u> Op-Ind. bei Mitbeteiligung v. Hirnnerven od. frontobasaler Liquorfistel ⇨ Duraverschluss der Liquorfistel, ggf. Débridement der Nasennebenhöhlen und systemischer Antibiotikaschutz
  - <u>Kopfschwartenverletzung:</u> primärer Wundverschluss
  - Blutungen, Hydrozephalus, Hirndruck ⇨ zur Ther. siehe jeweiliges Kapitel
- **Rehabilitation** über Wochen bis Monate, möglichst **früh** beginnen mit mobilisierender Krankengymnastik, physikalischer Therapie, Ergotherapie (Wiedererlangung von Fähigkeiten und Fertigkeiten, die posttraumatisch gestört sind), logopädischer Behandlung (Sprachtherapie)
- Selbsthilfegruppen: Schädel-Hirn-Patienten in Not e.V., Bayreuther Str. 33, 92224 Amberg, Tel.: 09621 63666, Internet: www.schaedel-hirnpatienten.de

  ZNS – Hannelore Kohl Stiftung, Rochusstr. 24, 53123 Bonn, Tel.: 0228 97845-0, Fax: -55, Internet: www.hannelore-kohl-stiftung.de

<u>**Prog:**</u> Je länger die Bewusstlosigkeit und je älter der Pat., umso schlechter die Überlebensprognose (grober Anhalt, schlechte Prog. bei: 60. Lj. - 1 Wo., 15. Lj. - 3 Wo. Bewusstlosigkeit). Nach schwerem SHT versterben 40-50 % d. Pat., 2/3 der Überlebenden werden berufs<u>un</u>fähig. Jugendliche haben eine bessere Prognose, hier bleiben nur ca. 1/5 der Pat. arbeitsunfähig.

<u>**Kompl:**</u>
* <u>Postkommotionelle Beschwerden:</u> oft noch über Wochen (bis Jahre) Kopfschmerzen, Schwindel, Konzentrationsstörungen, Gedächtnisstörungen, Reizbarkeit, Ermüdbarkeit (neurasthenisch-depressives Syndrom), Lichtempfindlichkeit, Alkoholintoleranz
* Contusio cerebri: durch das Shifting des Gehirns beim SHT ⇨ **Kontusion/Ruptur kleiner Gefäße** ⇨ kleine Einblutungen in das Parenchym (charakteristischerweise im Bereich der Windungskuppen), sog. Rhexisblutungen, evtl. auch intraparenchymatöse Hämatome
* <u>Postkontusionelle Beschwerden:</u> wie bei den postkommotionellen Beschwerden, jedoch intensiver und länger anhaltend, zusätzlich oft neurologische Defizite (z.B. aphasische Störungen, Paresen, Seh-, insb. Fusionsstörungen, Riechstörungen, epileptische Anfälle, Dystonien), posttraumatische Enzephalopathie (z.B. "Boxer-Enzephalopathie" Dementia pugilistica) mit hirnorganischem Psychosyndrom (HOPS, traumatische Psychose), KORSAKOW-Syndrom, Delir mögl.
* Sekundäre Entwicklung eines **Hirnödems** (nach ca. 12 Std. bis zum 3. Tag)
* Bei Verletzung meningealer Gefäße (Kalottenfraktur) ⇨ **epidurales Hämatom**
* Hirnkontusion oder abgerissene Hirnvenen ⇨ **Subduralhämatom**, als Spätkomplikation auch das **chronische subdurale Hämatom** (nach einem längeren symptomfreien Intervall), Sinusvenenthrombose
* Posttraumatischer Hydrozephalus, Hygrome
* **Dissektion** der A.carotis int. oder A.vertebralis durch das Trauma mit der Gefahr einer späteren Thrombusembolisation und ischämischem Insult
* Impressionsfraktur, Rindenprellungsherde ⇨ epileptogener Fokus (traumatische Frühanfälle mit erhöhtem Risiko für eine **posttraumatische Spätepilepsie**)
* Okzipitale Impressionsfrakturen ⇨ Verletzung des Sinus sagittalis sup.

* Blow-out-Fraktur: Sprengung des Orbitabodens ⇨ Einklemmung von Augenmuskeln, Blickachse verschoben (Doppelbilder)
* Schädelbasisfrakturen: Karotis-Kavernosus-Fistel (⇨ arteriovenöse Verbindung zwischen A.carotis int. und Sinus cavernosus) mit pulssynchronem Ohrgeräusch, Chemosis (= Ödem) der Konjunktiven, Exophthalmus, Affektion der HN III-VI
* Liquorfistel: **frontobasale** (Verbindung zum Nasen-Rachen-Raum) oder **laterobasale** (Verbindung zum Mittelohr) Liquorfistel ⇨ Gefahr der **aufsteigenden Infektion** mit **Meningitis, Meningoenzephalitis, Hirnabszess**
* Offenes SHT:
  - **Pneumenzephalon** = Eintritt von Luft + Infektionskeimen bei offenem SHT
  - Eitrige **Meningitis**, subdurales Empyem, Pyozephalus internus (Eiter im Ventrikelsystem ⇨ Okklusivhydrozephalus), Enzephalitis, Hirnabszess (Frühabszess in unmittelbarer Folge des SHT), Mark-/Hirnphlegmone (diffuse Eiterung in der Hirnsubstanz)
  - Spätabszesse und Meningitis (noch nach mehr als 10 Jahren) durch Eitererreger in der Nähe von z.B. Knochensplittern, Geschossfragmenten usw.
  - Duranarbe ⇨ **posttraumatische Epilepsie** (Manifestation in den ersten 2 Jahren nach Trauma), lokaler Hydrocephalus e vacuo und Durchblutungsstörungen
* Koma: Einteilung der World Federation of Neurosurgical Societies
  BRÜSSELER-Klassifizierung

Koma I	**Bewusstloser Patient, normale Reaktion auf Schmerz**, Pupillenmotorik o.B., Augenmotorik erhalten, evtl. Anisokorie, Atmung intakt
Koma II	Bewusstloser Patient mit Paresen od. verlangsamter unkoordinierter Reaktion auf Schmerz, Pupillenmotorik intakt od. Anisokorie, Augenmotorik erhalten, Atmung intakt
Koma III	**Bewusstloser Patient mit Streckkrämpfen**, Pupillenmotorik intakt od. Anisokorie, evtl. mit Störungen der Augenmotorik, Atmung intakt
Koma IV	Bewusstloser Patient mit **initial beidseitig weiten Pupillen**, noch erhaltene Spontanatmung, Hypotonie u. **Reaktionslosigkeit auf Schmerzreize** aller Extremitäten, keine Augenmotorik
Hirntod	Keine Hirnstammreflexe (keine Spontanatmung usw.), weite / lichtstarre Pupillen bds., keine Augenmotorik, spinale Reflexe können erhalten sein.

* Dezerebrationssyndrom (Syn: **apallisches Syndrom**, Enthirnungsstarre, Syndrom reaktionsloser Wachheit, engl. persistent vegetative state) = neurofunktionelle Entkoppelung des geschädigten Großhirns vom intakten Hirnstamm, geht meist aus einem Koma hervor. Ät: **SHT** (Unfall), **akute Hypoxie** bei kardiopulmonaler Insuffizienz od. Reanimation, ausgedehnte Hirnblutung, Hirnkompression bei Hirndruck, Verschlusshydrozephalus od. tentorieller Herniation (Kontrolle im CCT: Weite der Cisterna ambiens?, AEP, VEP)

  Klin: Apallisches Syndrom = **Koma** mit **„offenen Augen“** aber ohne Blickkontakt, keine Fixierung von Objekten (Coma vigile, Wachkoma), Beuge- oder Streckhaltung der Arme, Streckstellung der Beine, evtl. orale Automatismen, pathologische/frühkindliche (primitive) Reflexe, Störung von Atmung, Temperatur- und Kreislaufregulation, Infektanfälligkeit. Dieser Zustand kann jahrelang andauern.

  Ther: Intensivtherapie, dann spezialisierte Langzeitpflegeeinrichtungen

  Prog: insg. schlecht (Rückbildung innerhalb von 12 Mon. mit meist erheblichen Defekten mögl., danach eher unwahrscheinlich), durchschnittliche Überlebenszeit 2 - 5 J., Tod durch Komplikationen wie Thrombosen od. pulmonale Infekte
* Locked-in-Syndrom (durch Hirnstammkontusion, Ponsblutung): Tetraparese, Hirnnervenlähmung, nur noch **vertikale Augenbewegung** und Blinzeln/Lidschluss bei voll erhaltenem! Bewusstsein mögl. (Großhirn ist intakt), sehr schlechte Prog.
* Dissoziierter Hirntod: **zerebraler Tod** mit Stillstand der Atmung, Koma, weite starre Pupillen, Ausfall des Kornealreflexes, fehlende Reaktion auf Schmerzreize, Diag: Null-Linien-EEG od. intrazerebraler Perfusionsstillstand in der Angiographie

DD: Für einen komatösen Patienten, der ohne sicheren Anhalt für ein SHT gefunden wird:
- Vigilanzstörungen durch internistische Erkrankungen: Herz-Kreislauf-Insuffizienz, Coma diabeticum, Intoxikationen; spontane intrakranielle Blutung
- Neurologisch: Grand-mal-Epilepsie, akinetischer Mutismus (Frontalhirnschädigung)
- Kinder: Schütteltrauma (engl. shaken baby syndrome, Kindesmisshandlung bei Säuglingen)

RÜCKENMARKTRAUMA

Syn: Engl. spinal cord damage, ICD-10: T09.3

Ät:
- Stumpfes Trauma, **Sturz** aus großer Höhe oder Schlag, Stoß
- **Luxation** (insb. der HWS)
- **Wirbelfrakturen** mit Fragmentdislokation
- Direkte Verletzung durch Schussverletzung od. Stich
- Elektrotrauma (Starkstromverletzung mit irreversibler Vorderhornnekrose ⇨ schlaffe Lähmung)
- Ionisierende Strahlung (z.B. Radiatio bei Tumoren, Grenze: 40 Gy, neurologische Ausfälle und brennende Schmerzen mit einer Latenz von ½-1 Jahr)
- Iatrogen: Cave bei Chirotherapie (z.B. Densfraktur bei "Mobilisationsversuch" der HWS)

Path:
- ♦ Primär mechanische Läsion oder sekundär gefäßbedingte/ischämische Schädigung, die durch ein Ödem verstärkt werden kann.
- ♦ Hämatomyelie: Einblutung meist in das Rückenmarkgrau
- ♦ Untergang von Rückenmarkgewebe führt zu Glianarben oder Höhlen.

Etlg:
Commotio spinalis (Rückenmarkerschütterung, engl. spinal cord concussion)
Spinaler Schock (Diaschisis, engl. spinal shock) = akute Querschnittläsion
Contusio spinalis (Substanzschädigung, engl. spinal cord contusion)

Klin:
⇒ Symptome abhängig von der Höhe der Schädigung (s.u. Tab.)
⇒ Commotio spinalis: flüchtige Gefühlsstörungen der Extremitäten, Reflexdifferenzen, die innerhalb von Stunden **komplett reversibel** sind
⇒ Spinaler Schock: kompletter Ausfall aller Rückenmarksfunktionen, **schlaffe** Parese, Reflexverlust, keine Pyramidenbahnzeichen, Blasen- und Mastdarmlähmung (atone Überlaufblase, Stuhlabgang), art. Hypotonie u. Bradykardie, meist für einige Tage bis Wo. bestehend, dann Übergang auf die bleibenden Symptome einer Contusio spinalis/Querschnittlähmung (= spastische Plegie, Pyramidenbahnzeichen, Hyperreflexie)
⇒ Contusio spinalis: Symptome abhängig vom Ausmaß der Substanzschädigung und der Lokalisation ⇨ bleibende Querschnittlähmung (s.u.), Sensibilitätsstörungen, Blasen- u. Mastdarmstörungen

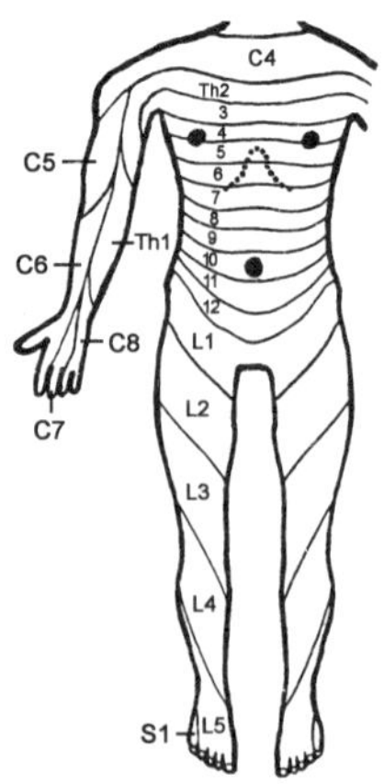

Dermatome, ventralseitig

Diag:
1. Anamnese (Unfallhergang) und klinische/neurologische Untersuchung: Motorik, Sensibilität (betroffene Dermatome, s. Abb.), Reflexe (Eigenreflexe, pathologische Reflexe), Vegetativum
2. Bildgebung: Röntgen-Wirbelsäule in 2 Ebenen nativ zum Ausschluss von Frakturen, CT od. MRT zur Beurteilung des Rückenmarks (Ödem, Nekrosen, Höhlenbildung)
3. Neurologie: SEP (sensibel evozierte Potentiale)

Ther:
- Akut: Es gelten die gleichen Aussagen wie beim SHT (s.o.), HWS-Schutz und Vakuummatratze für den Transport

- Konservativ: Spezialbett zu Lagerung, Bettruhe, Krankengymnastik, Rehabilitation, Thromboseprophylaxe (Heparin, später ggf. Markumarisierung)
- Bei Blasenstörung akut Katheterismus oder suprapubische Ableitung
- Operativ: Ind: bei Wirbelsäulenfrakturen / Kompression des spinalen Raumes s.o.

Wurzel	Sensibilitätsstörung	Kennmuskeln	Funktion	Kennreflex
C4	über Schultergelenk	Zwerchfell	**Atmung**	
C5	Oberarm-Außenseite	M.biceps M.brachioradialis	Ellenbogenflex.	**Bizepssehnen**
C6	Radialseite Unterarm, **Dig. I**-II	M.ext. carpi rad.	Handgelenkext.	
C7	Unterarm-Vorderseite Dig. **III**	M.triceps		**Trizepssehnen**
C8	Ulnarseite Unterarm Dig. IV u. **V**	Mm.interossei		
Th1	Oberarm Innenseite			
Th2-7	Intercostaldermatome Th4 Mamillen			
Th8-12	Bauchdecke Th10 Bauchnabel			Bauchhaut
L1	Leistenregion			Kremaster
L2	Proximaler Oberschenkel	M.iliopsoas	Hüftflexion	Adduktoren
L3	Außenseite Oberschenkel	M.quadriceps	Knieextension	**Patellarsehnen**
L4	Innenseite Unterschenkel	M.tibialis ant.	Dorsalextension im Sprunggelenk	
L5	Außenseite Unterschenkel Fußrücken, Großzehe	M.extensor hallucis longus, M.gluteus medius	Großzehenextension Hüftabduktion	Tibialis-post.
S1	Unterschenkel laterodorsal, laterale Fußkante	M.triceps surae M.gluteus max.	Plantarflexion Hüftextension	**Achillessehnen**
S2	Rückseite Oberschenkel			
S3-5	Analregion			Anal

Prog: Die bleibenden Schäden können direkt nach einem Trauma in Stadium des spinalen Schocks noch nicht beurteilt werden.

Kompl: * Bleibende neurologische Defizite mit Paresen, Sensibilitätsstörungen, Blasen-, Darmentleerungs-, Potenzstörungen

* **Querschnittlähmung** = vollständige (und bleibende) Querschnittsymptome mit spastischer Para-/Tetraparese u. Sensibilitätsverlust unterhalb der Verletzung (= beginnend ab Höhe der Läsion nach unten, s.o. Tab.), spinale Automatismen (unwillkürliche Streck und/od. Beugesynergismen), Hyperreflexie, Pyramidenbahnzeichen (= pathologische Reflexe), Darm-/Blasenlähmung (zuerst atone Überlaufblase, später dann Übergang zu automatisierter Blasenentleerung = sog. Reflexblase, Gefahr der aszendierenden Harnweginfektionen), Gefahr der Dekubitusentwicklung, periartikuläre Verkalkungen, Kontrakturen, Inaktivitätspneumonie

Epid: Inzidenz in Deutschland: ca. 1.100 traumatische Querschnittlähmungen pro Jahr, Prävalenz (Gesamtzahl) für Deutschland beträgt ca. 50.000 Querschnittgelähmte, m > w (3:1), Durchschnittsalter: 40 J.

Ther: Bis heute keine kausale Ther. mögl., an der Regeneration neuronaler Strukturen od. der Implantation elektronisch-neuronaler Stimulatoren wird intensiv geforscht. Symptomatisch: gute Pflege, Rehabilitation, Versorgung mit orthopädischen Hilfsmitteln (Rollstuhl, behindertengerechte Wohnung usw.), Blasentraining, auf Harnweginfektionen achten, bei Spastik Baclofen (Lioresal®), ggf. auch intrathekal

Selbsthilfegruppen: Bundesverband Selbsthilfe Körperbehinderter e.V., Postfach 20, 74236 Krautheim/Jagst, Tel.: 06294 4281-0, Internet: www.bsk-ev.org und Fördergemeinschaft der Querschnittgelähmten in Deutschland e.V., Silcherstr. 15, 67591 Mölsheim, Tel.: 06243 5256, Internet: www.fgq.de

∗ A.spinalis-anterior-Syndrom durch das Trauma, Klin: spastische Parese (unterhalb der Läsion) der Beine und des Rumpfes und positive Pyramidenbahnzeichen, schlaffe Parese auf Höhe der Läsion, dissoziierte Sensibilitätsstörung (Ausfall von Schmerz- und Temperaturempfinden bei erhaltener Tiefensensibilität und Berührungsempfinden), Blasenlähmung, Incontinentia alvi (Mastdarmlähmung), Priapismus

∗ Gleichzeitiges **Schädel-Hirn-Trauma**

INTRAKRANIELLE BLUTUNGEN

Etlg: Von außen (Schädelknochen) nach innen (Gehirn) geordnet:

Epiduralblutung, Epiduralhämatom, ICD-10: I62.1

Subduralblutung, Subduralhämatom, ICD-10: I62.0-

Subarachnoidalblutung (Aneurysmablutung), ICD-10: I60.-

Intrazerebrale Blutung, ICD-10: I61.- = intraparenchymatöse Massenblutung (machen ca. 15 % d. apoplektischen Insulte aus) und intraventrikuläre Blutung

Ät: – Traumatisch: als Früh- oder Spätmanifestation nach **SHT** als subdurale Blutung (50 % d.F.), epidurale Blutung (30 % d.F.), Subarachnoidalblutung (10 % d.F.) oder intraparenchymatöse Blutung (10 % d.F.)

– Spontan: **Arteriosklerose, arterielle Hypertonie**, Angiome, Aneurysmen (⇨ Subarachnoidalblutung), Gerinnungsstörungen (Hämophilie, Antikoagulanzientherapie, HELLP-Syndrom), **Tumorblutungen**, Vaskulitiden

Diag: 1. Anamnese / Fremdanamnese bei bewusstlosem Patienten (Unfallhergang), Beginn und Entwicklung der Bewusstlosigkeit? und klinische Untersuchung

2. Röntgen: Schädelübersicht in 2 Ebenen ⇨ Frakturausschluss
CCT (Methode der Wahl) zunächst nativ ⇨ zeigt Blutung und evtl. Einbruch in das Ventrikelsystem, evtl. zerebrale Angiographie (arterielle DSA)

3. Neurologisches Konsil, ggf. mit Liquorpunktion (Gefahr der Hirnstammeinklemmung bei der Punktion durch erhöhten Hirndruck bedenken! ⇨ blutiger Liquor bei Einbruch einer Blutung in das Liquorsystem)

Ther: • Konservativ: Kleine intrazerebrale Blutungen werden lediglich beobachtet und kontrolliert.

• Operativ: Ind: progrediente Eintrübung oder primär bewusstlose Patienten und nachgewiesene Blutung ⇨ Notfall-Op; intrazerebrale Hämatome >4-9 cm
– Kraniotomie und Entlastung
– Bei Hydrocephalus occlusus ⇨ Ventrikeldrainage
– Interventionell: Coil-Embolisation bei Aneurysma-Subarachnoidalblutung

Kompl: ∗ Einbruch einer Blutung in das Ventrikelsystem ⇨ Hydrocephalus occlusus, bzw. Hydrocephalus malresorptivus bei Verklebung der PACCHIONI-Granulationen

∗ Cave: 2-3 Tg. nach Trauma/Aneurysmablutung ⇨ zerebraler Vasospasmus, Proph: Kalziumantagonist Nimodipin (Nimotop®) für 14 Tg.

Op: ∗ Insb. bei Ausräumung großer intrazerebraler Blutungen ⇨ neurologische Ausfälle

DD: – Zerebrovaskuläre Insuffizienz und Apoplex (**ischämisch** bedingt durch arterielle Embolie oder Thrombose)

– **Arteriovenöse Gefäßmissbildungen (Angiome)**: mit oder ohne intrazerebrale Blutung od. Hämatom (rindennah)
Als: arteriovenöse Rankenangiome, Kavernome (venöse Gefäßräume mit Bindegewebesepten, in bis zu 50 % d.F. aut.-dom. erblich, Chrom. 7q21-22, 7p13-15, 3q25-27), venöse Angiome, Teleangiektasien, kraniozerebrale Hämangiome, Mikroangiome, erbliche Phakomatosen (STURGE-WEBER-KRABBE-Syndrom mit Naevus flammeus im Trigeminusbereich und meningealen Angiomen), Epid: m > w (= 2:1), <30. Lj.

Klin: Epilepsie, neurologische Ausfälle, Steal-Syndrom bei arteriovenösem Shuntvolumen
Diag: Angiographie und MRT (2-3 Wochen nach einer Blutung gute Sensitivität, akut schlecht = Angiom ist von einem Hämatom noch nicht abgrenzbar)
Ther.-Ind.: immer gegeben, da keine spontane Rückbildung
Ther: operative Entfernung (bei akuter Blutung nach ca. 6 Wo.), ggf. bei Inoperabilität Embolisation oder stereotaktische Radiatio

- **Karotis-Kavernosus-Fistel:** Kurzschluss zwischen A.carotis int. und Sinus cavernosus durch Verletzung bei einer Schädelbasisfraktur oder spontan
  Klin: pulsierender Exophthalmus, Chemosis (Schwellung der Konjunktiven), konjunktivale Injektion, Stauungsblutungen in die Netzhaut und Glaskörper, pulssynchrones Ohrgeräusch, pulssynchrones Auskultationsgeräusch über dem Augenbulbus der betroffenen Seite, Affektion der HN III-VI; Diag: Angiographie
  Ther: interventioneller Verschluss mittels Ballonkatheter (ggf. mehrere Ballons)
- **Sinusvenenthrombose**
- Hypertensive Enzephalopathie (Status lacunaris)
- Hirntumoren (insb. Meningeome, intrazerebrale Metastasen und Glioblastome)

EPIDURALBLUTUNG

Syn: Epiduralhämatom, ICD-10: I62.1

Ät:
- **Schädel-Hirn-Trauma** (SHT) mit Schädelfraktur, insb. temporal (80 % d.F.)
- Selten bei Knochentumoren mit Gefäßarrosion

Path:
- ♦ Lok: Riss einer **A.meningea** (meist media, temporoparietal) durch Trauma, selten auch epidurales Hämatom durch Blutung aus einem Frakturspalt, einem verletzten Venensinus oder verletzten PACCHIONI-Granulationen mögl.
- ♦ Die Blutung liegt zwischen Schädelknochen und der Dura mater (die Dura wird dabei abgehoben). Sie können auch im Wirbelkanal auftreten.

Epid:
◊ Meist jüngere Patienten (20.-45. Lj.)
◊ **M** > w (= 5:1)

Klin:
⇒ **Kurzes freies Intervall:** Commotio cerebri mit Bewusstlosigkeit – dann wach (kurzes freies Intervall für Minuten bis Stunden) – danach zunehmende Bewusstlosigkeit = sekundäre Verschlechterung der Bewusstseinslage durch Compressio cerebri
⇒ Kontralaterale Paresen, **homolaterale Pupillenerweiterung** (Hirnnerv-III-Lähmung), Hirnnerv-VI-Parese, Streckkrämpfe

Diag:
1. Anamnese (Trauma) und klinische Untersuchung: Bewusstseinslage, Anisokorie
2. Röntgen: Schädelübersicht ⇨ temporale Fraktur oder Schädelbasisfraktur
   CCT (nativ): hyperdense, scharf abgegrenzte, linsenförmige konvexe Raumforderung unter der parietalen Schädelkalotte
   Ggf. Angiographie
3. Neurologisches Konsil mit EEG: Abflachung d. betroffenen Halbseite

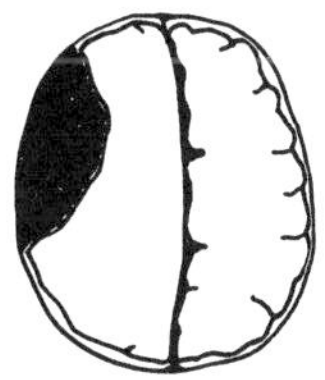

Ther:
- Operativ: Ind: **sofortige Op** indiziert
  - Notfallmäßige Trepanation und Entlastung des Hämatoms
  - Bei notfallmäßiger Op in einem peripheren Krankenhaus ⇨ KÖHNLEIN-Bohrung = Entlastungslöcher vor und hinter dem Ohr auf der betroffenen Seite in der Höhe der Augenbrauen bohren

Prog: Bei rechtzeitiger Entlastung des Epiduralhämatomes günstig. Letalität 30 %, 20 % d. Pat. bleiben behindert.

<u>Kompl:</u> Hirndruck, Einklemmung des Hirnstammes in den Tentoriumschlitz ⇨ Dezerebrationssyndrom mit Streckhaltung

<u>DD:</u> Subduralblutung, Subarachnoidalblutung, intrazerebrale Blutung

SUBDURALBLUTUNG

<u>Syn:</u> Subduralhämatom, ICD-10: I62.0-

<u>Ät:</u>
- Starkes **Schädel-Hirn-Trauma** (SHT)
- Antikoagulanzien- oder Lyse-Therapie

<u>Path:</u>
- ♦ Zerreißung von **Brückenvenen** (spannen sich zwischen Gehirnoberfläche und den Venensinus aus)
- ♦ Hämatom liegt zwischen Dura mater u. der Gehirnoberfläche/Arachnoidea (Leptomeninx)

<u>Etlg:</u>
Akutes Subduralhämatom ⇨ starkes SHT mit ausgeprägten Kontusionen
Chronisches Subduralhämatom ⇨ nach Bagatelltrauma, meist alte Pat. (60.-80. Lj.), auch bei Antikoagulation (Phenprocoumon, Marcumar®) od. Streptokinasetherapie (dann auch beidseitig mögl.)

<u>Klin:</u>
⇒ Akut: starkes SHT ⇨ Pat. oft initial schon bewusstlos, kontralaterale Hemiplegie, Streckkrämpfe, ipsilaterale Ophthalmoplegie, Mydriasis
⇒ Chronisches Subduralhämatom (Symptome erreichen ihr Maximum erst nach 2-3 Monaten nach einem Bagatelltrauma) ⇨ Kopfschmerzen, Druckgefühl, Merkschwäche, Konzentrationsstörungen, Desorientiertheit, "Alterspsychose"

<u>Diag:</u>
1. Anamnese (Trauma vor längerer Zeit bei chron. Form) und klinische Untersuchung, Bewusstseinslage
2. <u>CCT (nativ):</u> Konkave, sichelförmige, nicht scharf begrenzte Form subduraler Hämatome entlang der Schädelkalotte, Mittellinienverlagerung, je nach Alter des Hämatoms (von frisch – alt) hyper-, iso- oder hypodens, oft auch verschiedene Dichte bei kleinen frischen Blutungen in das Hämatom

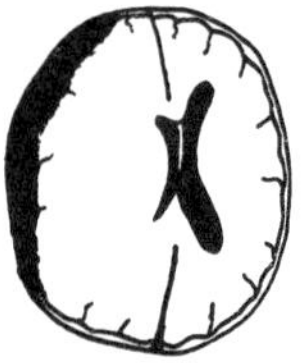

<u>Ther:</u>
- Akutes Subduralhämatom ⇨ notfallmäßige Kraniotomie, Duraeröffnung und Entlastung
- Chronisches Subduralhämatom ⇨ Bohrlochkraniotomie, Eröffnung der Hämatomkapsel und Ausräumung, Spülung u. subdurale Drainage für 2-4 Tage

<u>Prog:</u> Akutes Subduralhämatom: meist schlechte Prognose (Mortalität bis zu 90 %)
Chronisches Subduralhämatom: sehr gute Prognose (meist keine neurologischen Ausfälle)

<u>Kompl:</u> Ein chronisches Subduralhämatom bildet nach einiger Zeit eine Kapsel aus.

<u>DD:</u>
- Pachymeningeosis haemorrhagica interna = subdurales Hämatom bei Alkoholikern
- Subdurales Hygrom (Flüssigkeitsansammlung nach traumatischer Verletzung der Arachnoidea)

INTRAZEREBRALE BLUTUNG

<u>Syn:</u> Hirnmassenblutung, hämorrhagischer Insult, engl. intracerebral bleeding, ICD-10: I61.-

<u>Ät:</u>
- <u>Traumatisch:</u> meist in Verbindung mit epiduralen-/subduralen Hämatomen bei starkem **Schädel-Hirn-Trauma** (SHT)
- 80 % haben eine **arterielle Hypertonie**, **Arteriosklerose** ⇨ hypertensive Krise als Auslöser

- Selten: **Antikoagulanzientherapie** (7- bis 10faches Risiko), hämorrhagische Diathese, Alkoholismus, sekundäre Einblutung in einen ischämischen Hirninfarkt od. Hirntumor / Metastase (Melanom, Nierenzellkarzinom), blutendes Angiom, Eklampsie, perinatale Blutung, Drogen (Ecstasy, Kokain, Crack, Amphetamine), Lysetherapie (z.B. bei Myokardinfarkt od. Hochrisiko-Lungenembolie)

Path: Lok: 65 % d. Hämatome liegen medial od. lateral der **Capsula interna** im Bereich der **Stammganglien** (Thalamus), im temporoparietalen oder temporofrontalen Marklager, parietookzipital, seltener Kleinhirn/Hirnstamm (10 % d.F.)

Epid: ◊ Prädisp.alter: 50.-70. Lj., **m** > w

◊ Intrazerebrale Blutungen machen ca. 15 % der apoplektischen Insulte aus (Rest sind ischämische Insulte, s. Neurologiebuch).

Klin: ⇒ **Kopfschmerzen**, Erbrechen

⇒ Ca. 50 % d. Pat. **bewusstlos** und Streckkrämpfe ⇨ schlechte Prognose

⇒ Je nach Lok. neurologische Ausfallerscheinungen (**Halbseitensymptomatik**, Hirnstammsymptomatik)

⇒ Thalamusnahe Herde: brennende halbseitige Schmerzen, Temperaturempfinden gestört, ipsilaterales HORNER-Syndrom (Ptosis, Miosis, Enophthalmus)

⇒ Subthalamische Herde: Störung der thermoregulatorischen Schweißsekretion (Läsion der ungekreuzten, absteigenden zentralen Sympathikusbahnen), Lichtüberempfindlichkeit

⇒ Pseudobulbärparalyse = Schädigung der supranukleären Bahnen zu den Hirnnervenkernen mit Zwangslachen, Zwangsweinen, Dysarthrie, pathognomonisch ist die Steigerung des Masseterreflexes (Läsion ist im 1. Motoneuron oder im Trac.corticonuclearis [vor dem 2. Motoneuron = Hirnnervenkerne] lokalisiert)

⇒ Operkulum-Syndrom (pathologischer Prozess im Bereich des Operculum über der Insula) mit Gesichtslähmung, Schluckstörung, Gaumensegelparese, Zungenparese bei normalen unwillkürlichen Bewegungen wie Gähnen, Lachen, Husten, Lidschlag

Diag:
1. Anamnese und klinische Untersuchung: Pyramidenbahnzeichen, Pupillenstörung (miotische, aber noch auf Licht reagierende Pupillen)
2. Röntgen: **CCT** nativ immer durchführen ⇨ Raumforderung (oft auch erst nach Tagen sichtbar) + perifokales Ödem, im Verlauf später Zystenbildung. Wichtig ist die Abgrenzung von Blutung zu ischämischem Insult (da unterschiedliche Ther.)!
   Ggf. Angiographie zur Blutungslokalisation
3. Neurologisches Konsil mit Liquorpunktion: Bei ventrikelnaher oder oberflächlicher Blutung xanthochromer, bei Ventrikeleinbruch findet sich blutiger Liquor.

Ther:
- Konservativ: Kleine Hämatome werden nur **beobachtet** und kontrolliert, bei größerem perifokalem Ödem Glycerosteril i.v.
- **Mobilisierende Krankengymnastik** und optimale Lagerung zur Vermeidung von Kontrakturen und Lungenfunktionsstörungen, ggf. logopädische Behandlung
- Psychosomatische Begleitung, Gesprächstherapie, da die Pat. häufig depressiv werden.
- Operativ: Ind: große Hämatome
  - Neurochirurgische Ausräumung (insb. bei Kleinhirnhämatomen)
  - Externe Ventrikeldrainage bei Ventrikeleinbruchsblutung mit Liquorstau

Prog: Kleine Hämatome resorbieren sich von selbst in ca. 2 Monaten.
Intrazerebrale Blutungen mit initial bewusstlosem Pat. haben eine schlechte Prognose. Ein Jahr nach einem Blutungsereignis sind 40-50 % d. Pat. verstorben.

DD:
- **Ischämischer Insult**, zerebrovaskuläre Insuffizienz
- Subarachnoidalblutung (Aneurysma), Hämangiome, angeborene Gefäßmissbildungen, Hirntumoren, Tumormetastasen
- Hypertensive Krise mit neurologischen Symptomen, Ther. akut Nifedipin (Adalat®)

NERVENVERLETZUNGEN

Syn: Traumatische Nervenläsionen sind je nach Lokalisation in der ICD-10 von S04-S94 kodiert: Hirnnerven – S04, Nerven der HWS – S14, Schulter u. OA – S44, UA – S54, Hand – S64, Nerven der BWS – S24, Nerven der LWS – S34, Oberschenkel – S74, Unterschenkel – S84, Fuß – S94

Mononeuropathien, z.B. Engpasssyndrome an der oberen Extremität ICD-10: G56, an der unteren Extremität G57

Ät:
- Heftige **Quetschung**, scharfe **Durchtrennung** (Stich- od. Schnittverletzung), vollständige Zerreißung/Zerstörung (Defekt**frakturen**, Schuss- od. Splitterverletzungen, Amputation)
- Zug in axialer Richtung = Zerrung des Nerven, z.B. bei Gelenkluxationen, Frakturen mit starker Fehlstellung
- Äußere **Druckeinwirkung**, z.B. „Parkbanklähmung", in Narkose oder Koma, **Engpass-syndrome** (Thoracic outlet syndrome, Suprascapularis-, Karpaltunnel-, Supinator-, Sulcus-ulnaris-, GUYON-Logen-, Tarsaltunnel-Syndrom, s.u.), bestimmte Tätigkeiten (Berufs-/Beschäftigungslähmungen), Kallusbildung an Frakturen, Kompartmentsyndrom (= ischämische Muskelkontraktur), Hämatome
- Lokale Infektion, Abszess
- Ischämische Schädigung (Ischämie der Vasa nervorum)
- Iatrogene Läsion: **operativ** (z.B. durch radikale Tumorchirurgie, Reposition von Frakturen, Lymphknotenbiopsie am Hals), **Injektionen** („Spritzenlähmung", insb. N.ischiadicus), schlecht sitzender und **zu enger Gips**, Strahlenfibrose

Epid: Häufigste periphere Nervenläsion in Friedenszeiten ist die Ulnarislähmung.

Path: Einteilung nach SEDDON (1943), Kombinationen und Teilstörungen sind mögl.

Neurapraxie	= Funktionsstörung d. Nerven ohne Kontinuitätsverlust (z.B. durch Druckschädigung), gute Regeneration, Erholung im Regelfall in 1-4 Monaten
Axonotmesis	= Axone unterbrochen, Perineurium erhalten ⇨ WALLER-Axondegeneration Regeneration ist möglich (Erholungszeit: 4-18 Monate)
Neurotmesis	= Axone und Nervenhüllgewebe durchtrennt, häufig Neurombildung, ohne Op. keine Regeneration

Etlg: Nervenverletzung nach SUNDERLAND (1951)

Grad I:	Leitfähigkeitsverlust bei erhaltenem Axon, vollständig reversibel
Grad II:	Axon durchtrennt, distaler Anteil degeneriert, erhaltenes Endoneurium, vollständig reversibel
Grad III:	Axon unterbrochen und degeneriert + Endoneurium durchtrennt, nur langsame und unvollständige Erholung (typisch bei Zug)
Grad IV:	Vollständige Zerstörung der internen Struktur des Nervs, nur Peri-/Epineurium ist erhalten. Ind. für chir. Versorgung (Nervennaht)
Grad V:	Komplette Durchtrennung des Nervs, Besserung nur mit chirurgischem Vorgehen (Nervennaht, autologe Nerventransplantation)

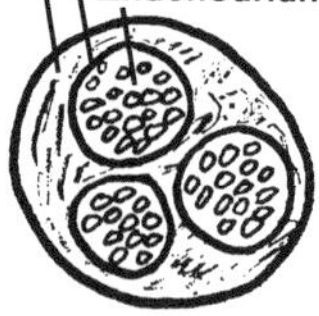

Klin: ⇒ **Schlaffe motorische Paresen** und/oder **sensible Ausfälle** (**scharf begrenzt** im Versorgungsgebiet des betroffenen Nerven)

⇒ Schmerzen, Parästhesien, Dysästhesien

⇒ Vegetative Störungen, z.B. aufgehobene Schweißsekretion, livide Hautfarbe

Diag: 1. Anamnese: Verletzungshergang, Lokalisation, Vorschädigung (Diabetes mellitus, Alkoholabusus, Drogen, toxische Substanzen, Medikamente) und klinische Untersuchung: sensible Ausfälle, Haltungsbesonderheiten, motorische Paresen, muskuläre Atrophien, Muskeleigenreflex-Ausfall, vegetative Störungen ⇨ Schweißsekretionstest (Ninhydrin)
Beweglichkeit aktiv u. passiv prüfen ⇨ aktive **Kraftgrade**: 5 = normale Kraft, 4 = Bewe-

gung gegen leichten Widerstand, 3 = Anheben gegen Schwerkraft, 2 = Bewegung unter Aufhebung d. Schwerkraft, 1 = Kontraktionen ohne Bewegung, 0 = keine Muskelaktivität

Alle Befunde **genau dokumentieren!**

2. Neurologisches Konsil mit EMG: Akut keine Potentiale, **Denervierungspotentiale** (Fibrillationspotentiale = **pathologische Spontanaktivität** bei Kontinuitätsunterbrechung nach 1-2 Wo. durch Überempfindlichkeit der denervierten Muskelfasern auf Acetylcholin), Reinnervationspotentiale (sog. Riesenpotentiale bei Regeneration nach einigen Monaten), NLG: vermindert (Druckschädigung) bis aufgehoben (Kontinuitätsunterbrechung)
3. Röntgen bei V. a. knöcherne Verletzung und ggf. lokal MRT zur Lokalisationsdiagnostik bei unklarem Befund

Ther:
- Konservativ: Korrekte Lagerung, ggf. Schienen zur Ruhigstellung, Elektrostimulation (Reizstrom bei völlig denerviertem Muskel), **krankengymnastische Bewegungsübungen** sowie physikalische Therapie zur Vermeidung von Kontrakturen und Gelenkversteifungen; Hilfsmittel: z.B. spezielles Besteck, Greifwerkzeuge, Orthesen

  Med: Kausale Ther. nicht mögl., bei Parästhesien kann α-Liponsäure (Thioctacid®) oder Carbamazepin (Tegretal®) versucht werden. Vit.-B-Präparate sind nur bei tatsächlichem Vitaminmangel indiziert (werden jedoch häufig gegeben).
- Operativ: Ind: Grad IV + V, primäre Naht nur bei frischer sauberer Schnittverletzung sonst als sekundäre Naht/Transplantation nach ca. 4-8 Wochen (max. 8 Mon.) nach dem Trauma
  - Frische Schnittverletzung: Mikrochirurgische Nervenadaptation (Koaptation) durch **spannungsfreie** End-zu-End-Anastomose von einzelnen Perineurium-Faszikelgruppen
  - Bei Defekten (oder nicht möglicher spannungsfreier End-zu-End-Adaptation): Überbrückung durch autologes Nerventransplantat (z.B. N.suralis), bei kurzen Defekten (<2 cm) kann auch ein resorbierbares Nervenröhrchen (als Leitschiene) implantiert werden.
  - Kann eine nervale Funktion nicht mehr hergestellt werden, ist eine Ersatzplastik-Op mögl. ⇨ Umlagerung mehrerer Sehnen od. gestielter/freier Muskeltransfer.
  - Engpasssyndrome (s.u.): Dekompression des Nerven, Neurolyse bei fibrotischem Gewebe um den Nerven
  - Überprüfung von NLG u. EMG zur Beurteilung d. Koaptationsergebnisses nach 6 Mon.

Prog: Axonale Regeneration nach mikrochirurgischer Rekonstruktion **1-3 mm/Tag** (⇨ Regeneration dauert Monate): HOFFMANN-TINEL-Zeichen = von distal nach proximal Beklopfen der Haut über dem Nervenverlauf ⇨ “Elektrisieren” über den frisch ausgesprossten marklosen Axonen zeigt Erfolg und Stand der Regeneration an. Beste Prog. haben junge Pat. mit scharf durchtrennter, distaler Nervenverletzung, die frisch versorgt werden kann.

Kompl:
* Ausbildung von Kontrakturen
* **Neurombildung**: ungeordnete Aussprossung der Nervenenden ⇨ Schmerzen, Ther: Neuromresektion, Pseudoneurom durch Vermehrung von endoneuralem Bindegewebe
* Phantomschmerz: nach Amputationen häufig (zentrales Engramm der Gliedmaße?), bei elektiver Amputation werden Lokalanästhetika zur Prophylaxe eingesetzt
* Kausalgie: entsteht durch Kurzschlüsse zwischen vegetativen und sensiblen Fasern bei unvollständiger Nervenläsion; Klin: intensiver Schmerz, durch äußere Reize provozierbar, Parästhesien, **vegetativ-trophische Störungen**; Ther: Haloperidol (Haldol), Akupunktur, Sympathikusblockade od. -resektion

Op:
* Nach axonaler Regeneration können falsche Muskelgruppen vom Nerv angesprochen werden (**Synkinesen** = pathologische Mitbewegungen) ⇨ Bewegungen müssen neu gelernt und geübt werden (z.B. Fazialistraining).

DD:
- Spinale Muskelatrophie, intraspinale Raumforderungen, Syringomyelie, amyotrophische Lateralsklerose (ohne sensible Störungen)
- Radikuläre Beschwerden, Plexus-Verletzungen
- Polyneuropathie (mehrere Nerven betroffen)
- SUDECK-Syndrom (insb. am UA) = sympathische Reflexdystrophie
- Kompartmentsyndrom (insb. UA und US)
- Psychogene Lähmungen (konversionsneurotisch, dissoziative Bewegungsstörung)

GEFÄßVERLETZUNGEN

ARTERIENVERLETZUNGEN

<u>**Ät:**</u> – <u>**Direkte Arterienverletzung**</u> (95 % d.F.): **Scharfe**, meist offene, penetrierende Verletzung, z.B. Messerstich, scharfe Frakturkanten, **iatrogene** Manipulationen (z.B. Katheterisierung der A.femoralis, Tumoroperationen, orthopädische/unfallchirurgische Eingriffe)
Stumpfe, meist geschlossene Unfallverletzungen: Anpralltrauma, Kontusion, Quetschung, Kompression

– <u>**Indirekte Arterienverletzung:**</u> Bei **Überdehnung** (sog. Distensionsverletzung) der Arterien (z.B. Gelenkluxationen, Biegungsfraktur, Repositionsmanöver) oder starken Beschleunigungs- oder Scherkräften (z.B. Auffahrunfall ⇨ **Dezelerationstrauma** der thorakalen Aorta bis hin zur kompletten Ruptur, insb. im Aortenisthmusbereich)

<u>**Path:**</u>
- <u>Scharfe Gefäßverletzung:</u> Führt zur **Diskontinuität** des Gefäßes mit starker arterieller **Blutung** nach außen.
- <u>Stumpfe Gefäßverletzung:</u> Führt durch Media- und/oder Intimaschädigung zur **Verlegung der Strombahn**, keine äußere Blutung. Gefahr der Arterienruptur und der Ausbildung eines **Aneurysma dissecans** (s. Abb.).
- <u>Indirekte Gefäßverletzung:</u> **Überdehnung** oder **Dezelerationstrauma** führt zum Intima- und Mediaeinriss ⇨ intramurales Hämatom und Lappenbildung / Einrollung ⇨ **Gefäßverlegung** (oder komplette Ruptur möglich).

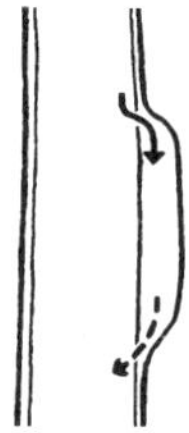

dissecans

<u>**Etlg:**</u> Zusammengefasste Einteilung nach VOLLMAR (1975) der direkten Arterienverletzung durch scharfe oder stumpfe Gewalt (anatomisches Substrat und Klinik):

Schweregrad I:	Strombahn nicht verlegt, keine Blutung, **keine periphere Ischämie**
Schweregrad II:	Eröffnung des Lumens oder Intima- + Medialäsion, Blutung oder Thrombose, evtl. periphere Ischämie
Schweregrad III:	Durchtrennung oder Zerquetschung der Arterie, schwere Blutung oder kompletter Verschluss, **periphere Ischämie obligat**

Klassifikation der akuten Extremitätenischämie nach TASC (<u>T</u>rans<u>a</u>tlantic Inter-<u>S</u>ociety <u>C</u>onsensus Working Group, v. 2000)

TASC I:	Extremität nicht vital bedroht, Sensibilität u. Motorik erhalten, peripherer Puls dopplersonographisch nachweisbar
TASC IIa:	**kompensierte Ischämie:** geringfügige Einschränkung von Sensibilität u. Motorik, peripherer Puls dopplersonographisch meist nachweisbar
TASC IIb:	**fortgeschrittene Ischämie:** Extremität vital bedroht, Sensibilitätsverlust, Ruheschmerz, peripherer Puls dopplersonographisch meist nicht nachweisbar
TASC III:	Irreversibler Gewebeuntergang od. schwerer peripherer Nervenschaden, schwerwiegende Sensibilitätsstörung, Paralyse der Extremität

<u>**Klin:**</u> ⇒ Sichtbare Wunde mit äußerer (spritzender, hellroter) Blutung, periphere Ischämie (**Pulslosigkeit, Blässe, Kälte**)

⇒ Großes Weichteilhämatom, <u>Cave:</u> **Blutverlust** in den Oberschenkel kann bis zu 3 Liter betragen ⇨ Schockgefahr! Ebenso ist eine innere Blutung durch Verletzung intraabdomineller Gefäße lebensgefährlich.

⇒ Aorta thoracica bei Dezelerationstrauma: periphere Pulslosigkeit, Schock, Querschnittsymptomatik
⇒ Bei Gliedmaßenfrakturen immer den Puls distal der Fraktur prüfen!
⇒ **DMS-Regel** bei Frakturen = immer Durchblutung, Motorik und Sensibilität prüfen!
⇒ Zeichen der Extremitätenischämie: die 6 "P" nach PRATT:

Pain (Schmerz)	**Paleness / Pallor** (Blässe)
Pulselessness (Pulslosigkeit)	**Paresthesia** (Sensibilitätsstörungen)
Paralysis (Bewegungsstörung)	**Prostration** (Erschöpfung, Schock)

Diag: 1. Anamnese (Unfallhergang) und klinische Untersuchung: Pulsstatus der betroffenen Region (s. Abb.), neurologischer Status (Sensibilität, Parästhesien, motorische Ausfälle)
2. Röntgen: Thorax: verbreitertes Mediastinum bei Aortenverletzung

Angiographie mittels Katheter in SELDINGER-Technik (perkutane Punktion der Arterie mit Nadel + Hülse, meist A.femoralis oder auch A.brachialis, Entfernen der Nadel, Einführen und Vorschieben eines Drahtmandrins durch die Hülse, Entfernen der Hülse, Einführen eines Katheters über den liegenden Führungsdraht), Angiographie heute meist als DSA bzw. unter Durchleuchtung

Ind: Bei geschlossenen Verletzungen, wenn nach Frakturreposition keine Pulse mehr tastbar sind ⇨ Darstellung des Gefäßschadens und genaue Lokalisation
3. Sonographie bei Bauchtrauma: Freie Flüssigkeit im Abdomen?
4. Farbdopplersonographie zur orientierenden Untersuchung

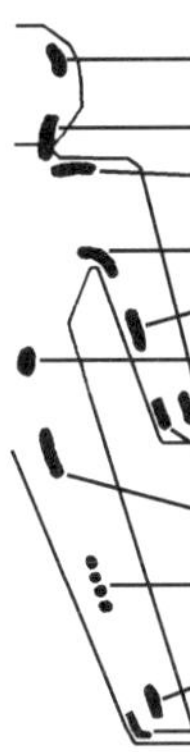

Ther:
- Akute Erstversorgung: **Kompression** der Blutung durch Kompressionsverband oder Abdrücken. Abbinden (Tourniquet) oder blindes Fassen mit einer Klemme ist obsolet!
  Kein Hoch- oder Tieflagern, keine Wärme oder Kälte!
  Schockbekämpfung und unverzüglicher Transport in die Klinik
- Konservativ: Gefäßverletzungen Grad I werden konservativ behandelt/beobachtet.
- Operativ: Ind: Starke oder unstillbare arterielle Blutung (Grad III), elektive Indikation bei Verletzungen Schweregrad II, Dezelerationstrauma, progrediente Dissektionsprozesse oder posttraumatisches Aneurysma der Aorta
  - Freilegung des verletzten Gefäßes, Gefäßrekonstruktion durch primäre Gefäßnaht: **End-zu-End-Nähte**, evtl. nach Anschrägen der Gefäßränder (größerer Querschnitt, ist besser zu nähen) mit 5-0 atraumatischem monofilen Faden als **evertierte Allschichtnaht** (dadurch legt sich Intima an Intima an ⇨ keine Gefahr der Intimaablederung) in Abständen von ca. 1-2 mm. Anschließend 5 Min. Mullkompression zur Stillung der obligaten Stichkanalblutung
  - Größere Verletzung: Resektion der traumatisierten Gefäßstrecke, **Patchverschluss** oder **Interponat** (periphere Arterien mit autologer Vena saphena magna, zentrale Arterien mit PTFE-Prothese)
  - Offene Frakturen III. (IV.) Grades (inkomplette oder komplette traumatische Amputation einer Gliedmaße):
    1. Versorgung der Fraktur (aus Zeitgründen zuerst nur stabilisierende Maßnahmen)
    2. Rekonstruktion der Venen
    3. Rekonstruktion der Arterien
    4. Rekonstruktion der Nerven
    5. Weichteilversorgung: Muskeladaptation und Hautnaht
  - Thorakale Aorta: abwartende Haltung, um nicht im Schock operieren zu müssen (ex-

trem schlechte Prognose), nach 3-7 Tagen Op. mit extrakorporaler Zirkulation (Herz-Lungen-Maschine), Wiederherstellung der Aorta durch Resektion des verletzten Abschnittes und Interposition einer Kunststoffprothese. Alternativ wird heute zunehmend die **interventionelle Einlage** (radiologisch, engl. EVAR = endovascular aneurysm repair) eines Stents mittels Katheter (hierzu werden Schleusen in die Leistengefäße eingebracht) in den betroffenen Abschnitt durchgeführt (spart die aufwändige Op und ist sofort mögl.).

- Fehlende Rekonstruktionsmöglichkeiten oder absolute Lebensgefahr: Extremitätenamputation ("life before limb")
- Postoperativ: REDON-Drainagen, Antibiose, Überwachung, Vollheparinisierung (ca. 20-30.000 I.E. i.v. für 2-4 Tage über Perfusor [PTT soll 2fache der Norm betragen ⇨ individuelle Dosierung und tgl. PTT-Kontrolle]), danach Low-dose-Heparinisierung = 3 x 5.000 I.E. s.c. als Thromboseprophylaxe

Prog: Patienten mit Aortenruptur bei Dezelerationstrauma erreichen die Klinik selten lebend (80 % d. Pat. versterben noch am Unfallort). Abwartende Op.-Ind. bei der Dezelerations-Aortenverletzung hat bessere Prognose, bzw. heute Versuch der interventionellen Stenteinlage.

Kompl:
* Aneurysma spurium (oder falsum, s. Abb.): durch ein Leck in der Arterienwand (traumatisch od. iatrogen bedingt, z.B. bei Gefäßpunktion) gelangt Blut nach extravasal, bildet ein paravasales Hämatom, wird organisiert und es bildet sich eine Hämatommembran (bindegewebige Kapsel = keine Gefäßwand ⇨ falsches Aneurysma), absolute Op-Indikation, da Penetrations- u. Blutungsgefahr!

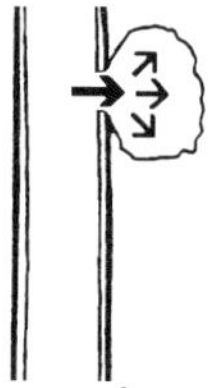

spurium

* Ausbildung einer posttraumatischen arterio-venösen Fistel
* Aneurysmaperforation ⇨ hypovolämischer Schock
* Kreislaufversagen ⇨ Schock
* **Kompartmentsyndrom** durch postischämisches Ödem ⇨ frühzeitige Fasziotomie
* **Tourniquet-Syndrom** (= Reperfusionssyndrom): tritt nach Revaskularisation insb. bei Verschlüssen >6-10 Std. od. ausgedehntem Verschluss (LERICHE-Syndrom) durch postischämisches Ödem und toxische Metabolite nach Reperfusion auf ⇨ Azidose u. Hyperkaliämie, Rhabdomyolyse, Myoglobinämie, Myoglobinurie, Hämokonzentration ⇨ hypovolämischer Schock, DIC, drohendes Nierenversagen (Crush-Niere), Multiorganversagen, vital bedrohter Patient (Letalität >30 %)
* Verschluss im Bereich der Anastomose, Infektion im Bereich einer Gefäßanastomose

PHLEBOTHROMBOSE

Syn: Tiefe Venenthrombose, Beinvenenthrombose, ICD-10: I80.2

Ät:
- **Immobilisation!** (Bettlägerigkeit, Polytrauma, Schlaganfall, Frakturbehandlung, langes Verweilen in Zwangshaltung, z.B. im Flugzeug "economy class syndrome" genannt)
- **Trauma** (Quetschung, Frakturen, Stichverletzungen) ⇨ Gefäßinnenwandschädigung
- Perioperativ: lange Op, **Op am Bein**, insb. **Knie-** od. **Hüftgelenk** (TEP), Wadendruck auf dem Op-Tisch, Flüssigkeitsverlust, postop. Immobilisation (Thrombosegipfel um den 7. Tag)
- **Gerinnungsstörungen**: Thrombophilie durch APC-Resistenz, AT-III-Mangel, Protein-S-/-C-Mangel, Faktor-II-Mutation, Lupusantikoagulans, Polyzythämie, Thrombozytose
- Einnahme von **hormonalen Kontrazeptiva**, **Nikotin**, Schwangerschaft
- Lokale Kompression oder Wandinfiltration: bei den Beckenvenen durch linksseitigen Beckenvenensporn (pulsabhängige Einklemmung der V.iliaca com. sinistra zwischen LWK u. A.iliaca com. dextra, die sie überkreuzt, insb. bei jungen schlanken Frauen), maligne Prozesse, Lk-Metastasen, retroperitoneale Fibrose, Schwangerschaft, Kompression der V.femoralis durch Femoralhernie, frühere Thrombosen, Status varicosis
- Paraneoplastisches Syndrom (TROUSSEAU-Syndrom, bei Karzinomen, Leukosen)
- Risikofaktoren: Exsikkose, Diabetes mellitus, Adipositas, Kokainabusus, Doping

Path: ♦ VIRCHOW-Trias: Veränderung der **Blutzusammensetzung** (Viskosität), der Strömungsgeschwindigkeit (= **Stase**) und **Endothelläsion**

♦ Kompletter oder teilweiser Verschluss des **tiefen Venensystems** (9/10 des venösen Blutes am Bein fließen über das tiefe Venensystem zum rechten Herz zurück). Wichtig für den venösen Rückstrom sind die **Muskelpumpe** und Gelenkpumpe in Verbindung mit der Suffizienz der **Venenklappen**.

♦ Lok: Meist Bein- (tiefe Unterschenkelvenen) oder Becken-/Beinvenenthrombose, auch V.iliaca / V.cava mögl., V.subclavia / V.axillaris (PAGET-v.SCHROETTER-Syndrom), Phlegmasia coerulea dolens (gesamter venöser Querschnitt einer Extremität thrombosiert)

Epid: ◊ Nach chirurgischen Eingriffen entstehen in ca. 0,5 % d.F. klinisch manifeste Thrombosen (wahrscheinlich insg. in ca. 2-5 % d.F., die aber meist klinisch stumm bleiben).

◊ Inzidenz: Phlebothrombose 20-100/100.000/Jahr

Klin: ⇒ Thrombosen verlaufen häufig symptomlos ⇨ Gefahr einer **Lungenembolie!**

⇒ Erhöhte Konsistenz d. Wadenmuskulatur, Druckschmerz der tiefen Venenstämme

⇒ Nächtliche Waden- u. Oberschenkelkrämpfe, Zerreißungsschmerz in der Wade beim Gehen, Fußsohlenschmerz beim Gehen oder spontan

⇒ Zyanotische Hautfarbe bei Verschluss mehrerer tiefen Venen, sichtbare prätibiale Venen = PRATT-Warnvenen

⇒ Tiefrote bis violette Verfärbung, starke Schwellung, Blasenbildung der Haut

⇒ Evtl. Fieberzacke und Tachykardie

⇒ Phlegmasia alba dolens = weiße Schwellung des Beines bei aufsteigender Beinvenenthrombose in das Becken (reflektorische art. Minderdurchblutung)

Diag: 1. Anamnese und **klinische Untersuchungen**:

Umfangsmessung: **Seitendifferenz** >1 cm ist pathologisch

Druckschmerzen in der Leiste (RIELANDER-Zeichen), über dem Adduktorenkanal, Kniekehle (TSCHMARKE-Zeichen) od. am Unterschenkel, beim Husten Schmerzen im Bein (LOUVEL-Zeichen)

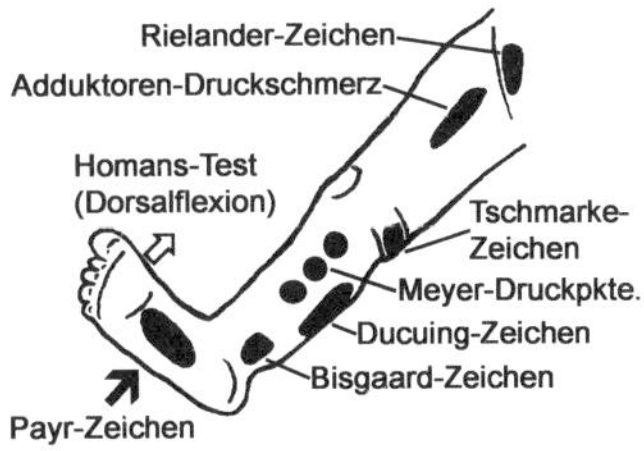

LOWENBERG-Test: Manschettendruck zwischen 60 und 120 mmHg auf der betroffenen Seite schmerzhaft (bei Gesunden kommt es zum Schmerz erst bei über 180 mmHg)

DUCUING-Zeichen: Ballottement der Wadenmuskulatur schmerzhaft

MEYER-Druckpunkte: Druckschmerz im Verlauf der V.saphena magna an den Perforansvenen-Austrittsstellen

HOMANS-Test: Wadenschmerz bei Fuß-Dorsalflexion ⇨ Unterschenkelvenenthrombose

PAYR-Zeichen: Druckschmerz der Plantarmuskulatur, auch spontan (DENECKE-Zeichen)

BISGAARD-Zeichen: Kulissendruckschmerz retromalleolär

Bei klinischem Verdacht auf eine Thrombose muss eine Diagnostik durchgeführt werden!

⇨ Farbkodierte Duplexsonographie od. Phlebographie bei Verdacht indiziert ⇦

2. Labor: Bestimmung der **D-Dimere** (Abbauprodukt des Fibrins) ⇨ erhöht bei Thrombose, Ausschluss einer Gerinnungsstörung (AT-III-, Protein-S-, Protein-C-Mangel, APC-Resistenz), insb. bei jungen Pat. mit einer Thrombose (<45. Lj.)
3. Sonographie: a.) Doppler-Sonographie: Die Aussagekraft ist von der Erfahrung des Untersuchers abhängig, gut geeignet für Becken und Oberschenkel
   b) Bildgebender Ultraschall gut für die Diagnose von intraluminären Strukturen
   c) **Farbkodierte Duplexsonographie** ⇨ Kombination aus a.) u. b.) mit sehr guter Sensitivität und Spezifität (95 %)
4. Röntgen: Bein-Becken-Phlebographie, heute seltener eingesetzt
5. Bei Versagen von Rö. u. Sono (z.B. komplette Thrombose ohne Fluss) auch MRT, Angio-MRT oder Phlebo-CT zur Beurteilung mögl.
6. Szintigraphie: Mit Radioiod-markiertem Fibrin, Technetium-markiertem Plasmin oder auch radioaktiv markierten Antifibrin-Antikörpern

Ther: • Konservativ: **Kompression** anfangs mit Druckverband, später mit Kompressionsstrumpf (Kompressionsklasse II) bis zur Leiste, ein Wadenkompressionsstrumpf sollte dann im

Anschluss langfristig (für mind. 2 J.) getragen werden.
Antikoagulation: Bei allen Thrombosen gewichtsadaptierte Gabe (gem. Herstelleranweisung, ca. 200 I.E. Anti-Xa/kgKG/Tag) eines **niedermolekularen Heparins** (z.B. Fraxiparin®, Arixtra®). Am 2. Tag bereits überlappender, einschleichender Beginn der Antikoagulation mit **Cumarin-Derivaten** (= orale Vit.-K-Antagonisten, Phenprocoumon Marcumar® od. Warfarin Coumadin®). Absetzen des Heparins bei Wirksamkeit des Cumarins (dazu Laborkontrolle, meist dauert es 3-5 Tage, Zielwert: Quick 25-35 %, INR 2,0-3,0). Dauer: 3-6 Monate (bei Rezidivthrombose od. Gerinnungsstörungen 12 Mon. bis zu lebenslang). Alternativ: Zur Primärther. u. Sekundärprophylaxe zugelassen ist auch der **orale** Faktor-Xa-Hemmer **Rivaroxaban** (Xarelto®, Vorteil: weniger Blutungskomplikationen, keine Laborkontrollen erforderlich).
Bettruhe wird heute bei adäquater Antikoagulation nicht mehr empfohlen ⇨ **direkte Mobilisation**. Die Behandlung kann daher auch in 80-90 % d.F. **ambulant** erfolgen.

- Thrombolyse: Mit Strepto-, Urokinase, rt-PA oder APSAC (Anisoylderivat des Plasminogen-Streptokinase-Aktivatorkomplexes), Ind: Mehretagenthrombose, wird heute zunehmend seltener durchgeführt. Je früher eingesetzt, umso bessere Ergebnisse.
- Operativ: Ind: **Phlegmasia coerulea dolens**, segmentale Oberschenkel- oder Beckenvenenthrombose, Mehretagenthrombose, erfolglose Lyse
  - **Thrombektomie** (s. Abb.): Freilegung der beiden Vv.femorales in der Leiste. Von der gesunden Seite Vorschieben eines Ballonkatheters bis in die V.cava und Blockade (um Abstrom von thrombotischem Material zu verhindern), Entfernung der Thromben auf der erkrankten Seite mittels Fernembolektomie entsprechend dem FOGARTY-Katheter-Manöver und Auswickeln der Beine von distal nach proximal.

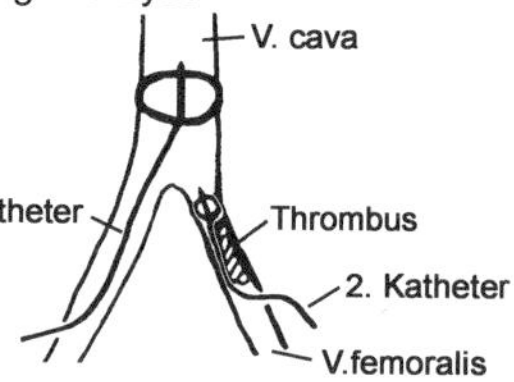

    Zur Rezidivprophylaxe bei weit prox. Verschlüssen: temporäre AV-Fistel für ca. 6 Mon.
  - Postoperativ: Druckverband, Heparinisierung u. Frühmobilisation (Aktivierung der Muskelpumpe), anschließend überlappend für mind. 6 Monate Marcumarisierung
- Selbsthilfegruppen: Deutsche Gesellschaft Venen e.V., Postfach 18 10, 90007 Nürnberg, Tel.: 0911 5988600, Internet: www.dgvenen.de

Prog: Gute Resultate bei frühzeitiger Thrombektomie (innerhalb d. ersten 2-3 Tage)
Operationsletalität ca. 1 %, Letalität bei kons. Therapie <0,5 %
Unbehandelt entwickelt sich in 80 % d.F. ein postthrombotisches Syndrom.

Kompl:
* **Lungenembolie**: insb. bei flottierenden Thromben in der femoro-iliakalen Region. Es entwickeln ca. 10 % der Pat. eine Lungenembolie (kleinere bleiben aber klinisch stumm)
* **Postthrombotisches Syndrom** (in 20-50 % d.F.): bleibende chronische venöse Insuffizienz (Klappenschaden, Ektasie der tiefen Venen ⇨ Klappeninsuffizienz) ⇨ Varikosis, Stauung, Ödem, Unterschenkeldermatosen, trophische Störungen bis zum Ulcus cruris. Durch eine konsequente Kompressionstherapie kann das Risiko vermindert werden.
* Heparinisierung: **Heparin-induzierte Thrombozytopenie** (HIT II, „Heparinallergie")

Proph:
♥ **Vermeidung jeglicher unnötiger Immobilisation!** Bei jeder Immobilisation (also insb. bei jeder Op!) die Beine mit elastischen Binden **wickeln** od. Antithrombosestrümpfe.
♥ Krankenhaus: Peri-/postoperativ und jede Immobilisation erfordert konsequent eine **Thromboseprophylaxe**, z.B. mit 3 x 5.000 I.E./Tag Heparin s.c. od. 1 x tgl. mit **niedermolekularem Heparin s.c.** (gewichtsadaptiert, je nach Herstelleranweisung) sowie **Antithrombosestrümpfe** für die Beine. Für die Endoprothesenimplantation zugelassen sind auch orale Faktor-Xa-Hemmer (Rivaroxaban, Xarelto® od. Apixaban, Eliquis®).

DD:
- Arterieller Verschluss (fehlender Puls, kühle Haut, kein Ödem)
- Trauma mit Muskelfaserriss, Muskelhämatom, rupturierte BAKER-Zyste (Schmerz in d. Kniekehle), Leistenhernie
- Bei unerklärlichen rezidivierenden Thrombosen an Karzinome des Pankreas und des Verdauungstraktes denken!, schnell wachsendes Sarkom
- Ischiassyndrom mit Schmerzausstrahlung
- Erysipel (Fieber, Erythema migrans)
- Lymphödem (auf die Zehen übergreifend), hereditäres Angioödem, kardiale Ödeme

VERLETZUNGEN INNERER ORGANE

THORAXTRAUMA

Syn: Engl. chest trauma, ICD-10: S20.- bis S29.-

Ät:
- **Stumpf** (Verkehrs- oder Arbeitsunfälle) durch Anprall (häufig)
- Penetrierend = offen (Stich-, Schuss- oder Pfählungsverletzungen, insg. seltener)
- Iatrogen: tracheobronchiale Rupturen bei Tracheotomie od. Intubation

Epid: ◊ 25 % aller tödlich Unfallverletzten sterben an den Thoraxverletzungen.
◊ 70 % haben keine alleinige Thoraxverletzung! ⇨ zusätzliche Diagnostik wichtig! Immer an ein **Polytrauma** denken!

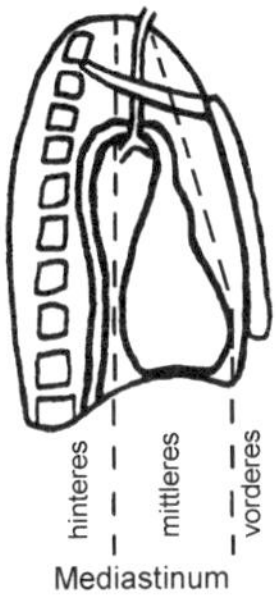

Etlg: # Verletzung des Brustkorbes: Thoraxprellungen, **Rippenserienfrakturen**, Sternumfraktur
Verletzung des Mediastinums (s. Abb.): insb. Herzkontusion, Herz- od. Perikardruptur, Herzbeuteltamponade, Aortenruptur
Verletzung der Lungen: **Lungenkontusion**, Lungenriss, **Bronchusruptur**, Trachealruptur / -verletzung, Pneumothorax / **Spannungspneumothorax**, Hämatothorax

Diag:
1. Anamnese (Unfallhergang?) und klinische Untersuchung:
   - Inspektion: Prellmarken, seitendifferente Atemexkursionen, Zyanose, Vorwölbungen am Thorax, Instabilität, atemabhängige Schmerzen, Einflussstauung, schlürfendes Geräusch (offener Thorax), blutiges Sputum
   - Palpation: Hautemphysem, Druck- od. Kompressionsschmerz, Krepitation
   - Perkussion: Dämpfung oder hypersonorer KS, Atembeweglichkeit
   - Auskultation: abgeschwächtes AG, seitendifferente AG
   - Immer gesamten Körper untersuchen (Ausschluss von Begleitverletzungen)
2. Röntgen: Thorax in 2 Ebenen, ggf. orientierendes CT (evtl. kurzfristige Wiederholungen notwendig!), knöchernes Skelett zum Ausschluss von Begleitverletzungen
3. **Pulsoxymetrie** bereits präklinisch durch den Notarzt, Labor: Blutgasanalyse, ZVD; EKG
4. Sonographie: Abdomen ⇨ Begleitverletzungen ausschließen, Pulmo ⇨ Ergüsse?
5. Bei V.a. Gefäßverletzungen ⇨ Angiographie in Op-Bereitschaft
6. Bei V.a. Bronchusruptur ⇨ **Bronchoskopie**

Ther:
- Notfallmaßnahmen: Sicherstellung der Atmung (Atemwege freihalten), Sauerstoffgabe (6 l/Min.) bei Spontanatmung, bei insuffizienter Spontanatmung frühzeitige Intubation u. druckkontrollierte Beatmung mit 100 % O_2, bei V.a. Spannungspneumothorax sofortige Entlastung, Oberkörperhochlagerung oder Lagerung des Pat. auf der verletzten Thoraxseite, Schockbehandlung
- Konservativ: stumpfes Thoraxtrauma mit Hämatothorax, Pleuraerguss ⇨ **frühzeitige Pleuradrainage** (bei anhaltendem Blutverlust über die Drainage >200 ml/Std. ⇨ Op-Ind.)
- Operativ: Ind: stumpfes Thoraxtrauma mit persistierenden Blutungen bei Gefäßverletzungen, Herzbeuteltamponade, tracheobronchiale Rupturen, Ösophagusruptur, Zwerchfellruptur
  Offenes Thoraxtrauma mit penetrierender Verletzung von Herz, Gefäßen, Tracheobronchialsystem oder Ösophagus
  - Zugang: antero-laterale oder postero-laterale Thorakotomie, bei sicherer Herzbeteiligung Sternotomie
  - Op der betroffenen Strukturen (siehe jeweiliges Kapitel)

<u>Kompl:</u> * **Kreislaufinsuffizienz:** durch Volumenmangel, Gefäßverletzungen (V.cava, Aorta, Koronargefäße), myogene Herzinsuffizienz, Herzkontusion mit Herzmuskelödem, Koronarthrombose mit Myokardinfarkt, Verletzung innerer Herzstrukturen (Papillarmuskelriss, Klappenein- od. -abriss) od. Herzbeuteltamponade
* **Respiratorische Insuffizienz:** z.B. durch schmerzbedingte Hypoventilation, Lungenparenchymkompression durch Spannungspneumothorax, Hämatothorax, Schocklunge, Verletzung des Tracheobronchialsystems, instabilen Thorax, Lungenkontusion, Entwicklung eines ARDS od. einer Pneumonie
* **Rippen- / Rippenserienfraktur**, Sternumfraktur als Impressions- oder Stückfraktur ⇨ evtl. schmerzbedingte Hypoventilation, **instabiler Thorax**, paradoxe Atmung, Lungenkontusion, Pneumothorax, Spannungspneumothorax, Schocklunge, Herzkontusion
* **Pneumothorax / Spannungspneumothorax**
* Bronchusruptur, Bronchialfistel
* Blutungskomplikationen: **Aortenruptur**, Lungengefäßverletzungen ⇨ **Hämatothorax** (Blutungen in die Pleurahöhle, s.u.)
* **Herzkontusion**, Herz- od. Perikardruptur, **Herzbeuteltamponade** ⇨ Kreislaufinsuffizienz (Ther: Punktion)
* **Aortenruptur** bei starkem Dezelerationstrauma, thorakale Aorta meist distal d. Isthmus
* **Mediastinalemphysem** durch Thoraxtrauma, Bronchusruptur, Ösophagusruptur ⇨ Hautemphysem an Hals und Gesicht sichtbar
* Ösophagusverletzung (evtl. mit anschließender Mediastinitis) ⇨ initial häufig unerkannt, Diag: Rö-Gastrografinschluck unter Durchleuchtung
* Chylothorax (Verletzung des Duct.thoracicus)
* **Zwerchfellruptur** (⇨ Herniation abdomineller Organe in den Thoraxraum mit Verdrängung der Lunge oder Mitverletzung von Leber, Milz, Magen, Colon, Dünndarm)
* **Immer an Mitverletzung anderer Organe denken!** = <u>Polytrauma, Zweihöhlenverletzung</u>
* Offene Thoraxverletzung ⇨ offener Pneumothorax, evtl. Pleuritis, Mediastinitis, Pleuraempyem, Pyothorax (Rö-Thorax: Verschattungen, evtl. sichtbare Spiegelbildung durch Eiterhöhlen), Ther: akut großlumige Thoraxsaugdrainage, systemische Antibiose
* Bronchopleurale Fisteln, Pleuraschwarte (Spät-Kompl.)
* Lungenabszess, Lungeninfarkt

PNEUMOTHORAX

<u>Syn:</u> Umgangssprachlich in der Klinik oft nur "**Pneu**" genannt, ICD-10: J93.-

<u>Ät:</u> – <u>Penetrierendes Thoraxtrauma</u> ⇨ Durchspießung der Brustwand **von außen** (offener Pneu) oder traumatische **Bronchusruptur** ⇨ es entsteht daraus fast immer ein Spannungspneumothorax (= Ventilpneumothorax), meist auch Hämopneumothorax durch Einblutung.
– Iatrogen: Subklavia-Katheter, Überdruckbeatmung, Pleurapunktion und jede Operation am eröffneten Thorax!

<u>Path:</u> ♦ Durch eine Eröffnung des Pleuraraumes geht der vorhandene **Unterdruck** durch Druckausgleich zwischen innen und außen verloren ⇨ Luft im Pleuraraum, die Lunge kollabiert.
♦ <u>Offener Pneumothorax:</u> Die Lunge kollabiert durch die Verbindung nach außen. Bei der In- und Exspiration kommt es zum Hin- und Herpendeln des Mediastinums in Richtung der gesunden Seite; ebenso wandert in den Bronchien Luft hin u. her = sog. **Pendelluft**.
♦ <u>Spannungspneumothorax:</u> Durch den **Ventilmechanismus** gelangt bei jeder Inspiration Luft in den Pleuraraum, die aber bei Exspiration nicht mehr entweichen kann ⇨ zunehmende intrapleurale Drucksteigerung ⇨ **Verlagerung des Mediastinums** zur gesunden Seite, Kompression der noch gesunden Lunge, Kompression des Herzens mit Behinderung des venösen Rückstroms (Erhöhung des ZVD). Eine Beatmung des ateminsuffizienten Patienten, insb. mit Überdruck <u>verschlimmert</u> dabei den Zustand durch weitere Kompression.

<u>Etlg:</u> # Offener Pneumothorax führt zum Mediastinalflattern/-pendeln
Einfacher, geschlossener Pneumothorax = ohne Verlagerung des Mediastinums

- Primärer (idiopathischer) Spontanpneumothorax: durch minimale Veränderungen im Lungengewebe, v.a. Lungenspitze (sog. Blebs = kleine Blasen), meist Männer <30 J.
- Sekundärer Spontanpneumothorax: als Folge einer Lungengerüsterkrankung (z.B. Emphysem, Kavernen, Abszesse), Altersgipfel um 65 J.

Spannungspneumothorax/Ventilpneumothorax führt zur Mediastinalverlagerung
- Innerer: durch Verletzung der Lungenoberfläche
- Äußerer: durch Verletzung der Thoraxwand

<u>**Klin:**</u> ⇒ Plötzlich eintretende Atemnot (erst relativ spät!, dann v.a. bei Belastung), Schmerzen im Thorax, Husten (trocken)
⇒ Spannungspneu: zunehmende Atemnot, Zyanose, Schmerzen, Tachykardie, Einflussstauung (deutlich dilatierte Vv.jugulares u. Venen des Zungengrundes), Schockgefahr!
⇒ Evtl. Hautemphysem um die Verletzungsstelle
⇒ Fieber, wenn der Pneumothorax längere Zeit besteht

<u>**Diag:**</u>
1. Anamnese (Unfallhergang?) und klinische Untersuchung: Perkussion ⇨ **hypersonorer Klopfschall**, Seitenvergleich!
   Auskultation ⇨ **abgeschwächtes Atemgeräusch** (selten ganz fehlend) auf der Seite des Pneumothorax
2. <u>Röntgen:</u> Thorax in **Exspirations**stellung ⇨ Lungenkollaps mit "leerem Thorax" (im Bild reicht die Lungengefäßzeichnung nicht bis zur lat. Thoraxwand), Mediastinalverlagerung, die viszerale Pleura ist als Linie abgrenzbar.

<u>**Ther:**</u>
- <u>**Akute Behandlung**</u>
  - <u>Offener Pneumothorax:</u> Verschluss der Eintrittspforte mit luftdichtem Verband
  - <u>Spannungspneumothorax:</u> **unverzügliche Entlastung** durch **Punktion** des Pleuraraumes, z.B. mit großlumiger Kanüle/Braunüle im 2. ICR medioklavikulär (am Rippenknochenoberrand eingehen) oder mit Pleurakanüle nach MATTHYS (mit einem eingebauten Ventil) / TIEGEL-Kanüle (= Kanüle mit eingeschnittenem Fingerling: Luft kann raus, aber nicht mehr rein). Vor jeglicher Beatmung muss beim Spannungspneumothorax eine Saugdrainage angelegt werden!
- <u>**Bei allen Pneumothoraces Anlegen einer Pleurasaugdrainage:**</u>
  Hautdesinfektion, Lokalanästhesie, Stichinzision der Haut (diese wird **1-2 ICR tiefer** durchgeführt als die Durchtrittsstelle des Trokars in den Pleuraraum (s.u.), um eine Abdichtung zu gewährleisten), über einen Trokar den Katheter in den Pleuraraum einführen (Cave: Interkostalgefäße befinden sich an der Unterseite der Costae, daher Trokar immer an der Oberseite der Rippen entlangführen)
  Als Durchtrittsstellen sind gebräuchlich:
  - **4. ICR, hintere Axillarlinie** (BÜLAU-Saugdrainage) und den Katheter intrapleural bis ca. in die Höhe des 1.-2. ICR hochschieben
  - 2. ICR, Medioklavikularlinie (MONALDI-Lage)

  Exakter Wundverschluss u. Fixation der Drainage, Anschluss des Sogs (ca. -20 cmH_2O), Rö-Thorax zur Kontrolle der Katheterlage
- <u>**Operativ:**</u> Ind: große bronchopleurale Fistel (Pneu mit Saugdrainage nicht zu beheben), Bronchusruptur, Rupturen von Aorta od. Ösophagus
  - Rupturen der Bronchien: Thorakotomie und Übernähen der Fistel/Ruptur oder Lungensegmentresektion, Versorgung von Mitverletzungen, z.B. einer Ösophagusruptur
  - Bei fehlender Rückbildung trotz Saugdrainage innerhalb v. 3-4 Tagen offene parietale Pleuraresektion (führt zum Verkleben der Lungenoberfläche mit der Thoraxwand), ggf. auch thorakoskopische (minimal invasive Chirurgie)

<u>**Kompl:**</u>
* Respiratorische Insuffizienz, Spannungspneu: zusätzlich kardiale Insuffizienz ⇨ Entwicklung eines Schocks mit ernster Prognose
* Pleurainfiltrat: Seropneumothorax ⇨ Vernarbung, Fibrothorax

<u>Op:</u>
* Interkostal-Nerven/Gefäß-Verletzung durch den Kathetertrokar
* Infektion und Keimverschleppung
* Bronchusanschluss der Drainage (⇨ fehlende Sogwirkung)

<u>**DD:**</u>
- Hämatothorax bei Rippenserienfrakturen ⇨ Ther: Pleurapunktion (8.ICR hintere Axillarlinie)
- Instabiler Thorax mit paradoxer Atmung bei Rippenserienfrakturen

- Mediastinalemphysem (Syn: Pneumomediastinum): durch Thoraxtrauma, Bronchusruptur, Ösophagusruptur ⇨ subkutanes **Hautemphysem** an Hals und Gesicht (Froschgesicht), Rö: Doppelschatten entlang der linken Herzgrenze, Kompl: Kavakompression, extraperikardiale Herzbeuteltamponade, Mediastinitis
- Spontanpneumothorax: Ruptur einer od. mehrerer subpleural gelegener **Emphysemblasen** (= Abhebung der Pleura visceralis vom Lungenparenchym durch Lungenstrukturveränderung, meist apikal = Pneumothorax **von innen**, geschlossener Pneu), insb. bei Rauchern, Asthmatikern, jugendlichen Sportlern oder auch bei TBC-Kavernen, durchgebrochenem Karzinom, abszedierender Pneumonie, zystischer Fibrose

HÄMATOTHORAX

Syn: Hämothorax, ICD-10: S27.1

Ät:
- Trauma: **Rippenserienfrakturen, Thoraxkompressionstrauma**
- Iatrogen: Postoperative Nachblutungen, **Punktionen**, Lungenbiopsien, Punktion für zentralen Venenkatheter

Path: Lok. der Blutungsquelle: Interkostalarterien, A.mammaria interna, Mediastinalgefäße (Aortenruptur, Lungenhilus), Lungengefäße (Blutungen aus dem Lungenparenchym sind aber selten)

Klin:
⇒ Behinderung der Atmung abhängig von der Größe des Ergusses ⇨ Dyspnoe, Hämoptoe
⇒ Evtl. Schocksymptomatik

Diag:
1. Anamnese (Trauma, iatrogene Eingriffe?) und klinische Untersuchung:
   Perkussion: Dämpfung der unteren Thoraxpartien
   Auskultation: Abgeschwächtes AG
2. Röntgen-Thorax in 2 Ebenen: Verschattung, evtl. Mediastinalverdrängung, ggf. CT
3. Pleurapunktion fördert Blut

Ther:
- Konservativ: Entlastung der Pleurahöhle durch Pleurapunktion (bei frischem noch flüssigem Blut), Thoraxsaugdrainage (dick, ca. 28 Ch)
- Operativ: Ind: Blutverlust >500 ml/Std. oder 800 ml/Tag (selten)
  - Thorakotomie, Aufsuchen der Blutungsstelle und Übernähung / Resektion
- Wichtig ist die vollständige Entfernung des Blutes aus dem Pleuraraum.

Kompl:
* Lungenkompression, Herzinsuffizienz, Globalinsuffizienz, hämorrhagischer Schock
* Infektion
* Spätfolgen: Schwartenbildung

DD:
- Nichttraumatische hämorrhagische Ergüsse durch Gefäßarrosion durch Lungentumor, Pleuramesotheliom, Lungenembolie, Infarkt

HERZ- OD. PERIKARDVERLETZUNGEN

Ät:
- Starkes **stumpfes Thoraxtrauma** ⇨ Herzkontusion, Herzwandruptur (Hämoperikard), **Herzbeuteltamponade** (erhöhtes Risiko bei Antikoagulanzientherapie)
- Penetrierendes Trauma (Stich-, Schussverletzung)

Etlg:
Herzkontusion (Contusio u. Commotio cordis)
Herz- od. Perikardruptur ⇨ akute Blutung od. Herzbeuteltamponade, ICD-10: I31.9

Path: Herzbeuteltamponade (>200 ml Blut) ⇨ Erhöhung des Drucks im Herzbeutel durch Einblutung ⇨ verminderte diastolische Füllung der Kammern + Stau vor dem Herzen ⇨ **Minde-**

rung des Schlagvolumens und zusätzlich Kompression der Koronararterien ⇨ Minderperfusion des Myokards, myokardiale Atrophie

Klin: ⇒ Herzbeuteltamponade: **Einflussstauung** (gestaute Jugularvenen), Kreislaufdepression mit Tachykardie und Hypotonie, Tachy- u. Dyspnoe, retrosternale Schmerzen mit Verstärkung im Liegen
⇒ Herzkontusion: Rhythmusstörungen, Asystolie mögl.

Diag:
1. Anamnese und klinische Untersuchung: **leise Herztöne**, paradoxer Puls (bei Inspiration schwindender Puls), Einflussstauung
2. Röntgen/CT: Thorax ⇨ Verbreiterung des Herzens (Bocksbeutelform)
3. Sonographie, Echokardiographie: Flüssigkeit im Perikardraum, eingeschränkte ventrikuläre Pumpfunktion (verminderte Wandbewegung)
4. EKG: Niedervoltage, je nach Schwere ST-Hebung, T-Abflachung, T-Negativierung
5. ZVD: bei Herzbeuteltamponade erhöht

Ther:
- Konservativ: Akut: bei Herzbeuteltamponade **Perikardpunktion**, sonographisch gesteuert vom Proc.xiphoideus aus, Intensivüberwachung
- Operativ: Ind: Thoraxtrauma mit Verletzung des Herzens, eingeschränkte Herzfunktion
  - Thorakotomie, Blutstillung und Übernähen des Defektes

Kompl: * Akut: Kardiogener Schock und Asystolie mögl. ⇨ Reanimation
* Herzkontusion: Rhythmusstörungen, Asystolie mögl.

DD:
- Traumatisch: **Aortenruptur** (extrem hohe Letalität)
- Perimyokarditis, Myokarditis, Herzinfarkt

ÖSOPHAGUSVERLETZUNGEN

Syn: Ösophagusperforation, Ösophagusruptur, ICD-10: K22.3

Ät:
- **Inokulierte Fremdkörper** (8 %) ⇨ Ösophagusperforation
- Unfälle (Thoraxtrauma, zervikales Trauma, Schuss-, Stichverletzung), 5 % d.F.
- **BOERHAAVE-Syndrom** = spontane Ösophagusruptur
- **Iatrogen:** von innen **instrumentell** (Endoskopie, Bougierung von Stenosen), 80 % d.F.

Path:
- Verletzungen insb. in Höhe des OÖS
- BOERHAAVE-Syndrom: intraösophagealer Druckanstieg (bis 400 mmHg, z.B. durch heftiges Erbrechen, Barotrauma, Krampfanfall, Gewichtheben), Verletzung meist knapp oberhalb der Kardia linksseitig gelegen

Klin: ⇒ Mediastinalemphysem, Hautemphysem
⇒ Dysphagie, Dyspnoe, Zyanose, Hämatemesis, Fieber
⇒ Seropneumothorax ⇨ Infektion bis hin zur Sepsis
⇒ BOERHAAVE-Syndrom: typisch sind reichliches Essen und Alkoholabusus, **explosionsartiges Erbrechen**, starke **retrosternale Schmerzen** im Thorax u. Abdomen, zusätzlich: Hämatemesis (30 %), Dyspnoe, Zyanose, Mediastinal- und **Hautemphysem** (in *fett* gedruckt die 3 klassischen Symptome der sog. MACKLER-Trias)

Diag:
1. Anamnese und klinische Untersuchung
2. Röntgen: Thorax p.a., **Gastrografin!**-Schluck u. Rö. in verschiedenen Ebenen (Cave: **kein Barium**) bzw. unter Durchleuchtung
3. Evtl. Endoskopie

Ther:
- Konservativ: Ind: kleine Perforation im Halsabschnitt, bei inoperablem Ösophagus-Ca mit Arrosion des Ösophagus ⇨ Antibiotika (hochdosiert), parenterale Ernährung, Speichelsauger, ggf. Ösophagusabsaugung, Mediastinaldrainage, ggf. Stenteinlage

- Operativ: Zugang: Thorakotomie, oder bei tiefer Verletzung Laparotomie
  Übernähung des Defektes und Nahtsicherung mit umliegendem Gewebe (z.B. Pleura- oder Omentumplastik), ggf. Einlage von mehreren Drainagen

Prog: Bei Mediastinitis sehr ernst, Letalität bis 50 % (je später die Perforation versorgt wird, umso schlechter ist die Prognose)

Kompl: Ösophagusperforation ⇨ Halsphlegmone, Mediastinitis, Pleuritis, Sepsis

DD:
- Ulkusperforation, Ösophagusvarizenblutung, Ösophaguskarzinom (Tumorperforation)
- MALLORY-WEISS-Syndrom (Schleimhauteinrisse bei vorgeschädigter Mukosa, bei heftigem Erbrechen) ⇨ Hämatemesis/obere GI-Blutung
- Spontanpneumothorax, Lungenembolie, Myokardinfarkt, Aneurysma dissecans der Aorta
- Strangulierte Hiatushernie, Zwerchfellhernien, akute Pankreatitis

ZWERCHFELLRUPTUR

Syn: Zwerchfellriss, Diaphragmaverletzung, traumatische Zwerchfell"hernie", engl. diaphragmatic rupture, ICD-10: S27.81

Anatomie: Das **Diaphragma** ist eine Muskelsehnenplatte. Es besteht aus einem quergestreiften muskulären Anteil und d. zentralen Sehnenplatte (**Centrum tendineum**, s. Abb. von abdominal betrachtet), innerviert v. N.phrenicus (C3, **C4**, C5). Bei traumatischer Ruptur ist meist die **linke Seite** betroffen (ca. 90 % d.F., auf der rechten Seite schützt die Leber das Zwerchfell vor großer Gewalteinwirkung), insb. am **Centrum tendineum** mit Mitzerreißung des parietalen Peritoneums.

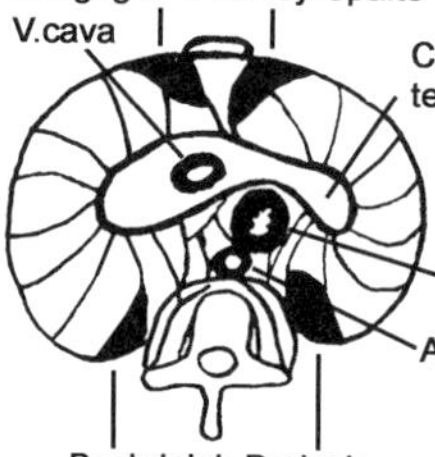

Ät:
- Traumatisch: Bauchtrauma (**stumpfes**, 90 % d.F.) od. Thoraxtrauma ⇨ Kompression
- Selten direkt perforierend durch Stich- od. Schussverletzung

Path:
- Scherkräfte an der unteren Thoraxapertur
- **Prolaps von Eingeweiden in den Thoraxraum** (per Definition keine Hernie, da ohne peritonealen Bruchsack, da das parietale Peritoneum ebenfalls rupturiert)

Klin:
⇒ **Häufig verkannte Unfallfolge** bei polytraumatisierten Patienten!, kann je nach Größe zunächst asymptomatisch sein und erst viel später erkannt werden.
⇒ Passagestörung durch Torsion oder Abknickung der prolabierten Eingeweide (Erbrechen, Stuhl- u. Windverhalt)
⇒ **Cave!** Gefahr der **Inkarzeration** von prolabierten intraabdominalen Organen ⇨ Darmparese, Ileus, Blutung
⇒ Kardiopulmonale Symptome durch die intrathorakale Raumforderung (**Dyspnoe** u. Tachypnoe, Tachykardie, Rhythmusstörungen)
⇒ **Begleitverletzungen** (Darmzerreißung, Leberruptur, Milzruptur, Blutung)

Diag:
1. Anamnese und klinische Untersuchung, Perkussion: Dämpfung, Auskultation: Darmgeräusche über dem Thorax
2. Röntgen-Thorax: Unscharfe Zwerchfellkontur (meist links), Darmschlingen im Thorax, Mediastinalverlagerung, Herzverlagerung, Luft- u. flüssigkeitsgefüllte Magen- od. **Darmanteile** in der Pleurahöhle, basale Verschattung. Methode der Wahl ist das CT.
   Ein unauffälliger Rö-Befund ist kein Beweis für ein intaktes Zwerchfell!
3. Sonographie: Unterbrochene Zwerchfelllinie, Ausschluss anderer intraabdominaler oder thorakaler Begleitverletzungen (s. Kap. Bauchtrauma)

4. Bei Verdacht auf Zwerchfellverletzung: **keine blinden Pleurapunktionen od. BÜLAU-Drainage**-Anlage wegen der Gefahr einer mögl. Darmverletzung!

Ther: • Operativ: Ind: bei kardiorespiratorischer Insuffizienz Sofortoperation, sonst Op im Anschluss an die Versorgung anderer lebensbedrohlicher Verletzungen
- Laparotomie (seltener über eine Thorakotomie), Darstellung des Defektes, Zurückverlagerung der vorgefallenen Eingeweide und Naht der Zwerchfellruptur
- Anlage einer BÜLAU-Drainage (muss die BÜLAU-Drainage schon präoperativ angelegt werden ⇨ **hohe Drainage**, z.B. im 2. ICR wegen der Gefahr der Verletzung prolabierter intraabdominaler Organe)

Prog: Bei nicht rechtzeitiger Versorgung Inkarzerationsgefahr des Darmes mit hoher Letalität

Kompl: * **Inkarzeration** von Darmanteilen in die entstandene Zwerchfelllücke
* Intraperikardiale Zwerchfellruptur ⇨ Prolaps von Darmanteilen in d. Herzbeutel (selten)

Op: * Bei "blinder" Anlage einer BÜLAU-Drainage (insb. bei zu tiefer Eintrittsstelle) ⇨ Verletzung prolabierter intraabdominaler Organe (z.B. Magen- oder Darmperforation)

DD: – Relaxatio diaphragmatica: Erschlaffung einer Zwerchfellhälfte mit Hochstand, meist links
Ät: N.phrenicus-Parese, degenerative Gefügedilatation, kongenitale Muskelschwäche
Op-Ind: bei Symptomatik (Atembeschwerden, Arrhythmien, rezidivierende Pneumonien)
Ther: Zwerchfellraffung unter Schonung des N.phrenicus, bei ausgedünntem Zwerchfell evtl. Muskelplastik aus dem M.latissimus dorsi
– Zwerchfellhernie, andere mediastinale Raumforderungen (Einblutung, Herzbeuteltamponade), Pneumothorax, Hämatothorax

BAUCHTRAUMA

Syn: Abdominaltrauma, ICD-10: S36.-

Ät: – **Stumpfes Bauchtrauma:** z.B. Auffahrunfall, Lenkradanprall, Stoß, Explosion, Einklemmung, Überrolltrauma, Sturz aus großer Höhe
– **Perforierendes Bauchtrauma:** z.B. Messerstich-, Schuss-, Pfählungsverletzung
– Iatrogen: Laparoskopie, Laparotomie, Punktionen

Path: ♦ **Einriss/Perforation/Zerreißung eines Bauchorgans**: Milz, Leber, Mesenterium, Niere, Zwerchfell, Magen, Duodenum (meist die retroperitoneale Wand), Dünndarm, Dickdarm, Blase, Pankreas, Gallenblase
♦ Gefäßverletzung oder Ein-/Abriss des Mesenteriums ⇨ **intraabdominelle Blutung**
♦ Bei Perforation von Darmschlingen, Gallenblasen-/Gallenwegeruptur ⇨ **Peritonitis**

Epid: In 20-40 % d.F. liegt bei polytraumatisierten Pat. ein Bauchtrauma vor.

Klin: ⇒ Symptomatik sehr unterschiedlich, von wenig bis stärkste Schmerzen
⇒ Prellmarken, Hämatome, Vorwölbungen, Einstichstellen
⇒ Bild eines **Akuten Abdomens** mit **Abwehrspannung der Bauchdecken**, heftigen bewegungsabhängigen Schmerzen, Brechreiz, Meteorismus, Schonhaltung
Schockzeichen: Pulsanstieg, Blutdruckabfall, Oligurie

Diag:
1. Anamnese (Unfallhergang, Ausmaß der Unfallgewalt) und klinische Untersuchung: Inspektion des Bauches: Prellmarken / perforierende Bauchwunde (keine Sondierungen!), Hämatome, Flankendämpfung, Abwehrspannung, Darmgeräusche
   Bei primär unauffälligem Befund kurzfristige Kontrollen + Sonographie durchführen!
2. **Sonographie-Abdomen: freie Flüssigkeit** (= Blutung), **Organverletzungen**/-rupturen (Milz, Leber, Pankreas)
3. Röntgen: Abdomenübersicht im Stehen oder Linksseitenlage (Fremdkörper, Organverlagerungen, freie Luft im Abdomen)

Thorax (Begleitverletzungen, wie Pneumothorax, Zwerchfellruptur, Bronchus-, Ösophagusverletzungen)
Heute wird bei polytraumatisierten Patienten und Verfügbarkeit meist gleich ein **Spiral-CT** von Abdomen, Thorax u. Schädel in einem Durchgang durchgeführt.
Zusätzlich Rö. der Extremitäten entsprechend der Klinik des Patienten.

4. Labor: Notfall-Labor für Op-Vorbereitung (BB, Gerinnung, Elektrolyte, Leber-, Nieren-, Pankreaswerte, Blutgruppe, Kreuzblut), Blutkonserven anfordern, Urinstatus (Blut?)
5. Peritoneallavage (bei stumpfem Bauchtrauma indiziert, heute bei uns nur noch sehr selten durchgeführt): Punktion 2 QF unterhalb des Nabels, Vorschieben des Katheters in das kleine Becken, ca. 1 Liter Ringerlösung einbringen u. wieder ablassen ⇨ Beurteilung auf Blut-, Galle- od. Stuhlbeimengungen, evtl. Bakteriologie, Lipase-, Amylase-, Hkt-Bestimmung. Keine Lavage bei Ileus od. Verwachsungsbäuchen wegen der Perforationsgefahr! Bei Verwachsungen auch falsch neg. Ergebnisse durch Abkammerung mögl.
6. Perforierende Bauchverletzung oder unsicherer Befund ⇨ **immer diagnostische Laparotomie!**

Ther:
- Akut: Stabilisierung der Vitalfunktionen, sterile Abdeckung evtl. prolabierter Darmschlingen, Fremdkörper präklinisch **nicht** entfernen, Transport in die Klinik
- Operativ: Ind: Jedes perforierende Bauchtrauma sollte laparotomiert werden!
  Stumpfes Bauchtrauma bei intraabdomineller Blutung, Organverletzung
  - Perforierendes Bauchtrauma: Inspektion der Wunde, Laparotomie (nicht im Gebiet der primären Wunde), Inspektion der Bauchorgane und der Eintrittsstelle der Perforation, Tetanusprophylaxe!
  - Übernähung von Darmperforationen, lokale Blutstillung, Spülung mit Taurolidin-Lösung = bakterizid wirkendes Antibiotikum (Taurolin® 0,5 %ig), Drainage
  - Darmzerreißung: Resektion des betreffenden Darmabschnittes
  - Milz-, Leber-, Pankreas-, Nieren-, Aortenverletzungen ⇨ siehe jeweiliges Kapitel

Prog: Abhängig vom Schockzustand des Pat. und Ausmaß der Organverletzungen

Kompl:
* Intraabdominelle Blutung / **Massenblutung** ⇨ **Schock**, vitale Gefährdung
* Darmvorfall bei Eröffnung der Peritonealhöhle
* **Ileus** (auch noch nach Tagen, z.B. durch gedecktes Mesenterialhämatom und folgender Darmnekrotisierung)
* Posttraumatische Cholezystitis, posttraumatische Pankreatitis ⇨ Sepsisherd
* **Abdominelles Kompartmentsyndrom** durch intraabdominelle Druckerhöhung (>20 mmHg) ⇨ intestinale Minderperfusion, Kompression der V.cava inf. (Abnahme des Herzzeitvolumens), Oligo- bis Anurie, pulmonale Atelektasen, Steigerung des Beatmungsdruckes; Diag: spez. Drucksonde in einem Harnblasenkatheter
  Ther: druckentlastende Laparotomie, temporäre Abdeckung mit einer Folie od. Einnähen eines großen Netzes (mit Anlage eines Vakuums) und später endgültiger Verschluss des Abdomens (nach 1 Wo. bis 6 Mon.), Prog: sehr ernst, Letalität: 20-40 %
* **Peritonitis** (Bauchfellentzündung, ICD-10: K65.-) kann bedingt sein durch:
  · Messerstichverletzung ⇨ Keime von außen od. gleichzeitige Perforation des Darmes
  · **Perforation/Ruptur** eines intraabdominellen Organes durch Druck von außen ⇨ sekundäre bakterielle Kontamination bei Darmruptur (Mischinfektion verschiedener Erreger), Leber-, Milz-, Pankreasverletzung
  · Intraabdominelle Fremdkörper (z.B. Geschosssplitter, aber auch Reaktion auf Nahtmaterial, vergessene Op-Instrumente)
  · Gefäßverletzung ⇨ Intestinale Ischämie, Mesenterialgefäßinfarkt
  · Intraoperative Infektion bei Abdominaleingriffen, Nahtbruch (Anastomoseninsuffizienz)
  Ther: Op der Traumafolge (z.B. Fremdkörperentfernung, Übernähung einer Darmperforation, Gefäßrekonstruktion usw.), Ausspülen der Bauchhöhle, Drainagen, intensivmedizinische Überwachung und systemische Antibiose (z.B. Ceftriaxon, Rocephin® + Anaerobier-Antibiotikum, Metronidazol, Clont®)
* **Intraabdominelle Abszesse:** subphrenisch, subhepatisch, Schlingenabszess (Dünndarm), retrokolisch, parakolisch, perityphlitisch, perisigmoidal, DOUGLAS-Abszess und Abszesse intraabdomineller Organe: Leber-, Milz-, Pankreasabszess

* **Begleitverletzungen bei Polytrauma:** Rippenserienfrakturen, Pneumothorax, Zwerchfellkontusion/-ruptur, Wirbelfrakturen, HWS-Verletzungen, Beckenfrakturen, retroperitoneale Hämatome, Schädelfrakturen, Hirnblutungen, Extremitätenverletzungen

DD:
- Zusätzliche Begleitverletzungen (Polytrauma) mit Schmerzausstrahlung
- Bauchdeckenprellung, Bauchdeckenhämatom
- Wirbelfrakturen, Thoraxverletzungen (basale Rippenfrakturen), Beckenfrakturen
- Retroperitoneales Hämatom
- Zwerchfellkontusion/-ruptur
- Verletzung der Urogenitalorgane

DÜNNDARMVERLETZUNGEN

Syn: ICD-10: S36.4-

Ät:
- Stumpfe traumatische Darmwandschädigung (**Quetschungsverletzung**)
- **Perforierende** Verletzung (z.B. Stichverletzung)
- Iatrogen: Perforation bei Endoskopien, MDP, Biopsien
- Verschluckter Fremdkörper, Bezoar (= faserhaltiger Fremdkörper, z.B. aus verschluckten Haaren bei psychiatrischen Pat.)

Klin:
⇒ Lokaler Schmerz, gestörte Peristaltik, bei Quetschverletzungen evtl. zuerst freies Intervall
⇒ Bei Perforation ⇨ **Akutes Abdomen** (brettharter Bauch, paralytischer Ileus, reflektorisches Erbrechen)

Diag:
1. Anamnese und klinische Untersuchung
2. Röntgen: Abdomenübersicht ⇨ freie Luft bei Perforation + Erguss, evtl. MDP mit Gastrografin! (kein Barium!)
3. Sonographie

Ther:
- Konservativ: Bei verschlucktem Fremdkörpern i.d.R. abwartende Haltung (meist spontaner Abgang, Kontrolle mit Abdomenübersicht, evtl. MDP mit Gastrografin!)
- Operativ:
  - Laparotomie, Übernähung des Defektes; bei freier Perforation Spülung mit Taurolidin-Lösung (Taurolin®)
  - Evtl. Spüldrainage des Peritoneums (s. Kap. Peritonitis) u. Relaparotomien
  - Magensonde, Breitbandantibiose peri- und postoperativ
  - Bei Mesenterialabriss: Blutstillung, ggf. Resektion des betroffenen Darmabschnittes
  - Parenterale Ernährung für einige Tage

Kompl:
* Leckentstehung/Perforation ⇨ Peritonitis
* Mesenterialein-/-abriss ⇨ abdominelle Blutung, hämorrhagischer Schock, Minderperfusion des betroffenen Darmabschnittes mit Nekrose
* Fremdkörper: Penetration, Perforation, Ileus, Peritonitis, Blutung

Op: * Spätkomplikationen: Verwachsungsbauch

LEBERVERLETZUNGEN

Syn: Lebertrauma, Leberruptur, ICD-10: S36.1-

Ät:
- **Stumpfes** Lebertrauma: Lenkradanprall, Sicherheitsgurtkompression (Beckengurt), Auffahrunfall ⇨ Ausriss der Leber aus dem Halteapparat, Parenchymprellung, Parenchymzerreißung

- **Perforierendes** Lebertrauma: Stich-, Schusswunden, perforierende Rippenfrakturen, iatrogen (Leberblindpunktion)

Epid: ◊ 20 % der stumpfen Bauchtraumen haben eine Leberbeteiligung.
◊ **Bei einem stumpfen Bauchtrauma mit Leberbeteiligung immer auch alle anderen intraabdominellen Organe kontrollieren, da oft ein Zweitbefund vorhanden ist!**

Klin: ⇒ Ca. 1/3 verlaufen inapparent, spontanes Sistieren der Blutung.
⇒ Druckschmerz im rechten Oberbauch (Ausstrahlung in die re. Schulter)
⇒ Volumenmangelschock!

Diag:
1. Anamnese (Trauma) und klinische Untersuchung: Prellmarken, DOUGLAS-Vorwölbung, Zunahme des Bauchumfangs, Flankendämpfung und Resistenz im re. Oberbauch
2. **Sonographie** (Flüssigkeit im Abdomen, Leberbefund)
3. Röntgen: Abdomenübersicht ⇨ Zwerchfellhochstand re., Zwerchfellruptur?
   evtl. Spiral-CT nativ und mit KM
4. Labor: Blutbildabfall
5. Peritoneallavage (heute nur noch sehr selten)

Ther:
- Konservativ: Bei lediglich kleinem subkapsulärem Hämatom oder einem nicht blutenden kapsulären Riss kann unter engmaschiger sonographischer Kontrolle für 10 Tage beobachtet werden.
- Operativ: Ind: Leberparenchymruptur mit Blutung (Transfusionsbedarf >4 EK in 24 Std.)
  - Mediane Laparotomie und Inspektion aller 4 Quadranten
  - Lokale Blutstillung durch Gefäßumstechung, evtl. Teilresektion od. Tamponade
  - Verschluss des Parenchyms mit Infrarot- od. Argonplasmakoagulation, lockere Kapselnaht, Fibrinkleber, evtl. zusätzlich sog. Netzplombe (Aufnähen eines Teils des Omentum majus)
  - Intraoperativer Ausschluss einer Gallenwegverletzung durch Cholangiographie
  - Einlegen einer Drainage
  - Bei schwerer Blutung: Zeitweise Unterbindung der Blutzufuhr durch Abklemmen des Lig.hepatoduodenale (mit V.portae, A.hepatica u. Duct.choledochus, sog. PRINGLE-Manöver) mögl. (ohne Schaden bis 1/2 Std.). Bei Verletzung einer großen V.hepatica evtl. PRINGLE-Manöver und zeitweises Abklemmen der V.cava ober- und unterhalb der Leber (bis 30 Min. mögl.). Lässt sich die Blutung auch damit nicht stillen, ggf. sog. Leber-Packing mit Bauchtücher-Tamponaden um die ganze Leber herum und temporärer Verschluss des Abdomens für 1-3 Tage, danach Revision.
  - Ultima ratio bei vollständiger Leberzerstörung: Hepatektomie, Anlage eines portocavalen Shunts und (zweizeitige) Lebertransplantation innerhalb von 24 bis max. 48 Std. in einem Transplantationszentrum

Prog: Letalität 15 %, noch höher bei zusätzlichen schweren Begleitverletzungen

Kompl:
* Nicht beherrschbare **Nachblutungen** (durch Leberfunktionsstörung bedingt)
* Subkapsuläres Hämatom ⇨ verzögerte Ruptur möglich
* **Gleichzeitige** Pankreas- und/oder Duodenalverletzung, extrahepatische Gallenwegverletzung, Einriss der V.cava, rechtsseitige Zwerchfellruptur, Milzruptur
* Hämobilie, Bilhämie (= bilio-vaskulärer Shunt, bei zentraler Leberkontusion/-ruptur) ⇨ Kompl: infizierte Lebernekrosen, Ikterus, gallige Peritonitis, Ther: selektive Embolisation oder Leberteilresektion
* Gallefistel: Austritt von Galle ins Abdomen ⇨ gallige Peritonitis, Ther: Entlastung des Gallesystems durch endoskopische Einlage eines Pigtail-Katheters, bei Persistenz Gallenwegerevision durch Naht u. T-Drain-Versorgung oder auch Leberteilresektion
* Posttraumatische Nekrose
* Leberabszesse
* Leberzysten (sind Pseudozysten durch traumatisch verursachte Blutungen)

PANKREASVERLETZUNGEN

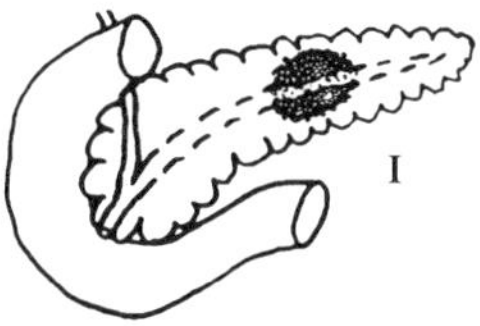

I

Syn: Pankreastrauma, ICD-10: S36.2-

Ät: Stumpfes (Auffahrunfall/Lenkradanprall, Motorradunfall) oder penetrierendes (Schuss- oder Stichverletzung) **Oberbauchtrauma** ⇨ Kontusion (I) oder Zerreißung des Pankreas im **Korpusbereich** meist über der Wirbelsäule („Pankreasfraktur"), meist zusätzlich kombiniert mit anderen abdominellen Organverletzungen

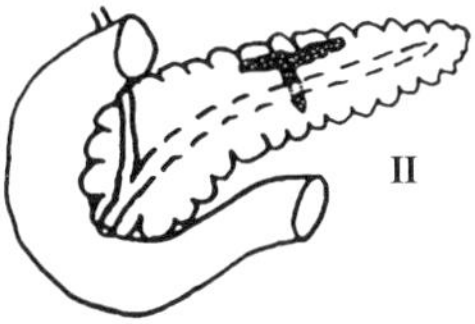

II

Path: Lok: Wichtig ist, ob mit od. ohne Gangzerreißung und ob die Kapsel verletzt oder unverletzt (subkapsulärer Riss, II) ist.
Perforation mit **Kapselzerreißung** (III) ⇨ Sekretaustritt (Pankreasfistel) ⇨ Peritonitis
Gangzerreißung (IV) ⇨ Pankreatitis, Nekrosen, Pseudozystenbildung, Peritonitis

Klin: Entspricht den Symptomen einer akuten Pankreatitis oder Peritonitis, häufig aber erst nach einem **symptomfreien Intervall**.

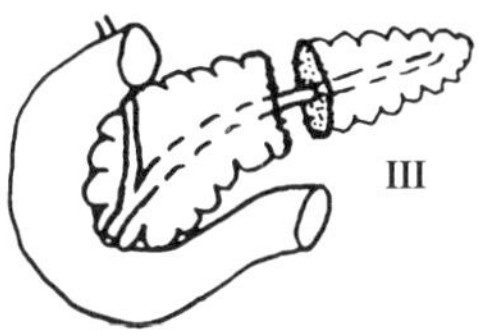

III

Diag:
1. Anamnese (Unfallhergang) und klinische Untersuchung
2. Sonographie: Engmaschige Bauch- und DOUGLAS-Kontrolle
3. Evtl. **Peritoneallavage** (Amylase-, Lipase-Bestimmung)
4. Röntgen: Abdomenübersicht, Thorax (Begleitverletzungen), CT-Abdomen, **ERCP** zum Ausschluss einer Gangverletzung
5. Bei penetrierender Verletzung ⇨ sofortige **explorative Laparotomie**

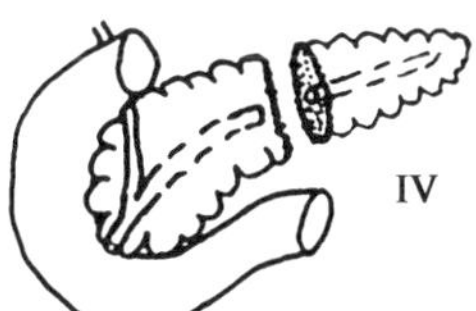

IV

Ther:
- Konservativ: stumpfe Traumen ohne Gang- oder Kapselzerreißung ⇨ engmaschige Kontrolle, Intensivüberwachung, parenterale Ernährung und Breitbandantibiose
  Schmerzmittel (Pethidin, Dolantin® 50mg i.v.)
- Operativ: Ind: perforierende Verletzung (Kapselzerreißung)
  - Laparotomie, Eröffnung der Bursa omentalis
  - Wenn mögl. Parenchymnähte, sonst Resektion des verletzten Abschnittes (bei Schwanzverletzung = Linksresektion) oder Resektion und Blindverschluss des Kopfes und Pankreatikojejunostomie mit Y-Roux an den unverletzten Schwanz
    Ausgiebige Drainage der Pankreasloge, Intensivüberwachung

Prog: Letalität 10-30 % (abhängig von den Begleitverletzungen und frühzeitiger Diagnose)

Kompl:
* Pankreasverletzungen zeigen in 50-98 % d.F. **Begleitverletzungen**!
* **Peritonitis**, intraabdominelle Abszesse, retroperitoneale Nekrosen, paralytischer Ileus
* Posttraumatische, akut nekrotisierende **Pankreatitis**
* **Pankreaspseudozysten**, Pankreasabszesse, Pankreasfistel, Pankreasgangstenosen

MILZVERLETZUNG/-RUPTUR

Syn: Milztrauma, engl. splenic rupture, ICD-10: S36.0-

Ät:
- **Stumpfes Bauchtrauma**, linksseitiges Thoraxtrauma mit unterer Rippenserienfraktur
- Penetrierendes Bauchtrauma (Schuss-, Messerstichverletzung)
- **Spontane Ruptur** bei Bagatelltrauma bei vorbestehender Veränderung der Milz (**Splenomegalie** bei Malignomen, hämatologischen Erkrankungen, Mononukleose usw.)
- Iatrogen: **Oberbauchoperationen** (Zug an Nachbarorganen, Operationshaken)

<u>Path:</u> ♦ Direkte Verletzung (spitze oder starke stumpfe Gewalt mit Milzzerreißung) od. Abscherung des Milzhilus (**Beschleunigungsverletzung**) ⇨ unterschieden werden: periphere oder hilusnahe Ruptur, partielle Hilusverletzung und Hilusabriss (Abriss des Gefäßstiels)

♦ <u>Klinische Formen:</u> **einzeitige Verletzung:** Kapsel- od. Kapsel- + Parenchymverletzung mit akuter Blutung in die Bauchhöhle

zweizeitige Verletzung: zuerst Parenchymverletzung und zentrales od. subkapsuläres Hämatom, **symptomfreies Intervall** (Stunden bis Wochen), später Kapselruptur mit intraabdomineller Blutung (50 % der zweizeitigen Milzrupturen ereignen sich innerhalb der 1. Woche nach dem Trauma ⇨ engmaschige sonographische Kontrolle in dieser Zeit)

<u>Epid:</u> Beim Polytrauma ist die Milzverletzung die häufigste intraabdominelle Beteiligung.

<u>Klin:</u> ⇒ Einzeitige Milzruptur: hämorrhagischer Schock (Blutdruckabfall, Pulsanstieg)

⇒ Schmerzen im linken Oberbauch, evtl. Schmerzausstrahlung in die li. Schulter (KEHR-Zeichen), Schmerzen am sog. Milzpunkt (SAEGESSER-Zeichen: zwischen dem linken M.sternocleidomastoideus und M.scalenus)

⇒ Schmerzbedingte Schonatmung, lokale Bauchdeckenspannung

⇒ Zweizeitige Milzruptur: plötzlich einsetzende Schocksymptomatik Tage nach dem Trauma

<u>Diag:</u> 1. Anamnese (Kenntnis des Unfallherganges, Thoraxtrauma li., Rippenfrakturen unten li.) und klinische Untersuchung: Palpabler Tumor im li. Oberbauch?, Flankendämpfung linksseitig (BALLANCE-Zeichen), DOUGLAS-Vorwölbung, Prellmarke (Hämatom im Bereich des li. Rippenbogens)

2. **<u>Sonographie</u>** ⇨ subkapsuläres Hämatom (Doppelkonturen an der Milzkapsel, eine ganz frische Blutung ist manchmal noch nicht abgrenzbar), fehlende Abgrenzbarkeit der Milz, **freie Flüssigkeit** im Abdomen (DOUGLAS-Raum, perilienal, perihepatisch, unter dem Zwerchfell)

3. <u>Röntgen-Abdomenübersicht:</u> unscharfer Milzschatten, Zwerchfellhochstand, evtl. Verlagerung der Magenblase nach rechts und des Kolons nach kaudal

Knöcherner Thorax: Rippenserienfrakturen?, ggf. Spiral-CT, Angiographie

4. Labor: Blutbild: Hb-Abfall, Leuko- u. Thrombozytose, Gerinnungsstatus

5. <u>Peritoneallavage</u> (bei unklarem Sonographiebefund) ⇨ Blutnachweis?

6. Diagnostische Laparotomie

<u>Ther:</u> • <u>Konservativ:</u> subkapsuläre Hämatome können unter engmaschiger Sonographie-/CT-Kontrolle beobachtet werden (stationäre Beobachtung für mind. 10 Tage). Volle Sporttauglichkeit wieder nach 3 Monaten.

• <u>Operativ:</u> Ind: Milzruptur oder Milzgefäßverletzung

- **Mediane Laparotomie** und Inspektion aller 4 Quadranten des **gesamten Abdomens**
- Periphere Rupturen: Immer **<u>versuchen die Milz zu erhalten</u>** (insb. bei Kindern) mit Milznaht/Übernähung, Infrarot-Kontakt-Koagulation, Fibrinklebung/Kollagenvlies, Ligatur einer Segmentarterie, Pol-/Segmentresektion mit Laser (partielle Splenektomie) oder Kompression der Milz mit einem Vicryl-Netz.
- Bei Milzkapselverletzungen, die nicht genäht werden können od. Hilusverletzungen, traumatischer Milzvenenthrombose ⇨ Splenektomie: Mobilisation der Milz und Luxation aus dem Milzbett durch Lösen vom Zwerchfell (Lig.phrenicosplenicum), Unterbindung der A. und V.lienalis am Milzhilus und der Gefäße im Lig.gastrolienale, Entnahme der Milz.
- **Autologe, heterotope Reimplantation** (insb. im Kindesalter) von zerkleinertem Milzgewebe (mind. 1/3 der ursprünglichen Milzmasse) in eine Omentum-majus-Tasche bei nicht vermeidbarer Splenektomie

<u>Prog:</u> Traumatische Milzrupturen 5-15 % Letalität, je nach weiteren Organverletzungen

<u>Kompl:</u> * <u>Poly-/Bauchtrauma:</u> **Mitverletzungen anderer innerer Organe** (Pankreas, Darm, Zwerchfell, Leber, Lunge, Gefäßverletzungen) ausschließen!
Rippenserienfrakturen

* Ausbildung von posttraumatischen Pseudozysten

<u>Op:</u> * **Blutverlust** durch Blutung aus dem Milzbett, Pankreasschwanzverletzung, Verletzung

von Magen oder Kolon, Milzbettinfektion, subphrenischer Abszess, Lungenatelektase li. basal, basaler Pleuraerguss
* Nahtinsuffizienz ⇨ evtl. Reoperation und Splenektomie
* Splenosis = Versprengung von Milzgewebe in den Bauchraum durch das Trauma (eher positiv zu werten, bei 2/3 d. splenektomierten Pat. szintigraphisch nachweisbar)
* Splenektomie: **OPSI-Syndrom** (overwhelming post splenectomy infection) = schwerste Abwehrschwäche mit foudroyant verlaufender Sepsis (meist Pneumokokken, E.coli od. Haemophilus influenzae Typ b), DIC und Multiorganversagen, hohe Letalität: 50-70 %
  Proph: **Möglichst nicht vor dem 6. Lj. splenektomieren!**, Impfung (s.u.)
  Größte Sepsisgefahr ist in den ersten 3 Jahren nach Splenektomie.
* Passagere Thrombozytose ⇨ **Thromboseneigung!** und vermehrt ischämische Herzerkrankungen; Ther: bei >400.000 Thrombozyten/µl ⇨ Acetylsalicylsäure (z.B. Godamed®100TAH 2-3x tgl. 1 Tbl.)
* Leukozytose, Eosinophilie, Mastzellvermehrung

Proph:
♥ Möglichst keine Splenektomie vor dem 6. Lj. (Proph. des OPSI-Syndroms), ist diese nicht vermeidbar, dann bei Kindern unter 7 J. **Penizillin - Prophylaxe** für 6 Jahre (oral od. 1,2 Mega-Depot-Penizillin alle 4 Wo.)
♥ Nach Splenektomie: **Impfung** von Kindern u. Erwachsenen mit **Pneumokokkenvakzinat** (Pneumovax®23 od. Pneumopur®, 1 x 0,5 ml i.m. 2 Wo. postop. und Auffrischung bei Kindern (unter 10 J.) alle 3 Jahre, bei Erwachsenen nach 6 J.), zusätzlich wird für Kinder und hämatologische Pat. eine Haemophilus-B-Impfung (HIB-Vaccinol®) u. Meningokokken (Mencevax®) empfohlen.
♥ **Thromboseprophylaxe postoperativ!**

DD:
- Echte Milzzysten, parasitäre Zysten
- Milzabszess (bei Sepsis)
- Milzhämangiome, Dermoidzysten

NIERENTRAUMA

Syn: Nierenverletzung, engl. renal trauma, kidney trauma, ICD-10: S37.0-

Ät: Cave: Bei allen abdominellen Traumen ist eine Nierenbeteiligung möglich!
- **Stumpfes Bauchtrauma** (90 % d.F.) in der Thorax- und/oder Lendenregion (Schlag, Quetschung, Sturz aus großer Höhe ⇨ Dezeleration) ⇨ insb. beim Polytrauma
- Perforierendes Bauchtrauma: Messerstich, Durchspießung von Rippen- oder Querfortsatzfragmenten (häufig in Kombination mit Rippen- od. Wirbelfrakturen), Schussverletzung

Epid: Beim **polytraumatisierten Patienten** kommt eine urologische Mitbeteiligung in 10-30 % d.F. vor, davon entfallen 2/3 auf die Nieren. M > w (3:1)

Etlg: # Nierenverletzungen nach der Amerikanischen Gesellschaft für Traumachirurgie (AAST)

Grad	Eigenschaft
I	Nierenkontusion, perirenales od. subkapsuläres Hämatom
II	Grad-I-Läsion + Parenchymlazeration <1 cm, Kelchsystem intakt
III	Lazeration >1 cm ohne Urinaustritt
IV	Durchgehende Parenchymläsion, Kelche und/oder Hilusgefäße betroffen, Blutung
V	Multifragmentation, Blutung/Sequesterbildung und/oder Nierenstielabriss

Nierendezelerationstrauma (z.B. Sturz aus großer Höhe) ⇨ Thrombose der Arteria od. V.renalis durch Intimaeinriss oder Stielabriss mit perirenalem Hämatom, Ureterabriss
Commotio renalis (stumpfes Trauma auf die Flanke) ⇨ Berstungsruptur mögl.

Perforierendes Nierentrauma (Stich-, Schuss-, Pfählungsverletzungen, Knochendurchspießungen bei Rippenfraktur)

Klin: ⇒ **Flankenschmerz** / klopfschmerzhaftes Nierenlager (Spannungsschmerz bei subkapsulärem Hämatom), **tastbarer Tumor in der Flanke**, Prellmarken

⇒ **Makro- / Mikrohämaturie**, Blutkoagelabgänge (in 80 % d.F., Kolik mögl.)

⇒ Bei starker Blutung durch Abriss des Nierenstiels keine Hämaturie ⇨ Schocksymptomatik, Anurie

⇒ Evtl. zwischen Unfallereignis und Klinik auch **symptomfreies Intervall** von mehreren Tagen bis 3 Wochen mögl. = zweizeitiger Verlauf mit primär subkapsulärer Blutung und späterer Kapselruptur und Schocksymptomatik

Diag: 1. Anamnese (Unfallart u. -hergang) und klinische Untersuchung: **Prellmarken**, Flankenklopfschmerzhaftigkeit

2. **Sonographie:** Retro- od. intraperitoneale freie Flüssigkeit (Hämatom oder Urinextravasat), Nierenparenchymdefekt?, ggf. farbkodierte Duplexsonographie

3. **Röntgen: Abdomenübersicht** ⇨ Rippenfrakturen, LWS-Querfortsatz-Frakturen, Flüssigkeitsspiegel, freie Luft, Verschattung der Nierengegend, unscharfe Psoas-Grenze, Verdrängung v. Zwerchfell, Leber, Kolon
Spiral-CT-Abdomen zur topographischen Hämatomzuordnung, zur Differenzierung Urin-/Blut-Extravasat (mit KM) und zum Ausschluss von Begleitverletzungen
Ist kein CT vorhanden, dann IVP (intravenöse Pyelographie, Ausscheidungsurographie): bei Ruptur Austritt des Kontrastmittels aus dem Nierenparenchym, bei Gefäßabriss keine Darstellung der betroffenen Niere (= stumme Niere). Stellt sich der Ureter/Harnblase nicht dar ⇨ ggf. auch retrograde Urethrographie.
Nierenarterienangiographie (DSA), Nierenszintigraphie bei funktionsloser Niere im IVP

4. Labor: Urinstatus (Stix), Urinsediment, Kreatinin, Blutbild, Gerinnung und Elektrolyte

5. **Bilanzierung** der Ein- und Ausfuhrmenge

Ther:
- Akut: Schocktherapie mit Infusionsbehandlung
- Konservativ: Grad I - III (meist auch IV, da die GEROTA-Faszie eine Blutung begrenzt) werden primär nur beobachtet (ca. ¾ d.F.) mit wiederholten Hb- u. Sonographiekontrollen
- Operativ: Ind: Notfallindikation bei Schweregrad V (Zertrümmerung, Nierenstielabriss), lebensbedrohliche Blutung, Kombination mit anderen intraabdominellen Verletzungen, perforierendes Trauma mit großem Hämatom

Anmerkung: Immer versuchen eine IVP präoperativ durchzuführen.
- Stets zuerst **Versuch der Organerhaltung**: transperitonealer Zugang, Sicherung des Nierenstiels, glattflächige Risse werden genäht, ggf. Netzadaptation.
- Nierengefäßverletzungen ⇨ Versuch der Gefäßerhaltung/Reanastomosierung
- Zertrümmerung eines Nierenpols ⇨ Unterbindung der betreffenden Polarterie und Resektion des betreffenden Poles
- Vollständig zertrümmerte Niere ⇨ Nephrektomie nach vorheriger Überprüfung der Funktionsfähigkeit der kontralateralen Niere (Isotopennephrographie)

Prog: Nephrektomierate ca. 15 % d.F. (Früh-Op bis 30 %), Spätkomplikationen in 5-20 % d.F. Begutachtung: Entfernung einer Niere = 25 % GdB/MdE

Kompl:
- **Perakute Blutung**
- **Retroperitoneales Hämatom** durch Einblutung, bei gleichzeitiger Eröffnung des Peritoneums auch intraabdominelle Blutung ⇨ Schockgefahr, paralytischer Ileus, Infektion des Hämatoms
- Nierenschleudertrauma: **Intimaeinriss** der A.renalis ⇨ **Verlegung der Strombahn** (arterielle Thrombose) und Infarzierung der Niere
- **Harnleiter-/Nierenbeckenverletzung** ⇨ Urin-Extravasion (Urinom) in das Retroperitoneum, Urinfistel
- Perinephritischer Abszess, Urinphlegmone, Sepsis
- Polytrauma: intraabdominelle Verletzungen, **Blasentrauma**, Darmperforationen, Blutung, Peritonitis, Beckenringfraktur, Schädel-Hirn-Trauma

- ∗ Spätkomplikationen: sekundärer Organ- oder Funktionsverlust durch Gefäßstenosen, Hydronephrose, Zystenbildung, renal bedingter arterieller Hypertonus (sog. Page-Niere), Schrumpfniere, Nephrolithiasis, rezidivierende Infekte

Op: ∗ Ligatur einer Polarterie führt in 10-20 % d.F. zur **arteriellen Hypertonie**.
∗ Gewebsnekrose bei unzureichender Gefäßversorgung

Proph: ♥ Posttraumatische Kontrollen in 6-monatigem Abstand für mind. 5 Jahre

DD:
- Retroperitoneale Blutungen/Hämatome, andere intraabdominelle Begleitverletzungen
- Intraperitoneale Harnblasenverletzung ⇨ dringliche Op-Indikation wegen der Gefahr einer urinösen Peritonitis
- Harnleiter, Harnröhren- und Harnblasenverletzung ⇨ rasche Sicherung der Abflussverhältnisse und dann Versuch der End-zu-End-Anastomose
- DD der Hämaturie (s. Übersicht):

DD: Hämaturie

RENAL
Nephrolithiasis
Nierentumoren
Nephritis, Pyelitis
Zystennieren

SYSTEMISCH
hämorrhagische Diathese
hämatologische Erkrankungen (Sichelzellenanämie)
hämorrhagisches Fieber mit renalem Syndrom (in Ostasien, Balkan, Skandinavien vorkommende Virusinfektion durch Hanta-Virus od. Puumula-Virus)

TRAUMATISCH
Nierentrauma
Blasentrauma
Jogger-Makrohämaturie (Joggen mit leerer Blase)

VASKULÄR
Nierenarterienembolie
Nierenvenenthrombose
Anomalien der Nierenvenen
Hämangiome

PROSTATA
Prostatahyperplasie
Prostatitis
Prostatavarizen
Prostatatumor
Bläschendrüsentumor

IATROGEN
Katheterismus/Dauerkatheter
zu schnelle einzeitige Entlastung bei akutem Harnverhalt/Überlaufblase
postoperativ
Beckenbestrahlung (Schrumpfblase)
Medikamente: Zytostatika, Antikoagulanzienüberdosierung

GYNÄKOLOGISCH
Vulvitis
Endometriose (menstruationssynchrone Hämaturie)
Urogenitaltuberkulose

HARNWEGE
Harnweginfektionen
hämorrhagische Zystitis
Urogenitaltuberkulose, Bilharziose
Ureterstein, Blasenstein
Uretertumoren, **Blasentumoren,**
Urethratumoren

BLASEN-/HARNRÖHRENTRAUMA

Syn: Harnblasenverletzung, engl. bladder rupture, ICD-10: S37.2
Harnröhrenverletzung, engl. urethral injury, ICD-10: S37.3

Ät:
- **Stumpfes Trauma**: z.B. Verkehrsunfälle, Überrolltrauma, Sturz aus großer Höhe (Suizidversuch) od. Verschüttung unter schweren Lasten (Hauseinsturz) mit **Beckenringfraktur** od. isolierte Blasenläsion (Berstungsruptur), z.B. durch plötzlichen intraabdominellen Druckanstieg durch den Sicherheitsgurt bei einem Autounfall
- **Spitze** Gewalteinwirkung (Pfählungsverletzung, Messerstich) auf die zumeist gefüllte Blase, Durchspießung von Knochenfragmenten (Beckenringfraktur)
- Straddle-Verletzung (engl. rittlings sitzen) der bulbären Harnröhre durch Abknickung und Quetschung des Penis gegen das Schambein (z.B. typischer Sturz auf die Fahrradstange)
- Masturbationsverletzungen der Harnröhre (Fremdkörpereinführung), Sexualverletzung
- Mitverletzung der Urethra bei Penisfraktur (im erigierten Zustand)
- Iatrogen: Blasenläsion od. Harnröhrenverletzung durch operative (insb. bei vaginaler Hysterektomie) od. endoskopische Eingriffe bzw. bei der Katheterisierung

<u>Epid:</u> Bei Beckenringverletzung immer an eine Harnblasenbeteiligung denken! 10 % aller Beckenfrakturen haben eine Blasenbeteiligung (davon sind >80 % extraperitoneal), 75 % haben eine Scherläsion der Harnröhre, in 50 % d.F. kombinierte Blasen- und Harnröhrenläsion.

<u>Etlg:</u> # Intraperitoneale (Blasendach) und extraperitoneale Blasenruptur
Penile, bulbäre (= unterhalb des Diaphragma pelvis) und supradiaphragmale Harnröhrenruptur

<u>Klin:</u> ⇒ **Makrohämaturie** (od. auch Blutung aus der Harnröhre), bei geringgradigen Verletzungen Mikrohämaturie
⇒ Suprapubische Schmerzen od. Schmerzen im Dammbereich, Hämatom am Perineum
⇒ Harnverhaltung, blutige Anurie (Blutkoagel verstopfen den Blasenausgang od. kompletter Harnröhrenabriss), Blutkoagel am Meatus
⇒ Urinöser Aszites bei intraperitonealer Blasenruptur ⇨ Peritonitiszeichen, paralyt. Ileus
⇒ <u>Cave:</u> Bei Beckentrauma u. **Miktionsstörungen** (Harndrang ohne Miktion) ⇨ <u>kein</u> transurethraler Blasenkatheterismus bei V.a. Verletzung der ableitenden Harnwege. Wenn ein Katheterismus erforderlich ist, dann suprapubische Harnableitung durchführen.

<u>Diag:</u> 1. Anamnese (Polytrauma, Unfallhergang?) und körperliche Untersuchung: Prellmarken, Hämatome (suprapubisch bei Blasentrauma, perineal und skrotal bei bulbärer Harnröhrenruptur), rektale Palpation (pralle, flüssigkeitsbedingte Raumforderung und elevierte, prominente Prostata bzw. hochstehende Prostata bei supradiaphragmalem Hämatom)
2. <u>Sonographie:</u> extravesikale Flüssigkeit im Abdomen
3. Röntgen: Übersichtsaufnahme des Beckens ⇨ Beckenringfraktur?, CT bei Polytrauma
IVP (Ausscheidungsurographie): Kontrastmittelübertritt, -abbruch?
Retrograde Urethrographie: Immer steriles Arbeiten und vorsichtige Füllung unter Bildwandlerkontrolle zuerst der Urethra und wenn diese unverletzt ist, dann der Blase und eine Aufnahme nach Miktion durchführen.

<u>Ther:</u>
- Konservativ: bei kleiner isolierter, extraperitonealer Blasenläsion suprapubische Harnableitung bis zur Primärheilung für 1-2 Wo.
Bei Kontusion der Harnröhre nur Einlage eines Dauerkatheters
- <u>Operativ:</u> Ind: große extraperitoneale Blasenläsion, intraperitoneale Blasenläsion
  - Bei Beckenringfraktur: Osteosynthese der Fraktur, damit auch das Diaphragma urogenitale wieder stabil ist.
  - Bei intraperitonealer Blasenläsion (Blasendach): sofortige operative Revision wegen Peritonitisgefahr mittels Laparotomie ⇨ Naht des Defektes
  - Harnröhrentrauma/-abriss: primäre End-zu-End-Anastomosierung der Harnröhre oder sekundäre Op nach Débridement, suprapubischer Harnableitung und Stabilisierung des Pat. Bei der Op wird ein transurethraler Katheter durch die verletzten Harnröhrenabschnitte bis in die Blase geführt, dieser Katheter dient als Leitschiene für die Op und verbleibt postoperativ für 2-3 Wo. (verringert das Risiko für Strikturen). Muss ein Stück der Harnröhre rekonstruiert werden, kann Wangenschleimhaut transplantiert werden.

<u>Kompl:</u> * **<u>Polytrauma:</u>** intraabdominelle Verletzungen, Nierentrauma, Blutung, retroperitoneales Hämatom, Darmperforationen, Peritonitis, offene Beckenringfraktur (mit hoher Letalität), Schädel-Hirn-Trauma
Ureterruptur (wegen der geschützten Lage eher selten, vorkommend z.B. bei Dezelerationstrauma od. auch iatrogen)
* Urinphlegmone durch Austritt von Urin in den Extraperitonealraum
* Vesikovaginale Fisteln
* Dauerhafte Blasenentleerungsstörung und/oder Impotenz bei komplexem Beckentrauma mit Schädigung des nervösen Plexus
* Narbige Schrumpfblase
* Inkontinenz bei Sphinkterschädigung
* Posttraumatische narbige **Harnröhrenstrikturen**
* Erektile Dysfunktion bei gleichzeitiger Schwellkörperverletzung

<u>Op:</u> * Häufig **Harnröhrenstriktur** nach Harnröhrenrekonstruktion ⇨ Sekundäreingriff mit einer

transurethraler Resektion od. Schlitzung (endoskopische Urethrotomie) der Stenose erforderlich. Bei kurzstreckiger Striktur (<2 cm) kann auch nur eine Dilatation/Bougierung versucht werden.

RETROPERITONEALE BLUTUNGEN

Syn: Retroperitoneales Hämatom, ICD-10: traumatisch bedingt S36.83

Ät:
- Wirbeltrümmerfraktur, Beckenringfraktur
- Nierenverletzung
- Zerreißung der großen Gefäße, Ruptur eines Aneurysmas
- Tumorblutungen
- Antikoagulanzienblutung

Path:
- ♦ Gefäßzerreißungen durch Beschleunigungs-/Dezelerationstrauma od. Frakturfragmente
- ♦ Primäre Blutung aus den Frakturen
- ♦ Kleinere Blutungen im Bereich des Retroperitoneums **tamponieren sich selbst** und bedürfen daher keiner operativen Therapie.

Klin:
- ⇒ Kleinere Blutungen sind symptomarm.
- ⇒ Früher Volumenmangelschock bei Massenblutung (arteriell)
- ⇒ **Retroperitonealer Schmerz** (mit Ausstrahlung in Schulter, Sacrum, Leiste, Hoden)
- ⇒ Evtl. paralytischer Ileus

Diag:
1. Anamnese und klinische Untersuchung: Flankenschmerz, Flankendämpfung, Flankenhämatom, Skrotalhämatom
2. Sonographie: Verwaschene Nierenkontur, retroperitoneale Flüssigkeit
3. Röntgen: Abdomenübersichtsaufnahme ⇨ **unscharfer Psoasrandschatten**
   IVP (intravenöse Pyelographie) zur Darstellung der ableitenden Harnwege (Ureter dient als diagnostische Leitstruktur)
   Spiral-CT-Angiographie od. DSA zur Diag. des Gefäßstatus
4. Labor: BB, Urinstatus und Harnsediment

Ther:
- Konservativ: Bei retroperitonealem Hämatom **abwartende Haltung** und Beobachtung, Volumenersatz, Gerinnungskontrollen (Cave: DIC), evtl. Substitution v. Gerinnungsfaktoren, bei Ileus frühe Stimulation des Darmes (z.B. Pyridostigmin, Mestinon® i.v.)
- Operativ: Ind: Nierenverletzung (s. Kap. Niere), Harnleiter-, Blasenruptur, persistierende Blutungen
  - Laparotomie, Umstechungen der blutenden Gefäße, evtl. Tamponade
  - Bei unstillbarer Blutung im Bereich des Beckens ist evtl. die Ligatur der A.iliaca int. notwendig.

Kompl:
- * Ruptur des parietalen Peritoneums ⇨ intraperitoneale Blutung
- * Massenblutung ⇨ **Volumenmangelschock, DIC**
- * Mitverletzung retroperitoneal und intraperitoneal liegender Organe

DD:
- Harnleiterverletzung und Extravasion von Harn in das Retroperitoneum
- Retroperitoneale Tumoren

SPEZIELLE VERLETZUNGEN

FREMDKÖRPERINGESTION UND VERGIFTUNGEN

Syn: Verschluckte Fremdkörper, **FK**, ICD-10: T18.9, Verätzungen, ICD-10: T28.6
Vergiftung: Intoxikation, ICD-10: T65.9 (T36-65, je nach Stoff)

Anatomie: Anatomische Engen für verschluckte Fremdkörper sind der obere Ösophagussphinkter (Übergang vom Hypopharynx), der untere Ösophagussphinkter/Kardia und die Ileozäkalklappe.

Ät:
- Fremdkörper: Bei Kindern ist das Verschlucken von Münzen, LEGO®-Steinen, Knopfzellenbatterien od. Zigarettenstummeln (Aschenbecher!) typisch.
  Erwachsene: Verschlucken bei der Nahrungsaufnahme, typisch sind Hühnerknöchelchen, Fischgräten, Zahnprothesen od. eine Bolusimpaktion. Prädisp. bei Erwachsenen sind vorbestehende Strikturen, Ösophagitis, Achalasie, Tumoren, psychiatrische Erkrankungen.
- Vergiftung: meist **orale Aufnahme** (90 % d.F.), Inhalation, seltener Aufnahme über Haut od. Schleimhäute, typische Stoffe im Kleinkindesalter sind:
  - **Haushaltsstoffe** (40 % d.F.): Essigreiniger (Säure), WC-/Abfluss-Reiniger (Lauge), Spülmittel, Waschmittel, Parfüm, Lampenöl
  - **Medikamente** (30 %)
  - Pflanzen/Pflanzenteile, Pilze (10 %)
  - Genussmittel, Drogen (10 %)
  - Pflanzenschutzmittel, Chemikalien (10 %)

  Jugendliche: Alkoholintoxikation (**„Komasaufen"!**), Drogenkonsum
  Erwachsene: Einnahme von Giftstoffen od. Medikamenten in **suizidaler Absicht**
  Bodypacking-Syndrom: in Tüten verschweißte Drogenpäckchen werden zum „Transport" verschluckt ⇨ Symptome/Todesfälle bei Perforation eines Päckchens
- Schlangenbisse, giftige Spinnen, Insekten, Skorpione usw.

Epid:
◊ Prädisp.alter: Verschlucken insb. im **Kleinkindalter** (ab ca. 9. Mon. beginnt die "Hand-Augen-Mund-Exploration" von Gegenständen, orale Phase), Altersgipfel: **1.-6. Lj.**
◊ Häufigkeit: in Deutschland ca. 180.000 Anfragen/Jahr bei den Giftinformationszentralen, ca. 20.000 stationäre Aufnahmen/J. (85 % davon <4 J.), davon 2.000 schwere Vergiftungen und ca. 10 Todesfälle/J.
◊ Giftpilze in Europa: grüner Knollenblätterpilz, Fliegenpilz, Lorchel, Helvella, Pantherpilz

Klin:
⇒ Bei Verschlucken kleiner Fremdkörper meist keine Beschwerden
⇒ Schluckbeschwerden, Fremdkörpergefühl, Erbrechen, Bauchschmerzen, Durchfall
⇒ Vergiftungen: Tachy- od. Bradykardie, Arrhythmie, Hypotonie, Kopfschmerzen, Schwindel, Sehstörungen (Miosis, Mydriasis), Krampfanfälle, Halluzinationen
⇒ Verätzung (Säuren od. Laugen): bei Ösophagus-/Magenverletzungen (s.u.) mit Schleimhautirritation, Hypersalivation, Flüssigkeits-/Blutverlust, starke Schmerzen, bei Atemwegverätzung Ödembildung, Schwellungen, Stridor, Schocklunge, Atemlähmung, Schock mögl., bei Hautverätzung Rötung, am Auge Hornhauttrübung bis zur Erblindung

Diag:
1. Anamnese bzw. Fremdanamnese (Noxe bekannt?, Art der Inkorporation?, Welche Menge?, Wann eingenommen?, Erbrechen?) und klinische Untersuchung (Kontamination von Haut od. Augen?), Inspektion von Mund-Rachen-Raum, RR, Puls, Pupillenreaktion, Bewusstseinslage, SaO_2
2. Notfall-Labor: Blutbild, BZ, Elektrolyte, ggf. BGA

3. Bildgebung: Röntgen/Sonographie bei V.a. Fremdkörperingestion, Thorax: Aspirationszeichen?, Abdomen: Perforationszeichen?, ggf. CT bei nichtröntgendichtem FK
4. Bei einer Vergiftung Material asservieren (z.B. Pflanzenteile, Medikamentenpackung)

Ther:
- Fremdkörper:
  - Bei kleinen Fremdkörpern erfolgt in ¾ d.F. die Magen-Darm-Passage ohne Probleme (als kritische Größe gilt >2,5 cm im Durchmesser u. >6 cm Länge) nach 4-6 Tagen (kann aber auch bis zu 4 Wo. dauern).
  - Notfall-Ösophagogastroduodenoskopie: Ind: komplette Verlegung des Ösophagus, spitze/scharfe Gegenstände, Batterien, mehrere Magnete ⇨ Bergung des/der Fremdkörper
  - Op-Ind: Perforation, Fehlschlagen der endoskopischen Bergung
- Vergiftung: Grundsätzlich gilt: **Rettung aus Gefahrenstelle** (z.B. Kohlenmonoxid, Rauchgase), bei Inokulationen **kein Erbrechen auslösen!,** bei Verätzung Wasser trinken (Verdünnungseffekt), bei äußerlicher Kontamination Abspülen der Substanz mit Wasser, bei unklarer Gefährdungslage Anruf beim Giftnotruf (s.u.).
  - Bei unauffälligem Pat.: Tee, Wasser, Saft trinken lassen, ggf. Gabe v. **Aktivkohle** 0,5-1 g/kgKG (Universalantidot durch Adsorption von Giftstoffen und damit Verhinderung der Resorption; Cave: Erbrechen, Aspiration), insb. bei Kindern im Zweifel immer Krankenhaus aufsuchen
  - Bei bewusstseinsgestörtem Pat.: Notarzt verständigen, Vitalfunktionen sichern u. stabilisieren, Antidot-Gabe od. weitere spezifische Maßnahmen durch den Arzt in Absprache mit Giftnotrufzentrum, Transport in die nächste Klinik, Mitnahme des eingenommenen Stoffes
- **Giftnotruf:** Information bei akuter Vergiftung über die **bundeseinheitliche Rufnummer**: **19 240**, als Tel.-Vorwahl die Stadt mit der nächsten zuständigen Zentrale, Berlin [0 30], Bonn [02 28], Erfurt [03 61], Freiburg [07 61], Göttingen [05 51], Homburg/Saar [0 68 41], Mainz [0 61 31], München [0 89], Nürnberg [09 11]
  Informationen im Internet: www.gizbonn.de (z.B. mit Erklärungen und Bildern zu Pilzen, Schlangen, Drogen usw.)
  Österreich: Vergiftungsinformationszentrale, Wien, Tel.: +43 (0) 1 4064343
  Schweiz: Toxikologisches Informationszentrum, Zürich, Tel.: 145, +41 (0) 44 2515151
- Klinik: **Intensivüberwachung**, weitere Maßnahmen wie Magenspülung, forcierte Diurese, Plasmaadsorption, Dialyse od. Antidotgabe nur nach genauer Indikationsstellung
  - Bei Ingestion von Säuren oder Laugen: Analgesie, Glukokortikoide (z.B. Prednison 1-3 mg/kgKG/Tag i.v., Decortin®), ggf. Antibiose, H_2-Blocker (z.B. Ranitidin), Ernährung parenteral oder via PEG/Magensonde u. ggf. Ösophagogastroskopie nach ca. 24 Std.
  - Spezifische Antidote:

Toxin	**Antidot**
Paracetamol	N-Acetylcystein (Fluimucil®)
Morphine, Opiat-Drogen	Naloxon (Narcanti®)
Benzodiazepine	Flumazenil (Anexate®)
Organophosphate (E605, Sarin) grüner Knollenblätterpilz	Atropin + Obidoxim Atropin + Silibinin
Atropin (Tollkirsche, Pantherpilz)	Physostigmin
Methämoglobinbildner	Thionin, Methylenblau
Blausäure (Cyanide)	Natriumthiosulfat, Methämoglobinbildner
Schwermetalle	Chelatbildner (D-Penicillamin)
Schlangen-/Insektengifte	spezifische Antiseren

Prog: Die überwiegende Anzahl von Vergiftungen (meist im Kindesalter) verlaufen blande, schwere od. letale Verläufe nur in <1 % d.F.

Kompl:
* Fremdkörper: Perforation ⇨ Mediastinitis, Peritonitis
* Wandnekrose, Fistelbildung

Proph: ♥ Säuglinge/Kleinkinder: nicht unbeaufsichtigt lassen, im Haushalt Reinigungsmittel, Medikamente, Aschenbecher usw. wegschließen!

DD: – Fremdkörperaspiration (s.u.)
– Stoffwechselentgleisung, ZNS-Infektion, Trauma, Kindesmisshandlung
– Pica: Essen von Gegenständen (bei psychiatrischer Störung od. geistiger Behinderung vorkommend), Trichophagie (Essen von Haaren), Koprophagie (Essen von Stuhl)

ÖSOPHAGUSVERÄTZUNG

Ät: Inokulierte Flüssigkeiten (Säure, Lauge) ⇨ Verätzung, ICD-10: T28.6

Path: ♦ Laugenverätzung ⇨ **tiefgreifende Kolliquationsnekrose**
♦ Säureverätzung ⇨ epitheliale **Koagulationsnekrose**

Etlg: # Grad I: Ödem, Hyperämie der Schleimhaut ⇨ Prog. gut
Grad II: Zerstörung der Mukosa, Entzündung der Submukosa, Ödem
Grad III: Nekrosen, Gefäßthromben, Gewebeeinblutungen, Perforation

Klin: ⇒ Retrosternale Schmerzen, Mundschmerzen, Dysphagie
⇒ Septische Temperaturen, Schocksymptome, Glottisödem ⇨ akute Dyspnoe

Diag: 1. Anamnese und klinische Untersuchung, Inspektion der Mund- und Rachenregion. Cave: Auf Glottisödem achten!
2. Röntgen: Thorax a.p., Kontrastdarstellung mit **Gastrografin**–Schluck (kein Barium!)
3. **Endoskopie** frühzeitig

Ther: • Konservativ: **KEIN ERBRECHEN AUSLÖSEN!** (wegen Aspirationsgefahr). Spülung od. sofortige Endoskopie mit Spülung (Wasser) und Absaugung, Prednisolon 500 mg i.v. als Bolus (Solu-Decortin®H), Penicillin, Analgetika
• Operativ: Ind: bei Perforation ⇨ Versuch der Deckung
• Ausheilungsphase: Kontrolle auf Strikturen (frühzeitige und wiederholte Ösophagoskopie)

Prog: Akut sehr ernst, insb. bei Perforation

Kompl: * Glottisödem ⇨ Intubation, Nottracheotomie
* Perforation
* Spätkomplikation: **Strikturen, Vernarbungen** ⇨ **erhöhtes Karzinomrisiko**

FREMDKÖRPERASPIRATION

Syn: Fremdkörper-Inhalation, engl.: foreign body aspiration, ICD-10: T17.9

Path: ♦ Versehentliche Inhalation eines Fremdkörpers aus dem Mund in das Atemwegsystem durch plötzliche **tiefe Inspiration** vor/nach Schreien, Lachen, Husten
♦ In 2/3 d.F. findet sich der Fremdkörper im **rechten Hauptbronchus**.

Epid: ◊ Prädisp.alter: am häufigsten **1.-5. Lj.** (Säuglinge/Kleinkinder untersuchen Dinge gerne mit dem Mund), Kinder beim Trampolinspringen, Mekoniumaspiration b. Neugeborenen (s.o.)
◊ Meist Nahrungsmittel (z.B. Erdnuss, Pistazie, Apfelstückchen, Karotten, Wurststück, Kaugummi) od. Kleinteile (z.B. LEGO®-Stein, Cent-Münze, Stiftkappen, Nägel), Babypuder, Zahn (nach Frontzahntrauma)

◊ Prädisp.: **Jungen** (2:1), türkische Kinder, Kinder mit neurologischen Grunderkrankungen

Klin: ⇒ Plötzliches Würgen, Keuchen und/oder Husten, **Hustenattacken**, Erbrechen
⇒ Kleinkinder umgreifen evtl. den Hals mit den Händen, Unruhe, können nicht sprechen.
⇒ **Stridor** (ziehendes inspiratorisches Nebengeräusch) bei laryngealer Lage
⇒ Giemen, Brummen, Pfeifen, exspiratorischer Stridor bei tracheobronchialer Lage
⇒ evtl. Ventilmechanismus mit Überblähung der Lunge, zunehmende Dyspnoe, Zyanose
⇒ sich verschlechternder Bewusstseinszustand

Diag: 1. Anamnese (insb. **Fremdanamnese** durch die Eltern od. Begleitperson, Unfallhergang?) u. klinische Untersuchung: in der Auskultation abgeschwächtes seitendifferentes Atemgeräusch od. kaum hörbarer Lufteintritt i.d. Lunge u. biphasischer Stridor bei zentralem Sitz des FK, Giemen, Brummen, Stridor je nach Lage
2. Röntgen-Thorax: röntgendichtes Material (z.B. Münze) direkt sichtbar, sonst indirekte Zeichen wie Überblähung, evtl. Mediastinalverlagerung, ggf. Atelektase
3. **Bronchoskopie:** Untersuchung und gleichzeitige Ther.

Ther:
- Akut: Kind bei adäquatem Hustenreiz Husten lassen, sonst Durchführung von Bergungsmanövern: bei Säuglingen 5 Schläge zwischen die Schulterblätter in Kopftieflage (s. Abb.), bei älteren Kindern 5 Schläge auf den Rücken, dann HEIMLICH-Manöver (abdomineller Druck in Richtung Zwerchfell)
  Bei verschließendem Fremdkörper im Larynx od. Laryngospasmus ggf. Notfallkoniotomie, bei verschließender trachealer Lage Vorschieben des Fremdkörpers durch Intubation in einen Hauptbronchus, dann Beatmung und später bronchoskopische Bergung.

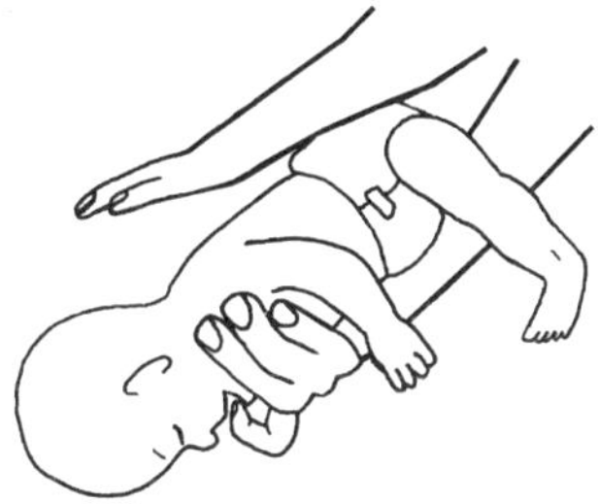

- In der Klinik: Bergung des Fremdkörpers mittels Zange unter Sicht (Larynx) od. **endoskopische Bergung** (Fasszange im Endoskop integriert) in Narkose und Intensivüberwachung (wenn mögl. abwarten bis Kind nüchtern ist), bei Puderaspiration Absaugung der sichtbaren, gequollenen Puderbestandteile

Kompl: * Bewusstlosigkeit, **Erstickungstod** (Bolustod)
* Kleine Fremdkörper (initial unbemerkt) ⇨ rezidivierende Infektionen, Pneumonie
* Cave: Laryngospasmus, vagotone Reaktion bei Manipulation mögl. ⇨ Herzstillstand

Prog: Letalität liegt bei ca. 1 %, höchstes Risiko bei Kindern <1 J.

Proph: ♥ Kindern <3 J. sollten keine Nüsse angeboten werden und keine verschluckbaren Spielzeuge (diese sind heute gekennzeichnet: ∅ <3 J.).
♥ Beim Trampolinspringen nichts essen

DD: – Verschlucken eines Fremdkörpers (**Ingestion**) ⇨ Steckenbleiben am Epiglottis-Ösophagus-Übergang (oberer Ösophagussphinkter) od. evtl. auch im terminalen Ileum
– Magensaftaspiration ⇨ Bronchospasmus, Dyspnoe, Pneumonie
– Akuter Asthmaanfall, Epiglottitis, allergisches Larynxödem, Krupphusten, Pertussis

ERTRINKUNGSUNFALL

Syn: Ertrinken, engl: drowning accident, ICD-10: T75.1

Path: ♦ Primäres Ertrinken: Untertauchen, Aspiration des Wassers mit resultierender Hypoxie, Hyperkapnie und Azidose ⇨ Koma, Tod

- ♦ Sekundäres Ertrinken: verzögert eintretender Tod nach **Beinaheertrinken** durch Hyponatriämie und Hypervolämie (im Süßwasser ⇨ Kammerflimmern mögl.) od. Hypovolämie (im Salzwasser ⇨ Entstehung eines Lungenödems nach 24-36 Std. mögl.) ⇨ Kind nach Ertrinkungsunfall immer in eine Klinik einweisen und überwachen!
- ♦ Zusätzliche mögl. Kompl: Aspirationspneumonie, Wasserintoxikation, zerebrale Hypoxie, **Hypothermie** (Unterkühlung bei Kindern sehr viel schneller als bei Erwachsenen, die Hypothermie hat aber auch positive Effekte, wie längere Toleranzzeit für Sauerstoffmangel, geringere Flimmerneigung des Herzens, bradykarde Kreislaufzentralisation, sog. frühkindlicher „Tauchreflex"), reflektorischer **Laryngospasmus** und Atemlähmung ("trockenes Ertrinken", kein Wasser in den Lungen)

<u>Epid:</u> ◊ <u>Häufigkeit:</u> Zweithäufigste Todesursache im Kindesalter in Deutschland (nach den Verkehrsunfällen), insb. Kleinkinder und Jugendliche sind gefährdet (ca. 60 Tote/Jahr).
◊ Am häufigsten in Swimmingpools, Baggerseen, Meer, Teichen, Badewannen
◊ Prädisp.: unbeaufsichtigte Momente!, **m** > w

<u>Diag:</u> 1. Anamnese u. klinische Untersuchung: rektale Temperaturmessung
2. Röntgen: charakteristische Verschattungen bei Aspirationspneumonie
3. Entnahme einer Wasserprobe zur mikrobiolog. Untersuchung bei stehenden Gewässern

<u>Ther:</u>
- **Rettung** aus dem Wasser, Absaugen, kardio-pulmonale **Reanimation** sofort beginnen, Intubation und Beatmung bei fortdauernder Atemnot
  - Vermeiden eines hypoxischen Hirnödems durch Normoventilation, ausgeglichene Flüssigkeitsbilanz, Verhinderung von Hyperglykämie, Senkung des zerebralen Energiebedarfs durch Sedierung
  - Intensivtherapie, ggf. Surfactant-Substitution, Hochfrequenzoszillationsbeatmung, extrakorporale Membranoxygenierung (ECMO)
  - Bei V.a. Aspirationspneumonie Antibiose (z.B. Cefotaxim 100 mg/kgKG/Tag, Claforan®)
  - Auch bei sofortiger Rettung und unkompliziertem Verlauf Kind immer für mind. 24 Std. stationär überwachen.
- Bei zusätzlicher Hypothermie
  - Immer Reanimation beginnen (Kälteeinwirkung kann „sichere" Todeszeichen vortäuschen, *"No one is dead until warm and dead"*), Pat. mit Metallfolie abdecken, warme Decken, vorgewärmte Infusionslösungen
  - Wiedererwärmung aus tiefer Hypothermie (<27°C) an einer Herz-Lungen-Maschine

<u>Prog:</u> Schwer vorhersagbar, entscheidend ist v.a. Dauer und Intensität der Hypoxämie

<u>Kompl:</u>
* Mykotische Hirnabszesse (z.B. Pseudoallescheria boydii aus stehenden Gewässern)
* Sprung in seichtes Wasser ⇨ Verletzung des Rückenmarks (Querschnittlähmung)
* Wiedererwärmungsschock: körpereigene Thermoregulation setzt ab ca. 30°C wieder ein ⇨ periphere Gefäßweitstellung, Schocksymptomatik (Ther: Volumenzufuhr!)

<u>Proph:</u>
♥ Kleinkinder in der Nähe von Planschbecken, Badegewässern, Badewanne, Brunnen usw. **immer beaufsichtigen**, Absperrung von Gartenteichen, Schwimmbecken usw.!
♥ Frühzeitiger Schwimmunterricht im Kindesalter

<u>DD:</u> – Auch an andere Auslösung des Ertrinkens denken (Krampfanfall, Synkope, Hypoglykämie).

KINDESMISSHANDLUNG

<u>Syn:</u> Störung durch Kindesmisshandlung, engl. battered child syndrome, child maltreatment, non-accidential injury, ICD-10: T74.1, (Untersuchung Z04.5)

<u>Ät:</u> – **Schütteltrauma** (engl. shaken baby syndrome) ⇨ der relativ schwere kindliche Kopf (ohne/ geringe Stabilisierung durch die Halsmuskulatur) schlägt hin und her.

- Kindesmisshandlung: **multiple** Schlagverletzungen, Hämatome, untypische Frakturen, Würgemale, punktförmige (Zigarette ausdrücken) od. umschriebene Verbrennungen (Bügeleisen), Verbrühungen (handschuhförmig durch Eintauchen = Immersionsspiegel), Ersticken
- Körperliche u./od. seelische **Vernachlässigung** („passive" Kindesmisshandlung) durch die Eltern / die Pflegeperson
- Sexueller Missbrauch (**w** > m)

Epid: ◊ Inzidenz: Offiziell ca. 4.400 Anzeigen/Jahr in Deutschland wegen Kindesmisshandlung (die **Dunkelziffer** ist vermutlich um ein Vielfaches höher), gem. einer Umfrage aus 2010 (HÄUSER W. et al.) beträgt die Häufigkeit für schwere Misshandlung in Kindheit/Jugend 2,7 %, für sexuellen Missbrauch 1,9 % u. für Vernachlässigung 10,8 % in Deutschland.

◊ Prädisp.alter: Schütteltrauma im Säuglingsalter (2-6 Mon.), Misshandlung u. Vernachlässigung insb. in den **ersten 3 Lj.**, sexueller Missbrauch im Schulkindesalter

Klin: ⇒ Schütteltrauma: schwere intrakranielle Verletzungen durch diffuse **ZNS-Einblutungen**, **Netzhautblutungen** u. Glaskörpereinblutungen im Auge

⇒ Kindesmisshandlung: **neue u. ältere Hämatome** und Verletzungen gleichzeitig, für Kinder **untypische Verteilung** von Hämatomen (z.B. multipel an Armen, am Gesäß, Rücken, auf dem Kopf, Ohren, Augen, Mund), Doppelstriemen (bei Stockschlägen), **Griffspuren** am Oberarm od. dorsolaterale Rippenfrakturen, Würge- od. Strangulationsmale

⇒ Cave: schwere Verletzungen (z.B. SHT durch Schütteltrauma, stumpfes Bauchtrauma) auch ohne äußere, sichtbare Zeichen mögl.!

⇒ Psychomotorische Retardierung, apathisches od. ängstliches Kind, Gedeihstörung

Diag:
1. Anamnese (Schilderung eines „unwahrscheinlichen" Unfallhergangs, Bagatellisierung, **verzögerte** Vorstellung) und klinische Untersuchung: alle Verletzungen dokumentieren
2. Bildgebung: neben **frischer Fraktur auch ältere** verheilte Frakturen sichtbar, im MRT Subduralblutungen (unterschiedlichen Alters!)

Ther: • Bei V.a. Kindesmisshandlung: Kind immer erst einmal stationär aufnehmen
- Konsiliarische Beteiligung eines erfahrenen Rechtsmediziners, Kinderschutzgruppe
- Eine Meldung an Jugendamt/Polizei ist bei V.a. Kindesmisshandlung **zulässig** (gem. § 34 StGB, rechtfertigender Notstand nach entsprechender Rechtsgüterabwägung: Schweigepflichtverletzung versus vitale Gefährdung des Kindes)
- Jugendamt/Familiengericht entscheidet dann über Unterbringung außerhalb der Familie

Kompl: * Schütteltrauma: Kontusionen, Subduralhämatom, zentrale Apnoe durch Hyperextension der Medulla oblongata mit schlechter Prognose (Letalität 25 %, bei 80 % der überlebenden Kinder bleiben teils schwere neurologische Schäden)

* Im Erwachsenenalter vermehrt seelische Störungen, niedrigere Bildung, Arbeitslosigkeit

DD:
- Normales Trauma (= akzidentelle Verletzung)
- Plötzlicher Kindstod (SIDS) ⇨ Obduktion schließt eine Misshandlung aus.

THERMISCHE TRAUMEN

VERBRENNUNGEN / VERBRENNUNGSKRANKHEIT

Syn: **Combustio**, Brandverletzungen, ICD-10: allgemein T30.0 (je nach betroffener Region: T20.- Kopf/Hals, T21.- Rumpf, T22.- Schulter/Arm, T23.- Hand, T24.- Hüfte/Bein, T25.- Fuß, T26.- Auge, T27.- Kehlkopf/Trachea/Lunge, T28.- Mund/Ösophagus/innere Organe, T29.- mehrere Körperregionen), zusätzlich Fläche kodieren T31.0-! bis T31.9-! (Angabe von .0 = <10 % bis .9 = >90 % Körperoberfläche)
Inhalationstrauma, Rauchvergiftung, Rauchintoxikation, ICD-10: T59.9

Ät:
- **Heiße**, feste Körper, **Flüssigkeiten**, Dämpfe od. Gase
- **Brände**: Flammeneinwirkung, brennende Kleidung, Explosionen (suizidale Handlungen)
- Strahlen (Sonne, Solarium, Röntgenstrahlen usw.)
- Mechanische Reibung ⇨ Hitzeentwicklung
- Stromeinwirkung, Hochspannungstrauma (Starkstromverletzung, innere Hitzeeinwirkung)

Anatomie: Die **Haut** besteht aus der **Cutis** und der **Subcutis**. Die Cutis wird unterteilt in die Epidermis (oberste Schicht mit ständiger Zellerneuerung aus dem Stratum basale) und das Corium (Syn: Dermis od. Lederhaut, bindegewebige Verschiebeschicht mit Nerven, Gefäßen und Hautmuskeln). Die Subcutis (Unterhaut) ist ein mit Gefäßen durchsetztes Fettgewebe.
Dicke: 0,5-5 mm, variiert je nach Körperstelle
Gesamtfläche: beim Erwachsenen 1,5-1,8 m²

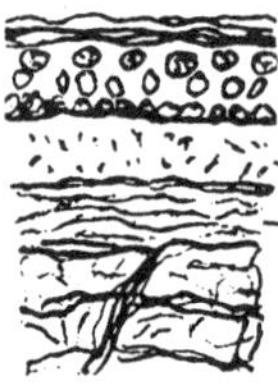

Path: ♦ Die Verbrennungen werden in 4 Schädigungsgrade eingeteilt:

Schädigungsgrad	Symptomatik	Intensität der Schädigung
1. Grades (= Combustio erythematosa)	Rötung, Schmerz Schwellung	Oberste Epidermis, z.B. Sonnenbrand, Restitutio ad integrum
2. Grades (= Combustio bullosa)	Rötung, Schmerz Blasen (subepidermal)	Epidermis und Teile des Coriums
3. Grades: (= Combustio escharotica)	Nekrosen graue, weiße oder schwarze lederartige Haut, Analgesie	Epidermis, Corium u. Subcutis vollkommen zerstört, keine Spontanheilung
4. Grades:	Verkohlung	Weitere tiefere Schichten betroffen (Muskulatur, Knochen)

Die Verbrennungen **2. Grades** werden noch unterschieden in:

2 a = oberflächlich 2. Grades (Epidermis und obere Anteile des Coriums betroffen), typische Brandblase, Schmerz vorhanden ⇨ konservative Ther., Restitutio ad integrum

2 b = tief 2. Grades (hier sind die tiefen Schichten des Coriums mitbetroffen), Hypalgesie im Nadelstichtest ⇨ operative Abtragung erforderlich, Abheilung mit Narbenbildung

♦ Einschätzung des Ausmaßes der Verbrennung: Für Erwachsene gibt es die **NEUNERREGEL** (n. WALLACE, s. Abb., die %-Angaben für die Körperoberfläche (**KOF**) gelten jeweils für Vorder- und Rückseite zusammen). Säuglinge u. Kinder haben abweichend dazu einen **überproportional großen Kopf**. (s. Abb.).

Zusammengefasst werden die Verbrennungsflächen 3./4. Grades, Verbrennungen 2. Grades zählen zur Berechnung der Gesamtverbrennungsfläche nur zur Hälfte.

Als Anhalt zur Abschätzung der Verbrennungsfläche kann auch die Handfläche des Pat. dienen, pro Handfläche ist 1 % KOF zu berechnen.

Körperteil	**0 - 1 Jahr**	**Kleinkind**	**Schulkind**	Erwachsene
Kopf	**21 %**	**18 %**	**15 %**	9 %
Rumpf	30 %	32 %	32 %	36 %
Arme	18 %	18 %	18 %	18 % (2x9)
Hand	1 %	1 %	1 %	(2 x 1 %)
Genitalregion	0-1 %	0-1 %	1 %	1 %
OS	14 %	15 %	16 %	18 % (2x9)
US + Fuß	14 %	15 %	16 %	18 % (2x9)

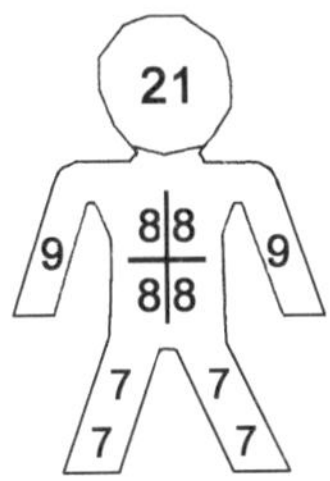

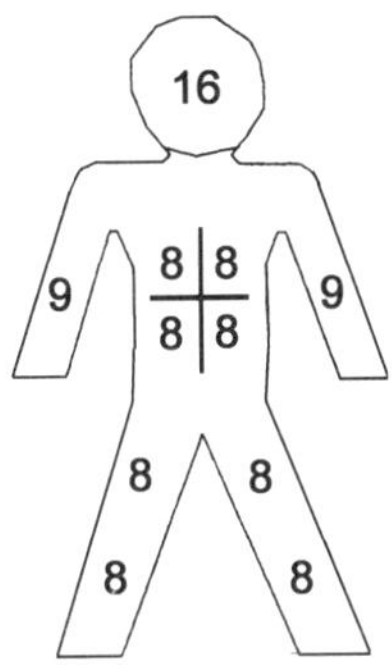

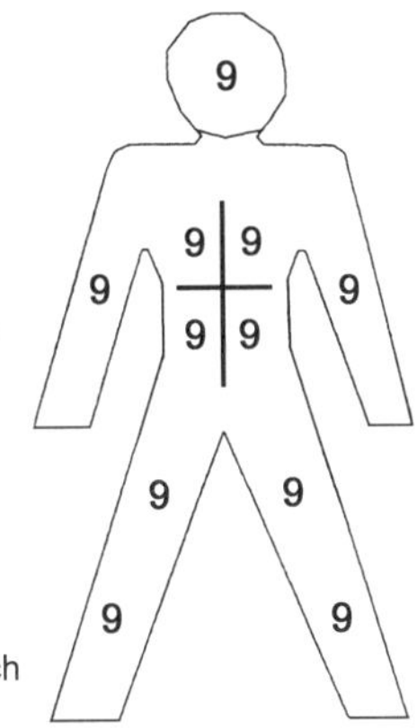

- Neben dem Primärdefekt sind die **Sekundärläsionen** wichtig (sog. Nachbrand): In der Umgebung des irreversiblen Schadens kommt es zu reversiblen Störungen der Mikrozirkulation.
  Die Ausbreitung eines irreversiblen Schadens in diesem Bereich hängt von der frühzeitigen Flüssigkeitstherapie ab.
- Die kritische / letale Verbrennungsfläche liegt heute bei ca. 50-70 % bei Erwachsenen, bei über 65-jährigen bei 30-40 %, bei Kindern bei ca. 60-80 % der Körperoberfläche.
- <u>**Verbrennungskrankheit**</u> = verschiedene Regulationsstörungen von Organen und Organsystemen neben der lokalen Schädigung durch die Wärmeeinwirkung.
  Schockgefahr und Gefahr der Entwicklung einer Verbrennungskrankheit besteht bei einer verbrannten Körperoberfläche von: **>8 % beim Kleinkind, >10 % beim Kind** und **>15 % beim Erwachsen**
  <u>Primäre Phase:</u> **Schock** (1.-3. Tag) durch **direkte Schädigung der Kapillaren** (Verbrennung im Bereich des Interstitiums) ⇨ **erhöhte Permeabilität** (kapilläres Leck) ⇨ **Volumenverlust** und Entstehung eines Ödems ⇨ Mikrozirkulationsstörungen, Erniedrigung des HMV, metabolische Azidose, Eiweißverlust mit zusätzlichem Effekt auf die Ödementstehung (Senkung des kolloidosmotischen Drucks (KOD), generalisiertes Ödem) ⇨ Circulus vitiosus ⇨ Volumenmangelschock. Das Kapillarleck bildet sich innerhalb von 24 Std. spontan zurück. Daraus ergibt sich die Wichtigkeit der primären Therapie: Wasser- und Eiweißersatz!
  Zusätzlich: Beeinträchtigung der Abwehrlage (Gefahr der Sepsis), Toxinanfall infolge der Hitzekoagulation des Gewebes und Belastung innerer Organe sowie katabole Stoffwechsellage
  <u>Sekundäre Phase:</u> Rückresorption des Ödems (2-3 Wochen)

<u>**Epid:**</u>
- ◊ Inzidenz: In Deutschland ca. 12.000 schwere Brandverletzungen/Jahr, davon ca. 10 % intensivpflichtige Verbrennungen, an Verbrennungen sterben ca. 500/Jahr.
- ◊ In Deutschland gibt es z.Zt. 174 Verbrennungsbetten an 36 Kliniken, davon 46 Verbrennungsbetten speziell für Kinder.
- ◊ <u>Unfallursache:</u> 60 % der Verbrennungen erfolgen im häuslichen Bereich, 25 % d.F. sind Arbeitsunfälle (mit abnehmender Tendenz), 15 % sind Suizidversuche. **M** >> w.

Klin: Abhängig vom Stadium der Verbrennung:

⇒ 1. Grades: **Erythem**, schmerzhaft

⇒ 2. Grades, oberflächlich: Erythem + **Blasenbildung**, stark schmerzhaft, starke Blutungsneigung auf Berührung, Hautanhangsgebilde intakt

⇒ 2. Grades, tief: Erythem + Blasenbildung, teilweise zerrissen, die **Schmerzempfindung nimmt ab!**

⇒ 3. Grades: Verkohlte Haut, **Schmerzlosigkeit**

⇒ 4. Grades: Verkohlte Muskulatur, Faszien, Fettgewebe, Knochen

Diag:
1. Anamnese (Unfallhergang) und klinische Untersuchung (Pat. immer komplett entkleiden und untersuchen)
   Nadelstichprobe: ab Verbrennungen Grad 2 b besteht Analgesie. Die Überprüfung sollte regelmäßig wiederholt werden, da die Klinik der Verbrennung zu Beginn täuschen kann.
2. Röntgen: bei V.a. Frakturen
3. Labor: Hb, Hkt, Gesamteiweiß, KOD
4. Probeentnahme aus der verbrannten Haut zur exakten Bestimmung der Verbrennungstiefe (wichtig auch für die Op-Planung)
5. Laryngobronchoskopie und Trachealsekretgewinnung (Bakteriologie) zur Sicherung der Diagnose eines Inhalationstraumas
6. Regelmäßige Wundabstriche und bakteriologische Untersuchung in der Intensivphase

Ther:
- **Akut:** Retten aus der Gefahrenzone (Abschalten des Stroms bei Hochspannungstrauma!), Entfernung der heißen Kleidung, Sicherung der vitalen Funktionen, Abschätzung der Schädigungsausdehnung (Transport in eine Spezialklinik notwendig?, s.u.), möglichst zwei großvolumige, peripher-venöse Zugänge
  - **Lokaltherapie: Kühlung mit kaltem Wasser** (15-20 °C) zur Schmerzbekämpfung und Prophylaxe/Reduktion des Ödems so schnell wie möglich (nach einem Intervall von 1 Std. kann nicht mehr mit einem positiven Effekt gerechnet werden, eine Schmerzlinderung tritt allgemein nach ca. 10 Min. ein). Cave: bei großflächigen Verbrennungen (> 30 % KOF) und bei Kindern nicht kühlen, da die Gefahr einer Auskühlung zu groß ist! Zum Transport sterile **Abdeckung der Brandwunden** mit Metalline-Folien; Cave: akut keine Anwendung von Salben!
  - **Volumensubstitution**: obligat bei Verbrennungen >15 % der Körperoberfläche bei Erwachsenen (>8 % bei Kindern), initial 1.000 ml Ringer-Laktat i.v., weitere Gaben dann in der Klinik gem. u.g. Formel
  - **Schmerzbehandlung**: Morphin 2,5-5,0 mg i.v. oder Ketanest 0,25-0,5 mg/kg KG i.v. + evtl. Sedierung mit Diazepam (Valium®)
  - Bei V.a. **Inhalationstrauma** (Verbrennungen im Gesicht, Rauchspuren im Mund- oder Rachenraum, Schwelbrand von Kunststoffen, Reiz- od. Giftgasintoxikation): Sauerstoffgabe, bei respiratorischer Insuffizienz **frühzeitige Intubation** (nasal) und Beatmung
- **Transport** in eine auf Verbrennungen spezialisierte Klinik sollte erfolgen bei:
  1. >20 % dermaler (= 2. Grades) oder >10 % subdermaler (= 3. Grades) Verbrennung
  2. Verbrennungen mit Beteiligung von Gesicht/Hals, Hand, Fuß, Gelenken oder Ano-/Genitalregion
  3. Patienten mit einem Inhalationstrauma in jedem Fall! (in 30 % d.F. vorhanden)
  4. Säuglingen u. Kindern <10. Lj. u. Erwachsenen >50 J. mit dermalen Verbrennungen >10 % od. 3. Grades >5 %
  5. Verletzungen durch Strom

  Zentrale Vermittlungsstelle von Betten für Schwerbrandverletzte in Deutschland:
  20097 Hamburg, Beim Strohhause 31, Tel.: **040 42851-3998**, Fax: -4269
- **Erstversorgung in der Klinik:**
  Anlage eines großen venösen Zuganges / **ZVK**, Urinkatheter, Analgesie (Morphin i.v.) od. Analgosedierung (Fentanyl, Fentanyl® + Midazolam, Dormicum®), evtl. Intubation und Beatmung, falls nicht schon primär erfolgt (insb. beim Inhalationstrauma, evtl. nasale Umintubation), Bronchiallavage bei inhaliertem Fremdkörper, Reinigung des Pat. im Duschbad, Enthaarung der Verbrennungsareale

Tetanusprophylaxe (aktiv mit Tdap und passiv) nicht vergessen!
Steriles Bett, aseptische personelle Betreuung, semi-sterile isolierte Intensivbox, Raumtemperatur 30-32 °C und 60-95 % Luftfeuchtigkeit
Flüssigkeitsersatz entsprechend dem Ausmaß der verbrannten Körperoberfläche (s.o.) über ZVK: PARKLAND-Formel nach BAXTER:

4 ml Ringer-Laktat-Lösung x % verbrannte Körperoberfl. x kgKG

Die berechnete Menge gilt für 24 Std., die Hälfte der Menge sollte in den ersten 8 Stunden infundiert werden.
Bei Kindern, Inhalationstrauma od. Verbrennung >50 % KOF ist ein Flüssigkeitsersatz bis zur doppelten Menge notwendig (Anpassung über hämodynamisches Monitoring mittels SWAN-GANZ- u. Femoralarterienkatheter).
Urinausscheidung sollte **30-50 ml/Std.** betragen (Ausfuhrkontrolle! über suprapubischen od. transurethralen Katheter).

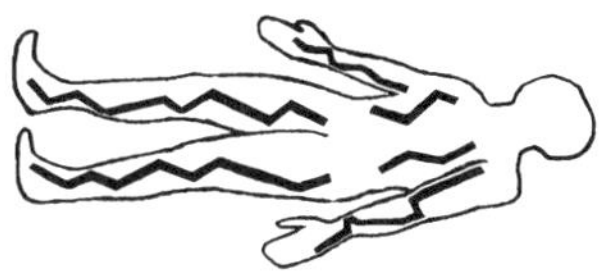

Evtl. zickzackförmige Entlastungsschnitte der Haut = **Escharotomie** (evtl. auch der Oberflächenfaszie) bei zirkulären Verbrennungen (dies ist wegen der Gefahr der Zirkulationsstörung, Nervenschädigung u. Kompartmentsyndroms im Haut-/Faszienkompartiment od. der Atembehinderung am Thorax erforderlich).
Im weiteren Verlauf: Substitution nach Bedarf von Humanalbumin (bei Gesamteiweiß <2,5 g/dl (bei großen Verbrennungsflächen), Humanalbumin 5%ig), Elektrolyten, Flüssigkeit, Kalorien u. Blutkonserven, ZVD-Monitoring, Ausgleich des Säure-Basen-Haushaltes nach dem individuellen Bedarf erforderlich, Thromboseprophylaxe.
Möglichst frühzeitig mit der enteralen Ernährung beginnen (ggf. per Duodenalsonde), Prophylaxe von Stressulzera im Magen/Duodenum durch H_2-Blocker + Anticholinergika (z.B. 3 Amp. Pepdul® + 2 Amp. Gastrozepin®/Tag).
Bei passagerer Niereninsuffizienz: Hämodialyse
Ist eine Langzeitbeatmung erforderlich, sollte ein Tracheostoma angelegt werden.

- **Oberflächenbehandlung der Brandwunden:**
  - Verbrennungen 1. Grades und oberflächlich 2. Grades heilen meist ohne Probleme aus und bedürfen keiner besonders aufwändigen Therapie. Frühzeitig werden die **Blasen eröffnet**. Zur Lokalbehandlung gibt es dann 2 Methoden:
    - Offene Behandlung (z.B. bei kleiner Brandblase): **trockene Wundverhältnisse** werden angestrebt und/oder zusätzliche Verschorfung durch die **Gerbungsmethode** (Aufbringen von 5%iger Tannin-Lösung) od. Tupfungen mit Povidon-Iod [Betaisodona®, Mercuchrom®]
    - Geschlossene Behandlung (bei größerer Fläche od. an den Gelenken): Applikation von antimikrobieller Salbe (Sulfadiazin-Silber-Creme, Flammazine®) auf die Wundfläche und Gazeverband (täglicher Verbandswechsel erforderlich) od. Silber-Folie auflegen (kann für 3-7 Tage verbleiben, Acticoat®) od. antiseptische Verbände (Lavasept®)
- Operativ: Ind: ab 2.gradig tiefen Brandwunden nach Stabilisierung des Verletzten
  - Grundsätzlich ist eine möglichst **frühzeitige** (1.-2. Tag) **Nekrosektomie** und **Eigenhauttransplantation** anzustreben ⇨

    tiefe 2.-gradige Verbrennungen: tangentiale Abtragung

    3.-gradige Verbrennungen: komplette **Abtragungen aller Nekrosen** (ggf. bis zur Muskelfaszie = epifaszial und ggf. auch tiefer)
  - Transplantation: Ideal ist die Deckung mit Eigenhaut als **Spalthauttransplantat** (sog. THIERSCH-Transplantat, insb. im Gesicht, Händen und an den Gelenken zur Prophylaxe späterer Kontrakturen). Die Spalthaut wird an nicht verbrannten Körperstellen mit dem Reese-Dermatom entnommen, die dem Hautmuster der verbrannten Region in etwa entsprechen.

    Bei unklaren oder sehr großen Wundverhältnissen temporäre Deckung mit synthetischen, Xeno- oder Allo-Hautersatzprodukten (z.B. Transcyte®, Integra®, Schweinehaut od. Spenderhaut von Verstorbenen) bis sich eindeutig die Tiefe der Verbrennungen abgrenzen lässt (ca. 7-10 Tage) und sich ggf. ein gesunder Wundgrund für die endgültige Transplantation gebildet hat.

    Große Flächen (Rumpf, Extremitäten) werden mit Spalthaut gedeckt, die zu einem **Git-**

tertransplantat (= **Mesh graft**, ca. 3- bis 9fach größere Flächendeckung mögl.) verarbeitet wird (nicht im Gesicht und an den Händen, dort nur Vollhauttransplantat).

<u>Zuchthaut:</u> wird bei extrem großen Verbrennungen benötigt (da dann nicht mehr genügend gesunde Haut für die Gewinnung von Spalthaut vorhanden ist). In mehreren Zuchtschritten (über insg. 3 Wo.) wird aus zuvor entnommenen (ca. 10 cm² Haut erforderlich) **körpereigenen** Keratinozyten in vitro ein Zellrasen (bis 7.500 cm² können so gewonnen werden) auf Trägergaze (sog. Sheets) angezüchtet, der dann als Epidermisersatz transplantiert werden kann. Nachteil: Die Zuchthaut ist wenig belastbar und sehr teuer. Zur Verbesserung der Stabilität kann zuvor noch ein künstlicher Dermisersatz bei ausgedehnten drittgradigen Verbrennungen transplantiert werden (Matriderm®, AlloDerm®).

Bei tiefer Verkohlung od. Stromverletzung ist (wegen der tiefen Gewebeschädigung periossärer Muskeln) ggf. eine gestielte od. freie Lappenplastik erforderlich.

- Frühzeitige Krankengymnastik zur Verhinderung von Narben-/Gelenkkontrakturen, insb. an den Händen, ggf. mit ausreichender Analgesie
- **Psychologische Betreuung** schwer Brandverletzter (Verarbeitung des Unfallschocks, des Schmerzerlebnisses, der entstellenden Narben, Selbstwertkrisen, Schwierigkeiten in der Partnerschaft, Sorge um Erhalt des Arbeitsplatzes)
- Selbsthilfegruppen: Bundesinitiative für Brandverletzte e.V., Dorfstr. 16b, 31020 Salzhemmendorf, Tel.: 05153 964429, Internet: www.brandverletzte-leben.de

  Phoenix Deutschland - Hilfe für Brandverletzte e.V., Dorfstr. 12, 19273 Amt Neuhaus-Sückau, Tel.: 038841 611-80, Fax: -81, Internet: www.phoenix-deutschland.de

  Elterninitiative brandverletzter Kinder - Paulinchen e.V., Segeberger Chaussee 35, 22850 Norderstedt, Tel.: 0800 0112123, Internet: www.paulinchen.de

<u>**Prog:**</u> Verbrennungen 1. Grades heilen narbenfrei ab, Verbrennungen 2. Grades (oberflächliche) heilen meist ebenfalls ohne Narbe in ca. 14 Tagen ab, evtl. bleiben Pigmentstörungen.

Ab Verbrennungen tiefen 2. Grades/3. Grades ist bei größerer Fläche eine operative Intervention immer notwendig.

Inhalationstraumen sind mit einer hohen Letalität belegt (bis 60 %).

Die kritische Verbrennungsfläche liegt bei ca. 50-70 % der Körperoberfläche bei Erwachsenen (je älter der Pat., umso schlechter die Prog., insb. >60 J.), bei Kindern bei ca. 60-80 % (bei Kindern heilen die Verbrennungen besser, sie sind in der Phase der Verbrennungskrankheit durch die Flüssigkeitsverschiebungen aber mehr gefährdet).

<u>**Kompl:**</u>

* **Verbrennungskrankheit:** Schock, akutes Nierenversagen/passagere Niereninsuffizienz, Verbrennungslunge (ARDS), DIC, Multiorganversagen, Pneumonie, Stressblutungen aus Magen-/Duodenalulzera während der Intensivphase, reflektorischer Ileus, Cholezystitis, Perikarditis, Pankreatitis, immunologische Störungen
* **Inhalationstrauma:** alveoläres Lungenödem, nekrotisierende Bronchitis, Atelektasen, Blutungen, CO-Intoxikation, steigender Lungenarteriendruck
* **Hochspannungstrauma:** Herzrhythmusstörungen (VES, Kammerflimmern), Nierenversagen (Crush-Niere wg. Myoglobinurie durch die verborgenen tiefen Muskelnekrosen ⇨ nicht von einer kleinen Stromeintrittsmarke täuschen lassen! ⇨ frühzeitige Escharotomie u. Nekrosektomien durchführen) ⇨ hohe Diurese (ca. 100 ml/Std. am ersten Tag) anstreben, osmotische Diuretika, Dopamin
* **Wundinfektion:** 75 % der Todesfälle resultieren aus Infektionen durch protrahierte **Sepsis**. Nach Ablauf von 3 Tagen sind Verbrennungswunden als infiziert anzusehen, daher wiederholt Abstriche machen. Keime: Staph. aureus, Streptokokken, Enterokokken D, Pseudomonas aeruginosa, Candida albicans, Clostridien. Eine Sepsis entwickelt sich typischerweise 5-7 Tage nach dem Verbrennungstrauma. Ther: bei Entzündungszeichen Antibiose nach Antibiogramm
* Katabolie durch Reparationsvorgänge, Einschwemmung der Pyrotoxine aus der Haut bei Wiedereinsetzen der Zirkulation im Verbrennungsgebiet (ab ca. 3. Tag)
* Nach Verbrennungen 1. u. 2. Grades verbleiben evtl. Hypo- od. Hyperpigmentationen (i.d.R. aber keine Narben)
* Kinder und Verbrühungen: Neigung zur **Keloid-Bildung** bei entsprechender genetischer Disposition, Ther: Kompressionsbehandlung
* Spätkomplikation (Intervall von ca. 30 J.): Entwicklung eines Narbenkarzinoms

<u>Op:</u> * Hypertrophe Narben, Wulstnarben mit Spannungsgefühl, Bewegungseinbußen, Licht- und Hitzeempfindlichkeit, Juckreiz

<u>Ther:</u> Druckbehandlung nach JOBST durch spez. Trikotagen od. Silikonauflagen, die einen Druck auf die vernarbende Region ausüben (für ca. 1 Jahr), Einreibung 2 x tgl. mit fettenden Salben, keine Lichtexposition, keine mechanische Beanspruchung.

Korrekturoperationen: Ind. sehr zurückhaltend stellen, da neue Narben entstehen können, frühestens 1 Jahr nach dem Trauma ⇨ Dermabrasion (z.B. bei Mesh-Gitter-Narben), Laserung bei Pigmentstörungen, Verschiebeplastiken bei Kontrakturen

<u>DD:</u> Verbrennungsähnliche Symptome an der Haut durch: Säuren, Laugen, chemische Kampfstoffe und toxische Genese (LYELL-Syndrom, Streptokokkentoxine)

HITZENOTFÄLLE

<u>Syn:</u> Hitzeschäden, engl. heat injuries, ICD-10: T67.9

<u>Ät:</u>
- **Insolation** (Sonnenbestrahlung) od. hohe Temperaturen (z.B. **Sauna**) + falsches Verhalten (z.B. ungeeignete Kleidung mit **Wärmestau**, kein Sonnenschutz)
- Prädisp.: Herz-Kreislauf-Belastung (**anstrengende Tätigkeit**, **Dehydratation**, Adipositas), Hautveränderungen (keltischer Hauttyp, zystische Fibrose, Lupus erythematodes), Medikamente (Diuretika [dehydrierend], Betablocker [neg. inotrop], Sympathomimetika [verhindern kutane Vasodilatation], Anticholinergika [unterdrücken das Schwitzen]), Koffein, Alkohol

<u>Path:</u> ♦ Kutane Vasodilatation + Schwitzen zur Kühlung ⇨ Dehydratation, Elektrolytverlust, Belastung von Herz u. Kreislauf (Herzminutenvolumen ↑), zerebrale Minderperfusion

<u>Etlg:</u>
Sonnenbrand (Syn: Dermatitis solaris): entspricht einer Verbrennung der Haut 1. Grades (Rötung, makulo-papulöses Exanthem, evtl. auch mit Blasenbildung = 2. Grades)

Hitzeerschöpfung (Syn: Hitzekollaps, Hitzesynkope): Variante der orthostatischen Synkope durch Flüssigkeits- und Elektrolytverlust mit Verwirrtheit, Schwindel, Übelkeit und Erbrechen, Myalgien, Bewusstseinsverlust bis zum hypovolämischen Schock

Sonnenstich (Syn: Insolation, Ictus solis): Hirnhautirritation durch Hitzeeinwirkung am Kopf (Körpertemperatur normal) mit starken Kopfschmerzen, Übelkeit und Erbrechen, auch Nackensteifigkeit, zerebrale Krampfanfälle bis Koma mögl.

Hitzekrämpfe: unwillkürliche muskuläre Spasmen (v.a. Waden, Oberschenkel u. Schultermuskulatur) durch Flüssigkeits- und Elektrolytmangel

Hitzschlag: ist die schwerste Form des Hitzenotfalls mit Versagen der Thermoregulation. Temperatur zentral >40°C (Hyperthermiesyndrom), stark verminderte bzw. aufgehobene Schweißbildung, starke Beeinträchtigung der ZNS-Funktionen, Krampfanfälle, irreversible Zellschädigung möglich

<u>Diag:</u>
1. Anamnese (Dauer des Aufenthaltes?) und klinische Untersuchung: rektale Temperaturmessung (Körperkerntemperatur?)
2. Labor: BZ messen (Ausschluss Hypoglykämie)

<u>Ther:</u>
- <u>Konservativ:</u> Kühlen (Schatten aufsuchen, Kleidung öffnen, evtl. feuchte Tücher auf Stirn, Nacken, Achselhöhle, Leiste), zu trinken geben
  - Stabilisierung/Wiederherstellung der Vitalfunktionen, Schocklage bei Kreislaufversagen, sonst eher Kopf erhöht, ggf. Sauerstoffgabe 4-6 l/Min.
  - **Rehydratation** mit Ringerlaktat-Infusion 20 ml/kgKG
  - Bei Krampfanfällen Benzodiazepin (z.B. Desitin® rectal tube 5 oder 10 mg)
  - Analgetika (z.B. 10-15 mg/kgKG Paracetamol Supp., ben-u-ron®)

<u>Prog:</u> Bei rechtzeitig eingeleiteten Maßnahmen gut

Proph: ♥ Ausreichend trinken, Kopfbedeckung, angemessene Kleidung (hellfarben, weiß), direkte Sonneneinstrahlung meiden, Sonnenschutzcreme benutzen
♥ Kleinkinder sollten keine Sauna besuchen, ältere Kinder nur mit Aufsicht.

DD: – Hypo- oder Hyperglykämie, Meningitis, Subarachnoidalblutung
– Sonnenallergie

UNTERKÜHLUNG / ERFRIERUNG

Syn: Unterkühlung: Hypothermie, ICD-10: T68
Erfrierung: Congelatio, ICD-10: T33.- bis T35.-

Def: Unterkühlung ist ein Absinken der Körperkerntemperatur unter 35 °C.
Erfrierung ist ein lokaler Kälteschaden ohne Abkühlung des Körperkernes.

Ät:
- Untertemperatur bei Kollaps, Hypothyreose, Kachexie, Medikamenten (z.B. Barbiturate)
- Hypothermie durch Trauma: **Kälteexposition** (Ertrinken, Bergsteiger, Alkoholiker, Drogenabhängige)
- Neu-/Frühgeborene mit noch unreifer Temperaturregulation, schweres Schädel-Hirn-Trauma mit Zerstörung des Temperaturregelzentrums
- Künstliche (iatrogene) Hypothermie: bei Herzoperationen, Transplantationen
- Erfrierung: Nasserfrierung (Einwirkung v. Kälte u. Feuchtigkeit), Wind
  Momenterfrierung (z.B. durch flüssige Luft od. Kohlensäureschnee)
  Lok: insb. Akren (Zehen, Finger, Ohren, Nase)

Etlg: Erfrierungen nach der Tiefe der Schädigung

Grad I (Congelatio erythematosa): nur oberflächliche Epidermis betroffen
Grad II (Congelatio bullosa): gesamte Epidermis betroffen
Grad III (Congelatio escharotica/gangraenosa): bis unter die Dermis ⇨ Defektheilung

Klin: ⇒ Hypothermie: (angegeben ist die Körperkerntemperatur)
<36 °C Leichte Hypothermie: Kältegefühl, Kältezittern
<35 °C Psychische Alteration mit Verwirrtheit, Desorientierung (Erregungsstadium)
<33 °C Beginnender Rigor, Apathie (Erschöpfungsstadium)
<30 °C Bewusstseinsverlust, Pupillenerweiterung, beginnende Lebensgefahr (fortschreitende Lähmungsstadien)
<28 °C Kreislaufversagen durch Kammerflimmern od. Asystolie
<27 °C Muskelerschlaffung
<18 °C Isoelektrisches EEG

⇒ Erfrierungen:
I. Grades: Blässe der Haut, Sensibilitätsstörungen, später Erythem (Hyperämie) nach Wiedererwärmung, leichte Schmerzen, Juckreiz
II. Grades: Blasenbildung mit blutig-serösem Inhalt, Haut schmerzhaft
III. Grades: Hautnekrosen, Mumifikation von Akren (z.B. Zehen) od. Blutblasen mit darunterliegenden nassen Nekrosen

Diag:
1. Anamnese (Schädigungshergang, Alkohol, Drogen) und klinische Untersuchung, rektale Temperaturmessung
2. EKG: Hypothermie: J-Welle im EKG (zusätzlich Ausschlag im absteigenden Teil der R-Zacke), Verlängerung der Überleitungszeit, Herzrhythmusstörungen, terminal Kammerflimmern od. Asystolie

3. Labor bei Hypothermie: Azidose, verminderte O_2-Sättigung, Hyperglykämie, CK-Erhöhung

Ther:
- Leichte Unterkühlung: passive Wiedererwärmung (warmer Raum, Entfernung nasser Kleidung, Wolldecken, heiße Getränke)

  Starke Unterkühlung: aktive Wiedererwärmung mit Applikation warmer Infusionslösungen (z.B. Glukose 5%ig mit 40 °C = aktive Erwärmung des Körperkernes) und warmem Bad (= aktive Erwärmung der Körperoberfläche, Cave: Gefahr von Azidose und Blutdruckabfalls durch den Einstrom des Blutes in die Peripherie ⇨ Intensivüberwachung und Therapie je nach Symptomatik)

  Muss ein unterkühlter Pat. reanimiert werden, so ist die Reanimation fortzusetzen bis der Pat. eine normale Körperkerntemperatur erreicht hat (erst dann darf bei Misserfolg abgebrochen werden).
- Erfrierungen I. und II. Grades: Heilen spontan ab ⇨ I. Grades ohne Residuen, II. Grades evtl. mit Narbenbildung nach Ausbildung eines Schorfes am Boden der Blase.

  Erfrierungen III. Grades: Alleinige Demarkation oder operative Nekrosektomie (bei Mumifikationen von Zehen, Fingern ⇨ Amputation) und evtl. Defektheilung/Spalthauttransplantate wie in der Verbrennungschirurgie (s.o.)

  Tetanusprophylaxe (aktiv und passiv) nicht vergessen (sonst schwere Tetanusinfektion häufig)!

Kompl:
* Hypothermie: Herzrhythmusstörungen, Kreislaufversagen
* Erfrierungen: Wundinfektion

DD: Frostbeulen (Perniones): **chronische** Frostschädigung mit teigig lividen, rundlichen Schwellungen, insb. an Finger und Zehen, ICD-10: T69.1

KOMBINIERTE VERLETZUNGEN U. KOMPLIKATIONEN

POLYTRAUMA

Syn: Mehrfachverletzung, ICD-10: T06.8

Def: **Gleichzeitige Verletzung von mindestens 2 Körperregionen oder Organsystemen, wobei wenigstens eine Verletzung oder die Kombination mehrerer lebensbedrohlich ist.**

Ät:
- Insb. **Verkehrsunfälle** (70 % d.F.) als Fußgänger, Fahrrad- / Motorradunfälle, schwere PKW-Kollision (Hochrasanztrauma)
- Sturz aus großer Höhe
- Unfälle im häuslichen Bereich
- Arbeitsunfälle
- Unfälle bei Extremsportarten (Gleitschirmfliegen, Motorsport usw.)

Path:
- ♦ Schwere der Verletzung wird bestimmt durch: **Schädel-Hirn-Trauma** (60-70 % haben ein SHT), **Thoraxtrauma** (45 %), **stumpfes Bauchtrauma, innere Blutungen**.
- ♦ **Blutverlust** bei geschlossenen Frakturen: Becken bis 4 Liter, Oberschenkel bis 2 Liter, Unterschenkel bis 1 Liter, Arm 0,5 Liter, einseitige Pleura-/Lungenverletzung bis 2 Liter, intraabdominelle Blutung bis 5 Liter!
- ♦ Verletzungskrankheit: systemische Reaktion auf das Polytrauma (ähnlich dem Postaggressionssyndrom), Oxygenierungsstörung, Azidose, hämodynamische Störungen (Hypotonie u. resultierende Störung der Mikrozirkulation), Gerinnungsstörungen, Hypothermie, endokrinologische Reaktionen (insb. Katecholamin-Anstieg) ⇨ Schock, Multiorganversagen

Epid:
- ◊ Inzidenz: in Deutschland ca. 8.000 Fälle/Jahr
- ◊ Prädisp.alter: 20.-35. Lj., **m** > w (3:1)

Etlg: # Schweregrade der Mehrfachverletzung nach SCHWEIBERER

Schweregrad I: Kein Schock, normaler pO_2, Letalität gering Leichtes gedecktes SHT, kombiniert mit Extremitätenfrakturen, stabile Frakturen von Wirbel, Beckenrand oder -ring, Wunden und Weichteilverletzungen
Schweregrad II: Leichte Schocksymptomatik, pO_2 wenig erniedrigt, Letalität 5-10% SHT II. Grades, Trümmerfrakturen, offene Frakturen II. u. III. Grades, komplexe Beckenfrakturen, ausgedehnte Weichteilverletzungen
Schweregrad III: Schwerer Schock, pO_2 <60 mmHg, Letalität ca. 30 % SHT III. Grades, Thorax- und/oder Bauchverletzungen, multiple offene oder geschlossene Extremitätenfrakturen, Wunden mit gefährlichen Blutungen

Es gibt noch eine Vielzahl weiterer Scores für das Polytrauma, die für die einzelnen Organsystemverletzungen Punkte vergeben, die die Patienten in Kategorien einteilen und daraus eine Prognoseabschätzung geben. Die gebräuchlichsten sind:
Im deutschsprachigen Raum der **PTS** (Polytraumaschlüssel n. OESTERN der Med. Hochschule Hannover, 1985, dieser ist sehr ausführlich und aufwendig, Gruppe I-IV),
im englischsprachigen Raum **AIS** (Abbreviated Injury Score der AAAM), **ISS** (Injury Severity Score n. BAKER), MOF (Multiple Organ Failure n. GORIS et al.) u. APACHE-II-Score (Acute physiology and chronic health evaluation n. KNAUS et al., sehr aufwendig)

Diag: 1. Anamnese (Unfallhergang) und klinische Untersuchung ⇨ schnelle Beurteilung, welche Notfalleingriffe durchgeführt werden müssen. Weitere Diagnostik erst nach Stabilisierung (Kreislaufsituation, Gerinnung) des Patienten

2. Sono-Abdomen: Intraabdominelle Blutungen (freie Flüssigkeit?), Organrupturen ⇨ ggf. CT-Abdomen bei schlechter Beurteilbarkeit oder Peritoneallavage
3. Röntgen: Immer **gesamtes Achsenskelett röntgen** = HWS + BWS + LWS in 2 Ebenen, Becken, **Schädel** in 2 Ebenen und **Thorax**. Abdomenübersicht, Extremitäten od. retrograde Urethrographie je nach klinischem Befund

   + CT-Schädel zum Ausschluss von intrakraniellen Blutungen u. CT-Thorax ⇨ orientierende Schichten zum Ausschluss von Kontusionen.

   ⇨ Alternativ wird heute zunehmend nur noch ein **Spiral-CT** durchgehend v. Schädel bis Becken durchgeführt (mit der neuen Gerätetechnik geht dies extrem schnell und spart die vielen Einzelaufnahmen, damit auch schonender).
4. Labor: **Blutgruppe und Kreuzprobe!** (Blutkonserven anfordern), Blutbild (Hb, Hkt), Blutgasanalyse, Elektrolyte, Gerinnungsstatus (Thrombozytenzahl, Quick, PTT, Fibrinogen), Nierenretentionswerte

Ther:
- Akut (Unfallort): **Sicherstellung der Vitalfunktionen**, **Schockbehandlung** (2 große venöse Zugänge [13G], Ringer-Laktat- und Hydroxyethylstärke-Infusion HAES-steril® od. Small-volume-resuscitation mit HyperHaes®), ggf. Reanimation, evtl. Anlage einer Anti-Schock-Hose (MAST), Halskrawatte anlegen, Auskühlen verhindern

  Frühintubation und kontrollierte Beatmung, Entlastung eines Spannungspneumothorax, Kompression starker äußerer Blutungen, Ruhigstellung von Frakturen (Vakuumschiene), Schmerzbehandlung, Ankündigung und schneller Transport in die Klinik
- Intensivtherapie (in der Klinik): Anlage eines ZVK (ZVD-Messung), rechtzeitige Substitution von **Blut** (ausreichend viele Konserven von der Blutbank anfordern und kreuzen lassen!, bei vital-bedrohlicher Blutung ggf. auch ungekreuzte, blutgruppengleiche Konserven od. "0-negativ" infundieren) und **FFP** = fresh-frozen-plasma, Flüssigkeitssubstitution, Azidoseausgleich mit Natriumbicarbonat (BE x 1/3 x kgKG, davon die Hälfte), Überwachung der **Gerinnung** (ggf. Substitution von Fibrinogen, weiteren Faktoren u. AT III), später Antikoagulation (Heparin i.v., dann niedermolekulares Heparin s.c., wenn keine K-Ind. durch die Verletzungen gegeben sind), Bilanzierung der Ein- und Ausfuhr, Tetanusimpfung durchführen (Tdap)
- Operativ: Stufenplan modifiziert nach SCHWEIBERER et al. (1987)

  1. Phase: unaufschiebliche **Notoperationen** (vitale Indikation = Sofort-Op, sog. *„damage control surgery"*), z.B.:
     - Anlage einer Thoraxdrainage im 2. ICR in der Medioklavikularlinie (bei Thoraxtrauma mit V.a. intrathorakale Blutung, Rippenserienfraktur oder Pneumothorax)
     - Entlastungspunktion bei Herzbeuteltamponade
     - Laparotomie bei Milz- / Leberruptur, intraabdomineller Massenblutung ⇨ Blutstillung, ggf. Abdominalpacking, z.B. bei unstillbarer Leberblutung
     - Versorgung bei unstillbarer Blutung aus großen Gefäßen oder im Nasen-Rachenraum
     - Kraniotomie bei epiduraler (arterieller) Blutung (bei subduraler Blutung = venös, meist keine sofortige Trepanation notwendig)
     - Rückenmarkentlastung bei drohendem Querschnitt
     - Beckenzwinge od. Fixateur ext. bei instabiler Beckenringfraktur (Gefahr großen Blutverlustes!), ggf. angiographische Embolisation bei großer Blutung
     - Fixateur externe bei vital gefährdeter Extremität (III.- bis IV.-gradig offene Frakturen)

  2. Phase: primär **definitive chirurgische Versorgung schwerer Verletzungen** (möglichst noch am 1.Tag = Früh-Op), z.B.:
     - Schädelimpressionsfrakturen, offene Schädel-Hirn-Verletzungen, Epiduralhämatom
     - Anhaltende thorakale Blutung (>0,5 l/Std. oder 2 l/Tag)
     - Verletzungen der ableitenden Harnwege
     - Magen- oder Darmverletzung, Augenverletzungen
     - Offene Extremitätenfrakturen (II.- bis III.-gradig offene Frakturen)

  3. Phase: primär definitive chirurgische Versorgung leichterer Verletzungen (innerhalb ca. 1 Woche nach abgeschlossener intensivmedizinischer Stabilisierung des Patienten = **Spät-Op**), z.B.:
     - Osteosynthese von Gesichtsschädelfrakturen, plastische Operationen

- Osteosynthese von einfachen Becken- od. Extremitätenfrakturen
- Bei absehbarer Langzeitbeatmung frühzeitige Tracheotomie (s.u.)
- Frühzeitige intensive krankengymnastische Betreuung

Prog: Letalität zwischen 15 und 40 % (prognostisch negativ sind insb. das Vorliegen einer intraabdominellen Massenblutung, schweres SHT, notwendige langdauernde Beatmung)

Kompl:
- * Schocklunge (ARDS), Ateminsuffizienz, Schockniere, Herz-Kreislauf-Versagen, **Multiorganversagen**
- * Verletzungskrankheit, Postaggressionssyndrom und posttraumatisches Immundefektsyndrom, Verbrauchskoagulopathie, Blutungen, Kompartment-, Crush-Syndrom
- * Infektionen (Pneumonie, Pleuritis, Peritonitis), Sepsis mit hoher Letalität
- * Thrombosen, Lungenembolie durch die meist längere Immobilisation und wegen der häufigen Kontraindikationen für eine prophylaktische Antikoagulation, z.B. SHT, große Wundflächen, Verletzung parenchymatöser Organe usw. ⇨ bei hohem Risiko Einlage eines V.cava-Schirmchens (s.o., Kap. Lungenembolie)
- * Zerebrale (SHT) und/oder spinale Funktionsstörungen
- * Massentransfusion: Infektionsrisiko (HIV, Hepatitis B/C, bakterielle Kontamination), hämolytische Reaktionen, posttransfusionelle Purpura, transfusionsassoziiertes Lungenversagen, Graft-versus-host-Reaktion
- * Dekubitus bei langer Liegezeit

VERLETZUNGSKRANKHEIT

Syn: **Postaggressionssyndrom**, postoperative Krankheit, ICD-10: R65.-!

Def: Allgemeine Reaktionen des Organismus auf ein Trauma mit transitorischen Funktionsstörungen des Herz-Kreislauf-Systems, des Energie- und Wasserhaushaltes und der Psyche

Abhängig von:
- Größe und Schwere des Traumas
- Lokalisation der Verletzung (Bauchhöhle, Thorax, SHT)
- Alter des Patienten
- Begleiterkrankungen: KHK, Herzinfarkt, Niereninsuffizienz, Leberzirrhose

Path:
- ♦ Erhöhte arterio-venöse O_2-Differenz durch erhöhten peripheren O_2-Verbrauch bei erhöhtem Grundumsatz (**Postaggressionsstoffwechsel** = Stresshormone erhöht) ⇨ HZV (Herz-Zeit-Volumen) steigt um >30 % an.
- ♦ **Entzündungsmediatoren** (auch ohne Infekt und Sepsis) ⇨ Fieber, Müdigkeit, Pulszunahme, international auch SIRS (systemic inflammatory response syndrome) genannt
- ♦ **Glukoseverwertungsstörung** bei gleichzeitigem Protein- und Fett**katabolismus** (= Abbau von Eiweißen und Fetten, negative Stickstoffbilanz, Ketonkörper ↑, Ketoazidose)
- ♦ Aldosteron und ADH-Erhöhung ⇨ Wasser- und Na-Retention, Hypokaliämie ⇨ generalisierte Ödeme
- ♦ **Gerinnungsaktivierung**, Thrombozytenaggregationen, **Blutverlust** ⇨ thromboembolische Komplikationen
- ♦ Vasokonstriktion, Zentralisierung ⇨ **Schock** bis hin zum Tod
- ♦ **Gestörte Infektabwehr** durch Verminderung von Immunglobulinen und Komplementverbrauch durch Erhöhung von Katecholaminen und Kortikoiden

Klin:
- ⇒ **Fieber** (Resorptionsfieber), Adynamie, Müdigkeit, Puls und Atmung beschleunigt
- ⇒ Appetitlosigkeit, Durst, Oligurie, seelische Verstimmung
- ⇒ Mögliche Laborveränderungen: BSG u. CRP erhöht, Leukozytose, Anämie, Anstieg harnpflichtiger Substanzen, Na^+ erhöht, K^+ vermindert, Glukose erhöht, Hyperbilirubinämie

Ther: Bei Auftreten von Symptomen: **intensivmedizinische** Überwachung und Behandlung (genaues Bilanzieren, bedarfsorientierte Infusionstherapie)

SCHOCK

Def: Missverhältnis zwischen Gefäßfüllung und Gefäßkapazität, Missverhältnis zwischen O_2-Angebot und O_2-Bedarf, Verminderung der Mikrozirkulation und daraus folgende metabolische, funktionelle und strukturelle Gewebeveränderungen. ICD-10: R57.9

Ät:
- **Volumenmangel** durch **Blutung** (nach außen oder nach innen durch Trauma, Tumor, Operation), Plasmaverlust/Eiweißverlust **(Verbrennungen),** H_2O- und Elektrolytverlust (Ileus, schwere Diarrhoe, Erbrechen)
- **Kardiogener Schock:** ⇨ Manifeste Herzinsuffizienz (Pumpversagen des Herzens) bei großem **Myokardinfarkt** (>20-40 % Myokard infarziert), **Lungenembolie**, Kardiomyopathie, Perikardtamponade (200-400 ml Einblutung in den Herzbeutel), konstriktive Perikarditis, Myokarditis, Arrhythmien, Kammerflimmern, elektromechanische Entkoppelung

  DD zum Volumen-Mangel: Halsvenenstauung, da ZVD erhöht!
- **Anaphylaktischer Schock:** Führt über Vasodilatation zu einem Volumenmangel (Toxine, Blutgruppenunverträglichkeitsreaktion, Medikamente, iodhaltige Kontrastmittel)
- **Septischer Schock:** Iatrogen!, nosokomial (Hospitalkeime, Problem insb. bei multiresistenten Keimen), v.a. gram-neg. Bakterien, toxic shock syndrome durch Staphylokokken, toxic shock-like syndrome durch Streptococcus pyogenes (Grp. A)
- **Neurogener Schock:** Dysregulation der Gefäßtonisierung durch extremen Schmerz, SHT, Hirnblutung, Intoxikation

Path:
- Circulus vitiosus des Schocks (MOON-Spirale):

  Hypovolämie ⇨ Verminderung des Herzzeitvolumens ⇨ Hypoxie und Gewebsazidose ⇨ Atonie der Gefäße ⇨ erhöhte Kapillarpermeabilität ⇨ führt zur weiteren Zunahme der **Hypovolämie** (= Schockspirale)
- Zentralisation: Gehirn- und Herzdurchblutung bleiben zunächst unverändert zu Ungunsten von: Niere, Splanchnicus-Gebiet: Leber, Pankreas, Darm und den Extremitäten (durch unterschiedliche Verteilung der α- und ß-Rezeptoren = α ⇨ Vasokonstriktion, ß ⇨ Vasodilatation) ⇨ Verminderung der O_2-Versorgung der Organe ⇨ anaerober Stoffwechsel der Zellen ⇨ Anfall von Laktat und Stoffwechselendprodukten ⇨ **Azidose** (Versuch der respiratorischen Kompensation der Azidose durch Mehratmung ⇨ aber: mehr O_2 wird für die verstärkte Atmung verbraucht und damit keine wesentliche Verbesserung der Gewebehypoxie) ⇨ metabolisch bedingte präkapillare Dilatation bei bestehender postkapillarer Konstriktion (präkapillar reagieren die Gefäße empfindlicher auf eine Azidose) ⇨ Blut „versackt" im Kapillarbett ⇨ Plasmaabfluss in das Interstitium ⇨ **Hypovolämie, Sludge-Phänomen** der Erythrozyten, Bildung von **Mikrothromben** (bis hin zur Verbrauchskoagulopathie = DIC)
- Anaphylaxie: Ag-Ak-Reaktion, Mediatorenfreisetzung (z.B. aus Mastzellen): Histaminausschüttung ⇨ Dilatation der Arteriolen, Konstriktion der Venolen ⇨ Blut versackt im Kapillarbett ⇨ Plasmaabfluss ins Interstitium ⇨ **Hypovolämie**
- Sepsis: Bakterien ⇨ Ektotoxine, Endotoxine führen zur Eröffnung der physiologischen AV-Fisteln ⇨ Hyperzirkulation des Blutes (O_2-Gehalt im venösen Blut hoch ⇨ rosige Farbe der Haut), aber Minderversorgung der Organe, zusätzlich wird O_2 in den Zellen nicht richtig verwertet (ursächlicher Mechanismus unklar) ⇨ Azidose und Folgen wie oben
- Schockorgane: Niere: Oligurie, akutes Nierenversagen

  Myokard: Koronare Perfusion sinkt, Herzmuskelinsuffizienz

  Leber: Hypoxidose ⇨ Nekrosen (histologisch: zentral um die Lebervenen beginnend), Leberversagen

  Lunge: ARDS (s.u.), respiratorische Insuffizienz, Infektanfälligkeit

Etlg: # Hypovolämie: bis 1000 ml Blutverlust gute Kompensation, bei >1.000 ml Blutverlust Schockgefahr! (= ab **20 % Volumendefizit**, Index ca.1)

Schockindex: Puls / systolischer Blutdruck = physiologisch ca. 0,5 **Index >1 Schockgefahr!**

Anaphylaktische Reaktion: Schweregrade

I:	Allgemeinsymptome (Schwindel,Kopfschmerz) + Hautreaktion (Juckreiz, Urtikaria)
II:	Zusätzlich: Blutdruckabfall + Tachykardie + Übelkeit, Erbrechen
III:	Zusätzlich: Bronchokonstriktion + Schock
IV:	Kreislaufversagen

Klin: ⇒ Volumen-Mangel-Schock: **Tachykardie, blasses Hautkolorit** (eine Zyanose ist meist durch den Hb-Abfall nicht direkt erkennbar), **Blutdruckabfall**, Kaltschweißigkeit

⇒ Sistieren der Urin-Ausscheidung

⇒ Tachypnoe (Volumenmangel- und respiratorische Azidosekompensation)

⇒ Anaphylaxie: Akute respiratorische Insuffizienz durch Bronchokonstriktion (Histaminwirkung), Urtikaria (Quaddeln), evtl. Lungenödem, Quincke-Ödem (Augenlider, Glottis + Larynx ⇨ inspiratorischer Stridor)

⇒ Sepsis: eher rosige Hautfarbe (Hyperzirkulation)

Diag:
1. Anamnese und klinische Untersuchung: Ansprechbarkeit, Atmung (und Pulsoxymetrie), Puls, Blutdruck, Pupillenreaktion, Hautfarbe, Rekapillarisationszeit (Druck auf den Fingernagel, dann loslassen ⇨ nach ca. 1 sec ist der Nagel beim Gesunden wieder rosig), Temperatur, Diurese (⇨ Blasenkatheter, Bilanzierung)
2. **ZVD** (zentraler Venendruck, gemessen in Höhe des rechten Vorhofes, physiologisch sind 3-10 cm H_2O) erniedrigt bei Volumenmangel, erhöht bei kardiogenem Schock (Stau des Blutes vor dem insuffizienten Herzen)
3. Labor: Blutbild mit Hb, Hkt (⇨ Blutverlust)
   Gerinnung! (auf AT-III-, Fibrinogen- od. Thrombozytenabfall, Nachweis von Fibrinspaltprodukten achten ⇨ Verbrauchskoagulopathie)
   Leukozyten (Leukozytose, bei Sepsis auch Leukozytensturz mögl.)
   Blutgasanalyse: O_2, CO_2, pH (Azidose), Base excess
4. EKG und EKG-Monitoring: Kardiale Funktionskontrolle, Infarktausschluss
5. Röntgen: Thorax (auf Infiltrate und ARDS achten, s.u.)
6. Rechtsherzkatheter (SWAN-GANZ-Einschwemmkatheter): Pulmonalarteriendruck, indirekte Messung des li. Vorhofdrucks durch pulmonalkapilläre Druckmessung, Bestimmung des Herzminutenvolumens

Ther:
- Allgemeinmaßnahmen: Flachlagerung mit 15° angehobenen Beinen bei Hypovolämie (nicht bei kardiogenem Schock ⇨ sitzende Haltung)
  O_2-Zufuhr über Nasensonde (8-12 l/min.) oder evtl. Intubation und Beatmung (100%ige O_2-Gabe, ggf. mit PEEP) ⇨ Klinikeinweisung, Intensivstation!
- Durchbrechen des Circulus vitiosus:
  Volumenersatz initial mit 500-1000 ml Plasmaexpander (***HAES*** oder Dextran) und mit isotonischer Kochsalzlösung/Ringerlaktat (in etwa gleicher Menge) i.v. (wenn bei Kindern kein I.v.-Zugang zu bekommen ist, auch als intraossäre Infusion über Tibiapunktion, Anmerkung: dies ist mit spezieller Kanüle auch bei Erwachsenen mögl.); diskutiert wird auch der Einsatz von hyperosmolarer Kochsalzlösung 7,5%ig 4 ml/kgKG als Bolusinfusion mit 6 % Dextran 70 als sog. small volume resuscitation, evtl. Acidoseausgleich mit Natriumbicarbonat.
  Bluttransfusion ab 1,5 l Blutverlust oder Hb <7-10 g/dl mit Erythrozytenkonzentrat (EK) oder Frischblut (in der Klinik)
- Behandlung der Ursache:
  – ***Septischer Schock:*** bei vorhandenem Eiterherd **operative Herdsanierung**, Fremd-

körper entfernen, Wunddrainage, sofortige hochdosierte Antibiose i.v., auf akutes Nierenversagen, DIC und ARDS achten!

- ***Kardiogener Schock:*** kausale Behandlung je nach Ursache (Kammerflimmern, Infarkt, Asystolie), Cave: bei Volumenmangel nur vorsichtiger Volumenersatz (wg. Belastung des Herzens), Dopamin-/Dobutamin-Perfusor, ggf. intraaortale Ballongegenpulsation bei dekompensierter linksventrikulärer Funktion
- ***Bei Herz-/Kreislaufstillstand:*** Reanimation, Adrenalin (s.u., Kap. Herz-Kreislauf-Versagen)
- ***Anaphylaxie:*** 1. Adrenalin (1:10 mit NaCl-0,9%ig verdünnt i.v., Suprarenin®)
  2. Antihistaminika (z.B. Dimetinden i.v., Fenistil®)
  3. Glukokortikoide (1.000 mg Prednisolon, Solu-Decortin®H)
  Bei Bronchokonstriktion zusätzlich Theophyllin (Euphyllin®)

  Bei Verlegung der Atemwege im Bereich des Mundes/Larynx, z.B. durch Wespenstich, Glottis-Ödem, Quincke-Ödem, verschluckten Fremdkörper, Trauma ⇨ Notfalltracheotomie = Durchtrennung des Lig.cricothyroideum (= Lig.conicum) zwischen Schild- und Ringknorpel
- ***Neurogener Schock:*** Zur Tonisierung der Gefäße Adrenalin, Dopamin, Dobutamin i.v., Schmerzbekämpfung
- ***Verbrauchskoagulopathie (DIC):*** FFP (fresh-frozen-plasma = Frischplasma), AT-III-Substitution, in der Frühphase: Heparin, Thrombozytenkonzentrat (bei Thrombozytensturz), Fibrinogensubstitution
- ***Nierenversagen:*** Diurese ⇨ Furosemid, Dobutamin-Perfusor, Bilanzierung von Ein- und Ausfuhr, evtl. Hämofiltration oder Hämodialyse

Prog: Jeder Patient, der das Stadium des manifesten Schocks erreicht, hat eine sehr ernste Prognose mit hoher Letalität ⇨ **Frühdiagnose** ist für das Fortschreiten des Organversagens entscheidend.

Kompl:
* Akutes Nierenversagen (das Risiko ist bei HAES-Gabe zusätzlich erhöht, daher wird in einigen Kliniken HAES nicht mehr eingesetzt)
* ARDS (akute respiratorische Insuffizienz, s.u.)
* DIC (Verbrauchskoagulopathie, s.u.)
* Weichgewebenekrosen, Myositis, nekrotisierende Fasziitis, Gangrän
* Multiorganversagen, Kreislaufversagen ⇨ Tod

Proph:
♥ Schonende Op- und Anästhesietechnik
♥ Bei intraoperativen Blutverlusten: rechtzeitige und ausreichende Substitution

ARDS

Syn: ARDS = adult respiratory distress syndrome, **akutes Lungenversagen**, akute respiratorische Insuffizienz, **Schocklunge**, ARF = acute respiratory failure, ICD-10: J80

Ät:
- **Protrahierter Schock, Thoraxtrauma, Polytrauma**, DIC, sehr belastende Op
- Infektionen, insb. **fulminante Pneumonie** durch Pneumocystis jiroveci, Legionella pneumophila, Influenza-Viren, HIV-Infektion, **Sepsis**, nekrotisierende Pankreatitis
- Inhalation von **Reizgasen** (Rauchgase, NO_2, Ozon), hyperbarer Sauerstoff, Höhenkrankheit, großflächige Verbrennungen, Intoxikationen (Paraquat, Narkotika)
- Inokulation von Flüssigkeiten in die Lunge (z.B. Ertrinken, **Aspiration** von Magensaft, Lampenöle)
- Lungenembolie (Thrombus, Fettembolie), Fruchtwasserembolie
- Transfusionsassoziiertes Lungenversagen (insb. nach Frischplasmatransfusion)
- Idiopathisches ARDS (Syn: akute interstitielle Pneumonie, HAMMAN-RICH-Syndrom)

<u>Path:</u>
- Hypoxie, Azidose (Schock) ⇨ **Permeabilitätsstörungen** ⇨ exsudative Phase ⇨ interstitielles Lungenödem
- Unzureichende Bildung von **Surfactant** durch Untergang der Pneumozyten II ⇨ alveoläres Lungenödem, Atelektasen, hyaline Membranen
- Entzündungsmediatoren, Endotoxine ⇨ Mikroembolien ⇨ **hyaline Membranen** infolge Extravasion von Fibrinmonomeren in die Alveolen

⇨ **Globale respiratorische Insuffizienz**, Fibrosierung der Alveolarwände (irreversibel) durch Endothelproliferation der Alveolarkapillaren = proliferative Phase

<u>Klin:</u> ⇒ Dyspnoe bis Orthopnoe (höchste Atemnot)
⇒ Bewusstseinsstörung ⇨ Koma

<u>Etlg:</u> v. STEPPLING (1987) nach Klinik, Blutgasen und Rö-Befund

Stad. I:	**Latenzphase**, Dyspnoe, geringe Hypoxie (Hyperventilation ⇨ respiratorische Alkalose), Röntgen: beidseitige unscharfe Hiluszeichnung
Stad. II:	Orthopnoe, starke Hypoxie, Zyanose, Tachykardie, Verwirrtheit, Röntgen: interstitielles Lungenödem, Transparenzminderung
Stad. III:	**Terminalphase,** respiratorische Globalinsuffizienz, extreme Hypoxie, Schock, Koma, Röntgen: konfluierende grobfleckige Verdichtungen

<u>Diag:</u>
1. Anamnese (Trauma, Op, Schock) und klinische Untersuchung (Auskultation)
   Das ARDS im Stad. I kann leicht verkannt/übersehen werden.
2. <u>Röntgen-Thorax:</u>
   Stad. I: Perihiläre streifige Verdichtung, beginnendes interstitielles Ödem
   Stad. II: Diffuse, mehr homogene Verdichtungen, evtl. Schmetterlingsfigur
   Stad. III: Verdichtungszunahme durch Bronchuswandödem, pos. Pneumobronchogramm
   Stad. IV: Zunehmend konfluierende grobfleckige Verschattungen
   Stad. V: Großflächige Infiltrationen
3. <u>Labor:</u> pO_2/FiO_2 <200 mmHg, lebensbedrohlich <80 mmHg (Norm: 300-500 mmHg)
4. EKG-Monitoring und Herzechographie: kardiale Funktion
5. Ggf. Pulmonalarterienkatheter (Swan-Ganz-Einschwemmkatheter): pulmonalkap. Druck?

<u>Ther:</u>
- Kausal: Ursache bekämpfen, Grunderkrankung behandeln
- **Frühzeitige Beatmung** mit **PEEP** (<u>p</u>ositive <u>e</u>nd<u>e</u>xpiratory <u>p</u>ressure ⇨ verhindert das Kollabieren der Alveolen) und inflation hold (IRV = <u>i</u>nversed <u>r</u>atio <u>v</u>entilation: inspiratorisches Plateau 2- bis 3x länger als die Exspiration); anfangs für 30 Min. 100 % O_2, dann kontinuierlich reduzieren (in Abhängigkeit von der Blutgasanalyse). Bei schwerer Gasaustauschstörung kann auch eine spezielle Hochfrequenzoszillationsventilation eingesetzt werden.
- <u>Med:</u> hochdosiert **Glukokortikoide**
  Heparin zur Proph. einer Verbrauchskoagulopathie (unter PTT-Kontrolle, Ziel: 2fach)
  Antibiotikaprophylaxe (Pneumonie) und NSDD (= <u>n</u>icht <u>s</u>elektive <u>D</u>arm<u>d</u>ekontamination durch orthograde Darmspülung), evtl. Katecholamine, Surfactantgabe
  Plasmaersatzmittel (niedermolekulare Dextrane), Albumin-Infusion (Ziel: Gesamteiweiß >60 g/l)
- Wechselnde Rücken-/Bauchlagerung mit Rotationsbett (Pat. als "Sandwich")
- Bei notwendiger längerfristiger Beatmung (voraussichtlich >14 Tage) sollte operativ ein Tracheostoma angelegt werden (zur Prophylaxe von Kompl. der Langzeitintubation).
- Bei Versagen der konventionellen Beatmung: künstlicher Oxygenator (**ECMO** = <u>e</u>xtra<u>c</u>orporaler <u>M</u>embran<u>o</u>xygenator), wenn trotz FiO_2 100 %-Beatmung der arterielle pO_2 nicht über 50 mmHg ansteigt (Norm: 70-100 mmHg). Alternativ auch partielle Flüssigkeitsbeatmung mögl. (die Lungen werden dabei mit Perfluorkarbonen [sind schwerer als Wasser und erweitern dadurch die Alveolen] befüllt und darüber normal maschinell beatmet).

<u>Prog:</u> Sehr schlecht, Letalität bei schwerem ARDS ca. **45 %!**

Kompl: * Manifester Schock, Nierenversagen, Multiorganversagen, Verbrauchskoagulopathie
* Längere Beatmung mit FiO_2 (= inspirat. O_2-Konzentration) 50-100 % ist zusätzlich lungentoxisch

DD: – Lungenödem kardialer Genese
– Pneumonie, insb. interstitielle Pneumonie

VERBRAUCHSKOAGULOPATHIE

Syn: **DIC** = disseminated intravascular coagulation, disseminierte intravasale Gerinnung, Defibrinationssyndrom, ICD-10: D65.-

Ät: Kein eigenständiges Krankheitsbild sondern Kompl. (Freisetzung von gerinnungsaktivierenden Faktoren / Toxinen / Trauma) diverser Krankheitsbilder:
- Jeder **Schock** jeglicher Genese kann zur DIC führen.
- Operationen an thrombokinasereichen Organen: **Pulmo, Prostata, Pankreas, Plazenta**
- Sepsis: insb. **gram-neg. Bakterien**, Meningokokken (WATERHOUSE-FRIEDRICHSEN-Syndrom), Staphylokokken (toxic shock syndrome [TSS], insb. durch Enterotoxin F u. Exotoxin C von Staph. aureus, sog. Tamponkrankheit), septischer Abort
- Akute Pankreatitis
- Polytrauma, großflächige Gewebezerstörung (⇨ Aktivierung von Gewebsthromboplastin)
- Para-/postinfektiös: Purpura fulminans meist mit Entwicklung eines Schocks und Ausbildung schwerer ausgedehnter Weichteilnekrosen
- Hämolysen (Blutgruppenunverträglichkeit, Seifenlaugenabort, Schlangengifte)
- Geburtshilfliche Komplikationen: Fruchtwasserembolie, vorzeitige Plazentalösung, HELLP-Syndrom, Dead-fetus-Syndrom bei Missed abortion = verhaltener Abort über mehrere Wochen, septischer Abort, Puerperalsepsis im Wochenbett
- Herz-Lungen-Maschine = extrakorporaler Kreislauf (= Kontaktaktivierung des Gerinnungssystems)
- Crush-Syndrom durch Rhabdomyolyse, zirkulierende Immunkomplexe, zerfallende Tumoren
- Kortikoide, Leberinsuffizienz ⇨ Beeinträchtigung des RES/RHS
- Gefäßmissbildungen (Riesenhämangiome bei KASABACH-MERRITT-Syndrom)

Path:
- ♦ Schock, Hämostase, Hypoxie, Azidose, Endotoxine ⇨ intravasale Aktivierung des Gerinnungssystems (Prothrombin-Aktivierung) = Hyperkoagulabilität ⇨ **multiple Mikrothromben** ⇨ **Verbrauch von Thrombozyten und plasmatischen Gerinnungsfaktoren** (insb. Fibrinogen, AT III, Fakt. V + VIII) ⇨ **hämorrhagische Diathese** = Hypokoagulabilität mit multiplen Blutungen und **sekundärer Hyperfibrinolyse** (verstärkt zusätzlich den Faktorenverbrauch) ⇨ Schock (Circulus vitiosus)
- ♦ Das **RES / RHS** (retikulo endotheliales/histiozytäres System) hat eine Abbaufunktion für gerinnungsaktivierende Substanzen. Im Schock, bei Tumorkrankheit oder unter Immunsuppression (Kortikoide) ist diese Funktion nicht mehr ausreichend gewährleistet ⇨ Mikrothrombosierung begünstigt!

Etlg: Verlauf der DIC

I:	**Aktivierungsphase:** Gerinnungsaktivierung, beginnender Thrombozytenabfall
II:	**Frühe Verbrauchsphase:** Abfall v. Thrombozyten u. plasmatischen Gerinnungsfaktoren
III:	**Späte Verbrauchsphase + Hyperfibrinolyse:** manifeste hämorrhagische Diathese

Klin: ⇒ Die DIC wird oft erst im Stadium der Blutungen erkannt.

⇒ Multiple Schleimhautblutungen (Nase, Rachen, Vagina, Anus), gastrointestinale Blutungen, petechiale oder großflächige Hautblutungen

Diag: 1. Anamnese (Op, Schock, Sepsis) und klinische Untersuchung (Haut-/ Schleimhautblutungen)
2. Labor: empfindlicher Parameter: **Thrombozytenzahl** (<30.000/µl ⇨ Blutungen)
Fibrinogen, AT III, Quick, evtl. einzelne Gerinnungsfaktorenbestimmung (keine Routine), Fibrinspaltprodukte (FSP, **D-Dimere** >0,5 µg/ml FEU ⇨ zeigen Hyperfibrinolyse an)

Ther:
- **Grundkrankheit behandeln**, Ursache beseitigen!
- In der Aktivierungsphase (Stad. I) und Übergang in II: **Heparin i.v.** 5.000-10.000 I.E./Tag (Ziel: PTT 2fach der Norm), Anmerkung: nicht bei geburtshilflichen Komplikationen
Substitution von **AT III** (ab AT III <70 %) 3.000-5.000 I.E./Tag, Substitution von Gerinnungsfaktoren mit **FFP** (fresh-frozen-plasma) u. Thrombozytenkonzentraten nach Bedarf
Im Stadium III: zusätzlich AT III, FFP, Frischblut, Thrombozytenkonzentrate
- Merke: Die Hyperfibrinolyse darf **nicht** gestoppt werden, um über diesen Weg die Mikrothromben wieder aufzulösen und die Mikrozirkulation sicherzustellen (lebenswichtig für die Funktionsfähigkeit der Organe, insb. Niere, Gehirn, Lunge, Leber) ⇨ **Antifibrinolytika** sind **kontraindiziert!**
- Bei Nierenversagen: Hämodialyse

Prog: Wird das Stadium II akut überschritten, ist die Prognose sehr ernst.

Kompl:
* Jede DIC kann zum manifesten **Schock** führen! ⇨ Multiorganversagen
* Nebennierenrindennekrosen, akutes Nierenversagen, Anurie
* Akute respiratorische Insuffizienz, Lungenödem, ARDS
* Bleibende neurologische Defizite

Proph: ♥ Low-dose-Heparinisierung (3 x 5.000 I.E./Tag) bei allen Operationen und Erkrankungen mit dem Risiko einer DIC-Entwicklung (insb. Lungen-, Prostata- u. Pankreasoperationen)

DD:
- Eine chronische DIC ist bei Malignomen zu beobachten (Thrombosen od. Blutungen mögl.).
- Blutungen bei Thrombozytopenien: idiopathisch (Morbus WERLHOF), bei Tumoren, Knochenmarkprozessen, Hypersplenismus, thrombotisch-thrombozytopenische Purpura (Morbus MOSCHCOWITZ), hämolytisch-urämisches Syndrom (GASSER-Syndrom), medikamentös (Heparin-induzierte Thrombozytopenie)
- Hämophilie A, B, v.-WILLEBRAND-JÜRGENS-Syndrom
- Vasopathien: Purpura SCHOENLEIN-HENOCH (postinfektiöse/allergische Vaskulitis)

HERZ-KREISLAUF-VERSAGEN

Syn: Herz-Kreislauf-Stillstand, Kreislaufstillstand, Herzstillstand, ADAMS-STOKES-Syndrom, ICD-10: I46.-

Def: Bedingt durch Kammerflimmern/Kammerflattern oder Asystolie

Ät: 1. Kardial (>90 % d.F.)
- **Herzinfarkt**, Perikardtamponade, Contusio cordis
- **Kammerflimmern**, Asystolie, Hyposystolie (weak action = Herzaktion im EKG, aber geringe Pumpleistung des Herzens), Kardiomyopathie, Sick-Sinus-Syndrom, höhergradiger AV-Block

2. Extrakardial
- Zirkulatorisch: **Schock**, massive **Lungenembolie** (Verschleppung venöser Thromben bei Phlebothrombose, insb. bei Immobilisation), Fettembolie (**Frakturen** langer Röhrenkno-

chen mit Abschwemmung des fettreichen Knochenmarkes, Fettaggregation der Blutlipide im Schock, Op: Marknagelung)
- Respiratorisch: Verlegung der Atemwege (Fremdkörper, Zurückfallen der Zunge bei Bewusstlosigkeit), Thoraxeinklemmung, Spannungspneumothorax, Aspiration, Ertrinken, zentrale Atemlähmung
- Reflektorisch: vasovagale Synkope, Herzmanipulation, Omentummanipulation, Elektrounfall, starke Unterkühlung, Karotissinusreflex
- Geburtshilfe: Fruchtwasserembolie ⇨ Aktivierung intravasaler Gerinnung, Vasokonstriktion, anaphylaktische Reaktion, Verlegung der Lungenmikrostrombahn, Schock
- Toxisch: Vergiftungen, Drogen, Medikamente (Digitalis, Narkotika, Atropin), starke Elektrolytverschiebungen (insb. K^+ und Ca^{++})

<u>Path:</u>
- ♦ Bewusstlosigkeit bei Kreislaufstillstand nach ca. 5-10 Sek.
- ♦ Atemstillstand tritt nach ca. 1 Min. ein
- ♦ Weite Pupillen nach ca. 2 Min., (Cave: bei Vergiftungen evtl. auch enge Pupillen)
- ♦ **Irreversible zerebrale Schädigung** nach ca. **5 Min**. (bei Kleinkindern, unter Hypothermie oder bei Schlafmittelintoxikation kann sich diese Zeit um ein Vielfaches verlängern)

<u>Klin:</u>
- ⇒ **Bewusstlosigkeit**, fehlende Reaktion auf Ansprache und Schütteln, keine Atmung mehr hörbar/sichtbar/fühlbar (fehlende Thoraxexkursionen, evtl. Schnappatmung durch Zwerchfellkontraktionen nach ca. ½ Min.), grau-blasse zyanotische Hautfarbe, Puls fehlt
- ⇒ **Weite Pupillen** nach ca. 2 Min., völlig **reaktionslose** Pupillen nach ca. 5 Min.
- ⇒ Lungenembolie: Plötzliche akute **Dyspnoe** und Tachypnoe, Husten, evtl. Hämoptoe = Bluthusten, Schmerz im Thorax, Tachykardie, subfebrile Temperaturen, Beklemmungsgefühl und Angst, Schweißausbruch, Übelkeit, Brechreiz

<u>Diag:</u>
1. Fremdanamnese u. klinische Untersuchung (Atmung, Karotispuls, sichtbare große Verletzungen od. Blutungen, graulivide Hautfarbe?) ⇨ **<u>KEIN ZEITVERLUST!</u>** durch andere, unnötige Untersuchungen (z.B. Blutdruckmessung...), **sofort mit Reanimation beginnen!**
2. Nach der Reanimation muss in der Klinik ein kompletter Organstatus erhoben werden: Rö-Thorax, EKG, Ultraschall-Abdomen, Notfall-Labor

<u>Ther:</u>
- <u>Sofortmaßnahmen:</u> **Kardiopulmonale Reanimation** n. d. "**ABC-Regel**"
  Nach den geänderten Leitlinien steht heute die **<u>C</u>irculation** eindeutig im Vordergrund!, kein Zeitverlust, sofort mit Reanimation beginnen und sofort Notarzt anfordern.
  - <u>A</u>temwege freimachen: Mund-/Rachenraum manuell **ausräumen** (ggf. absaugen und ggf. Oropharyngealtubus zum Freihalten einlegen, sog. Guedel-Tubus)
  - <u>B</u>eatmen: **Kopf überstrecken**, **Mund-zu-Mund-Beatmung** od. Mund-zu-Nase- od. Maskenbeatmung (Ambu®-Beutel, mit Anschluss eines Reservoirs für O_2-Gabe, 10-15 l/min), später Intubation zur Sicherung der Atemwege sobald wie mögl. Begonnen wird heute aber immer <u>zuerst mit der Herzdruckmassage</u>, dann erst beatmen ⇨
  - <u>C</u>irculation (= **Herzdruckmassage**, in der Mitte des Sternums): bei korrekter Durchführung (Pat. auf eine harte Unterlage/Boden legen) mit einer Drucktiefe von 5-6 cm sind 60-80 mmHg erreichbar ⇨ Femoralispuls dann tastbar

    1- od. 2-Helfer: Herzmassage/Beatmung immer im **Verhältnis <u>30 : 2</u>**

    (Ausnahme: bei Kindern, dort 15:2 und mit 5 Beatmungen beginnen)

    Zielfrequenz: 100-120 Herzdruckmassagen/Minute

  Dauer einer Reanimation: Mind. 30 Min. (Kinder, Schlafmittelintoxikation mind. 45 Min., bei Unterkühlung bis zur vollständigen Erwärmung), dies sind aber nur Anhaltswerte.

  Für die Laienreanimation ist akzeptiert auf die Beatmung zu verzichten u. nur eine Druckmassage durchzuführen (ist viel besser als nichts, Internet: www.100-pro-reanimation.de)
- <u>Notarzt:</u> **EKG-Monitoring** (über die Paddels des Defibrillators), **laufende kardiopulmonale Reanimation** dann mit Beatmung ⇨ und weitere Maßnahmen (sog. erweiterte Maßnahmen der Reanimation):
  - Bei Kammerflimmern, -flattern, pulsloser ventrikulärer Tachykardie ⇨ frühzeitige **Defibrillation** (einmal biphasisch mit 150-200 Joule), **Adrenalin** (wenn mögl. **i.v.** 1 mg auf 10 ml verdünnt, sonst auch 3 mg auf 10 ml NaCl-Lösung verdünnt als endobronchiale Applikation über den Tubus, Epinephrin, Suprarenin®). Nach erster Defibrillation sofort weitere kardiopulmonale Reanimation für 2 Min. (keine unnötigen Kontrollen!), dann

weitere Defibrillation alle 2 Min. mit 360 Joule, spätestens jetzt I.v.-Zugang legen und falls erforderlich Intubation, Adrenalin weiter alle 3-5 Min. i.v., bei weiterem Flimmern einmalige Bolusinjektion von **Amiodaron** i.v. (300 mg, Cordarex®)

- Bei Asystolie ⇨ Intubation, **Adrenalin** (i.v. 1 mg auf 10 ml verdünnt), frühzeitiger Einsatz eines externen Schrittmachers, Adrenalin weiter alle 3-5 Min. i.v., ggf. auch Atropin 1 mg i.v. (max. 3 mal). Intrakardiale Injektionen sind obsolet!
- Weitere Med: Magnesium 2 g in 50%iger Lösung über 2 Min., Natriumbicarbonat ($NaHCO_3$ initial 0,5 mmol/kgKG i.v.) erst dann einsetzen, wenn die anderen Maßnahmen über 20 Min. erfolglos (eine leichte Azidose ist für die Reanimation eher günstig).
- Eine **milde Hypothermie** (32-34 °C) ist günstig (wird nach erfolgreicher Reanimation für 12-24 Std. empfohlen). BZ-Kontrolle nach erfolgreicher Reanimation (Hyperglykämie verschlechtert die Prog.).
- Erfolgskontrolle: Pupillenreaktion (Miosis), tastbarer Puls, Wiedereinsetzen der Spontanatmung, Sinusrhythmus im EKG

• **Therapie der Ursache:** z.B. Druckverband bei äußerer Blutung, Entlastung bei Spannungspneumothorax, Lysetherapie od. Embolektomie mittels Saugkatheter bei Lungenembolie, Erwärmung bei Unterkühlung

• Giftnotruf: Information bei akuten Vergiftungen über die bundeseinheitliche Rufnummer: **19 240** (als Tel.-Vorwahl die Stadt mit der nächsten zuständigen Zentrale, Bonn [02 28], Berlin [0 30], Erfurt [03 61], Göttingen [05 51], Mainz [0 61 31], Homburg/Saar [0 68 41], Freiburg [07 61], München [0 89], Nürnberg [09 11])
Informationen im Internet: www.gizbonn.de (z.B. mit Bildern zu Pilzen, Schlangen usw.)
Österreich: Vergiftungsinformationszentrale, Wien, Tel.: +43 (0) 1 4064343
Schweiz: Toxikologisches Informationszentrum, Zürich, Tel.: 145, +41 (0) 44 2515151

Prog: Irreversible Gehirnschädigungen sind ab 3 Min. Kreislaufstillstand zu erwarten (längere Ischämietoleranz wird bei unterkühlten Pat. und Kleinkindern beobachtet). Jeder längere Kreislaufstillstand erhöht die Gefahr eines Komas mit der Entwicklung eines Apallischen-/Dekortikations-Syndroms nach dann evtl. "erfolgreicher" Reanimation.
Die Überlebenschance bei Kammerflimmern reduziert sich mit jeder Minute um 10 %!

Kompl: * Reanimation: Rippen-/Sternumfraktur, Herzverletzung, Aortenruptur, Perikarderguss, Pneumothorax, Verletzung/Perforation von Magen (Fehlbeatmung), Leber oder Milz
* Lungenembolie: Entwicklung eines Schocks, Rechtsherzversagen durch Gefügedilatation, Atelektase, hämorrhagischer Lungeninfarkt, ARDS, irreversible respiratorische Insuffizienz, irreversible Schockniere

FIEBER

Ät:
- **Wundinfektion**, Wunddehiszenz, Serom, nekrotisierende Wunde, Fremdkörper
- Septischer Herd, Abszess, Empyem, infiziertes Hämatom
- Iatrogen: Postoperativ, I.v.-Zugang-Infekt, zentraler Venenkatheter, Wunddrainagen
- **Harnweginfekt**, insb. bei Blasenkatheterismus
- Pulmo: Atelektase in der Lunge, **Pneumonie**, Lungenempyem, Lungenembolie, Infektion durch Intubation und Beatmung, Aspirationspneumonie
- Phlebitis, Phlebothrombose
- Peritonitis, Cholezystitis („Stressgallenblase"), Meningitis, Osteomyelitis
- Resorptionsfieber bei größeren traumatischen Defekten
- Unverträglichkeitsreaktionen: Bluttransfusion, Medikamente
- Hypothalamische Läsion in der Neurochirurgie od. durch SHT ⇨ gestörte Thermoregulation
- Maligne Hyperthermie

Path: ♦ **Pyrogene** (z.B. bakterielle Endotoxine, Interleukin-1)
♦ Bevorzugte Keime: **Staphylococcus** aureus u. epidermidis, E.coli, Enterokokken
Opportunistische und nosokomiale (= im Krankenhaus erworbene) Infektionen: Pseudo-

monas aeruginosa, Serratia marcescens, Legionellen, Klebsiellen, Clostridien, Candida, Cytomegalie-Viren

- Risikofaktoren: Besonders gefährdet für Infektionen sind Pat. mit septischer Op od. vorausgehender Sepsis, hohem Alter, Mangelernährung, parenteraler Ernährung, Vorbehandlung mit Antibiotika, Immunsuppression, Polytrauma.

Häufige Ursachen anhand des Zeitpunktes nach einem Eingriff:

Intra- oder perioperatives Fieber: Septische Op, Atelektase in der Lunge, Bluttransfusion, neurochirurgische Op, maligne Hyperthermie
Fieber innerhalb der ersten 2 Tage postop.: Nekrotisierende Wunde, Atelektase in der Lunge, Bluttransfusion
Fieber am 2. - 4. Tag postop.: I.v.-Zugang-Infekt, Harnweginfekt, Pneumonie, Atelektase in der Lunge, Lungenembolie, Phlebitis
Fieber am 5. - 10. Tag postop.: Wundinfektion, Wunddehiszenz, Serom, Harnweginfekt, I.v.-Zugang-Infekt, Phlebitis Abdomen: Anastomoseninsuffizienz, intraabdomineller Abszess, Peritonitis Pulmo: Pneumonie, Empyem, Lungenembolie Primär verkannte oder übersehene Verletzungen, Fremdkörper

Klin: ⇒ Temperatur >38 °C
⇒ Zeichen einer Wundinfektion

Diag:
1. Anamnese (chirurgische Grunderkrankung) und klinische Untersuchung: Rektale Temperaturmessung, Inspektion des Wundgebietes, Druckschmerzhaftigkeit
2. Labor: Blutbild (Leukozytenzahl), BSG, CRP, Harnsediment, Blutkulturen (während des Fieberanstiegs und möglichst vor einer Antibiotikagabe abnehmen) ⇨ Suche nach Erreger und Bestimmung der Resistenz (Antibiogramm)
3. Röntgen: Thorax zum Ausschluss v. Pneumonie u. Atelektasen
4. Bronchoskopie bei V.a. Atelektasen
5. Chirurgische (diagnostische) Reoperation als ultima ratio bei unklarem Befund

Ther:
- **Beseitigung der Ursache!**
- Konservativ: Antibiose bei Infektionen (zuerst Breitband-Antibiotika und nach Antibiogramm gezielte Antibiose geben)
  Symptomatisch: Kühlen, Medikamente wie Acetylsalicylsäure, Paracetamol od. Metamizol (= Hemmung der Prostaglandinsynthese)
- Operativ: Chirurgische Revision bei unklaren Wundverhältnissen und Fieber

Kompl: * **Multiresistente Keime**, insb. **MRSA** (Methicillin-resistenter Staphylococcus aureus, ICD-10: U80.00!), Problem insb. auf Intensivstationen. Ther: **Isolierung des Pat.** und stets **Händedesinfektion** nach Kontakt mit dem Pat., operative Infektsanierung bei Wunden, Med: Vancomycin (4 x 500 mg/Tag i.v.) od. neu Ceftarolinfosamil (2 x 600 mg/Tag, Zinforo™), bei Nachweis im Nasenabstrich zusätzlich Mupirocin-Nasensalbe (Turixin®) 3-mal tgl., seit 2009 sind MRSA-Infektionen in Deutschland meldepflichtig!
Varianten der MRSA sind CA-MRSA (= community acquired), die virulenter sind und auch in normaler Umgebung vorkommen und gesunde Menschen infizieren können, sowie LA-MRSA (= livestock associated), die in Tiermastbetrieben (Geflügel, Schweine) vorkommen und bei engem Kontakt auf den Menschen übertragen werden können.
Weitere aktuelle multiresistente Keime: Extended-Spectrum-Beta-Lactamase bildende E.coli u. Klebsiella pneumoniae (**ESBL**), Vancomycin-resistente Enterokokken (VRE), Clostridium-difficile-assoziierte Diarrhoe (CDAD), Penicillin-resistente Pneumokokken, Carbapenem-resistente Pseudomonas aeruginosa, multires. Acinetobacter baumanii
Ther: spezielle intravenöse Reserveantibiotika nach Austestung (Erreger u. **Resistenz! bestimmen**), z.B. Tigecyclin (Tygacil®), Doripenem (Doribax®), Linezolid (ZYVOXID®) od. Daptomycin (Cubicin®) i.v. für 10-14 Tage

Proph:
- ♥ Op: strenge Asepsis, Op-Feld-Vorbereitungen (Reinigung, Rasur), atraumatisches Operieren, Vermeidung von Blutverlusten
- ♥ Perioperative Antibiotikaprophylaxe bei kontaminierten Wunden, offenen Frakturen, Dickdarm-, Lungen- od. Herzeingriffen, Kraniotomien od. Einbringung von Implantaten
- ♥ Postoperativ: Zugänge immer nur so lange wie nötig belassen, Händedesinfektion vor Wundbehandlung oder Pflege von Kathetern

WUNDEN UND WUNDVERSORGUNG

WUNDE ICD-10: T14.-

Def: **Defekt des schützenden Deckgewebes** (Haut, innere Oberflächen) und Gewebezerstörung durch äußere Einwirkung
- ∗ Einfache Wunde = ohne Organbeteiligung
- ∗ Zusammengesetzte/komplizierte Wunde = mit Organbeteiligung
- ∗ Geschlossene Wunden: Prellung, Quetschung
- ∗ Offene Wunden

Ät: 1.) **Mechanisch:**
- **Schürfwunde** (Erosio u. Excoriatio): nur Epidermis verletzt, keine spezielle Behandlung
- **Schnittwunde:** glatte Wundränder (Sonderform: Operationswunde)
- **Stichwunde:** dünner Kanal in die Tiefe, Verletzung tiefer Strukturen prüfen, Röntgen: Fremdkörper?
  Bei tiefer Wunde Infektionsgefahr ⇨ keine Naht, damit Wundsekret ablaufen kann
- **Risswunde:** zerfetzte Wundränder
- **Bisswunde:** Stich-/Quetschwunde durch Tierzähne ⇨ Wundränder ausschneiden und je nach Befund offene Wundversorgung oder auch Naht, Infektionsgefahr der Weichteile ist hoch (20 % d.F.) und auch Osteomyelitis mögl., Tollwutverdacht klären!
- **Riss-Quetschwunde** (sog. Platzwunde): über Knochen mit Gewebebrücken
- **Ablederung (Décollement, Avulsion):** Schichtweise Ablösung der Haut, z.B. Skalpierungsverletzung
- **Abtrennungswunde:** inkomplette Amputation eines Körperteils
- **Schusswunde:** Durchschuss (Ein- u. Ausschuss) oder Steckschuss? Immer Röntgen-Diagnostik mit Weichteilen! ⇨ Projektil/Fragmente?, Schussfraktur?
- **Pfählungsverletzung:** im Anorektalbereich, Perineum oder Genitalbereich, wichtig: Fremdkörper präklinisch belassen!

2.) **Thermisch:** Wunde durch **Wärme**- oder **Kälteexposition**

3.) **Chemisch:**
- **Säuren** ⇨ Koagulationsnekrosen
- **Laugen** ⇨ Kolliquationsnekrosen (Verflüssigung des Gewebes ⇨ tiefere Schäden)

4.) **Strahlung:** Gewebeschaden durch radioaktive Strahlung ⇨ Hautnekrosen, Strahlenulkus

WUNDHEILUNG

Wundheilungsphasen (physiologischer Wundheilungsprozess):

1. Tag:	**Exsudative Phase** (Hämostase): Thrombozyteneinwanderung u. -aggregation, Fibrinfreisetzung und -verklebung, Freisetzung von Zytokinen ⇨ Blutstillung, Schorfbildung
1.-3. Tag:	**Inflammatorische Phase** (Entzündungs-, Resorptions- od. Latenzphase): katabole Autolyse, Fibrinabbau, Entzündungsreaktion und Entzündungszeichen, Infektabwehr
4.-7. Tag:	**Proliferationsphase** (Kollagen- od. Granulationsphase): Fibroblasten- und Kapillareneinsprossung ⇨ Kollagenneusynthese

8.-12. Tag: **Reparationsphase** (Narbenphase): Ausbildung der kollagenen Fasern, Wundkontraktion ⇨ zunehmende Reißfestigkeit, Epithelialisierung

ab 2.-3. Wo. bis 1 J.: und im weiteren die **Differenzierungsphase**: Ausreifung des Kollagens ⇨ **Remodeling** von spezifischem Gewebe (intakte narbenfreie Haut) oder Ausbildung von belastungsstabilem Bindegewebe (Narbe)

Primäre Wundheilung: (sanatio per primam intentionem) Minimale Bindegewebsbildung, primäre Adaptation der Wundränder; Erosionen und Exkoriationen der Haut heilen ohne Narben ab. Knochen, Mukosa und Bindegewebe bilden wieder organtypisches Gewebe.

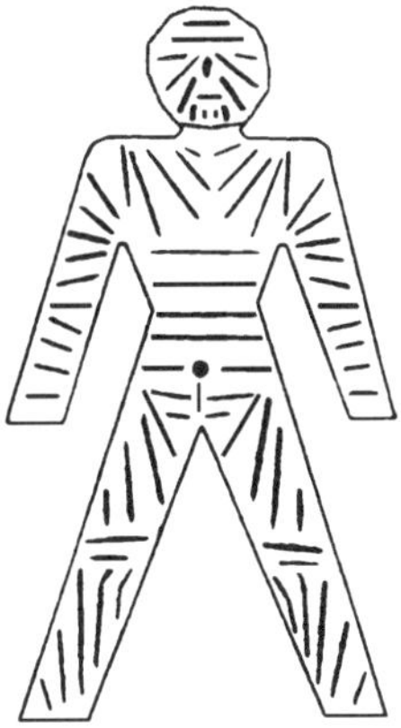

Sekundäre Wundheilung: (sanatio per secundam intentionem) Granulationsgewebebildung, sekundäre Wundrandadaptation durch Zusammenziehung der Wunde, Defektheilung mit Narbe

Tertiäre Wundheilung: Kombination aus sekundärer Wundheilung (= Bildung von Granulationsgewebe) und anschließender Hauttransplantation (mit primärer Wundheilung)

<u>Heilungsdauer:</u> Haut: 8-10 Tage, vollständige Belastbarkeit nach ca. 3 Wochen, Entfernung der Hautfäden je nach Region (s.u.)

<u>Wichtig für Operationen:</u>
Durch Schnittführung im Verlauf der **Spaltlinien der Haut** (LANGER-Linien, s. Abb.) klaffen Wunden weniger und führen durch zusätzliche Wundkontraktion zu besserer Heilung mit geringerer Narbenbildung.

WUNDBEHANDLUNG

Angestrebt wird eine **primäre chirurgische Wundversorgung** (nach FRIEDRICH, 1916).
Was bei der Behandlung der Wunde zu beachten ist:

1.) Begleitverletzungen? ⇨ **Durchblutung, Motorik** und **Sensibilität** (DMS) **prüfen!**
⇨ Wichtig: <u>Dokumentieren!</u>

2.) Wie alt ist die Wunde? ⇨ Bis **6 Std.** kann primär genäht werden.

3.) Was für eine Wundart? ⇨ Keine primäre Naht bei Biss-, Stich- und verschmutzten Wunden

4.) Wundrandbeschaffenheit? ⇨ glatt ⇨ Wahrscheinlich wird nur wenig nekrotisches Gewebe entstehen, nur geringe Angriffsfläche für Bakterien, gute Heilungstendenz, geringe Narbenbildung.
⇨ zerfetzt ⇨ Wundinfektionsgefahr

5.) Lokalisation der Wunde? ⇨ Wichtig für die Durchblutung u. Heilung: gut am Kopf, schlechter an den Extremitäten

<u>**Chirurgische Wundversorgung** (nach FRIEDRICH):</u>

1.) **Reinigung und Desinfektion** der umliegenden Haut (ca. 20 cm, mit alkoholischen Präparaten, z.B. Merfen® für 3 Min.), bei starker Behaarung Rasur des Op-Gebietes (Haarflaum u. Kurzhaar werden belassen, keine Rasur bei Wunden im Bereich der Augenbrauen)

2.) **Lokalanästhesie** oder Leitungsanästhesie (Finger, Zehen), dann sterile Abdeckung der Wunde

3.) **Inspektion** der Wunde (Fremdkörper, Blutungen, Verletzung tiefer Strukturen?)

4.) **Exzision des Wundrandes** (zurückhaltend bei Gesicht und Fingern, nicht bei Schürfwunden), evtl. Ausräumung von nekrotischem Gewebe (Débridement)
Wundtoilette: Bei verschmutzten Wunden **Spülung** mit H_2O_2 od. Biguanid-Antiseptikum (Lavasept®) und Nachspülen mit NaCl- od. Ringer-Lösung

5.) **Spannungsfreie Wundadaptation** mit Wundnaht; bei großen od. gekammerten Wunden oder Hohlräumen Einlage einer REDON-Drainage (über separate Inzision) und zusätzliche Subkutannähte

6.) Steriler Verband und Ruhigstellung (soweit möglich)

7.) Prüfung des **TETANUSSCHUTZES!** (im Zweifel [keine Vorimpfungen, kein Impfpass] bei tiefen und unsauberen Wunden immer simultan impfen: Tetanol® (bzw. heute Tdap-Impfstoff empfohlen) + Tetagam®N)

Naht: – Primärnaht: 6 Std. (bis max. 12 Std.) bei allen unkomplizierten Wunden
- Verzögerte/aufgeschobene Primärnaht: bei großer Weichteilbeteiligung/Polytrauma ⇨ Naht nach Stabilisierung des Zustandes des Pat.
- Sekundärnaht: nach Tagen (ca. 3-8) bei Vorliegen von sauberem Granulationsgewebe im Wundgebiet

Nahtmaterial

Arten:

I. Resorbierbares Nahtmaterial:
Synthetisch: Polyglycolsäuren (Vicryl®, Monocryl®, Dexon™), Polydioxanon (PDS)
(Naturfäden: Catgut, chromiertes Catgut (verzögerte Resorption, 2-4 Wochen))

II. Nicht resorbierbares Nahtmaterial:
Kunststoff (Polypropylen, Polyester, Polyamid): Monofil (Prolene®, Miralene®, Marilon®, Ethilon®, Seralon®) oder gezwirnt (Mersilene®)
Seide, Zwirn (Flachs)
Draht: Monofil oder gezwirnt, Edelstahl

Ind: I. Resorbierbares Nahtmaterial:
- **Vicryl®**, **Monocryl®**, **Marlin®, Dexon™**: Für alle Nähte, die nicht entfernt werden müssen ⇨ Ligaturen, Umstechungen, Magen-Darm-, Faszien-, Muskel-, Subkutannähte. Resorption in 6 Wochen, NW: selten Gewebereaktionen und Narbenbildung
- **PDS**: für Bandnähte (PDS-Banding in der Unfallchirurgie), Resorption nach ca. 12 Wochen
- Catgut: wurde zuletzt nur noch für Schleimhäute verwendet, sonst durch das synthetische resorbierbare Nahtmaterial ersetzt. Herstellung aus Tierdärmen, daher wegen der potentiellen BSE-Gefahr seit 2001 nicht mehr im Handel. NW waren auch vermehrt Fremdkörperreaktionen.

II. Nicht resorbierbares Nahtmaterial:
- **Prolene®**, **Miralene®**, **Marilon®**, **Ethilon®**, **Seralon®**, **Mersilene®**: für **Hautnähte**, Intrakutannähte, Vorteil: wenig Angriffsfläche für Bakterien, kaum Fremdkörperreaktionen. Nachteil: Nahtmaterial muss nach der Wundheilung entfernt werden.
- Seide: für Hautnähte, Gore-Tex®-Implantate
- Draht: für Zerklagen, z.B. zum Verschluss einer Sternotomie

Fadenstärken:

Es gibt verschiedene Stärkebezeichnungen für chirurgisches Nahtmaterial. Im Op am gebräuchlichsten ist die amerikanische Pharmakopoe **USP**. Die europäische Pharmakopoe ist nach dem **metrischen System** ausgerichtet, die Angabe entspricht dabei in etwa 1/10 mm Fadenstärke (beide Angaben, USP und metric, sind auf allen Nahtmaterialpackungen zu finden). Die angegebenen USP gelten für alle Nahtmaterialien (außer Catgut ⇨ je 1 Einheit höher im USP bei gleicher Stärke).

Folgende Fadenstärken sind am gebräuchlichsten:

Hautnaht an Rumpf und Extremitäten 3-0
Hautnaht im Gesicht/Finger/Kinder 5-0
Subkutannaht 3-0
Gefäßligaturen 2-0

Muskelnaht 0 bis 2
Fasziennaht 1 bis 3
Gefäßnaht 5-0 bis 7-0
Nervennaht 8-0 bis 10-0

Übersicht über die Fadenstärken und Umrechnung der Größenangaben:

USP	metric	in mm	**USP**	metric	in mm
12-0	0,01	0,001 - 0,009	**(2-0)**	2,5	0,250 - 0,299
11-0	0,1	0,010 - 0,019	**2-0**	3	0,300 - 0,349
10-0	0,2	0,020 - 0,029	**0**	3,5	0,350 - 0,399
9-0	0,3	0,030 - 0,039	**1**	4	0,400 - 0,499
8-0	0,4	0,040 - 0,049	**2**	5	0,500 - 0,599
7-0	0,5	0,050 - 0,069	**3**	6	0,600 - 0,699
6-0	0,7	0,070 - 0,099	**4**	7	0,700 - 0,799
5-0	1	0,100 - 0,149	**5**	8	0,800 - 0,899
4-0	1,5	0,150 - 0,199	**6**	9	0,900 - 0,999
3-0	2	0,200 - 0,249			

Nadeln:

* Art: **Atraumatisch:** Nahtmaterial im Nadelschaft versenkt (öhrlose Nadel) ⇨ keine Kante am Fadenansatz
  Traumatisch: Nadel mit Nadelöhr, durch das der Faden geführt wird.
* Form (wird mit einem Buchstaben kodiert): Gerade (G) oder **gebogen** mit 1/4 Kreis (V), **3/8 Kreis (D), 1/2 Kreis (H),** 5/8 Kreis (F)
* Profil (wird mit einem Buchstaben kodiert): Rund (R), schneidend (S), trokar (T), Spatel (SP), Lanzette (L)
* Länge: Angabe in mm (bei gebogenen Nadeln wird die gestreckte Länge angegeben)

Andere Wundverschlussarten:

- **Hautklammern** mit Klammergerät (skin stapler), Entfernung der Klammern mit Hautklammer-Entferner; Vorteil zur Naht: Zeitersparnis, gleiches kosmetisches Ergebnis; Nachteil: teurer
- **Klebestreifen** (Steri Strip®) in verschiedenen Breiten zur zusätzlichen Wundrandadaptation
- **Fibrinkleber** (TISSUCOL®, Beriplast®) od. Cyanoacrylat-Kleber (Dermabond®) für kleine Wunden und spezielle Anwendungen
- **Metallclips** für Ligatur von Gefäßen und spezielle kombinierte Klammernaht- und Schneidegeräte für die endoskopische Chirurgie
- Spezielle Schneide- und Klammernahtgeräte für die Darmchirurgie

Nahttechnik

- Allgemein: Alle 1 bis 1,5 cm legen einer Naht, Ein- und Ausstich erfolgen etwa im Abstand von 0,5-1 cm vom Wundrand unter Mitfassen des oberflächlich angeschnittenen Unterhautfettgewebes.
- Einzelknopfnaht

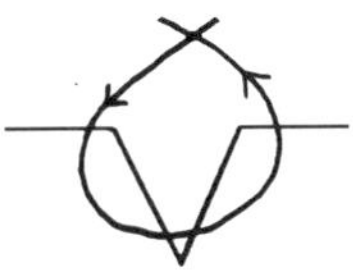

- Rückstichnaht n. DONATI

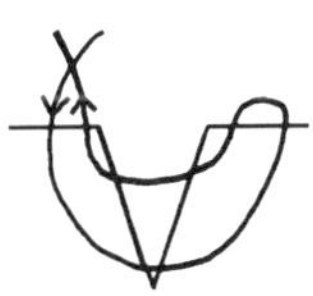

Rückstichnaht n. ALLGÖWER (Modifikation d. DONATI-Naht mit einseitig intrakutanem Verlauf)

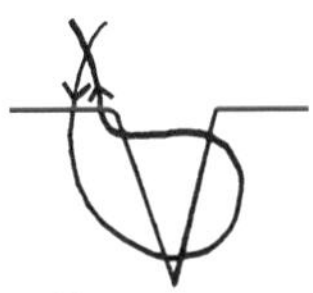

- Fortlaufende Naht: als überwendliche Naht = Kürschnernaht

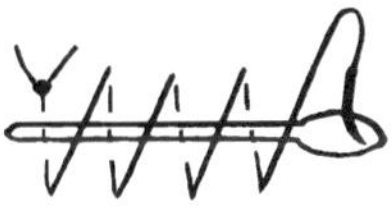

als durchschlungene Naht

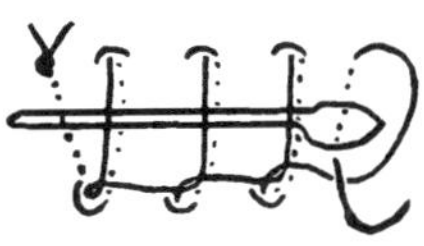

oder als U-Naht = Matratzennaht

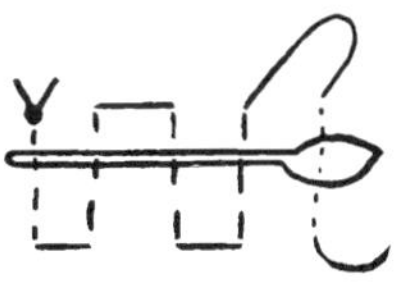

- Tabakbeutelnaht (z.B. bei Appendektomie) 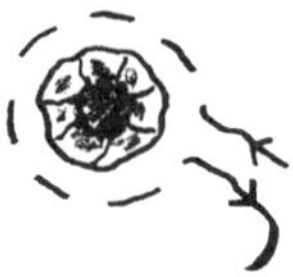

- Intrakutannaht (als fortlaufende intrakutane U-Naht, Ein- und Ausstich nur am Anfang und Ende der Wunde) 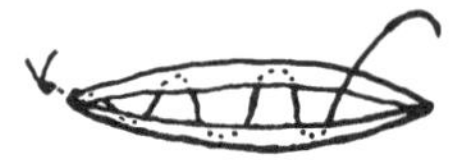

Fadenentfernung: Richtwerte differieren je nach Alter, Allgemeinzustand, Wundausdehnung usw.:
Kopf / Hals: 4.-8. postoperativer Tag
Rumpf: 7.-10. postoperativer Tag
Extremitäten: 10.-15. postoperativer Tag

Regionalanästhesie

Art: # **Oberflächenanästhesie**: Schleimhautanästhesie mit Sprays oder Gelen, z.B. Lidocain als Xylocain®-Spray für Nasen-Rachenraum, Xylocain®-Gel für Urethra oder Instillagel® für Prokto- u. Rektoskopien, Vereisungsspray (Ethylchlorid) für Stichinzisionen bei Abszessen

Infiltrationsanästhesie: **Lokalanästhesie**, sog. ***Field-Block,*** fächerförmige Injektion um den zu anästhesierenden Operationsbereich mit dünner Nadel, Mepivacain 1%ig 10-20 ml
Tumeszenz-Lokalanästhesie: großflächige Injektion großer Mengen (500-2.000 ml) verdünnter Lidocain-Lösung (0,05%ig mit Adrenalin) od. Prilocain-Lösung, Ind: wird vor allem bei der Liposuktion (Fettabsaugung) eingesetzt.

Periphere Nervenblockade: OBERST-**Leitungsanästhesie** an Fingern und Zehen, perineurale Injektion am Finger-/Zehenursprung (ohne Vasokonstringentienzusatz), auch einzelne periphere Nerven mögl., z.B. N.tibialis post. für die Fußsohle

Plexusblockade: Infiltration im Bereich des Plexus brachialis mit 30 ml 0,5 % Bupivacain

Intravenöse Regionalanästhesie nach BIER: intravenöse Applikation von Lokalanästhetikum in eine Vene bei proximaler Blutsperre

Periduralanästhesie (Syn: PDA, Epiduralanästhesie): extradurale Ausschaltung der Nervenwurzeln über einen Periduralkatheter ⇨ Vorteil: gute Steuerung durch Nachinjektionen möglich; Präparate: Bupivacain 0,75%ig 20 ml (Carbostesin®), in der Geburtshilfe wird Ropivacain (Naropin®) bevorzugt (geringere motorische Blockade)

Spinalanästhesie: Lokalanästhetikum im Subarachnoidalraum, Mepivacain (Scandicain®) 4%ig hyperbar 2 ml oder Bupivacain (Carbostesin®) 0,5%ig hyperbar 4 ml
Reihenfolge der Ausschaltung: Autonome Nerven, Schmerz und Temperatur, Druck und Berührung und zuletzt Motorik

Präp:
- Heute wegen geringerer Allergiequote meist Aminoamide gebräuchlich:
  - **Bupivacain** (Carbostesin®) 0,25-0,75%ig, 0,5%ig hyperbar, längste Wirkungsdauer mit 5-7 Std.
  - **Lidocain** (Xylocain®) 0,5-2%ig, Wirkungsdauer 1-2 Std.
  - **Mepivacain** (Scandicain®, Meaverin®) 0,5-2%ig, 4%ig hyperbar, Wirkungsdauer 1-2 Std.
  - **Prilocain** (Xylonest®) 0,5-2%ig, neutraler pH-Wert, Wirkungsdauer 1-2 Std.
  - **Ropivacain** (Naropin®) 0,2-1%ig, Wirkungsdauer 0,5-6 Std.
  - **Procain** (Procain®) 0,5-2%ig, Wirkungsdauer 0,5-1 Std., gehört zu den Ester-Typen
- Zusätze: Vasokonstringenzien = **Adrenalin** 1:200.000 (Epinephrin) zur Wirkungsverlängerung und Verminderung der Blutung, **nicht** für eine Anästhesie an den **Akren** (Fingern, Nase, Ohr oder Penis) verwenden ⇨ führt sonst zu Ischämie und Gangrän!
- **Cave: Vor Applikation von Lokalanästhetika immer nach Überempfindlichkeiten/ Allergien fragen!**

Kompl: * Lokalanästhesie: Die **höchste Dosis** liegt zwischen 150 u. 300 mg (4 mg/kgKG bei Lidocain, 2,9 mg/kgKG bei Mepivacain, 2 mg/kgKG bei Bupivacain)
Bei Zusatz von Adrenalin 2- bis 2,5fache Dosis mögl. (da verlängerte Resorptionszeit)

<u>Richtwerte:</u> ⇨ bei Lidocain 1%ig 20 ml Höchstdosis (ohne Adrenalinzusatz)
⇨ bei Mepivacain 1%ig 30 ml Höchstdosis (ohne Adrenalinzusatz)
⇨ bei Bupivacain 0,5%ig 30 ml Höchstdosis (ohne Adrenalinzusatz)

* Zeichen der Überdosierung: Taubheitsgefühl der Mundregion, Sehstörungen, metallisches taubes Gefühl auf der Zunge ⇨ Ther: Benzodiazepine, venöser Zugang, O_2-Insufflation
* **Versehentliche intravasale Injektion** oder starke Überdosierung: epileptiforme Krämpfe, Brady-/Arrhythmien, Herz-Kreislauf-Versagen ⇨ Intubation, Beatmung, Reanimation
* **Überempfindlichkeitsreaktionen** bis anaphylaktischer Schock (anamnestisch erfragen und den Pat. über das Risiko aufklären)
* Störungen der Blutgerinnung
* In entzündlichem Gewebe (lokale Azidose) kann die Wirksamkeit der Lokalanästhetika vermindert bis aufgehoben sein.
* Periduralanästhesie: epidurale Blutung
* Spinalanästhesie: Postpunktionelles Syndrom (Kopfschmerzen durch Liquoraustritt aus der Punktionsstelle), Proph: dünne Nadel mit stumpfem Schliff verwenden
  Vorsicht bei Störungen der Blutgerinnung (Gefahr einer Blutung im Bereich des Rückenmarkkanals), daher immer vor einer Spinalanästhesie anamnestisch nach mögl. Gerinnungsstörungen fragen!
  Cave: Zeitabstand bei Gabe von Heparin (zur Thromboseprophylaxe) zur Spinalanästhesie/Periduralanästhesie sollte 12 Std. betragen
* Schwangerschaft: Procain und Bupivacain bevorzugen, in der Stillzeit auch Lidocain, der Zusatz von Vasokonstringenzien ist ebenfalls möglich.

Spezielle Wundbehandlungen

- <u>Stichwunden im Abdomen:</u> Immer eine **diagnostische Laparotomie** durchführen, falls das Peritoneum verletzt wurde. Ausschluss einer abdominellen Verletzung, dann chirurgische Wundversorgung.
- <u>Stichwunden im Thorax:</u> Röntgen: Pneumothorax? ⇨ **Saugdrainage** (z.B. BÜLAU-Drainage, in Höhe 4. ICR) einlegen. Chirurgische Wundversorgung
- <u>Décollement</u> (Ablederung, Avulsionsverletzung): Versuch der Replantation, sonst plastische Deckung, z.B. mit Maschentransplantaten oder Verschiebeplastiken
- <u>Chemische Wunden:</u> Schädigendes Agens entfernen. Ausgiebiges Spülen mit Wasser!
- <u>Bisswunden:</u> Tier- und Menschenbisse ⇨ Wundausschneidung und je nach Befund offene Wundversorgung oder auch Primärnaht (insb. im Gesicht), ggf. stationäre Beobachtung und Ruhigstellung. Bei Tierbissen an **Tollwut**- und Tetanusschutz denken, ggf. zusätzlich Antibiose (Doxycyclin, Doxy® od. Clindamycin, Sobelin® od. Cefuroxim, Zinnat®). Bei Schlangenbissen an mögl. Antidotbehandlung denken!
- <u>Pfählungsverletzungen:</u> Präklinisch Fremdkörper (Syn: Corpus alienum) nicht entfernen. Laparotomie und operative Entfernung des Fremdkörpers (auf Blutung achten!), Kontinenzverlust durch Läsion der Beckenbodenmuskulatur mögl.
- <u>Amputation der Fingerspitze</u> (ohne knöcherne Beteiligung): Débridement, sekundäre Wundheilung (dauert 4-8 Wo.), Prog: gut, meist auch wieder normale Sensibilität

- **<u>Offene Wundversorgung:</u>**
  Bei **infizierten**, gekammerten, zerfetzten oder fremdkörperhaltigen Wunden sowie bei Biss- und Schusswunden durchzuführen:
  - Mechanische Wundreinigung (Entfernen von Fremdkörpern) und Wundspülung (s.o.), **Débridement** von nekrotischem Gewebe und Exzision des Wundrandes
  - Evtl. Einlage einer **Lasche** oder Gazestreifens (damit Wundsekret abfließen kann und sich die Wunde nicht vorzeitig verschließt), feuchter Verband, Ruhigstellung
  - Nach Bildung von sauberem Granulationsgewebe (sekundäre Wundheilung, dauert ca. 3-8 Tage) evtl. Sekundärnaht
  - Ggf. Antibiose (nach Keimbestimmung u. Antibiogramm od. Breitspektrumantibiose, Doxycyclin)
  - Bei allen (außerhalb des Op erworbenen) Wunden an die **Tetanusprophylaxe** denken!

WUNDHEILUNGSSTÖRUNGEN

Faktoren, die die Wundheilung stören:

♦ **Allgemein:**	▪ Höheres **Alter** ▪ Eiweißmangel, Mangelernährung, Kachexie ▪ **Anämie**, Leukopenie, Gerinnungsstörungen ▪ **Immunsuppression**, Glukokortikoide, Zytostatikatherapie, Radiatio, Polytrauma ▪ Vitamin-C-Mangel (Vit. C ist wichtig für die Kollagenbiosynthese) ▪ **Begleiterkrankungen** wie Diabetes mellitus, Arteriosklerose, konsumierende Prozesse (Tumoren, Tuberkulose, Sepsis usw.), Adipositas, Hyperurikämie ▪ Hypothermie während der Operation ▪ **Rauchen** (Nikotin, Thiocyanate, Kohlenmonoxid)
♦ **Lokal:**	▪ **Wundinfektion**, Wundtaschen, Nekrosen ▪ Minderdurchblutung, Wundödem, **Hämatom**, Serom ▪ Spannung der Wundränder (Defekt od. ungünstige Körperstelle) ▪ Mangelnde Ruhigstellung ⇨ **Dehiszenz** ▪ Wundkeloid, hypertrophe Narbe ▪ Fremdkörper, Implantate, Piercings ▪ Traumatisierende Operationstechnik, mangelnde intraoperative Asepsis ▪ Vorgeschädigtes Gewebe (Bestrahlung, Voroperationen, Vernarbungen)

Wundinfektion

Def: Infektion einer Wunde durch Mikroorganismen oder Parasiten

Formen:
1. Oberflächliche Infektionen: **Erysipel** (Streptokokken), Erysipeloid ("Schweine-Rotlauf", Erysipelothrix rhusiopathia), **Phlegmone**, **Lymphangitis** (Volksmund: "Blutvergiftung")
2. Einschmelzende Infektionen (sind abgegrenzt): Schweißdrüsenabszess, Follikulitis, Furunkel, Karbunkel (meist Staphylokokken)
3. Tiefe Weichteilinfektionen: **Abszess** mit Abszessmembran und Abszesshöhle, Pyodermia fistulans, Gasphlegmone
4. Infektionen in (präformierten) Körperhöhlen: **Empyeme** (z.B. Pleura, Gelenke), subphrenischer Abszess

Ät:
- Primär offene und verschmutzte Wunden, Bisswunden, Fremdkörper, Piercings
- Iatrogen: Zugänge (Venenkatheter, Blasenkatheter), chirurgische Wunden (Infektion im Operationsgebiet innerhalb von 30 Tagen postop.), Implantate

Path:
- ♦ Als Eintrittspforte traumatische oder iatrogene (chirurgische) Wunden ⇨ Infektion
- ♦ Ungenügende äußere Schutzmechanismen des Körpers: Immunsystem (IgA auf Schleimhäuten), Gewebedurchblutung, Flimmerepithel (Respirationstrakt), physiologische Bakterienflora, Bakterizide (z.B. Lysozym)
- ♦ Bevorzugte Keime: Staphylococcus aureus, E.coli, Pseudomonas aeruginosa, Enterokokken, Staphylococcus epidermidis, Proteus mirabilis, Bacteroides, Streptokokken Grp. A
  Hunde- od. Katzenbisse: Pasteurella canis, multocida od. septica

Epid:
- ◊ Geschlossene chirurgische Wundversorgung: 1-3%ige Infektionsrate
- ◊ Offene Wundversorgung: 5-10%ige Infektionsrate

Klin: Die 5 Kardinalsymptome der Entzündung: Rötung, Überwärmung, Schmerz, Schwellung und Schonhaltung. Merksatz:

Rubor, Calor, Dolor, Tumor (Ödem) und **Functio laesa**

Ther:
- Grundsatz: **Ubi pus, ibi evacua!** = Eiteransammlungen entfernen
- Fremdkörper entfernen, Wundreinigung, Wundrevision = Öffnen und Spreizen der Wunde, Spülung, Drainage ⇨ **offene Wundbehandlung** (s.o.)

- Ruhigstellung der entzündeten Wunde (insb. bei Lymphangitis)
- Evtl. antiseptische Salben und feuchte Verbände
- Möglichst keine lokalen Antibiotika (wegen Allergisierung, Resistenzentwicklung, Zerstörung der physiologischen Keimflora, Wundheilungsstörungen); wenn Antibiotika notwendig sind (z.B. bei Fieber und Leukozytose): **systemische Antibiose!** (z.B. Doxycyclin, Doxy® od. ein Cephalosporin)

Kompl: * Chronische Entzündungen ⇨ **Narben**

* Bei systemischer Ausbreitung u. verminderter Resistenzlage **septischer Schock** mögl.
* **Nekrotisierende Fasziitis** als Maximalform der Weichteilinfektion (lebensbedrohlich!)
  Ät: Typ I Mischinfektion (Staph. aureus, E.coli, Klebsiellen, Anaerobier), Typ II Streptococcus pyogenes (Grp. A, Kompl: toxic shock-like syndrome), Typ III Vibrio vulnificus (in Asien im Meerwasser vorkommend) od. Gasbrandinfektion (Clostridium perfringens)
  Prädisp.: Immunsuppression, Diabetes mellitus, Drogen, HIV, Glukokortikoide, Varizellen-Infektion, Ther. mit NSAR (da diese die rechtzeitige Diagnose verzögern können)
  Klin: zu Beginn extremer lokaler Druckschmerz („pain out of proportion“) bei geringem Hautbefund, dann Schwellung, Hautnekrosen, Ulzerationen, Blasen, bis zur Gangrän einer Extremität od. des Skrotum/Perinealregion (FOURNIER-Gangrän)
  Ther: sofortiges radikal-chirurgisches **Débridement** (alles nekrotische Gewebe muss entfernt werden), Breitbandantibiose, eine HBO (hyperbare Oxygenation in der Druckkammer) ist umstritten, später dann plastische Deckung erforderlich
  Prog: bei rechtzeitiger Ther. u. Intensivmedizin Letalität <20 %
  Kompl: Übergriff auf die Muskulatur (Streptokokkenmyositis), Sepsis, Bewusstseinsstörungen, Nierenversagen, Multiorganversagen, bei toxischem Schock hohe Letalität
* **Tetanus** (Wundstarrkrampf): Jede noch so kleine Wunde kann Eintrittspforte sein
  Ät: Clostridium tetani, sehr widerstandsfähiger, ubiquitär vorkommender Anaerobier (bevorzugt in faulem Holz, feuchter Erde, Tierkot od. an Pflanzen, auch im Darm des Menschen); Path: produziert Neurotoxine, die von der primären Wunde über die Axone / Nervenscheide zu den Motoneuronen gelangen.
  Epid: in Deutschland extrem selten (ca. 10 Fälle/Jahr), weltweit jedoch noch besonders häufig in den tropischen Entwicklungsländern vorkommend (ca. 1.000.000 Fälle/Jahr)
  Klin: Muskelkrämpfe: Risus sardonicus, Kieferklemme, Opisthotonus, mit typischer Verstärkung durch äußere Reize bis hin zur Atemlähmung u. Hyperthermie
  Ther: Intensivmedizin, offene Wundbehandlung, Immunbehandlung mit Tetanustoxoid (Tetanol®) und hochdosiert Tetanus-Immunglobulin (Tetagam®N) über mehrere Tage
  Prog: schlecht, Letalität bei Krankheitsausbruch bis 50 % ⇨ immer an die Impfprophylaxe bei allen Wunden denken!
  Proph: Prüfung des TETANUSSCHUTZES!, im Zweifel bei tiefen/unsauberen Wunden immer simultan impfen: Tetanol® (bzw. heute Tdap-Impfstoff) **+** TIG [= Tetanusimmunglobulin vom Menschen, 250 I.E. Tetagam®N], bzw. gem. Tabelle (s.u.)
  Tetanusprophylaxe! Aktive Grundimmunisierung bei Säuglingen ab 3. Monat, insg. 4 Impfungen: 1. + 2. + 3. im Abstand von 4 Wo. und 4. Impfung im Alter von 11-14 Mon. mit DT-Impfstoff = Diphtherie- + Tetanus-Toxoid, bzw. heute + Pertussis + Polio + Haemophilus influenzae Typ b + Hepatitis B als 6fach Impfstoff, Infanrix®Hexa) i.m. in den M.vastus lat., Auffrischimpfung lebenslang in Abständen von 10 Jahren (mit Tdap)

bisherige Anzahl an Impfungen	**saubere, geringfügige Wunden**		**tiefe, verschmutzte Wunden**	
	Tdap (<6 J. DTaP)	**TIG + Tdap**	**Tdap** (<6 J. DTaP)	**TIG + Tdap**
unbekannt	**ja**	nein	**ja**	**ja** (250-500 I.E.)
0-1	**ja**	nein	**ja**	**ja** (250-500 I.E.)
2	**ja**	nein	**ja**	nein (ja, bei Verletzung >24 Std. zurück)
3 od. mehr	nein (ja, bei >10 J. nach letzter Impfung)	nein	nein (ja, bei >5 J. nach letzter Impfung)	nein

Proph: ♥ Strenge Asepsis bei jeglicher chirurgischer Wundbehandlung; postoperativ darf mit einer versorgten Wunde bereits ab dem 2. Tag geduscht werden (ergibt keine erhöhte Infektionsgefahr gegenüber der früheren Empfehlung nicht zu duschen).

♥ Magen-/Darmoperationen, Implantat-Chirurgie: perioperative Antibiotikaprophylaxe

♥ Nikotinkarenz: Das Risiko für Wundheilungsstörungen ist um ein **Vielfaches** bei Rauchern erhöht! Vor elektiven Operationen mit hohem Risiko für Wundheilungsstörungen (z.B. Bauchreduktionsplastik) sollte mind. 4 Wo. vor Op mit dem Rauchen aufgehört werden.

♥ Tetanusprophylaxe (Impfung)

Wunddehiszenz / Wundruptur

Path:
- Mangelnde Ruhigstellung (Husten, Niesen, Erbrechen)
- Infektion des Wundgebietes
- Weitere begünstigende Faktoren: hohes Alter, Adipositas, konsumierende Prozesse, zytostatische Therapie, Malnutrition, Marasmus, Hypalbuminämie, Faktor-XIII-Mangel, Bindegewebeerkrankungen (z.B. Sklerodermie, MARFAN-Syndrom), gestörte Kollagensynthese mit fehlender Narbenbildung, Diabetes mellitus, AVK

Ther: Oberflächliche Wunddehiszenz: Wundrevision, Entfernung von Nekrosen, durchgreifende Nähte, bei Faktor-XIII-Mangel Substitution

Serom

Def: Hohlräume im Wundbereich mit Lymphe und Wundsekret gefüllt

Klin: Schwellung, die nicht druckdolent oder verfärbt ist (DD: Entzündung, Hämatom)

Diag: Sonographie

Ther:
- Abpunktieren und Kompression des Inhalts
- Bei Rezidiv und zur Prophylaxe bei allen größeren Wundhöhlen ⇨ Einlegen einer REDON-Drainage

Hämatom / Nachblutung

Def: Einblutung oder Nachblutung in einem Wundbereich

Diag:
1. Sonographie (DD: Abszess, Serom?)
2. Ausschluss systemischer Ursachen (Gerinnung)

Ther:
- Kleine Hämatome resorbieren sich von selbst.
- Große Hämatome ⇨ **Punktion oder Ausräumung** des Hämatoms nur unter strengen **aseptischen** Bedingungen, da Gefahr der bakteriellen Kontamination!
- Große Hämatome: operative Eröffnung u. Ausräumung, große REDON-Drainage (16er)
- Starke Nachblutungen und Hämatombildung: operative Revision, gründliche Blutstillung mit Koagulation, Umstechung od. Ligatur blutender Gefäße

Wundkeloid

Syn: Keloid, Narbenkeloid

Path:
- Überschießende Bindegewebeproliferation aufgrund **individueller Disposition** und ungünstiger Schnittführung bei Op (nicht in den LANGER-Linien, nicht spannungsfreie Wundverhältnisse) und insb. nach **Verbrennungen**
- Lok: Besonders gefährdete Stellen sind **Sternum** und Schulterregion.

Klin:
⇒ Frühstadium: gerötete, juckende Wundfläche ⇨ Ther: Kompressionsverband
⇒ Spätstadium: 6-12 Monate postoperativ ⇨ bleibender geröteter "Tumor", evtl. auch funktionelle Störungen

Ther:
- Konservativ: Druckverband mit Silikonkissen, speziell angefertigte Kompressionskleidung Med: lokale Kortikoideinspritzung, Vit.-A-Applikation, neu ist auch ein Silikon-Gel (Dermatix®), das die Elastizität der Narbe verbessert.

- Operativ: Exzision der gesamten Narbe (auch subkutan)
  Es kann versucht werden, sofort nach der Op durch Radiatio die erneute Keloidbildung zu verringern. Insg. **sehr zurückhaltende Op-Indikationsstellung** zur Keloidentfernung!

Prog: Zu Narbenkeloid neigende Patienten bilden das Keloid meist auch nach dem Versuch der Keloidentfernung wieder aus **(häufig sogar noch stärker)**. Unbedingt den Patienten darüber aufklären!

Proph:
- ♥ Op-Schnittführung im Verlauf der **Spaltlinien der Haut** (LANGER-Linien beachten)
- ♥ Unnötiges Wundtrauma durch Pinzetten, Klemmen od. starken Zug vermeiden
- ♥ Keine transkutanen Nähte

DD: Hypertrophe Narbe: Im Unterschied zum Keloid wird die hypertrophe Narbe nach ca. 1 Jahr blass, zeigt keinen Juckreiz und die Hypertrophie bleibt auf die Narbe **begrenzt**.
Problem: Es entstehen Narbenkontrakturen ⇨ operative Korrektur (z.B. Z-Plastik zur Verlängerung) meist notwendig und indiziert (frühestens aber nach ca. 9 Monaten).

OSTEOMYELITIS

Syn: Knochenmarkentzündung, Osteitis, Ostitis, Knocheninfektion, ICD-10: M86.-

Ät:
- Exogene Osteomyelitis: **posttraumatische** Osteomyelitis (offene Frakturen, direkte Penetration, per continuitatem), **iatrogen** (post operationem nach Osteosynthese)
- Endogene/hämatogene Osteomyelitis (primäre): **hämatogene septische Streuung** bakt. Herde (Staphylokokken, Pseudomonas, Proteus und andere Hospitalkeime), z.B. bei Furunkeln, Phlegmonen, Abszessen, Tonsillitis, Otitis, Panaritien, Pyodermien, Akne fulminans
  Bei Neugeborenen/Säuglingen durch Nabelschnurinfektion, Impetigo, Pneumonie

Path:
- ♦ Verlauf: akute Entzündung und/oder chronische Form (>6 Wochen)
- ♦ Risikofaktoren für eine Osteomyelitis: direkte Verletzung (**offene Fraktur** oder operativer Eingriff), Cave: avitale Fragmente, schlechte Durchblutung, ausgedehnte Weichteilkontusion, Fremdkörper
  Prädisp.: **schlechte Abwehrlage** (Neoplasma, Zytostase, Immunsuppression), **Systemerkrankungen** (Diabetes mellitus, Arteriosklerose), Nikotin, Alkohol
- ♦ Keimspektrum: **Staphylococcus aureus** und epidermidis in 90 % d.F.
- ♦ Knochennekrosen im Bereich der Kortikalis durch die Entzündung und Verlegung der Aa.nutriciae können zur Absprengung von Knochenteilen führen = **Sequester** ⇨ dieser wird vom Organismus mit neugebildetem Knochen umgeben = 'Totenlade'.
- ♦ Lok: Endogene Osteomyelitis: überwiegend Diaphyse der langen Röhrenknochen, bei Säuglingen Prädilektion der Epiphyse mit häufiger Gelenkbeteiligung, bei Kindern Prädilektion der Metaphyse. Meist mehrere Herde sichtbar, die vom Markraum ausgehen.

Epid: Prädisp.alter: endogene Osteomyelitis häufig bei Kindern und Jugendlichen (1.-16. Lj.), im Erwachsenenalter sehr selten (dort überwiegend posttraumatisch bedingt)

Klin:
- ⇒ Akute Osteomyelitis: hohes Fieber, Schüttelfrost, Leukozytose und Linksverschiebung
- ⇒ Lokaler Schmerz und Druckschmerzhaftigkeit, Rötung, begleitende teigige Weichteilschwellung der betroffenen Extremität, regionale Lk-Schwellung
- ⇒ Lokale Fistelung und relativ wenige Allgemeinbeschwerden bei der chronischen Osteomyelitis

Diag:
1. Anamnese (Unfall?) und klinische Untersuchung
2. Labor: BSG und CRP erhöht, Leukozytose und Linksverschiebung
   Blutkulturen im Fieberschub abnehmen (aerob und anaerob)
3. Bildgebung: Röntgen im akuten Stadium unauffällig oder Aufhellung im Bereich der Spongiosa, später Destruktionen, auch der Kortikalis und periostale Reaktion (Verdickung, periostale Auflagerungen), Sequesterbildung (⇨ evtl. konventionelle Tomogra-

phie, CT), bei Fisteln Fisteldarstellung, Sonographie
MRT (frühe Diag. mögl.), **Skelettszintigraphie** in Drei-Phasen-Technik (= Radionukleidangiographie sofort, Frühaufnahme und Spätaufnahmen ⇨ Radionukleidanreicherung im Entzündungsherd), Leukozytenszintigraphie
4. Intraoperativer Abstrich bzw. lokale Knochenpunktion zur Keim- u. Resistenzbestimmung

Ther:
- Konservativ: bei Verdacht **sofortiger Therapiebeginn**, Ruhigstellung der Extremität, Bettruhe, hochdosierte Breitbandantibiose (meist i.v., primär z.B. mit Staphylokokken-wirksamem Oxacillin, InfectoStaph® beginnen, nach Erreger- u. Resistenzbestimmung dann gezielte Antibiose über mehrere Wochen)
  Sanierung des septischen Streuherdes bei endogener Osteomyelitis
- Operativ: Ind: Abszess, Sequester, Osteomyelitis bei offener Fraktur
  - Op-Prinzip: Abszessausräumung, Sequesterektomie, Débridement der Weichteilwunde, Abstrichentnahme (⇨ Antibiogramm + Histologie), dann Einlage einer **Drainage** und **Spülung**, bei Hohlräumen **Einlage von Antibiotika** (Gentamicin-haltige PMMA-Knochenzementkugeln als Antibiotikakette, Septopal®, Palacos®-Ketten oder Kollagenschwämme, Sulmycin®-Implant E), **systemische Antibiose**
  - Bei offenen Frakturen: Stabilisierung der Fraktur mit einem frakturfernen Fixateur
    Osteomyelitis bei liegendem Osteosynthesematerial: bei Instabilität der Fraktur Entfernung des Osteosynthesematerials (stabiles kann primär belassen werden), radikale Nekrosektomie u. Fixation mittels eines anderen Osteosyntheseverfahrens (meist mit einem Fixateur externe), Spülung, Einlage von PMMA-Ketten, systemische Antibiose
  - Nach Sanierung des Infektes: Defektauffüllung mit Spongiosaplastik (vom Beckenkamm) und/oder Knochenspanverpflanzung
  - Chronische Osteomyelitis: Ausschneidung der Fistel und des gesamten nekrotischen Gewebes und evtl. vorhandener Sequester, je nach Befund Saug-Spüldrainage, Einlage von Antibiotikaketten (Gentamicin-haltige PMMA-Knochenzementkugeln als Antibiotikakette, Septopal®, Palacos®-Ketten oder Kollagenschwämme, Sulmycin®-Implant E), systemische Antibiose; Spongiosaplastik od. ggf. auch Kallusdistraktion zum Defektersatz in späterer zweiter Sitzung

Prog: Günstig bei früher Diagnose und konsequenter Behandlung

Kompl:
* Markphlegmone, Sequesterbildung, osteolytische Destruktionen, Knochenabszess, Spontanfrakturen, Weichteilabszess, Übergriff auf Bandscheibengewebe (Spondylodiszitis)
* Übergang der akuten Form in eine **chronische Osteomyelitis** (definitionsgemäß >6 Wo.) mit chronischer Eiterung und Fistelung in 10-30 % d.F., evtl. Ausbildung einer Amyloidose
* Bei Säuglingen und Kindern Gefahr des Übergriffs der metaphysären Entzündung auf die Epiphyse und auf benachbarte Gelenke ⇨ Gelenkempyem, Gelenkdestruktion, Gelenkfehlstellung, Fehlwachstum
* Bei Frakturen ⇨ **Defektheilungen** und Infektpseudarthrosenbildung mögl.

DD: Die Differentialdiagnose ist insb. schwierig bei V.a. eine chronische endogene Osteomyelitis:
- **Weichteilinfektion**, **Frakturen** (insb. inkomplette Frakturen, z.B. Fissuren, subperiostale Infraktion, Grünholzfraktur)
- **Knochenzysten** (z.B. juvenile Knochenzyste = Osteodystrophia fibrosa localisata)
- **Knochentumoren** (Osteoidosteom, eosinophiles Granulom, Osteosarkom, EWING-Sarkom, Metastasen usw.)
- **Aseptische Knochennekrosen** (z.B. PERTHES-Krankheit des Hüftkopfes, OSGOOD-SCHLATTER-Krankheit der Tibiakopfapophyse, traumatische Osteochondrosis dissecans)
- Stressfrakturen
- Arthritis (z.B. bakteriell, reaktiv bei viralen Infekten od. rheumatisch), Säuglingskoxitis
- BRODIE-Abszess: bei wenig virulenten Keimen und guter Abwehrlage des Organismus Abkapselung des septischen Herdes, Kinder bevorzugt, Ther: operative Sanierung
- Osteomyelitis sicca (GARRÉ-Krankheit): sklerosierender, entzündlicher Prozess meist im Kieferbereich od. den langen Röhrenknochen durch wenig virulente Keime bedingt; ver-

mehrte reaktive Knochenneubildung (aufgetriebener, radiologisch sehr dichter Knochen)
- Chronisch rezidivierende multifokale Osteomyelitis/Plasmazellenosteomyelitis: Kinder und Jugendliche, w > m (2:1) betroffen, ohne Erregernachweis (familiäres Auftreten mögl.), Ther: NSAR, ggf. + Glukokortikoide, Prog: gut (80 % heilen bis zum Ende der Pubertät spontan aus)
- Osteomyelitis tuberculosa (insb. Wirbelkörper, Femur), Spina ventosa (Syn: Winddorn = Auftreibung der Finger oder Zehendiaphyse); Ther: Tuberkulostatika, bei drohender pathologischer Fraktur Ausräumung des Prozesses und Spongiosaplastik
- Osteomyelitis luetica/syphilitica (bei Neugeborenenlues, insb. an der Medialseite der Tibia) Ther: Behandlung der Lues mit Penizillin
- PAGET-Krankheit (Osteodystrophia deformans, Ostitis deformans, s.o. DD, Kap. benigne Knochentumoren)
- Osteodystrophia fibrosa cystica generalisata bei Hyperparathyroidismus mit Ausbildung multipler Knochenzysten in den langen Röhrenknochen
- Fibröse Dysplasie (JAFFÉ-LICHTENSTEIN-Syndrom): Ersatz des Knochenmarks durch Bindegewebe im 5.-15. Lj. in Schüben mit Kompakta-Atrophie und Pseudozysten

KOMPARTMENTSYNDROM

__Syn:__ Muskellogensyndrom, engl. compartmental syndrome, VOLKMANN- **(ischämische) Muskelkontraktur** am Arm (Erstbeschreibung aus dem Jahr 1881), Tibialis-Logen-Syndrom am Bein, ICD-10: T79.6

__Anatomie:__ __4 Kompartimente am Unterschenkel__, oft sind mehrere gleichzeitig betroffen:
- Tibialis-anterior-Loge (ventrale Loge, N.peroneus profundus)
- Tibialis-posterior-Loge = tiefes hinteres Logensyndrom (N.tibialis)
- Laterale Loge (Mm.peronei, N.peroneus superficialis)
- Oberflächliche dorsale Loge (M.triceps surae)

__Obere Extremität:__
- Ellenbeuge (tiefe Unterarmbeuger) = VOLKMANN-Muskelkontraktur
- Handbinnenmuskeln (Mm.interossei)

__Ät:__
- **Frakturhämatom**, Quetschverletzung, posttraumatisches Muskelödem
- Zu enger (nicht gespaltener) **Gips**, zirkuläre Verbände
- Logenraumforderung durch innere Blutung (Gerinnungsstörung) und Ödem bei Gefäßverletzungen oder arteriellem Verschluss, zirkuläre Verbrennungen III. Grades mit Verbrennungsödem
- Nach Umstellungsosteotomien, zu starke Extension von Frakturen, Marknagelungen
- Nach arterieller Strombahnunterbrechung einer Extremität und Revaskularisierung (z.B A.subclavia, A.poplitea) = Tourniquet-Syndrom (Reperfusionssyndrom)
- Funktionelles Kompartmentsyndrom (Marschsyndrom, Überbeanspruchung, zu enge Schuhe, bei Leistungssportlern: Langstreckenläufer, Rennradfahrer)
- Nephrotisches Syndrom mit sekundärer Kompartmentschwellung

__Etlg:__

__Drohendes Kompartmentsyndrom:__	dezente neurologische Symptome, intakte periphere Durchblutung, tiefer dumpfer Spannungsschmerz
__Manifestes Kompartmentsyndrom:__	Schmerz, Schwellung, **neurologisches Defizit**, **periphere Minderperfusion**

__Path:__ ♦ Hämatom, Ischämieödem ⇨ Raumforderung ⇨ Druckerhöhung ⇨ **Muskellogenkompression**, verminderter arterieller und venöser Blutfluss (Durchblutungsstörung) ⇨ **erhöhte Kapillarpermeabilität** ⇨ Verstärkung des Ödems **(Circulus vitiosus)**, neuromuskuläre Funktionsstörung ⇨ ischämische Muskelnekrose ⇨ narbige Muskelkontraktur

♦ <u>Lok:</u> insb. am **Unterschenkel** (Tibialis-anterior-Loge) und am Unterarm

<u>Klin:</u> ⇒ <u>Leitsymptom:</u> brettharte gespannte Muskulatur, unverhältnismäßige Schmerzen

⇒ <u>Fuß:</u> prätibiale Schmerzen, **Weichteilschwellung**, Spannungsgefühl, **Sensibilitätsstörungen** zwischen der ersten und zweiten Zehe beginnend, Zehen- und Fußheberschwäche (N.peroneus/N.tibialis-Läsion ⇨ Fallfuß, Steppergang)

⇒ <u>Arm:</u> Schmerz, Schwellung, Spannungsgefühl, Sensibilitätsstörungen, Muskelschwäche

⇒ Arterieller Puls meist noch vorhanden (fehlend ⇨ extremes Kompartmentsyndrom)

<u>Diag:</u>
1. Anamnese (Verletzungsmuster) und **klinische Symptomatik** entscheidend: Schwellung, **Muskeldehnungsschmerz**, später auch Sensibilitätsstörungen
   <u>Überprüfung der 4 "K":</u> **Kontraktilität, Konsistenz, Kolorit, Kapillardurchblutung**
2. <u>Subfasziale Druckmessung:</u> bei unklaren Fällen direkt mit Mikrotip-Drucksensor (früher über Flüssigkeitsdruckmessung); Normalwert: <10 mmHg, eingeschränkte Perfusion ab 20-40 mmHg, Nekrosen ab >40 mmHg (der Unterschied zwischen diastolischem RR und Kompartmentdruck sollte nicht <50 mmHg sein, sonst Mikrozirkulationsstörung)
3. Phlebographie: wird oft durchgeführt um die DD Phlebothrombose auszuschließen. Zeichen für ein Kompartmentsyndrom ist ein verengtes tiefes Venensystem.

<u>Ther:</u>
- <u>Konservativ:</u> Bei drohendem Kompartmentsyndrom kühlen, Hochlagern der Extremität, Antiphlogistika, Kontrollen! ⇨ im Zweifel Op!
- <u>Operativ:</u> Wichtig ist **frühzeitiges Eingreifen!**
  - Entlastung der betroffenen Muskelloge durch Faszienspaltung (= **Fasziotomie**) innerhalb der **ersten 6 Std.** u. **offene** Wundbehandlung
  - Zugang am Unterschenkel s. Abb., es werden meist alle 4 Logen über laterale u. mediane Längsinzision eröffnet (bilaterale Dermatofasziotomie), ggf. nur lat. Eröffnung
  - Später im weiteren Verlauf Sekundärnaht oder Deckung des Defekts mit Spalthaut, bzw. Gittertransplant (mesh graft) bei größerer Fläche

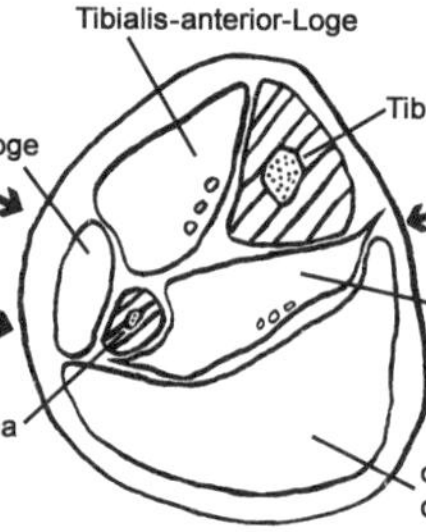

<u>Prog:</u> Nervenläsionen sind nach dem 1. Tag bereits irreversibel! ⇨ **Frühzeitige Therapie!** (möglichst innerhalb von 4 Std.), auch die Infektionsrate steigt mit zunehmender Zeit stark an (bis zu 50 % nach dem 1. Tag).

<u>Kompl:</u>
* <u>Cave!</u> **Rebound-Kompartmentsyndrom:** 6-12 Std. postop. erneute Muskelschwellung durch die operative Verbesserung der Durchblutung und somit der Kapillarpermeabilität
* **Muskel-** und **Weichteilnekrosen** ⇨ Ther: Exzision des nekrotischen Gewebes
* **Muskelkontrakturen** (z.B. Krallen-Zehen-Stellung) ⇨ Ther: Sehnenverlängerungen, Sehnenverlagerungen
* **Rhabdomyolyse** ⇨ Crush-Niere (Myoglobinverstopfung, Nierenversagen), Hyperkaliämie, Schock ⇨ intensivmedizinpflichtige Erkrankung!
* **Nervenläsion** als Druckschaden (insb. gefährdet N.tibialis, N.peroneus)

<u>Proph:</u>
♥ So atraumatische Operationstechnik wie möglich
♥ Bei Osteosynthesen am Arm und Unterschenkel keine Fasziennähte
♥ Bei starken Schwellungen keinen Hautverschluss erzwingen, ggf. ohne Hautnähte Op abschließen oder sogar Hautentlastungsschnitte setzen
♥ Gipse spalten! und regelmäßige Gipskontrollen!
Pat. mit Beschwerden unter dem Gips immer ernst nehmen und kontrollieren!
Merke: *"More is missed by not looking, than not knowing"*

<u>DD:</u>
- **Phlebothrombose** ⇨ Diag: Phlebographie
- Phlegmasia coerulea dolens, Thrombophlebitis
- Marsch-"Gangrän" (Muskelüberlastung), Stressfraktur

SUDECK-SYNDROM

Syn: Morbus SUDECK, SUDECK-Dystrophie, Algodystrophie, **sympathische Reflexdystrophie**, komplexes regionales Schmerzsyndrom (engl. reflex sympathetic dystrophy, complex regional pain syndrome = **CRPS**), Kausalgie, maximale Ausprägung der Frakturkrankheit, ICD-10: M89.0-

Ät:
- Brüske oder wiederholte **Repositionsmanöver** (insb. bei **Radiusfrakturen**), einschnürende Verbände, langdauernder Frakturschmerz, langdauernde Operationen
- Lokale Entzündungen, Herpes zoster
- Rückenmarkverletzung
- Langzeitmedikation mit Tuberkulostatika, Barbituraten
- In 20 % d.F. keine Ursache zu finden = idiopathisch

Path:
- ♦ Hypothese: **Neurovaskuläre Fehlregulation** mit inadäquater sympathischer, vasomotorischer Reflexantwort ⇨ lokale Perfusions- und Stoffwechselstörung, überschießende Entzündungsreaktion aller Weichteilschichten und des Knochens der betroffenen Extremität ⇨ erneute Reizung nozizeptiver Axone (Circulus vitiosus)
- ♦ Lok: vor allem Hand und Unterarm (insb. distale Radiusfraktur), Fuß, Unterschenkel

Etlg:

Stadium I:	**Entzündungsstadium** (schmerzhafte Funktionseinschränkung)
Stadium II:	**Dystrophie** ⇨ beginnende morphologisch bedingte Funktionseinschränkung
Stadium III:	**Atrophie** ⇨ bleibende starke Funktionseinschränkung bis zur völligen Unbrauchbarkeit, irreversibel

Epid:
- ◊ Bevorzugtes Alter: 40.-60. Lj., Inzidenz ca. 15.000 Fälle/Jahr in Deutschland
- ◊ Beginn: Ein Tag bis zwei Monate nach schädigendem Ereignis, die Schwere des Traumas **korreliert** dabei aber **nicht** mit dem möglichen Verlauf eines Morbus SUDECK.
- ◊ Dauer: Stadium I: bis 3 Mon., II: 3 Mon. - 1 J. (bis Stad. II ist eine Rückbildung möglich), Stadium III ist irreversibel.

Klin:
- ⇒ Trias: motorische, sensorische und autonome Störung
- ⇒ Stadium I: Ruhe**schmerzen** (insb. nachts stärker) und **brennender**, tiefer Bewegungs-/Belastungsschmerz (nicht lokalisierbar), Schmerz auf Kältereiz, eingeschränkte Gelenkbeweglichkeit, übersteigerte Berührungsempfindlichkeit (Allodynie), teigig geschwollene (verstrichene Hautfalten), ödematöse, überwärmte und glänzende Haut ("rotes Stadium"), **Hyperhidrose**, Hypertrichosis und vermehrtes Nagelwachstum
- ⇒ Stadium II: Beginnende **Versteifung der Gelenke** und Kontrakturen, beginnende Fibrosierung und Weichteilschrumpfung, beginnende Muskelatrophie, beginnende Osteopenie, blasse, kühle, glänzende Haut ("blaues Stadium"), Schmerz
- ⇒ Stadium III: Keine oder kaum Schmerzen, weitgehende **Gebrauchsunfähigkeit** der Extremität durch Gelenkeinsteifung, Weichteil- und Kapselschrumpfung und Muskelatrophie, Sehnenverkürzung, Muskelkraft stark reduziert, blasse, dünne, atrophische, gespannte Haut ("weißes Stadium")
- ⇒ Typisch ist die Abhängigkeit vom Wetter (= 'Wetterfühligkeit').

Diag:
1. Anamnese und klinische Symptomatik / Untersuchung: Seitenvergleichende Hauttemperaturmessung, ggf. Thermographie, Schweißtest (Ninhydrintest)
2. Röntgen: Knöcherne Atrophie ⇨ **Demineralisation** (immer im Seitenvergleich röntgen)

Stadium I:	In den erste zwei Wochen keine Veränderungen, dann diskrete kleinfleckige Demineralisation der gelenknahen Spongiosa
Stadium II:	Rarefizierung der Kortikalis und zunehmende Demineralisation
Stadium III:	Ausgeprägte Osteopenie (Glasknochen), bleistiftartig-dünne Kortikalis

   Knochendichtemessung: CT-Densitometrie zur Verlaufsbeobachtung
3. Knochenszintigraphie in Drei-Phasen-Technik (insb. in der Früh- u. Poolphase gute Beur-

teilbarkeit), bes. geeignet zur frühen Beurteilung des Stadiums I

<u>Ther:</u>
- **Erkennen und frühzeitig therapieren!** (Unterbrechen des Circulus vitiosus)
- Stad. I: kurzfristige Ruhigstellung in Funktionsstellung (⇨ Schmerzausschaltung), konsequentes **Hochlagern**, **physikalische Therapie** mit Lymphdrainage, aktiven Übungen (nur innerhalb der Schmerzgrenze), ggf. Sympathikolyse durch Stellatum- od. Grenzstrangblockade, NSAR
- Stad. II u. III: vorsichtige **aktive** Bewegungsübungen der benachbarten Gelenke unter ausreichender Analgesie (NSAR)
- <u>Med:</u> versucht werden **Nicht-Steroidale-Antiphlogistika** u. andere Analgetika (bis zu retardierten Opiaten), **Calcitonin** (100 I.E./Tag s.c. für 2-6 Wo., Calsynar® od. als Nasenspray, Karil®), Osmotherapeutika (Mannitol), Vasodilatatoren (Verapamil, Nifedipin od. Pentoxifyllin, Trental®), Glukokortikoide, Lokalanästhetika, Sedativa (Diazepam), Neuroleptika, trizyklische Antidepressiva, Antikonvulsiva (Gabapentin), ß-Blocker (Propranolol), α-Blocker (Phenoxybenzamin)
- <u>Selbsthilfegruppen:</u> Morbus SUDECK Selbsthilfegruppe, Postfach 73 01 62, 22121 Hamburg, Tel.: 040 6725586

<u>Prog:</u> Stad. I u. II mit Therapie oder auch spontan rückbildungsfähig, Stad. III ist irreversibel.

<u>Kompl:</u>
* Ausweitung der Dystrophie ⇨ gesamte Extremität kann gefährdet sein.
* Chronifizierung

<u>Proph:</u>
♥ Insb. bei Radiusfrakturen **<u>schonende Reposition!</u>** und Vorsicht bei Re-Repositionen
♥ **Hochlagerung** der verletzten Extremität!, keine abschnürenden Verbände/Gipse
♥ Gabe von 500 mg Vit.-C/Tag soll protektiv wirken (Radikalfänger).

<u>DD:</u>
- Posttraumatische Schmerzen in Verbindung mit Inaktivitätsosteopenie
- Gelenk-, Weichteilentzündungen, Kristallarthropathien, aktivierte Arthrosen
- Ermüdungsfrakturen, aseptische Knochennekrosen, PAGET-Krankheit
- Knochen- od. Weichteiltumoren, Knochenmetastasen

MYOSITIS OSSIFICANS

<u>Syn:</u> Muskelverkalkungen, ICD-10: M61.-

<u>Ät:</u>
- **Trauma**, rezidivierende/chronische mechanische Läsion (z.B. sog. "Reiterknochen" in der Adduktorengruppe [M.sartorius] am OS), Muskelprellung, Muskelfaserrisse (insb. am OS und bei Rezidivrissen)
- Generalisiert mögl. bei polytraumatisierten Patienten, Paraplegie, Querschnittlähmungen od. apallischem Syndrom (Paraosteoarthropathie = nach einer Schädigung des ZNS auftretende Muskelverkalkungen im Bereich der gelähmten Körperregion)
- Selten angeboren / spontan entstehend
- Iatrogen: zu frühe Mobilisation nach Traumen od. Muskelfaserrissen durch passive Bewegungsübungen, posttraumatische Massagen, Wärmebehandlung

<u>Path:</u>
♦ Entstehung durch **Metaplasie** ⇨ Umwandlung von Muskelsepten zu Knochengewebe durch pathologische Einlagerung von Kalk
♦ <u>Lok:</u> M.brachialis, Adduktorengruppe (insb. bei Reitern), M.quadriceps femoris
Allgemein: eher im Muskelbauch als im Sehnenansatzbereich

<u>Klin:</u> Harte Stellen in der Muskulatur tastbar, druckempfindlich

<u>Diag:</u>
1. Anamnese (Trauma, mechanische Belastungen?) und klinische Untersuchung
2. <u>Röntgen:</u> kalkdichte Verschattungen in der Muskulatur

<u>**Ther:**</u>
- <u>Konservativ:</u> Kortikoid- und Hyaluronidaseeinspritzungen bei beginnendem Umbau
- <u>Operativ:</u> Exstirpation der verkalkten Areale (abgeschlossener Umbau)

<u>**Prog:**</u> Postop. häufig rezidivierend, daher Op-Indikation zurückhaltend stellen

<u>**DD:**</u>
- Para-/periartikuläre, **heterotope Ossifikationen** (gelenknahe Verkalkungen, z.B. nach Luxationen, Luxationsfrakturen, Osteosynthese, Arthrose)
- THIBIÈRGE-WEISSENBACH-Syndrom (= subkutane Verkalkungen bei progressiver systemischer Sklerodermie)
- Fibrodysplasia/Myositis ossificans multiplex progressiva (MÜNCHMEYER-Syndrom, aut.-dom. erblich, Chrom. 4): seltene Erkrankung, meist mit zusätzlichen Fehlbildungen, insb. Mikrodaktylie von Dig. I an Hand und Fuß ⇨ Körperversteifung durch zunehmende Verknöcherung der quergestreiften Muskulatur, an der HWS u. Schulter/Rumpf beginnend
- Synoviale Chondromatose (Syn: Morbus REICHEL): Metaplastische Bildung von hyalinem Knorpel in der Gelenkmembran, die Chondrome in der Gelenkkapsel können dann verkalken und zu Gelenkbeschwerden führen.
  Klin: Bewegungseinschränkung bis Gelenkblockierung (freie Gelenkkörper), sekundäre Arthrose, Rö: periartikuläre Verkalkungen, Ther: Synovektomie
- Maligner Weichteiltumor mit Verkalkungen

DEKUBITUS

<u>**Syn:**</u> Druckgeschwür, Dekubitalulkus, ICD-10: L89.9-

<u>**Ät:**</u>
- **Bettlägerige**, gelähmte (apoplektischer Insult, Querschnittlähmung) **immobile Patienten**
- Schwere Grundkrankheit: **Polytrauma**, Schock, Komapatienten
- Mazeration der Haut durch **Feuchtigkeit** (Stuhl- u. Harninkontinenz)
- Langdauernde chirurgische Eingriffe, langdauernde intensivmedizinische Behandlung
- <u>Prädisp.:</u> vorbestehende **Durchblutungsstörung**, **Diabetes mellitus**, **Polyneuropathie**, Exsikkose, **Kachexie**, Anämie, Eiweißverlust, alte multimorbide Pat. (Demenzerkrankung)

<u>**Path:**</u> <u>Lok:</u> insb. über **Knochenvorsprüngen**: **Os sacrum** u. Steißbein, **Fersen**, **Trochanter major** (insb. bei 90° Seitenlagerung), Schulterblätter, Dornfortsätze der Wirbelsäule, Malleolen, Epikondylen der Knie- und Ellenbogengelenke, Ellenbogen, Hinterkopf

<u>**Epid:**</u> 7 % aller hospitalisierten Patienten (z.B. in Pflegeheimen) entwickeln einen Dekubitus.

<u>**Klin:**</u>

Stadium I:	Umschriebene **Hautrötung** bei intakter Haut
Stadium II:	Hautdefekt mit freiliegendem Subkutangewebe
Stadium III:	Defekt umfasst **alle Weichteilschichten** (Cutis, Subcutis, Fett- und Bindegewebe, Muskeln, Sehnen oder Bänder sichtbar)
Stadium IV:	Defekt umfasst zusätzlich auch den Knochen

<u>**Ther:**</u>
- <u>Konservativ:</u> **DRUCKENTLASTUNG!** durch häufiges Umlagern **alle 2 Stunden**, Polsterungen (zuschneidbare Schaumstoffe, Fersenringe/-kappen usw.), Spezialmatratzen, Bewegungsförderung soweit mögl., Thromboseprophylaxe bei immobilen Patienten
- <u>Operativ:</u> Lokale Entfernung von Nekrosen, Granulationsförderung, ggf. Vakuumversiegelung des Wundgebietes. Bei ausreichendem Granulationsgewebe ⇨ Hauttransplantation, im Stadiums III u. IV plastische Defektdeckung.

<u>**DD:**</u>
- Ulcus cruris (arteriosum) aufgrund einer **chronischen AVK** am Fuß/Ferse
- Ulcus cruris (venosum) durch **chronisch venöse Insuffizienz**
- Ulcus bei **Diabetes mellitus**, sog. „Diabetischer Fuß“
- Malum perforans (Ulcus trophoneuroticum) bei **Polyneuropathie** (insb. bei Diabetes)

BEGUTACHTUNG

Gliederung eines Gutachtens:

- **Vorgeschichte**: Frühere Erkrankungen, Unfallgeschehen, bisheriger Heilungsverlauf
- **Klagen**: Unterscheiden nach spontan geäußerten Symptomen und solchen, die auf Nachfrage geäußert werden.
- **Befund**: Klinische Untersuchung, neurologische/motorische Ausfälle (DMS), Angabe der Bewegungsmaße nach der Neutral-Null-Methode + erforderliche Diagnostik, z.B. Röntgenbefund, spezielle Untersuchungen od. Tests
  ggf. Zusatzgutachten (z.B. psychologische Begutachtung)
- **Beurteilung**: Diagnose, ursächlicher Zusammenhang zw. Unfallereignis u. Körperschaden, MdE und voraussichtliche Dauer, ggf. Erforderlichkeit weiterer ärztlicher Maßnahmen

Gesetzliche Unfallversicherung:

Die gesetzliche Unfallversicherung für Arbeitnehmer ist im Sozialversicherungsrecht verankert und besteht in Deutschland seit dem Jahr 1884.
Sie wird ausschließlich von den Arbeitgebern durch Beiträge an die **Berufsgenossenschaften** finanziert (jeder Beschäftigte ist pflichtversichert).
Sie umfasst **Arbeitsunfälle**, Wegeunfälle zur Arbeit und die sog. **Berufskrankheiten**.

BG(=Berufsgenossenschaft)-Verfahren:

Ein **Arbeitsunfall** liegt vor, wenn die versicherte Person bei der versicherten Tätigkeit einen Unfall (zeitlich begrenztes, plötzlich von außen einwirkendes Ereignis) mit einem Körperschaden erleidet. ⇨ Vorstellung beim D-(= Durchgangs)-Arzt, der einen D-Arzt-Bericht erstellt und über die Weiterbehandlung entscheidet (durch Hausarzt oder besondere Heilbehandlung durch D-Arzt oder bei bestimmten Verletzungen durch für das Verletzungsartenverfahren zugelassene Kliniken [sog. §6-Verfahren]).
Es gilt die Lehre von der **wesentlichen Bedingung** (Kausalität) des Unfallereignisses für den Gesundheitsschaden (eine sog. Gelegenheitsursache bei relevanter Vorerkrankung reicht nicht aus). Verschlimmerung: vorübergehend, dauernd od. richtunggebend ⇨ neues Gutachten erforderlich.

Die **Minderung der Erwerbsfähigkeit (MdE)** bezieht sich auf den **allgemeinen Arbeitsmarkt** (nicht auf den speziellen Beruf des Patienten, dies ist die "Berufsunfähigkeit") = abstrakte Schadensberechnung. Liegen mehrere Gesundheitsschäden vor, werden die MdE-Werte nicht addiert, sondern in der Gesamtheit mit der Bildung einer **Gesamt-MdE** bewertet.
Eine MdE <10 % gilt als nicht relevant. Die MdE muss noch mind. 20 % für eine Teil-/Rentenleistung betragen (13 Wochen nach dem Arbeitsunfall). Eine Dauerrente bei Erwerbsunfähigkeit (= **volle Erwerbsminderung**) beginnt frühestens ab dem 2. J., bis dahin erfolgt zuerst das Krankengeld bei **Arbeitsunfähigkeit** durch die **gesetzliche Krankenversicherung** und dann eine Übergangsrente. Volle Erwerbsminderung liegt vor, wenn d. Pat. nur noch <3 Std./Tag erwerbsfähig sein kann. Dies gilt auch in der **gesetzlichen Rentenversicherung** für Erwerbsminderungsrenten („Frührentner") wegen einer Erkrankung (z.B. bei Krebs).

Eine **Berufskrankheit** ist definiert als eine arbeitsbedingte Erkrankung, die der Beschäftigte durch besondere Einwirkungen seiner beruflichen Tätigkeit erfährt. Die Berufskrankheiten sind in einer Liste in der Berufskrankheiten-Verordnung (BeKV v. 1997, zuletzt im Jahr 2009 aktualisiert, BGBl. I S. 1273) verzeichnet. Die Liste gliedert sich nach folgenden Ursachen (die BeKV-Nummern sind dann vierstellig kodiert):

1. Chemische Einwirkungen (11 Metalle, 12 Gase, 13 Lösemittel u. Pestizide)
2. Physikalische Einwirkungen (21 mechanische Einwirkungen, 22 Druckluft, 23 Lärm, 24 Strahlung)
3. Infektionserreger, Tropenkrankheiten
4. Atemwegs- u. Lungenerkrankungen (41 anorganisch u. 42 organische Stäube, 43 obstruktive Atemwegserkrankungen)
5. Hauterkrankungen
6. Sonstige Erkrankungen

Die orthopädisch relevanten Berufskrankheiten befinden sich in der Gruppe 2:

21 **mechanische Einwirkungen** mit folgenden Krankheiten:

2101 Erkrankungen der Sehnenscheiden, des Sehnengleitgewebes, der Sehnen- oder Muskelansätze

2102 Meniskusschäden durch überdurchschnittliche Kniegelenke belastende Tätigkeit

2103 Erkrankungen durch Erschütterungen durch Arbeit mit Maschinen

2104 Vibrationsbedingte Durchblutungsstörungen der Hände

2105 Chronische Erkrankungen der Schleimbeutel durch ständigen Druck

2106 Druckschädigung von Nerven

2107 Abrissbrüche der Wirbelfortsätze

2108 Bandscheibenbedingte Erkrankungen der LWS durch langjähriges Heben od. Tragen schwerer Lasten oder Tätigkeiten in extremer Rumpfbeugehaltung

2109 Bandscheibenbedingte Erkrankungen der HWS durch langjähriges Tragen schwerer Lasten auf den Schultern

2110 Bandscheibenbedingte Erkrankungen der LWS durch langjährige vertikale Ganzkörperschwingungen im Sitzen

2112 Gonarthrose durch eine Tätigkeit im Knien (mit einer kumulativen Einwirkungsdauer von mind. 13.000 Std. und mind. 1 Std. pro Schicht)

Schwerbehindertenrecht:

Es wird ein kausaler Grad der Schädigungsfolge (**GdS**) und kumulativ ein Grad der Behinderung (**GdB**) unter Berücksichtigung der gesamten Lebensumstände ermittelt. Die Zuerkennung erfolgt durch das zuständige Landrats-/Versorgungsamt am Wohnort des Betroffenen.

Eine Schwerbehinderung liegt ab GdS/GdB von **50** vor. Der Pat. erhält hierfür einen **Schwerbehindertenausweis**. Es können weitere besondere **Merkzeichen** eingetragen werden, z.B. G (= Gehbehinderung), aG (außergewöhnliche Gehbehinderung), H (= hilflos), B (= Begleitperson), Bl (= Blindheit), Gl (= Gehörlos). Für das Parken auf Behindertenparkplätzen wird ein EU-Parkausweis ausgestellt (Voraussetzung ist das Vorliegen des Merkzeichens aG od. Bl). Bei der Agentur für Arbeit kann ab einem GdB von 30 eine Gleichstellung auf Schwerbehinderung beantragt werden, um einen entsprechenden geeigneten Arbeitsplatz od. Eingliederung zu erhalten.

Private Unfallversicherung / Haftpflichtversicherung:

Diese umfasst Arbeitsunfälle und Freizeitunfälle im privaten Bereich.

Es reicht die **hinreichende Wahrscheinlichkeit** des Unfalles für den Gesundheitsschaden.

Der **Invaliditätsgrad** (= Beeinträchtigung der **Arbeitsfähigkeit**) richtet sich nach dem Grad der Behinderung in dem speziellen Beruf des Patienten. Die Entschädigungssätze für Verlust oder Minderung der Gebrauchsunfähigkeit von Gliedmaßen und Sinnesorganen werden als sog. **Gliedertaxe** bezeichnet (mit besonderen Steigerungssätzen für bestimmte Berufsgruppen, z.B. Ärzte). Zivilrechtlich wird meist auch ein Schmerzensgeld/Schadensersatz ausgehandelt, die Höhe einer Entschädigung wird vom ärztlichen Gutachter aber nicht vorgeschlagen.

Literaturverzeichnis zum Begutachtungswesen:

Bundesanstalt für Straßenwesen (BASt): Begutachtungs-Leitlinie zur Kraftfahrereignung. 7. Auflage. Bergisch Gladbach, 2010. Bezug über NW-Verlag, Internet: www.nw-verlag.de

Bundesministerium für Gesundheit und Soziales (Hrsg.): Anhaltspunkte für die ärztliche Gutachtertätigkeit im sozialen Entschädigungsrecht und nach dem Schwerbehindertengesetz (Teil 2 SGB IX), seit 1.1.2009 ersetzt durch die Versorgungsmedizin-Verordnung, mit fortlaufenden Aktualisierungen (Download: www.bmas.de)

Deutsche Rentenversicherung Bund (Hrsg.): Sozialmedizinische Begutachtung für die gesetzliche Rentenversicherung. 7. Auflage. Springer, Berlin, 2011

Brettel H., Vogt H.: Ärztliche Begutachtung im Sozialrecht, Ecomed, Landsberg, 2009

Fritze J., Mehrhoff F (Hrsg.): Die ärztliche Begutachtung. 8. Auflage. Springer, Heidelberg, 2012

Hausotter W.: Neurologische Begutachtung. 2. Auflage. Schattauer, Stuttgart, 2005

Mehrhoff F., Meindl R., Muhr G.: Unfallbegutachtung. 12. Auflage. de Gruyter, Berlin, 2010

Mehrtens G., Valentin H., Schönberger A.: Arbeitsunfall und Berufskrankheit. 8. Auflage. Schmidt, Berlin, 2009

BLUT- UND LABORPARAMETER

Präoperatives Routinelabor

Blutbild (Hb, Hkt, Leukozytenzahl, Thrombozytenzahl), BSG, Elektrolyte (Na, K, Ca), Blutgerinnung (Quick [Norm: 70 – 130 %] bzw. INR [= international normalized ratio: 1,15-0,9], PTT), Leber-/Pankreaswerte (GOT/AST, GPT/ALT, GGT, AP, Lipase, Amylase, Bilirubin), Nierenretentionswerte (Kreatinin, Harnstoff, Harnsäure), Gesamteiweiß, Blutzucker, Urin-Status, HIV-Test

Blutgruppe (Kreuzproben für Blutkonserven bei größeren Eingriffen, s. Kap. Operationsvorbereitungen), aufklären über HIV-Test und Möglichkeit der **Eigenblutspende** für Elektiveingriffe!

CHECKLISTE NACH INDIKATIONEN

Akutes Abdomen
Blutbild, Elektrolyte, Leber-/Pankreaswerte, Nierenretentionswerte, Gesamteiweiß, Blutzucker, Urin-Status, Blutgruppe und Konserven kreuzen

Leber
GOT/AST, GPT/ALT, GLDH, Gamma-GT, AP, Cholinesterase, Gesamteiweiß, Quick (od. INR), Hepatoquick, übrige Gerinnung und AT-III, Bilirubin (direkt + indirekt)

Pankreas
Lipase, Amylase i. S, Amylase i. U., Bilirubin, Leberenzyme, LDH, Blutzucker, Blutgase

Prognoseparameter für den Verlauf einer Pankreatitis: Ca, CRP, LDH, α_2-Makroglobulin u. α_1-Antitrypsin

Niere
Kreatinin, Harnsäure, Harnstoff, Kalium

Urinstatus: Bakterien, Leukozyten, Blut/Erythrozyten, Nitrit, Eiweiß, pH, Glukose, Ketonkörper

Lunge
Blutgasanalyse (pO_2, pCO_2, pH, Standardbikarbonat, Base excess, O_2-Sättigung)

V.a. Lungenembolie/Thrombose: D-Dimere

Myokardinfarkt
CK, CK_{MB}, Troponin T, GOT/AST, LDH (bei älterem Infarkt) und HBDH, Myoglobin (quantitativ)

Infektionen
Septischer Schock: Blutbild (insb. auf Leukozyten- u. Thrombozytenabfall achten), CRP, Blutgasanalyse, Na, K, Gerinnungsstatus (mit AT-III, Fibrinogen, Fibrinmonomeren, Fibrinsplits), Blutkulturen auf Erreger und Resistenz

Meningitis (Liquorpunktion)

	ASPEKT	ZELLART	GLUKOSE	LAKTAT
bakteriell	trüb	v.a. Granulozyten (> 1.000/3)	erniedrigt	> 3.5
abakteriell	klar	v.a. Lymphozyten	normal	< 3.5

Alkoholintoxikation
Alkoholspiegel: Ab **5 Promille** muss mit einem Atemstillstand gerechnet werden. Blutbild, Leber- und Pankreaswerte, Gerinnung, als Langzeitparameter CDT (= carbohydrate deficient transferrin).

ZVD (zentraler Venendruck): 8-12 cm H_2O, am liegenden Pat. in 3/5 sagittaler Thoraxhöhe gemessen

BEWEGUNGSMAßE

Die klinische Bestimmung der Bewegungsmaße erfolgt nach der **NEUTRAL-NULL-METHODE**, engl. neutral position method. 0° entspricht dabei einer normalen Ausgangslage im Gelenk.

Pathologische Veränderungen der Bewegungsmaße:
Ist z.B. wegen Kontrakturen ein physiologisches Bewegungsmaß nicht möglich, so steht 0° am Anfang, bzw. am Ende der Zahlenreihe, Beispiele: Streckhemmung im Ellenbogengelenk bei 20° ⇨ 0-20-150°, unbewegliche Kontraktur im Ellenbogengelenk bei 40° ⇨ 0-40-40°.

Bei Kindern und Jugendlichen sowie hypermobilen Patienten können die Bewegungsmaße ohne pathologische Bedeutung erheblich überschritten werden.

⇨ Wichtig: Bewegungsmaße immer im **Seitenvergleich** bestimmen sowie **Verlaufskontrolle**!

HWS

Inklination/Reklination:	40-0-40°
Rotation (links-rechts):	70-0-70°
Seitwärtsneigung:	45-0-45°

BWS + LWS (im Sitzen)

Ante-/Retroflexion:	90-0-30°
Rotation (links-rechts):	40-0-40°
Seitwärtsneigung:	40-0-40°

Schultergelenk

Ante-/Retroversion:	170-0-40°
Ab-/Adduktion:	160-0-45°
in Außenrotationsstellung	190-0-45°
Innen-/Außenrotation:	70-0-70°

Ellenbogengelenk

Extension/Flexion:	5-0-150°
Unterarm Pro-/Supination	90-0-90°

Handgelenk

Dorsalextension/Palmarflexion:	60-0-60°
Radial-/Ulnarabduktion:	25-0-40°

Daumengelenke

Im Sattelgelenk Ab-/Adduktion:	40-0-30°
Ext./Flexion im Grundgelenk	0-0-50°
Ext./Flexion d. Interphal.Gelenks	20-0-80°

Fingergelenke

Im MCP Ab-/Adduktion je:	30-0-0°
Extension/Flexion von MCP,PIP,DIP jeweils:	0-0-90°

OTT-Zeichen (für BWS)
2 Punkte markieren: C7 (Vertebra prominens) + 30 cm darunter
⇨ bei max. Flexion 33 cm Abstand

SCHOBER-Zeichen (für LWS)
2 Punkte: S1 + 10 cm darüber markieren
⇨ bei max. Flexion 15 cm Abstand

Hüftgelenk

Extension/Flexion:	20-0-130°
Ab-/Adduktion:	40-0-30°
Innen-/Außenrotation:	50-0-40°

Kniegelenk

Extension/Flexion:	5-0-140°
Innen-/Außenrotation:	10-0-40°

Sprunggelenk (OSG + USG)

Dorsalextension/Plantarflexion:	30-0-50°
Pro-/Supination:	20-0-35°

Großzehengelenk

Ab-/Adduktion:	0-0-15°
(>15° ⇨ Hallux valgus)	
Metatarso-phal. Gelenk	
Extension/Flexion:	45-0-70°
Interphalangealgelenk:	0-0-90°

Zehengelenke

Extension/Flexion gesamt:	20-0-80°

ICD-10

Der **ICD-10-GM** (German Modification, Version 2013, herausgegeben vom DIMDI = deutsches Institut für Medizinische Dokumentation und Information) gilt für den ambulanten u. stationären Bereich. Die Verschlüsselung hat mindestens vierstellig zu erfolgen. Gesamtverzeichnis kostenlos bei www.dimdi.de

Zusätzlich kann zu jeder Ziffer kodiert werden: R = rechts; L = links; B = beidseitig
im ambulanten Bereich auch: V = Verdacht auf; Z = Zustand nach; A = Ausschluss; G = Gesichert

".-" od. "-" bedeutet, dass an dieser (4. od. 5.) Stelle eine Zahl eingefügt werden muss, die meist die Lokalisation od. Komplikationen kodiert. "+*" = Kreuz-Stern-System bedeutet, dass hier immer zwei ICD-Codes erforderlich sind (weiteres s. ICD-Handbücher).

Angeborene Fehlbildungen ... Q00 - Q99
Arthropathien ... M00 - M25
Bindegewebserkrankungen M30 - M35
Bösartige Tumoren ... C00 - C97
Gutartige Tumoren ... D00 - D48
Infektiöse Erkrankungen ... A00 - B99
Osteo-/Chondropathien ... M80 - M94
Verletzungen ... S00 - S99
Weichteilgewebeerkrank. .. M60 - M79
Wirbelsäule-/Rückenerkr. . M40 - M54

A

Abdominalschmerz ... R10.4
Abdominaltrauma ... S36
Abszess ... L02.9
Achillessehnenruptur ... S86.0
Achondroplasie ... Q77.4
Adduktorenverletzung Hüfte ... S76.2
Adipositas ... E66.9-
Adrenogenitales Syndrom ... E25.-
AIDS ... B20 - B24
Akromioklavikulargelenkluxation . S43.1
Akutes Abdomen ... R10.0
Allgemeinuntersuchung ... Z00.0
Aneurysmatische Knochenzyste M85.49
Aneurysmen, arterielle ... I71-I72
ARDS ... J80
Arterioven. Fistel/angeb ... I77.0/Q27.3
Arthrogryposis multiplex congenita Q74.3
Atherom ... D23
Außenbandruptur ... S93.2
Außenknöchelfraktur ... S82.6
AVK der unteren Extremität ... I70.2
Azetabulumfraktur ... S32.4

B

Baker-Zyste ... M71.2
Bandscheibenvorfall ... M50 - M51
Bauchtrauma ... S36
Bechterew-Krankheit ... M45.09
Beckenverletzung ... S32
Beinlängendifferenz/angeb. M21.7/Q72.9
Bisswunde ... T14.1
Bizepssehnenruptur ... S46.1/S46.2
Blount-Krankheit ... M92.5
Bouchard-Arthrose ... M15.2
Bursitis ... M71.9

C

Chondroblastom ... D16.9
Chondropathia patellae ... M17.9
Chronische Polyarthritis ... M06.99
Chylothorax ... J94.0
Colles-Fraktur (Radius) ... S52.5
Commotio cerebri ... S06.0
Compressio cerebri ... S06.2
Contusio cerebri ... S06.3
Coxitis fugax ... M12.85

D

Dekubitus ... L89.9-
Diabetes mellitus Typ I/II ... E10.-/E11.-
Diakondyl. Oberschenkelfraktur... S72.41
DIC ... D65.-
Distale Oberarmfraktur ... S42.4-
Distale Radiusfraktur ... S52.5
Dünndarmverletzungen ... S36.4
Dupuytren-Kontraktur ... M72.0
Dysmelien ... Q73.8
Dysostosis cleidocranialis ... Q74.0

E

Ellenbogengelenkarthrose ... M19.92
Ellenbogenluxation ... S53.1-
Enchondrom ... D16.9
Enthesiopathien ... M70.9-M77.9
Epikondylitis ... M77.-
Epiduralblutung ... I62.1
Epiphysenfugenverletzung ... M93.9
Epiphyseolysis capitis femoris ... M93.0
Erbrechen ... R11
Erfrierung ... T35.7
Ertrinkungsunfall ... T75.1

F

Femurschaftfraktur ... S72.3
Fersensporn ... M77.3
Fibröse Dysplasie ... Q78.1
Fieber, allg. ... R50.9
Fingergelenkarthrose ... M15.9
Fraktur, nicht näher bezeichnet ... T14.2
Fremdkörperaspiration ... T17.9
Fremdkörperingestion ... T18.9
Frostbeulen ... T69.1
Fußdeformitäten,angeborene ... Q66.9
Fuß-Rotationsfehlstellung ... M21.8-
- angeboren ... Q66.9
Fußwurzelfraktur ... S92.28
Fußwurzelluxation ... S93.31

G

Ganglion ... M67.4-
Gasbrand ... A48.0
Gelenkinfektion ... M00.- bis M01.-*
Genu valgum ... M21.06
Genu varum ... M21.16
Gesichtsschädelfrakturen ... S02.9
GI-Blutung, obere ... K92.2
GI-Blutung, untere ... K62.5
Glasknochenkrankheit ... Q78.0
Gonarthrose ... M17.9

H

Hallux valgus ... M20.1
Hämatom ... T14.0
Hämatothorax ... S27.1
Hand-Sehnenverletzung ... S63.4
Harnblasenverletzung ... S37.2
Heberden-Arthrose ... M15.1
Herzbeuteltamponade ... I31.9
Herzinfarkt ... I21.-
Herzinsuffizienz ... I50.9
Herz-Kreislauf-Versagen ... I46.-
Hirndruck, Hirnödem ... G93.6
Hirninfarkt ... I63.-
Hirntumoren ... C71.-
Hitzenotfälle ... T67.9
HIV-Infektion, asymptomatisch ... Z21
Hüftdysplasie ... Q65.8
Hüftgelenkluxation ... S73.0-
Hüftkopffraktur ... S72.08
Hüftkopfnekrose ... M87.95
Humeruskopffraktur ... S42.2-
Humerusschaftfraktur ... S42.3
HWS-Distorsion ... S13.4
Hyper-/Hypokalzämie ... E83.5
Hypertonie, arterielle ... I10.9
Hypotonie, arterielle ... I95.9

I

Impingement-Syndrom ... M7.4
Infantile Zerebralparese ... G80.9
Innenknöchelfraktur ... S82.5
Intrazerebrale Blutung ... I61.-
Ischialgie ... M54.3

J

Juvenile Knochenzyste ... M85.49

K

Kalkaneusfraktur ... S92.0
Karpaltunnelsyndrom ... G56.0
Kindesmisshandlung ... T74.1
Klavikulafraktur ... S42.0-
Klippel-Feil-Syndrom ... Q76.1
Klumpfuß/angeb. ... M21.57/Q66.0
Knicksenkfuß/angeb. ... M21.4/Q66.5
Knie-Bandverletzung ... S83.4-
Kniegelenkarthrose ... M17.9
Kniegelenkluxation ... S83.1-
- kongenitale ... Q68.2
Knie-Knorpelschaden ... M24.1
Knochenfibrom ... D16.9
Knochenmetastasen ... C79.5
Knochentumoren, maligne .. C40 - C41.9
Knochenzyste, solitäre juvenile .. M85.49
Köhler-Krankheit ... M92.6
Kollaps ... R55

Kompartmentsyndrom T79.6
Kopfschmerzen R51
Koronare Herzkrankheit (KHK) I25.9
Koxarthrose M16.-
Kraniosynostosen Q75.0
Krankheit, allg. R69
Kreuzbandläsion Knie S83.5
Kreuzschmerzen M54.5
Kyphose M40.24

L

Langerhans-Zellhistiozytose C96.6
Leberverletzung S36.1-
Leistenhernie K40.-
Lendenwirbelfraktur S32.0
Lumbago M54.5
Lumbalhernie K45.-
Lungenembolie I26.-
Lungenversagen J80
Lymphadenopathie I88.-/R59.9
Lymphangitis I89.1
Lymphödem I89.0

M

Marmorknochenkrankheit Q78.2
Mediastinalemphysem J98.2
Mediastinitis J98.5
Meniskusläsion S83.2
Metatarsus varus/angeb. . M21.17/Q66.2
Milzverletzung S36.0-
Mittelfußfraktur S92.3
Mittelhandfraktur .... S62.2- bis S62.4
Morbus Scheuermann M42.09
Muskelfaserriss T14.6
- Muskelfaserriss OS/US ... S76/S86
Muskelkater M79.19
Muskelzerrung T14.6
Myositis ossificans M61.-

N

N.ulnaris-Engpasssyndrom G56.2
Nahtmaterialentfernung Z48.0
Nekrotisierende Fasziitis M72.6
Nervenläsion,traumatisch S04-S94
Nicht-ossifizierendes Knochenfibr. D16.9
Nierenverletzung S37.0-
Nikotinabusus F17.1
Nucleus-pulposus-Prolaps .... M50 - M51

O

O-Beine M21.16
Oberarmschaftfraktur S42.3
Obere GI-Blutung K92.2
Ohne Befund (o.B.) Z03.9
Olekranonfraktur S52.01
Orthostatische Dysregulation I95.1
OSG-Distorsion S93.40
Osgood-Schlatter-Krankheit M92.5
Os-lunatum-Luxation S63.0-
Os-metacarpale-Fraktur . S62.2 bis S62.4
Ösophagusperforation K22.3
Ösophagusverätzung T28.6
Os-scaphoideum-Fraktur S62.0
Osteochondrom/angeb. D16.9/Q78.6
Osteochondrose obere Extr. M92.0-2
Osteochondrosis dissecans M93.2
Osteogenesis imperfecta Q78.0
Osteoidosteom D16.9
Osteomyelitis M86.-
Osteopetrose Q78.2
Osteoporose M81.0-
- Osteoporotische Fraktur ... M80.0-

P

Panaritium L03.0-
Pankreasverletzung S36.2-
Paratenonitis crepitans M70.-
Patellafraktur S82.0
Patellaluxation S83.0
Patellare Instabilität M22.0
Peritonitis K65.-
Perthes-Krankheit M91.1
Phalangenfraktur .... S62.5- bis S62.7
Phalangenluxation S63.1-
Phlebothrombose I80.2
Pilon-tibiale-Fraktur S82.38
Plattfuß/angeb. M21.4/Q66.5
Platzwunde T14.0
Pleuraempyem J86.-
Pleura-Erguss J90
Plexus-brachialis-Läsion G54.0/T14.4
Pneumonie J18.9
Pneumothorax J93.-
Polydaktylie Q69.9
Polysyndaktylie, Zehen Q70.4
Polytrauma T06.8
Postoperative Krankheit .... R65.-!
Prellung, oberflächlich T14.0
Proc.coronoideus-Fraktur S52.02
Psoriasis-Arthritis M09.09

Q

Quetschwunde T14.0

R

Rachitis (Vit.-D-Mangel) E55.0
Radiusfraktur, distale S52.5-
Radiusköpfchenfraktur S52.1-
Reaktive Arthritis M02.99
Reduktionsdefekte Q73.8
Retropatellararthrose M17.9
Retropatellare Chondropathie M22.4
Retroperitoneale Blutung S36.83
Rheumatisches Fieber I00
Rheumatoide Arthritis M06.99
Rhizarthrose M18.1
Rippenfraktur S22.3-
Rippenserienfraktur S22.4-
Rotatorenmanschettenruptur S46.0
Rückenmarktrauma T09.3
Rückenschmerzen M54.99

S

Schädelbasisfraktur S02.1
Schädel-Hirn-Trauma S06.-
Schenkelhalsfraktur S72.00
Schenkelhernie K41.-
Scheuermann-Krankheit M42.09
Schlatter-Osgood-Krankheit M92.5
Schmerz, allg. R52.9
Schnittwunde T14.1
Schock R57.9
Schultergelenkarthrose M19.91
Schultergelenkluxation S43.0-
Schürfwunde T14.0
Schwimmhaut Q70.3
Seitenbandruptur-Hand S63.4
Sichelfuß/angeb. M21.17/Q66.2
Skapulafraktur S42.1-
Skoliose M41.99
Smith-Fraktur (Radius) S52.5
Solitäre Knochenzyste M85.49
Spitzfuß/angeb. M21.6/Q66.8
Spondylitis ankylosans M45.09
Spondylolisthesis M43.1
Spondylolyse M43.09
Sprunggelenkarthrose M19.27
Sprunggelenkdistorsion S93.40
Sprunggelenkfraktur S82.5-S82.6
Sternoklavikulargelenkluxation S43.2
Stichwunde T14.1
Still-Syndrom M08.29
Streckapparatverletzung S76.1
Stressfraktur M84.39
Subarachnoidalblutung I60.-
Subduralblutung I62.0-
Sudeck-Syndrom M89.0-
Supinatortunnelsyndrom G56.3
Suprakondyl.Oberschenkelfraktur. S72.41
Syndaktylie Q70.9
Synostosen, Fußwurzel Q66.8

T

Talusfraktur S92.1
Talusluxation S93.3-
Tarsaltunnel-Syndrom G57.5
Tendinitis M77.9
Tendopathie M65.-
Tendovaginitis stenosans M65.4
Tetanus A35
Thoraxtrauma .... S20 - S29
Thrombose, tiefe I82.9
TIA G45.9
Tibiakopffraktur S82.18
Tod, allg. R99
Tollwut A82.-
Torticollis, angeb. Q68.0
Tractus-iliotibialis-Syndrom M76.3
Trichterbrust Q67.6
Tumornachsorge Z08.-

U

Übelkeit R11
Ulcus cruris I83.0/L97
Unguis incarnatus L60.0
Unterarmfraktur S52.9
Untere GI-Blutung K62.5
Unterkühlung T68
Unterschenkelfraktur S82
Untersuchung, allg. Z00.0

V

V.a., ohne Befund Z03.9
Venenthrombose i80.2
Verbandswechsel Z48.0
Verbrauchskoagulopathie D65.-
Verbrennung T30.0
Verdacht auf, o.B. Z03.9
Vergiftung T65.9
Verletzungskrankheit R65
Verzögerte Frakturheilung M84.2
Vorsorgeuntersuchung Z00.0

W

Weichteiltumoren,benig./mal. D21.-/C49.-
Wirbelsäulenfraktur T08.-
Wunde T14.1
Wundkontrolle Z48.0
Wurzelkompressionssyndrom . M50 - 51

X, Y

X-Beine M21.06

Z

Zehendeformitäten/angeb. . M20.4/Q66.8
Zehenfraktur I/II-V S92.4/S92.5
Zehenluxation S93.10
Zerebralparese, infantile G80.9
Zervikale Myelopathie G99.2*
Zwerchfellruptur S27.81

GEGENSTANDSKATALOG 2

ÄAppO 2002 IMPP-Gk 2 für den Zweiten Abschnitt der Ärztlichen Prüfung

Die Prüfungsaufgaben sollen unter Aspekten der allgemeinen ärztlichen Tätigkeit auf die wichtigsten Krankheitsbilder und Gesundheitsstörungen abgestellt sein. Dies sind insbesondere solche, die sich durch ihre Verbreitung, ihre Folgen für den Einzelnen oder die Gesellschaft auszeichnen. Hierzu zählen:

- Krankheiten des Blutes, der blutbildenden Organe, des Kreislaufsystems, der Atmungsorgane, der Verdauungsorgane, der Drüsen mit innerer Sekretion, des Stoffwechsels und der Nieren. Immunologische und allergische Krankheiten, Krankheiten des rheumatischen Formenkreises, Infektionskrankheiten, Geschwulstkrankheiten.
- Krankheiten des zentralen Nervensystems, der peripheren Nerven und der Muskulatur. Hirnorganische, endogene, psychotische und persönlichkeitsbedingte reaktive Störungen. Neurosen. Süchte. Suizidalität. Sexuelle Verhaltens- und Erlebnisstörungen. Psychosomatische Krankheiten und funktionelle Störungen. Störungen der Kommunikation.
- Krankheiten der perinatalen Periode, des Kindes- und Jugendalters, Verhaltens- und Entwicklungsstörungen sowie Behinderungen bei Kindern und Jugendlichen.
- Krankheiten der Haut, ihrer Anhangsgebilde und der Schleimhäute der äußeren Körperhöhlen. Geschlechtskrankheiten.
- Wundbehandlung. Asepsis, Antisepsis, Fehlbildungen, Krankheiten und Verletzungen von Kopf, Hals, Wirbelsäule, Thorax, Abdomen, Extremitäten, Herz, Gefäßen, Nieren, ableitenden Harnwegen, äußeren und inneren Genitalorganen, des zentralen und peripheren Nervensystems sowie der Sinnesorgane. Unfälle und Vergiftungen.
- Störungen der Geschlechtsentwicklung und der Fertilität. Familienplanung. Schwangerschaft, Beratung und Beurteilung in Konfliktsituationen, insbesondere medizinische, rechtliche und ethische Aspekte des Schwangerschaftsabbruchs, Risikoschwangerschaft, Beratung und Vorsorge in der Schwangerschaft. Geburt und Risikogeburt. Krankheiten des Wochenbetts. Entzündungen und Geschwülste der weiblichen Genitalorgane.

Die Prüfungsaufgaben sollen einen oder mehrere der folgenden Aspekte berücksichtigen:

- Körperliche, geistige und psychische Entwicklung und ihre Varianten, altersspezifische Aspekte von Gesundheitsstörungen, ihrer Diagnostik und Behandlung, klinische Genetik einschließlich humangenetischer Beratung
- Ätiologie, Pathogenese, spezielle Pathologie, Pathophysiologie
- Symptomatologie, Diagnostik, Differentialdiagnose, Durchführung und Bewertung körperlicher, labormedizinischer und technischer Untersuchungen, Indikationen, Kontraindikationen
- Anwendung konservativer, operativer und physikalischer Behandlungsverfahren einschließlich Strahlenbehandlung, Grundprinzipien operativer Techniken, Grundprinzipien der Vor- und Nachbehandlung, klinische Pharmakologie und Pharmakotherapie, spezielle therapeutische Verfahren, Indikationen, Kontraindikationen, Prognose, Rehabilitation, Gesundheitsberatung, Behandlung von Langzeitkranken, unheilbar Kranken und Sterbenden, Schmerzbehandlung und Palliativmedizin
- Erkennung und Behandlung akut lebensbedrohender Zustände, Notfall- und Katastrophenmedizin
- Grundzüge der Allgemein-, Krankenhaus- und Seuchenhygiene
- Individuelle, epidemiologische und sozialmedizinische Aspekte der Krankheitsentstehung und -verhütung, Öffentliche Gesundheitspflege/Public Health
- Arbeitsmedizinische Untersuchungen, Analyse von Arbeitsplatz- und Berufsbelastung. Berufskrankheiten
- Medizinische Begutachtung, Rechtsfragen der ärztlichen Berufsausübung

Teil 1 - Gesundheitsstörungen (mit orthopäd./unfallchir. Relevanz)

1.0 **Allgemeine Symptome und Befunde**

9.0 **Skelett, Bewegungssystem**
9.1 Abnorme Beweglichkeit
9.2 Frakturneigung
9.3 Gangstörung
9.4 Gelenkinstabilität
9.5 Gelenkschwellung
9.6 Gelenksteife
9.7 Haltungsfehler
9.8 Kieferklemme bzw. Kiefersperre
9.10 Muskelatrophie
9.12 Muskelkontraktur
9.13 Skelettdeformitäten

Teil 2 - Krankheitsbilder

Dieser Teil bildet im Wesentlichen die Klassifikation der Krankheiten nach dem ICD-10 ab. Den vollständigen Gegenstandskatalog gibt es als kostenlosen Download (gk2_2011.pdf) im Internet: www.impp.de.

INTERNET-ADRESSEN

Medizinische Selbsthilfegruppen, Informations- und Kontaktstellen

Achondroplasie	www.bkmf.de
AIDS	www.aidshilfe.de
Amputation (Arm, Beine)	www.amputierten-initiative.de, www.as-ev.de
Arthrogryposis congenita	www.arthrogryposis.de
Bechterew-Krankheit	www.bechterew.de
Doping	www.wada-ama.org, www.nada-bonn.de, www.gemeinsam-gegen-doping.de
Dupuytren	www.dupuytren-online.de
Fibromyalgiesyndrom	www.fibromyalgie-fms.de
Hüftdysplasie	www.hueftdysplasie-tipps.de
Hydrocephalus	www.asbh.de
Herz-Kreislauf-Versagen, Reanimation	www.100-pro-reanimation.de
Kleinwüchsige Menschen	www.bkmf.de
Klumpfuß	www.klumpfuesse.de, www.klumpfüsse.de, www.klumpfuss.at
Körperbehinderte	www.bvkm.de, www.bsk-ev.org
Krebs (allgemein)	www.krebshilfe.de, www.krebsgesellschaft.de, www.kinderkrebsstiftung.de
Krebsinformationsdienst (Krebsforschungszentr. Heidelberg)	www.krebsinformation.de
Krebsschmerz	www.ksid.de
Langerhans-Zellhistiozytose	www.histiozytose.org
Osteochondrom, Exostose	www.exostosen.de
Osteogenesis imperfecta	www.oi-gesellschaft.de
Osteoporose	www.osteoporose-deutschland.de, www.osteoporose.org, www.iofbonehealth.org
Perthes-Krankheit	www.morbus-perthes.de
Phlebothrombose	www.dgvenen.de
Querschnittlähmung	www.fgq.de
Rheuma	www.rheuma-liga.de, www.dgrh.de, www.rheuma-orthopaedie.de
Rheuma für Kinder	www.agkjr.de, www.kinder-rheumastiftung.de, www.rheumakids.de
Rückenschmerzen	www.schmerzliga.de, www.backpain-europe.org
Schädel-Hirn-Patienten	www.schaedel-hirnpatienten.de
Schmerzen (Kopf-, Rückenschmerzen, Tumorschmerzen)	www.schmerzliga.de
Skoliose	www.bundesverband-skoliose.de u. bei www.skoliose-info-forum.de
Spina bifida	www.asbh.de
Sportmedizin u. Prävention	www.dgsp.de
Suchterkrankungen, Suchttherapie (stationäre)	www.sucht.de, www.suchthilfe.de, www.drugcom.de
Torticollis	www.bvtorticollis.de
Transplantationen	www.transplant.org, www.dso.de, www.bdo-ev.de, www.a-g-o.de
Verbrennungen (Brandverletzte) und brandverletzte Kinder	www.brandverletzte-leben.de und www.paulinchen.de
Vergiftungen	www.gizbonn.de
Zerebralparese, infantile	www.rege-ev.de

Sonstige medizinische Adressen und Auskunftsdienste

American Medical Association	www.ama-assn.org
AO-Klassifikation	www.aofoundation.org
Apotheken-Notdienst (tagesaktuelle Information)	www.aponet.de/notdienst
Bundesärztekammer	www.baek.de
Bundesministerium für Gesundheit	www.bmg.bund.de
Bundeszentrale für gesundheitliche Aufklärung	www.bzga.de
Cancer Institute (USA), CancerNet	www.cancer.gov, www.cancer.net
CNN Health (Nachrichtendienst)	www.cnn.com/health
Cochrane Zentrum Deutschland	www.cochrane.de
Deutsche Bibliothek	www.dnb.de
Deutsche Gesellschaft für Orthopädie u. orthop. Chirurgie	www.dgooc.de
Deutsche Zentralbibliothek für Medizin	www.zbmed.de
DIMDI (medizinische Literaturdatenbank)	www.dimdi.de
Endoprothesenregister in Deutschland	www.eprd.de
Kassenärztliche Bundesvereinigung	www.kbv.de
Kongresse, medizinische	www.my-medical-education.com
Leitlinien, medizinische (AWMF)	www.awmf.org
Medikamente – Gelbe Liste	www.gelbe-liste.de
Medizin Forum – allgemeine Gesundheitsaspekte	www.medizin-forum.de
Medline	www.medline.de
National Library of Medicine (USA)	www.nlm.nih.gov
Public Health	www.deutsche-gesellschaft-public-health.de u. www.mh-hannover.de/epi.html
Robert Koch-Institut	www.rki.de
Selbsthilfegruppen – Kontaktstellen, Organisationen	www.nakos.de und www.dag-selbsthilfegruppen.de
Verzeichnis lieferbarer Bücher	www.buchhandel.de
World Health Organisation	www.who.int
Zeitschriften, medizinische (freier Zugang)	www.freemedicaljournals.com

Bei der Deutschen Gesellschaft für Chirurgie haben Studenten die Möglichkeit sich kostenlos anzumelden und mehr als 400 Lernvideos über verschiedenste Operationen anzusehen. Internet: www.mediathek-dgch.de

STICHWORTVERZEICHNIS

A

B

C

D

E

F

N

O

P

T

U

V

W

X

Y

Z

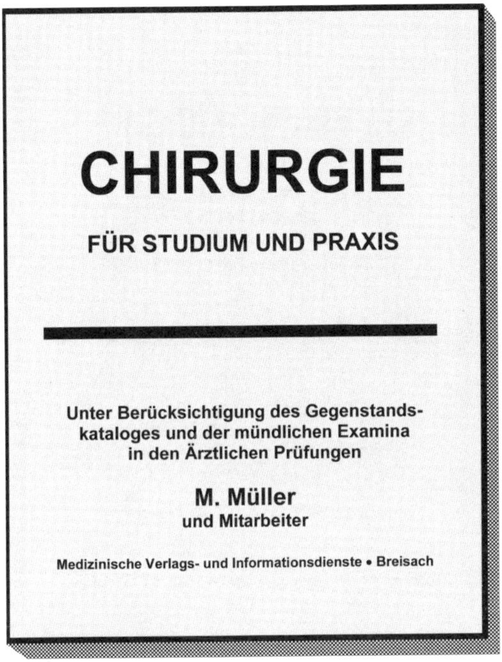

Chirurgie

Unser Kurzlehrbuch für die gesamten Gebiete der **Chirurgie** von Dr. M. Müller gibt einen **kurzgefassten, vollständigen Überblick** über die gesamte Chirurgie und ihre Spezialgebiete in einem streng didaktisch, gegliederten Aufbau. Berücksichtigt wurden **viele wichtige Lehrbücher**, der Gegenstandskatalog sowie die aktuellen **chirurgischen Fachzeitschriften**, die gültige **TNM-Klassifikation** und die allgemein gebräuchlichen, **klinischen Einteilungen**. Die internationale Klassifikation der Krankheiten **ICD-10** ist im Text und als Hitliste enthalten.

- **Alle Gebiete der Chirurgie und ihrer Spezialgebiete**
- **Didaktisch, streng gegliederter Aufbau**
- **Modernste Satz- und Drucktechnik, klares Schriftbild**
- **Stets aktuell durch ständige Neuauflagen**
- **Günstiger Preis**

Neurologie u. Psychiatrie

Unser Kurzlehrbuch für die gesamten Gebiete der beiden Fächer **Neurologie** und **Psychiatrie** von Dres. C. Gleixner, M. Müller und S. Wirth gibt einen **kurzgefassten, vollständigen Überblick** über das komplette nervenheilkundliche Stoffgebiet in einem streng didaktisch, gegliederten Aufbau. Berücksichtigt wurden **viele wichtige Lehrbücher** und die **aktuellen klinischen Fachzeitschriften**, die internationale Klassifikation der Krankheiten **ICD-10**, der Gegenstandskatalog sowie die allgemein gebräuchlichen, **klinischen Einteilungen.**

- **Alle Gebiete der Neurologie und Psychiatrie**
- **Didaktisch, streng gegliederter Aufbau**
- **Stets aktuell durch ständige Neuauflagen**
- **Mit herausnehmbarer NEURO-/PSY-Taschenkarte**
- **Günstiger Preis**

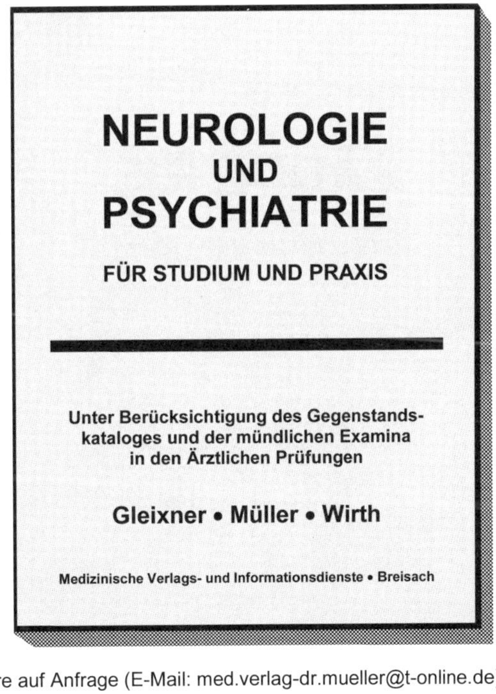

Mengenpreise, Antiquariat u. Mängelexemplare auf Anfrage (E-Mail: med.verlag-dr.mueller@t-online.de)

Gynäkologie u. Urologie

Unser Kurzlehrbuch für die gesamten Gebiete der **Gynäkologie** und **Urologie** von Dres. P. Haag, N. Hanhart und M. Müller gibt einen **kurzgefassten, vollständigen Überblick** über die Gynäkologie, Geburtshilfe, Reproduktionsmedizin, Venerologie, Urologie und die Andrologie in einem streng didaktisch, gegliederten Aufbau. Berücksichtigt wurden **viele wichtige Lehrbücher** und die **aktuellen klinischen Fachzeitschriften**, die internationale Klassifikation der Krankheiten **ICD-10**, der Gegenstandskatalog sowie die allgemein gebräuchlichen, **klinischen Einteilungen**.

- **Alle Gebiete der Gynäkologie und Urologie**
- **Didaktisch, streng gegliederter Aufbau**
- **Stets aktuell durch ständige Neuauflagen**
- **Mit herausnehmbarer GYN-Taschenkarte**
- **Günstiger Preis**

GYNÄKOLOGIE
UND
UROLOGIE

FÜR STUDIUM UND PRAXIS

Unter Berücksichtigung des Gegenstands-Kataloges und der mündlichen Examina in den Ärztlichen Prüfungen

Haag • Hanhart • Müller

Medizinische Verlags- und Informationsdienste • Breisach

PÄDIATRIE

FÜR STUDIUM UND PRAXIS

Unter Berücksichtigung des Gegenstandskataloges und der mündlichen Examina in den Ärztlichen Prüfungen

Eppinger • Müller

Medizinische Verlags- und Informationsdienste • Breisach

Pädiatrie

Unser Kurzlehrbuch für die gesamte Pädiatrie von Dres. M. Eppinger und M. Müller gibt einen kurzgefassten, vollständigen Überblick über das komplette **kinderheilkundliche Stoffgebiet** in einem streng didaktisch, gegliederten Aufbau. Berücksichtigt wurden **viele wichtige Lehrbücher** und die **aktuellen klinischen Fachzeitschriften**, die internationale Klassifikation der Krankheiten **ICD-10**, der Gegenstandskatalog sowie die allgemein gebräuchlichen, **klinischen Einteilungen** sowie alle bekannten **Selbsthilfeorganisationen** und Internet-Adressen.

- **Alle Gebiete der Kinderheilkunde**
- **Didaktisch, streng gegliederter Aufbau**
- **Modernste Satz- und Drucktechnik, klares Schriftbild**
- **Stets aktuell durch ständige Neuauflagen**
- **Günstiger Preis**

Mengenpreise, Antiquariat u. Mängelexemplare auf Anfrage (E-Mail: med.verlag-dr.mueller@t-online.de)

Unser Verlagsprogramm:

CHIRURGIE für Studium und Praxis von M.Müller u. Mitarbeitern. Beinhaltet die Allgemeinchirurgie und alle chirurgischen Spezialgebiete in einem klar strukturierten Lehrbuch.

NEUROLOGIE und PSYCHIATRIE für Studium und Praxis von C.Gleixner, M.Müller u. S.Wirth. Beinhaltet das gesamte nervenheilkundliche Gebiet in einem Kurzlehrbuch mit herausnehmbarer Taschenkarte.

GYNÄKOLOGIE und UROLOGIE für Studium und Praxis von P.Haag, N.Hanhart u. M.Müller. Beinhaltet die gesamte Gynäkologie und Urologie inkl. Geburtshilfe, Reproduktionsmedizin und Venerologie in einem Buch.

PÄDIATRIE für Studium und Praxis von M.Eppinger u. M.Müller. Beinhaltet die gesamte Kinderheilkunde in einem klar strukturierten Kurzlehrbuch.

ORTHOPÄDIE und UNFALLCHIRURGIE für Studium und Praxis von A.Elsen, M.Eppinger u. M.Müller. Beinhaltet die gesamte Orthopädie und Traumatologie in einem Kurzlehrbuch.

Für Anfragen oder Bestellungen trennen Sie bitte die nebenstehende Kurzmitteilung ab und tragen Sie Ihren Namen und Adresse ein.
Bei Bestellungen vermerken Sie bitte auf der Rückseite die Anzahl der Exemplare.
Senden Sie die Kurzmitteilung ausreichend frankiert in einen Umschlag DIN-lang mit Sichtfenster ab.
Alternativ können Sie uns auch eine E-Mail zusenden: med.verlag-dr.mueller@t-online.de

Die Bestellung soll an folgenden Absender gehen:

Name

Straße

PLZ, Wohnort

E-Mail od. Telefon für evtl. Rückfragen

Datum und Unterschrift

Medizinische Verlagsdienste
Neutorplatz 4

D - 79206 Breisach

Hiermit bestelle ich

(14)

________ Exemplar(e) **ORTHOPÄDIE UND UNFALLCHIRURGIE** von Elsen, Eppinger, Müller. Einzelpreis im Inland: EUR 26,-- inkl. MwSt. u. aller Porto- u. Versandkosten, ab 5 Expl. EUR 24,--/Expl., ab 10 Expl. EUR 22,--/Expl. Ausland: EUR 28,-- pro Expl.

________ Exemplar(e) **CHIRURGIE für Studium und Praxis** von M.Müller u. Mitarbeitern. Einzelpreis im Inland: EUR 34,-- inkl. MwSt. u. aller Porto- u. Versandkosten, ab 5 Exemplare EUR 32,--/Expl., ab 10 Expl. EUR 30,-- pro Expl. Ausland: EUR 36,-- pro Expl.

________ Exemplar(e) **NEUROLOGIE UND PSYCHIATRIE** von Gleixner, Müller, Wirth. Einzelpreis im Inland: EUR 30,-- inkl. MwSt. u. aller Porto- u. Versandkosten, ab 5 Exemplare EUR 28,--/Expl., ab 10 Expl. EUR 26,-- pro Expl. Ausland: EUR 32,-- pro Expl.

________ Exemplar(e) **GYNÄKOLOGIE UND UROLOGIE** von Haag, Hanhart, Müller. Einzelpreis im Inland: EUR 30,-- inkl. MwSt. und aller Porto- u. Versandkosten, ab 5 Exemplare EUR 28,--/Expl., ab 10 Expl. EUR 26,-- pro Expl. Ausland: EUR 32,-- pro Expl.

________ Exemplar(e) **PÄDIATRIE für Studium und Praxis** von M.Eppinger u. M.Müller. Einzelpreis im Inland: EUR 29,-- inkl. MwSt. u. aller Porto- u. Versandkosten, ab 5 Exemplare EUR 27,--/Expl., ab 10 Expl. EUR 25,-- pro Expl. Ausland: EUR 31,-- pro Expl.

☐ Den Kaufpreis habe ich mit **Name und Adresse!** auf die Postbank Karlsruhe, IBAN: DE85660100750300472757, BIC: PBNKDEFF, Empfänger: Med. Verlag, D-79206 Breisach überwiesen. Ich erhalte die Lieferung nach Eingang der Zahlung.

☐ Bitte informieren Sie mich über den Bezug einer alten Auflage (Antiquariat) oder von Mängelexemplaren.